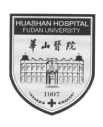
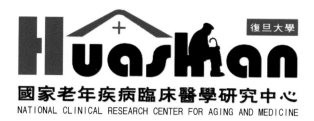

国家老年疾病临床医学研究中心

NATIONAL CLINICAL RESEARCH CENTER FOR AGING AND MEDICINE

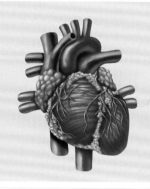

心脏解剖与心电图

主 编 罗心平 沈 伟 熊楠青
副主编 李 剑 潘俊杰 奚悦文

上海科学技术出版社

图书在版编目（CIP）数据

心脏解剖与心电图 / 罗心平，沈伟，熊楠青主编
. -- 上海 ：上海科学技术出版社,2022.1（2023.5 重印）
ISBN 978-7-5478-5558-4

Ⅰ. ①心… Ⅱ. ①罗… ②沈… ③熊… Ⅲ. ①心脏外
科学－人体解剖学②心电图 Ⅳ. ①R322.1②R540.4

中国版本图书馆CIP数据核字（2021）第233757号

心脏解剖与心电图
主编：罗心平　沈　伟　熊楠青

上海世纪出版(集团)有限公司
上 海 科 学 技 术 出 版 社 出版、发行
（上海市闵行区号景路 159 弄 A 座 9F－10F）
邮政编码 201101　　www. sstp. cn
上海中华商务联合印刷有限公司印刷
开本 889×1194　1/16　印张 26
字数：650 千字
2022 年 1 月第 1 版　2023 年 5 月第 3 次印刷
ISBN 978－7－5478－5558－4/R・2426
定价：248.00 元

内 容 提 要

　　本书分为心脏解剖与心电图基础、缺血性心脏病的解剖与心电图诊断、心律失常的解剖与心电图表现及其他心脏疾病的心电图表现及相关解剖基础四篇，解析了心电图表现与解剖部位的联系，利用解剖图像易记忆、理解、定位的特点，帮助读者理解心脏及血管解剖图像与病变部位、心电向量改变、心电图图形继发性变化之间的联系，利用简单、形象的解剖学信息来辅助记忆、推导复杂的心电图变化过程，以提高学习效率。因此，注重解剖学特点、心律失常起源、心肌缺血的供血血管与心电图图形的联系是本书的特点。另外，本书结合冠状动脉造影图片，特别对不同冠状动脉病变部位、不同临床类型冠心病的心电图进行了介绍。本书编者均为临床一线电生理、心电图、冠状动脉介入治疗工作的专家。本书能为医学生、住院医师、主治医师、社区卫生工作人员加深对各种心血管病心电图特点的理解，更好地掌握和运用心电图提供帮助。

编 者 名 单

主 编

罗心平　沈　伟　熊楠青

副主编

李　剑　潘俊杰　奚悦文

学术秘书

高　稳　包丽雯

编　者

（以姓氏拼音为序）

复旦大学附属华山医院心内科： 阿里木江　包丽雯　包丽莲　陈奇英　高　稳　高秀芳　顾文韬　胡峻强　黄清昱　金　波　李慧洋　李　剑　刘韦卓　罗心平　倪唤春　倪堪洪　欧　洋　潘俊杰　施海明　沈　伟　孙晟甲　温志超　吴帮卫　王逸明　奚悦文　奚　文　谢　坤　熊楠青　赵奕凯　周　鹏　朱志栋

复旦大学附属中山医院心内科： 陈学颖　聂振宁

复旦大学上海医学院解剖系： 王海杰

上海交通大学附属新华医院： 王群山

中国医学科学院阜外医院心律失常中心： 吴灵敏　郑黎晖

浙江大学医学院附属第二医院嘉善分院： 华旭航　杨应军

绘　图

陈统雄　赵奕凯

序 言 一

随着我国社会经济水平的发展,心脑血管病已经成为头号死因。心电图作为一项简单、方便、经济、实用的心血管疾病诊断方法,即使在各种高新诊断技术包括分子诊断技术日新月异的今天,仍然具有重要的地位。学习并掌握这项实用技术,对冠心病、心律失常等心血管系统常见病的诊疗很有价值。

作为二维转换后的生物电信息,心电图的准确判读具有一定的难度,常使初学者或非心血管病专科医生望而生畏,而结合解剖与相关生物电基础进行学习,对于掌握心电图内在规律具有重要意义,可达事半功倍之效果。例如冠心病心肌缺血的心电图改变与冠状动脉病变部位的对应关系、房性和室性心律失常的发生部位与标准 12 导联心电图形的内在联系等,都与解剖学立体空间定位有关。

利用人体对视觉图像的高效记忆特性来辅助心电图的学习无疑是教学方法创新的一种尝试,值得鼓励。复旦大学附属华山医院罗心平教授及其团队在此领域做了非常有意义的学术探索。他们在繁杂的日常工作之余收集病例、绘制解剖图像,并将这些资料进行比对联系,编写成书,相信能够加深读者对各种心血管病心电图特点的理解,更好地掌握和运用心电图知识。在此祝贺《心脏解剖与心电图》一书的出版,并特别向医学生和广大医务工作者推荐,相信本书的出版对繁荣我国心血管疾病专业的教学事业、促进心电图知识的普及应用具有积极的作用。

姚焰教授

中国协和医科大学阜外医院心律失常中心

2021 年 8 月

序 言 二

自 1887 年英国生理学家华勒博士（Dr. Augustus Waller）发现并记录了心电变化，1903 年荷兰生理学家爱因托芬发明心电图机并应用于临床以来，心电图检查在临床应用已有 100 多年。近半个世纪以来，一些检查方法随着科技的高速发展而被淘汰，但心电图检查因其快捷、方便、准确、价廉的优势，依然在临床焕发着强大的生命力。尤其在急诊室，一份心电图的准确判读可能关乎一个患者的生命。因此，心电图学是每一位临床医生必须掌握的基础知识，尤其是心内科医生，其判读心电图的能力反映了其临床专业水平。

目前，有关心电图的书籍汗牛充栋，但心电活动异常的识别仍然为心血管疾病专业中最为难学的一个知识点。心电图是心肌细胞除极、复极的心电向量在某个二维轴线上的投影，后者方向、大小的变化受诸多因素的影响，包括心肌的结构、节律点的起源与传递、心肌缺血与能量代谢障碍、电解质紊乱、神经内分泌功能紊乱等。心脏的任何疾病状态，都会影响正常的心电活动，并不同程度表现在心电图上。心电活动与心脏的影像学不同，在纸上只能看到二维的线条，所获得的信息少，是心电图学学习的难点。

随着心血管疾病介入治疗的发展，心电图学也进入了三维时代，通过对不同疾病，例如急性心肌梗死、各种心律失常的介入诊治，医生有机会从疾病的结果中反复复习心电图，对心电图有了感性的三维电解剖观念。心脏的解剖学和心电学的结合，使医生对心血管疾病的认识有了飞跃。新时代的医生有必要从入行开始就从解剖学角度来理解心电活动，进而理解心律失常、心肌缺血以及各种心脏疾病，但是目前尚无此类的学习书籍。

复旦大学附属华山医院心内科罗心平教授团队一直致力于解剖心电图的学习和研究，是最早一批全面使用全三维技术进行心律失常介入诊疗的团队之一。多年来，他们通过介入手段证实心血管疾病诊断之后，反复对比传统心电图，积累了大量具有解剖学依据的心脏疾病病例的心电图，现结集成书。本书同步提供心电图解读和图形的解剖学解释，不但包含了心律失常的三维起源，还包含了冠状动脉造影图像及其他影像学图像。可以说，是结合了最新技术的心电图谱，提供了一种全新的心电图学习方式。相信读者通过解剖学来理解心电异常，一定可以突破原有的学习困境，获得极大帮助。

　　本书是初入医学领域的启蒙图书,也可以用作住院医生轮转学习中进一步提高心电图判读能力的参考书。对于心内科专科医生,可以作为进一步精进的辅助读物。通过本书,还可以让任何专业的医生对心血管疾病的进展有所理解,理解冠状动脉造影、三维重建等手段。

施海明教授

复旦大学附属华山医院

2021 年 8 月

前　　言

心电图是临床诊断心血管疾病、筛选评估手术高危患者常用的诊断工具,快速、准确识别心电图对临床诊治非常重要。华山医院是复旦大学的附属医院,本书编者在日常的教学活动中深刻体会到医学本科生、研究生、规培生学习心电图的艰难。寻求简单、易记忆的教学方法是临床教学工作的努力方向。

在心电图教学中对图形的直观记忆显然较对抽象的心电学理论的理解更加容易。临床工作中,由于心电图图形的复杂多变,需要读者应用空间想像去推断抽象的心电学信息,初学者难以快速掌握读图技巧,限制了心电学知识的普及应用。为此,临床上迫切需要改进心电图的学习方法,简化学习流程,开发形象、生动、易记忆的学习方法。

本书旨在对这方面进行探索,利用解剖图像易记忆、易理解、易定位的特点,试图在心脏及血管解剖图像与病变部位、心电向量改变、心电图形变化之间建立联系,利用简单的解剖学信息来辅助记忆,推导心电图变化过程,提高学习效率。把冠状动脉造影图像与心电图的关系进行对比分析,也是本书的一大特色。本书是对解剖与心电图之间的密切联系作为一种学习方法的探索。

本书的编写出版,是国家老年医学中心(复旦大学附属华山医院)、复旦大学附属华山医院房颤中心建设的一部分。在此感谢国家老年医学中心领导及复旦大学附属华山医院心电图室同仁对本书出版的大力支持。尤为重要的是,本书得以顺利出版,得到了上海市静安区"汤慕伊华山医院心血管基金"的支持,在此对汤先生的高尚品德及无私奉献的公益精神深表感谢! 同时还要感谢上海交通大学附属胸科医院赵亮教授、上海交通大学医学院附属新华医院孙健教授及美国加州大学旧金山分校 H. Hsla 教授赠图。

本书涉及亚专业多,而且各亚专业进展迅速,加之编者水平有限,因此不免存在一些疏漏乃至错误。随着时代进展,这些不足之处还可能越来越明显,恳请读者不吝赐教、指正。

谨以此书纪念我们尊敬的导师、复旦大学附属华山医院心内科范维琥教授。

罗心平　沈　伟　熊楠青

复旦大学附属华山医院

2021 年 6 月

心电图常用术语汉英文对照

（按首字汉语拼音排序）

2：1 房室传导	2：1 atrioventricular conduction
Epsilon 波	Epsilon wave
Osborn 波	Osborn wave
PR 间期过短	shortened PR interval
PR 间期延长	prolonged PR interval
P 波电轴异常	abnormal P wave axis
QT 间期延长	QT prolongation
ST - T 改变	ST - T change
ST 段改变	ST segment change
T 波 U 波融合	T - U fusion
T 波异常	abnormal T wave
U 波高尖	high prominent U wave
病态窦房结综合征	sick sinus syndrome，SSS
不确定电轴	uncertain axis
不确定性室上性心律	uncertain supraventricular rhythm
不适当性窦性心动过速	inappropriate sinus tachycardia，IST
不完全性右束支阻滞	incomplete right bundle branch block
不稳定性心房起搏	unstable atrial pacing
侧壁心肌梗死	lateral myocardial infarction
插入性 U 波	interpolated U wave
陈旧性心肌梗死	old myocardial infarction，OMI
持续性室速	sustained ventricular tachycardia，STVT
传导性	conductivity
代谢当量	metabolic equivalent，MET
导联脱落	lead fall off
低电压	low voltage
电交替	electrical alternans
电轴右偏	right axis deviation
电轴左偏	left axis deviation
调节束	moderator band，MB
窦性停搏	sinus pause
窦性心动过缓	sinus bradycardia
窦性心动过速	sinus tachycardia

窦性心律	sinus rhythm
窦性心律失常	sinus arrhythmias
短 QT 间期	short QT interval
多源性房性心动过速	multifocal atrial tachycardia, MAT
多源性室性心动过速	multifocal ventricular tachycardia
多源性心房异位节律	multifocal atrial ectopy
二度窦房阻滞	second degree sinoatrial block
二度房室阻滞，莫氏Ⅰ型	Mobitz Ⅰ second degree atrioventricular block
二度房室阻滞，莫氏Ⅱ型	Mobitz Ⅱ second degree atrioventricular block
二尖瓣关闭不全	mitral regurgitation, MR
二尖瓣狭窄	mitral stenosis, MS
房室传导比	atrioventricular ratio
房室分离	atrioventricular dissociation
房室结性心动过速	atrioventricular nodal tachycardia
房室结折返性心动过速	atrioventricular nodal reentrant tachycardia, AVNRT
房室双腔起搏	atrium/ventricle dual chamber pacing
房室折返性心动过速	atrioventricular reentrant tachycardia, AVRT
房室阻滞（不稳定传导）	atrioventricular block, unstable conduction
房性早搏	atrial premature contraction
房性早搏未下传	unconducted atrial premature contraction
非持续性室性心动过速	non-sustained ventricular tachycardia, NSVT
非窦性心动过缓	non-sinus bradycardia
非选择性希氏束起搏	nonselective, His bundle pacing
非右室心尖来源的心室起搏	non-apical ventricular pacing
肥厚型心肌病	hypertrophic cardiomyopathy, HCM
肺动脉瓣关闭不全	pulmonary regurgitation, PR
肺动脉瓣狭窄	pulmonary stenosis, PS
分支性节律	fascicular rhythm
分支性心动过速	fascicular ventricular tachycardia
高度房室阻滞	high-degree atrioventricular block
冠心病	coronary artery disease, CAD; coronary heart disease, CHD
冠状静脉窦	coronary sinus, CS
广泛前壁心肌梗死	extensive anterior myocardial infarction
过早复极	early repolarization
后壁导联	posterior wall leads
后壁心肌梗死	posterior myocardial infarction
急性冠状动脉综合征	acute coronary syndrome, ACS
急性心肌梗死	acute myocardial infarction, AMI
加速性交界性心律	accelerated junctional rhythm
加速性室性自主心律	accelerated idioventricular rhythm
尖端扭转型室性心动过速	torsade de pointes tachycardia, TDP
交接性逸搏	junctional escape beat
交界性心动过速	accelerated junctional tachycardia
交界性心律	junctional rhythm

目　　录

第三篇　心律失常的解剖与心电图表现

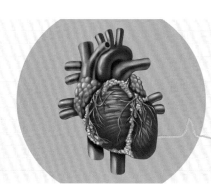

第一篇
心脏解剖与心电图基础

第一章

心 脏 解 剖

心脏是一个具有电活动的器官,其物质基础是具有自律性、兴奋性的心肌细胞。通过跨膜的离子流活动,心肌细胞产生动作电位,形成可传播的兴奋源(灶)。心肌离子流的变化是心电活动的根源,这些电脉冲通过特殊的心肌细胞(类似集成电路)组成的心脏传导系统,把电活动传递到左右心房、心室的每一个心肌细胞,使其接受统一、有序的信号,触发心脏收缩舒张活动。

心电图就是整个心脏细胞电活动的综合体现。心肌细胞电活动伴随着细胞膜电位的正负变化,不同部位的细胞膜电位正负不同,从而在心脏表面形成了电位差,产生有方向性的电流,这种电流被体表的感知电极所记录,并通过放大电路进行放大,变成可记录的、有时间发生次序的正负电压改变,描记在图纸上,就是心电图。

分布形状如同"帽子"的冠状动脉以及与之伴行的冠状静脉是心脏重要是组成部分,担负着为心肌工作细胞供血供氧、提供各种营养物资、排除代谢废物的重要功能。当动脉因各种原因产生供血不足时,就会影响到各个心肌细胞的电活动,产生电位的改变,导致心电图的异常,这就是缺血性心脏病的发生基础。

——— 第一节　心脏的位置和毗邻 ———

一、心脏的位置

心脏位于胸腔纵隔内,约 2/3 位于人体正中矢状面左侧,1/3 位于右侧。在发育过程中,心脏沿纵轴向左旋转,心脏的纵轴自右后上方向左前下方倾斜,与人体正中矢状面呈 45°角。右心房和右心室位于右前方,左心房和左心室位于左后方(图 1-1)。心脏的位置常受呼吸、体型和体位等因素的影响而改变。吸气时心脏为垂直位,呼气时为横位;矮胖体型、仰卧位和妊娠晚期心脏为横位,高瘦体型和直立体位时为垂直位。

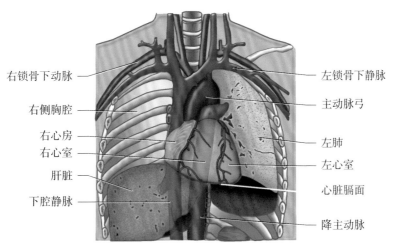

右锁骨下动脉　　右侧胸腔　　右心房　　右心室　　肝脏　　下腔静脉

左锁骨下静脉　　主动脉弓　　左肺　　左心室　　心脏膈面　　降主动脉

图 1-1　心脏在胸腔中的位置,位于纵隔内,与肺组织、膈肌、大血管相毗邻

二、心脏的毗邻

心脏的胸肋面隔着心包与胸骨、第2～6肋软骨和胸横肌相对,大部分被胸膜和肺覆盖,小部分与胸骨体下半部和左侧第4～6肋软骨相邻。左、右侧面隔心包与纵隔胸膜和肺相邻,膈神经和心包膈血管在纵隔胸膜与心包之间下行至膈。下膈面隔着心包与膈肌毗邻,并与膈下方的肝左叶和胃底相对(图1-1)。后面隔着心包和第5～8胸椎相对,与主支气管、食管、胸主动脉、奇静脉、半奇静脉、胸导管和迷走神经等毗邻。

三、心脏的体表投影

心脏的体表投影用4点连线表示:①左上点:在左侧第2肋软骨下缘,距胸骨左缘1～2cm;②右上点:在右侧第3肋软骨下缘,距胸骨右缘1cm;③左下点:在左侧第5肋间隙,锁骨中线内侧1～2cm;④右下点:在右侧第6胸肋关节处。左、右上点连线为心上界,左、右下点连线为心下界,左上、左下点间向左微凸的弧形线为心左界,右上、右下点间向右微凸的弧形线为心脏右界(图1-2,图1-3)。

心脏瓣膜的体表投影位于左侧第3胸肋关节至右侧第6胸肋关节的连线上,三尖瓣位于正中线右侧,平第4肋间隙;二尖瓣和肺动脉瓣分别位于左侧第4胸肋关节和第3胸肋关节处;主动脉瓣位于第3肋间隙近胸骨左缘处(图1-2,图1-3)。心脏瓣膜关闭产生的声音沿血流方向传导,临床上心脏瓣膜听诊区与瓣膜的体表投影位置并不完全一致。三尖瓣听诊区位于胸骨体和剑突交界处的右侧;二尖瓣听诊区位于心尖部,即左侧第5肋间锁骨中线稍内侧;肺动脉瓣听诊区位于胸骨左缘第2肋间;主动脉瓣听诊区位于胸骨右缘第2肋间(图1-2)。

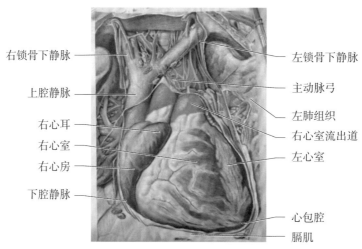

图1-2 心脏前面观。可见右心耳、右心室、左心室、心腰部的左心房等结构

右锁骨下静脉 — 左锁骨下静脉
上腔静脉 — 主动脉弓
右心耳 — 左肺组织
右心室 — 右心室流出道
右心房 — 左心室
下腔静脉 — 心包腔
膈肌

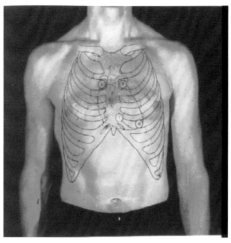

图1-3 心脏的体表投影及各瓣膜听诊区位置。T为三尖瓣听诊区,M为二尖瓣听诊区,A为主动脉瓣听诊区,P为肺动脉瓣听诊区

第二节　心脏的外形和腔内结构

一、心脏的外形

心脏是一个中空的肌性器官,与本人的拳头大小相似。成人男性心脏重 240～350 g,女性 220～280 g。心脏的大小和重量可因年龄、身高、体重、体力活动等因素而存在个体差异。

心脏呈圆锥形,前后略扁,基底部朝向右后上方,心尖部朝向左前下方。心脏表面有一底、一尖、四缘、五面和五条沟(图 1-3,图 1-4)。

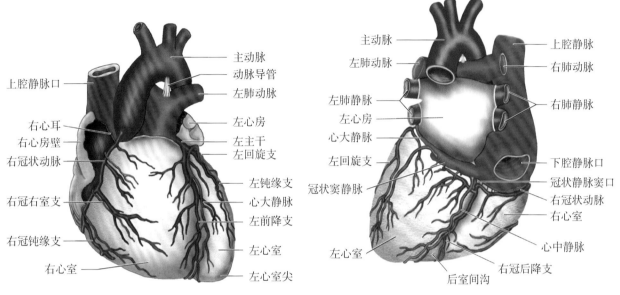

图 1-4　心脏的外形和大血管。左图示心脏前面观,右图示心脏后下面观

心底朝向右后上方,近似四边形,大部分由左心房构成,小部分由右心房构成。心底与上腔静脉、下腔静脉和左、右肺静脉 6 条大血管相连。心尖朝向左前下方,由左心室构成。心尖与左胸前壁接近,故在左侧第 5 肋间锁骨中线内侧 1～2 cm 可扪及心尖搏动。

胸肋面又称前面,朝向前上方,1/4 由左心耳和左心室构成,3/4 由右心房和右心室构成。在胸肋面上部,肺动脉干和升主动脉分别起自右心室和左心室。膈面又称下面,近水平位,朝向下并稍向前下方倾斜,2/3 由左心室构成,1/3 由右心室构成。左侧面朝向左后上方,大部分由左心室构成,小部分由左心房构成;右侧面由右心房构成。

心脏左缘较钝,位于胸肋面与左侧面交界处,自左心耳斜向心尖,大部分由左心室构成,小部分由左心耳构成。心脏右缘位于胸肋面与后面交界处,近垂直位,稍突向右,由右心房构成。心脏上缘位于胸肋面与后面交界处,大部分由左心房构成,小部分由

右心房构成。心脏下缘位于胸肋面与膈面交界处,近水平位,稍向左下方倾斜,自右缘下端至心尖,大部分由右心室构成,小部分由左心室构成。

冠状沟近似环形,自左后上方向右前下方倾斜,与二尖瓣、三尖瓣、肺动脉瓣和主动脉瓣的附着平面大体一致,与矢状面夹角为 45°。冠状沟是心房和心室的分界,其后下部分隔后面和膈面。前室间沟位于胸肋面,在肺动脉干根部起自冠状沟,与左缘平行下降,至心尖稍右侧。后室间沟位于膈面,自冠状沟下行至心尖稍右侧。前、后室间沟在心尖右侧约 2 cm 处会合,形成心尖切迹。前、后室间沟分别与室间隔的前后缘一致,是左、右心室在心脏表面的分界。房间沟位于后面,右肺上、下静脉根部的右侧,垂直下行至冠状沟。房间沟与房间隔后缘一致,是左、右心房在心脏表面的分界。界沟表浅,位于右缘处,与右心房内的界嵴一致。

冠状沟、后室间沟和房间沟的会合处称房室交点,是左、右心房和左、右心室分界的标志,内有右冠

状动脉的"U"形弯曲、房室结动脉的根部以及冠状窦、心中静脉和心小静脉的末段。心脏被冠状沟、前室间沟、后室间沟和房间沟分为左、右心房和左、右心室4部分。

二、心腔内结构

心脏被房间隔和室间隔分为左半心和右半心，每半心又分为心房和心室。左半心和右半心互不相通，但同侧心房和心室借房室口相通。

（一）右心房

右心房（图1-5）呈垂直的卵圆形，外侧壁有纵行的界嵴。右心房以界嵴为界分为腔静脉窦和固有心房两部分。

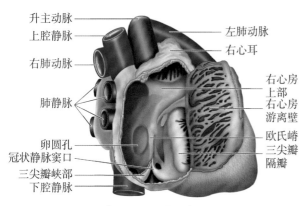

图1-5 右心房结构、冠状静脉窦口及三尖瓣隔瓣

1. 腔静脉窦 由胚胎时期的静脉窦发育而来，内面光滑，有上、下腔静脉口和冠状窦口。

（1）上腔静脉口和下腔静脉口：位于腔静脉窦上、下端，下腔静脉瓣附着于下腔静脉口前缘，向外侧与界嵴相续，向内侧与冠状窦瓣会合成欧氏嵴（Eustachian嵴），此嵴分隔下腔静脉口和冠状窦口。在胚胎时期，下腔静脉瓣较大，具有引导血流经卵圆孔流向左心房的作用。出生后，下腔静脉瓣变小，有时呈筛状或丝状，甚至缺如。上腔静脉由左右锁骨下静脉、颈部静脉汇集而成，向下与右心房上部连接，走行于脊柱的右侧。上腔静脉根部与右心房外侧壁形成的解剖沟内是窦房结的存在部位。上腔静脉是颈部及左右锁骨下静脉到达心脏的共同通道，下腔静脉是腹部、下肢等静脉血管注入右心房的共同通道，下腔静脉较短，与右心房下部连接，其入口的前方有静脉瓣，其开口处与冠状窦沟毗邻。

界嵴位于右心房的后外侧，连接着上下腔静脉，为自上而下的条索状隆起，由较厚的纤维组织带构成。界嵴为右心房窦部及体部的分界线，其前为梳

状肌较多的肌性心房组织，其后为光滑的纤维性心房组织，因组织结构的交叉紊乱，是房性心律失常的好发部位。

（2）冠状窦口：位于下腔静脉口和右房室口之间，冠状窦口下缘有半月形的冠状窦瓣。若冠状窦口较大，手术操作时可能误认为是右房室口，右心导管也可能误入冠状窦内。

冠状窦及其广泛的静脉分支（包括Marshall静脉）与心房肌形成众多的肌袖连接，这种肌袖可长达25～50 cm，是形成左心房异位心房激动的重要解剖基础。临床上可通过下腔静脉插入冠状窦电极，此处是交界区心动过速的好发部位。

（3）Koch（库克）三角：库克三角主要位于右心房内，其中有重要的传导组织——房室结，是常见的交界性心律失常的发生部位。库克三角的前界是三尖瓣隔瓣的根部，下方为冠状静脉窦口，后界是Todaro腱。房室结位于库克三角内，自左下向右上走行，通常分为房室结心房区、结区及结希区（图1-6），其中结区是具有自律性的特殊心肌组织，下端与希氏束连接。房室结周边组织或结希区纵向传导束的电传导速度可以不均一，由此产生房室结双径路或者多径路，进而诱发交界区折返性心动过速，是临床常见的室上速之一。

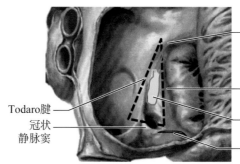

图1-6 库克（Koch）三角的界限及三尖瓣峡部位置，房室结位于库克三角内

2. 固有心房 由原始心房发育而来，前上部突出的锥体形盲囊称为右心耳。固有心房因有许多肌性隆起而凹凸不平，梳状肌为平行的肌束，起自界嵴，向前外行至右心耳，在该处交织成网状的肌小梁。固有心房的左前下方有呈卵圆形的右房室口，通向右心室。

右心房的后内侧壁主要由房间隔构成，房间隔下部的浅凹称为卵圆窝。卵圆窝和卵圆窝缘是胚胎时期卵圆孔闭锁后的遗迹。卵圆窝缘前上方的隆起称为主动脉隆凸，由主动脉右窦向右突出形成。Todaro腱为条索状致密结缔组织（图1-6），起自下

腔静脉瓣,穿经欧氏嵴,在心内膜下斜向前上方,于冠状窦口和卵圆窝之间穿入房间隔,与右纤维三角相续。在 Todaro 腱、冠状窦口前内缘和三尖瓣隔侧尖附着缘之间的三角区称为 Koch 三角,Koch 三角的心内膜下有房室结。

右心耳位于右心房的前外侧部位,由梳状肌构成,是房性心律失常的发生部位之一,部分梳状肌之间心肌很薄,插管或消融时应避免穿孔。右心耳是心房起搏电极最常用的部位,X 线透视下右前斜位(RAO)30°其尖端指向 1 点左右,左前斜位(LAO)45°其尖端指向 11 点左右。右侧隔神经紧贴右心房心外膜表面行走,向下分布于膈肌,进行房颤右上肺静脉冷冻消融及在右心房侧壁安装心房主动电极时应避免靠近隔神经而出现隔神经麻痹或起搏脉冲刺激膈肌。

右心房下部下腔静脉口、三尖瓣环、冠状静脉窦口所围绕的狭长区域称为三尖瓣峡部(图 1-6),此处组织结构复杂,有较厚的肌层、瓣环纤维组织、心外膜血管组织等,是典型房扑折返环路的共同通路,有时也参与右心房起源房颤的发生;LAO 45°透视下位于三尖瓣环 6 点左右位置。

(二) 右心室

右心室(图 1-7)呈斜向前下方的锥体形,以室上嵴分为流入道和流出道。室上嵴为一弓形肌性隆起,室上嵴肥厚可导致漏斗部狭窄。

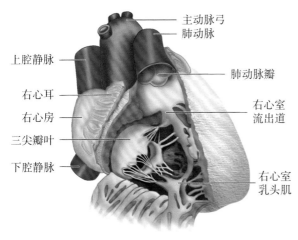

图 1-7 右心室内结构

1. **右心室流入道** 从右房室口至右心室尖,内有三尖瓣、腱索、乳头肌和肉柱等结构。

(1) 三尖瓣:附着于右房室口处的三尖瓣环,按位置分为:①前瓣:呈半环形或四边形,自右房室口伸向右心室前外侧壁;②后瓣:自右心室下壁伸向

室间隔;③隔瓣:呈半卵圆形,自室间隔伸向右心室前外侧壁。每个尖瓣自附着缘至游离缘分为 3 区:①基底区:内有来自心房和心室的心肌纤维、血管和神经;②透明区:光滑,呈半透明状,结缔组织较少,很少有腱索附着;③粗糙区:结缔组织较多,在游离缘有腱索附着。透明区和粗糙区的交界处有一明显的嵴,为瓣膜的闭合线。当心室收缩时,相邻尖瓣的粗糙区互相贴近。相邻瓣叶连接部分别称为前隔连合、后隔连合和前后连合。三尖瓣粘连多发生于前隔连合处。

(2) 腱索:是较细的条索状致密结缔组织结构,起自乳头肌,止于三尖瓣的室腔面或游离缘,部分腱索直接起自室间隔,与隔瓣相连。

(3) 乳头肌:为室壁突入室腔的锥体状肌束,按位置分为 3 组:①前乳头肌:1～5 个,位于三尖瓣前后连合的前下方,与隔缘肉柱下端相续;②后乳头肌:多为 1～3 个,位于三尖瓣后隔连合的前下方;③隔侧乳头肌:细小,多为 1 个或 2 个,在流出道稍下方连于室间隔。每个乳头肌发出的腱索与相邻的尖瓣相连。

三尖瓣环、三尖瓣、腱索和乳头肌在结构和功能上密切联系,常合称为三尖瓣复合体(图 1-8)。三尖瓣复合体中任何组成部分发生病变,都可影响三尖瓣的功能,导致血流动力学障碍。

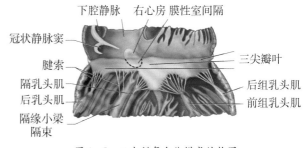

图 1-8 三尖瓣复合体模式结构图

(4) 肉柱:为室壁的肌性隆起,交错排列,附着于室间隔与前乳头肌根部之间的粗大肉柱称隔缘肉柱,内有右束支通过。隔缘肉柱有限制右心室过度扩张的作用,故又称为调节束(MB)。

2. **右心室流出道(RVOT)** 又称动脉圆锥或漏斗部,位于流入道的左上方,腔面光滑。右心室经肺动脉口与肺动脉干相通。肺动脉瓣在肺动脉口处附着于肺动脉瓣环,伸向肺动脉干。肺动脉瓣由 3 个半月形瓣叶构成,即前半月瓣、左半月瓣和右半月瓣,每个半月瓣与肺动脉壁围成开口向上的肺动

脉窦。

RVOT 为圆锥样结构,是室性早搏和室性心动过速的常见部位(图1-7,图1-9)。下界为室上嵴,周围有希氏束通过;在室上嵴周围的心肌组织常常发育异常,肌纤维排列紊乱,是局部微折返的发生基础。顶部为肺动脉瓣膜开口。其前部为游离壁,为致心律失常性心肌病的心律失常好发区域。左前部

邻近左心室流出道,与前室间沟相毗邻,此区域内有冠状动脉左前降支、心大静脉等结构,其后是主动脉右冠状窦的底部,与主动脉左冠状窦也相距不远。从心底部向下观看,在这一三角形的区域内前方是右心室流出道,中间是主动脉根部,两侧分别是二尖瓣及三尖瓣环中心纤维体附着部;其间细胞成分多样、组织结构复杂,是室性心律失常发生的基础。

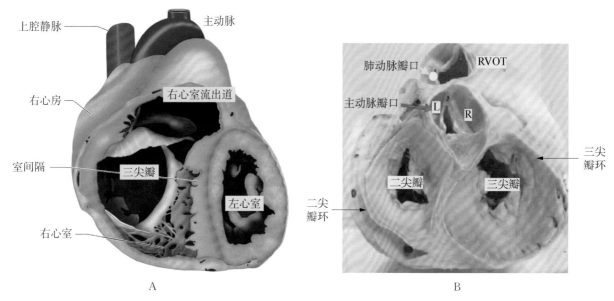

图1-9 右心室流出道及心底部的解剖。A.左前斜40°三尖瓣水平切面,可见RVOT位于主动脉前,三尖瓣右上方。B.心底部上下观,切除左、右心房及主动脉、肺动脉,示RVOT与左心室主动脉根部的解剖关系,RVOT与主动脉左冠状窦、右冠状窦邻近

(三) 左心房

肺静脉汇集来自左、右肺部的动脉血,左、右两侧各形成两根肺静脉,在心房后壁注入左心房,分别为右肺上静脉、右肺下静脉、左肺上静脉及左肺下静脉(图1-10),右侧肺静脉的位置更高,左上肺静脉位于左心耳开口的后上方,其与左心耳之间存在一增厚的解剖嵴,由双层心房壁肌肉折叠而成,常是心律失常的起源处。少数患者存在变异,同侧的两根肺静脉汇集一处,形成肺静脉共干(左侧多见)。有时右上、下肺静脉间还存在右中肺静脉,通常较小,需要在手术中造影证实。肺静脉的开口直径变异较大,一般左、右上肺静脉口较大,变化在13~24 mm之间。肺静脉与左心房连接的开口部通常扩张,称为肺静脉前庭,此处常有左心房心肌连接于肺静脉内,称为肺静脉肌袖。肌袖的长度因个体差异存在很大的变异,变化于0.2~1.7 cm之间。最长的肌袖发现在左、右上肺静脉内,依次为左上、右上、左下及右下肺静脉,这些游离在左心房组织外的心肌

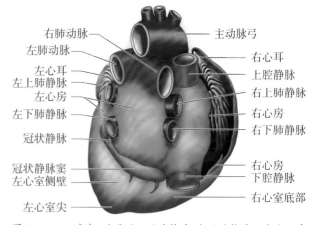

图1-10 心底部,后面观。示肺静脉、上下腔静脉及左右心房的关系

细胞是左心房房性早搏、局灶性房颤的重要起源部位。

左心耳是由原始左心房发育而来,内有较发达的梳状肌。左心耳突向左前上方,遮盖肺动脉干根部的左侧面。左心耳比右心耳狭长、弯曲,边缘有许

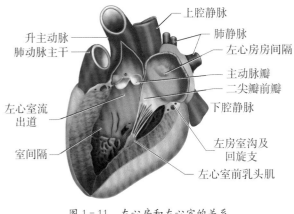
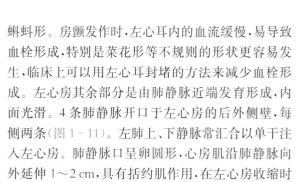

图 1-11　左心房和左心室的关系

蝌蚪形。房颤发作时,左心耳内的血流缓慢,易导致血栓形成,特别是菜花形等不规则的形状更容易发生,临床上可以用左心耳封堵的方法来减少血栓形成。左心房其余部分是由肺静脉近端发育形成,内面光滑。4 条肺静脉开口于左心房的后外侧壁,每侧两条(图 1-11)。左肺上、下静脉常汇合以单干注入左心房。肺静脉口呈卵圆形,心房肌沿肺静脉向外延伸 1～2 cm,具有括约肌作用,在左心房收缩时可减少血液反流入肺静脉。左心房的前壁有左房室口,通向左心室,左房室口呈卵圆形,比右房室口略小。

多切迹,容积 0.7～19.2 ml,90% 的梳状肌直径>1 mm。左心耳末端的形态有多种,可以是鸡翅形(三角形)、长方形、菜花形、圆形、细指形、哑铃形和

(四) 二尖瓣峡部、左心房顶部及 Marshall 韧带

二尖瓣峡部如图 1-12 所示,二尖瓣峡部位于左心耳根部下方、二尖瓣环后、左下肺静脉之间的一狭长区域,为左心房起源心房扑动的常见折返途径,此处心房肌较厚,后方有左冠状静脉。

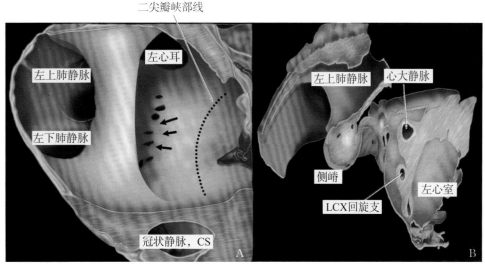

图 1-12　二尖瓣峡部及左心房顶部的解剖。A. 左心房内观察左上下肺静脉、侧嵴与左心耳的关系,虚线为二尖瓣峡部。B. 为左心房顶部横切面观察,可见左上肺静脉与左心耳间的侧嵴粗大,此处是心律失常的好发部位

左心房的顶部较薄,有时存在部分小静脉注入。左心房斜静脉又名 Marshall 静脉,为胚胎时期左总主静脉退化后的残留部分;沿左心房后壁斜向右下方注入冠状窦,收集左心房后壁的静脉血(图 1-13)。在大多数成人中由折叠的心包组织构成,其中包含血管、肌肉纤维及交感神经节。此部位是左心房心律失常病灶的常见起源部位,临床上常通过冠状静脉内逆行插入顶孔球囊导管,进入 Marshall 静脉内,用无水乙醇化学消融治疗二尖瓣峡部依赖的房扑,效果良好。

Bachmann 束为左心房顶部与心律失常相关的又一重要结构。如图 1-13B 所示,其从窦房结、肺动脉后、上腔静脉前发出,沿左心房顶部前行,走行至左上肺静脉与左心耳之间,其功能是传导窦房结的电活动到左心房,保持左右心房的收缩同步。在房颤左心房电消融中,应避免损伤 Bachmann 传导束,造成左心房功能异常。

(五) 左心室

左心室(图 1-14)略呈半椭圆形或圆锥形,其构造与强有力的泵血功能相适应。左心室以二尖瓣的

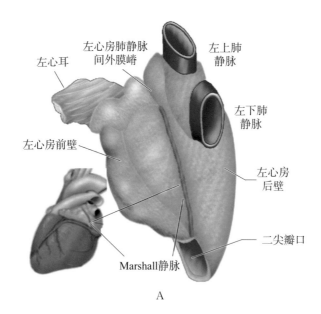

左心耳

左心房肺静脉
间外膜嵴

左上肺
静脉

左下肺
静脉

左心房前壁

左心房
后壁

二尖瓣口

Marshall静脉

A

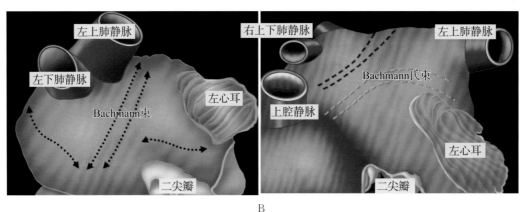

左上肺静脉

右上下肺静脉

左上肺静脉

左下肺静脉

左心耳

Bachmann氏束

Bachmann束

上腔静脉

左心耳

二尖瓣

二尖瓣

B

图 1-13　左心房 Marshall 静脉及 Bachmann 束的位置。A. Marshall 静脉沿左心耳与左上肺静脉间的侧嵴下
行,汇入冠状静脉内。B. Bachmann 束的位置;位于左心房顶部,沿着左侧肺静脉前、左心耳后的嵴部
下行,部分伴行 Marshall 静脉

前尖瓣为界分为流入道和流出道。左心室内心律失
常的起源部位有：左心室二尖瓣环周围、二尖瓣乳
头肌处、左心室流出道、左心室室间隔基底部。当

然,心肌梗死或心肌炎后形成的瘢痕相关性室速可
发生在左心室的任何部位。

1. 主动脉窦位于主动脉的底部,由左、右冠状
窦和无冠窦三部分构成,无冠窦位于后方(图 1-15),
又名后窦。以主动脉瓣两端固定点的连线作为主动
脉窦的上界,解剖上称为窦上嵴;冠状动脉的开口位
于窦上嵴水平以下,由冠状窦内发出,其中左侧冠状

肺静脉　左心房　　冠状动脉口

右心耳

主动脉

上腔静脉

右心室

主动脉瓣

右心房

二尖瓣

左后乳头肌

左心室

三尖瓣

右心室

室间隔

图 1-14　左右心室剖面图。示心内结构、左右心室及室间隔

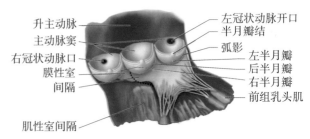

升主动脉

左冠状动脉开口

主动脉窦

半月瓣结

右冠状动脉口

弧影

膜性室
间隔

左半月瓣

后半月瓣

右半月瓣

前组乳头肌

肌性室间隔

图 1-15　左、右冠状窦和无冠窦与冠状动脉开口

动脉从左冠状窦内先发出左主干(LM),然后分叉出左前降支及左回旋支;右冠状动脉由右冠状窦内发出,三根冠状动脉围绕心脏构成帽子状的动脉环,故名冠状动脉。由于左、右冠状动脉的开口离主动脉窦的底部尚存在 1 cm 左右的距离。

2. 二尖瓣复合体 通常由电绝缘的二尖瓣纤维环及其邻近的冠状动脉回旋支、冠状静脉、二尖瓣叶等结构组成(图 1-16)。二尖瓣附着于左房室口处的二尖瓣环。二尖瓣分为前、后尖瓣:①前尖瓣:

较大,呈半圆形或三角形,位于前内侧,与室间隔接近。②后尖瓣:较小,多呈四边形,游离缘上有多个切迹,位于后外侧,与室壁接近。每个尖瓣分为基底区、透明区和粗糙区。粗糙区与透明区交界处的嵴为前、后尖瓣的闭合线。前尖瓣和后尖瓣的基底部相互延续,形成前外侧连合和后内侧连合。腱索:起自乳头肌,在起始部发出分支,近附着于二尖瓣处每支再发出多个分支,腱索支持尖瓣的整个游离缘。

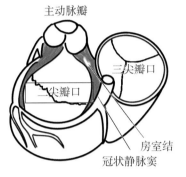

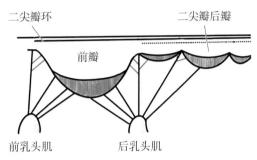

图 1-16 二尖瓣复合体模式图

二尖瓣不是一个完整的环形结构,其前 1/3 为前瓣的附着缘。侧后及下方的二尖瓣环有完整的纤维结构;此处由于胚胎发育期间房室环间的凋亡异常,残留心肌形成左侧房室旁道(也称 Kent 束),心电图表现为 A 型预激综合征,是房室折返性心动过速的主要类型。根据旁道部位的不同,可分为左后间隔旁道、左后壁旁道、左侧壁旁道等。二尖瓣环后瓣的附着处也是左心室室早的好发部位,可能与此处瓣环组织发育异常、结构紊乱有关,其心电图特点是所有胸导联均呈高大的 R 波。

3. 左心室流出道、流入道 流入道从左房室口至心尖,壁凹凸不平,内有二尖瓣、腱索、乳头肌、肉柱和左心室条束等结构,其形态与右心室相似。

左心室流出道:又称主动脉前庭,与右心室流出道邻近,位于流入道的右上方,腔面光滑无肉柱,缺乏收缩性和伸展性。由主动脉根部、3 个主动脉瓣膜、室间隔侧主动脉瓣膜下心肌构成(图 1-11,1-17)。左心室经主动脉口与主动脉相通,主动脉口位于肺动脉口的右后下方,主动脉瓣附着于主动脉口处的主动脉瓣环。主动脉瓣的形状与肺动脉瓣相似,但主动脉瓣稍厚,由 3 个半月形瓣构成,即左半月瓣、右半月瓣和后半月瓣,游离缘中点处明显增厚称为半月瓣小结。半月瓣与主动脉壁围成开口向上的主动脉窦,主动脉窦的动脉壁明显向外突出。

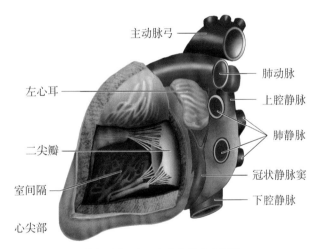

图 1-17 左心室流出道及室间隔

主动脉窦包括左窦、右窦和后窦,在左窦和右窦的主动脉壁上分别有左、右冠状动脉的开口。左心室心律失常可起源于左冠状窦外侧、主动脉瓣膜下等位置。

4. 室间隔及左心室乳头肌根部

乳头肌:左心室的乳头肌比右心室粗大,分为前、后乳头肌两组:①前乳头肌:1～5 个,位于前外侧,起自左心室前壁中 1/3 与心尖部交界处,指向二尖瓣的前外侧连合;②后乳头肌:多为 1～2 个,位于后内侧,起自左心室下壁,指向后内侧连合。每个乳头肌尖部发出的腱索与两个尖瓣相连。二尖瓣环、二尖瓣、腱索和乳头肌在结构和功能上密切联系，常合称为二尖瓣复合体（图1-17），其中任何结构发生病变时都可以影响二尖瓣的功能，导致血流动力学障碍。

左心室假腱索发生率为71%，是一种跨越室腔的条索状结构，它不同于乳头肌、肉柱和腱索。按组织结构可分为肌性、腱性和混合性条束，每支条束内含有左束支的分支。左心室条束多附着于室间隔与后乳头肌或心室前壁之间。左心室射血时，左心室条束可引起吹风样心脏杂音。

左心室室间隔区域是指位于左、右心室之间的区域的左心室面，其上有希氏束穿过，其后是左后分支的主要分布区域（图1-18）。在RAO 30°透视下，可以将左室间隔隔面分为9个区域，分别为前、中、后室间隔及上、中、下间隔区。希氏束位于后间隔上部。在下室间隔中、后部左后分支呈扇形分布，交叉

形成网状，容易在左后分支内发生折返，是左心室室早及左心室特发性室速的好发部位。有时左心室间隔部的左前分支与左后分支间形成大的折返环，产生分支间折返性室性心动过速。

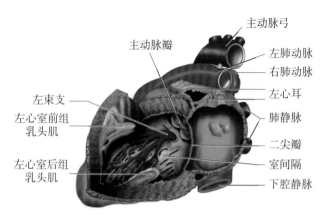

图1-18　左心室间隔部结构

第三节　心脏的构造

心脏为中空器官，主要由心肌构成，内、外两面分别为心内膜和心外膜。心房壁和心室壁内含有特化的心脏传导系统。心脏的结缔组织含量和构成依部位而不同，在某些部位多而密集，构成纤维支架。

一、纤维支架

纤维支架是由致密结缔组织构成的支持性结构，主要分布于心底、房室口和动脉口相连接处。纤维支架包括纤维环、纤维三角、漏斗腱、主动脉下帘、Todaro腱和室间隔膜部等（图1-19，图1-20）。纤维支架是心脏的骨架，作为心肌纤维束和心瓣膜的附着点，对心肌和瓣膜具有固定和支持作用。

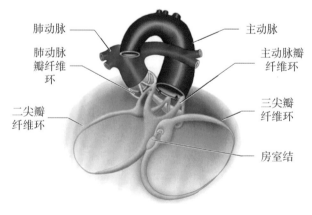

图1-19　心脏纤维支架模式图（后面观）

（一）纤维环

纤维环包括三尖瓣环、二尖瓣环、肺动脉瓣环和主动脉瓣环，分别围绕右房室口、左房室口、肺动脉口和主动脉口，供瓣膜、心房肌和心室肌附着（图1-20）。

（二）左纤维三角

左纤维三角位于二尖瓣环和主动脉左瓣环之间，供心房肌和心室肌附着。

（三）右纤维三角

右纤维三角又称中心纤维体，位于二尖瓣环、三尖瓣环和主动脉后瓣环之间，供心肌附着。右纤维三角的体积比左纤维三角大，向前下移行为室间隔膜部，向后下与Todaro腱相连，向右续于三尖瓣环。右纤维三角内有房室束穿过，发生钙化时可压迫房室束，导致房室传导阻滞。

（四）漏斗腱

漏斗腱又称圆锥韧带，位于肺动脉瓣环和主动脉瓣环之间，支持和固定两瓣环及其瓣膜。

（五）主动脉下帘

主动脉下帘又称瓣膜间隔，为位于主动脉左、后瓣环之间的三角形致密结缔组织，向左、右分别与左、右纤维三角相续，向下与二尖瓣前尖瓣相续。

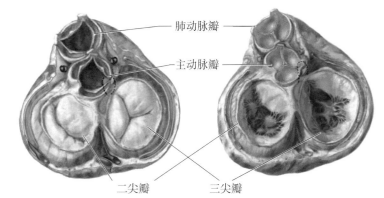

图 1-20 心脏剪切心房后上下观,示纤维环和纤维三角,左图为心脏收缩期,二尖瓣、三尖瓣关闭,主动脉瓣膜、肺动脉瓣膜开放;右图示舒张期,二尖瓣、三尖瓣开放,主动脉瓣膜、肺动脉瓣膜关闭

二、心房壁和心室壁

心房壁和心室壁由心内膜、心肌层和心外膜构成。

(一)心内膜

心内膜衬贴于心房壁和心室壁内面以及瓣膜、乳头肌和腱索表面,与大血管内膜相续。心内膜由内皮、内皮下层和心内膜下层组成。

(二)心肌层

心肌层(图 1-21)是心脏结构的主体,包括心房肌和心室肌,二者被纤维支架分开,故心房和心室不是同步收缩。心室肌比心房肌厚,左心房肌比右心房肌略厚,左心室肌厚度约为右心室肌的 3 倍。

1. **心房肌** 浅层横行,环绕左、右心房;深层分别包绕左、右心房。环状肌纤维环绕静脉口、卵圆窝和心耳;袢状肌纤维纵绕心房,止于纤维环。在界嵴和梳状肌处,肌纤维束丰富,平行排列。

2. **心室肌** 分为 3 层。浅层肌纤维斜行,在心尖处捻转形成心涡,转入深层移行为纵行肌,中层肌纤维为环形,分别环绕左、右心室,各层之间无明显的结缔组织分隔。心室浅、深层肌纤维收缩时心室缩短,中层肌纤维收缩时心室腔缩小。

(三)心外膜

心外膜为浆膜心包的脏层,由薄层结缔组织构成,表面覆盖一层间皮细胞。心外膜与大血管外膜相续,心外膜的深层称心外膜下层,在冠状沟、室间沟和心边缘处含有丰富的脂肪组织。

三、房间隔和室间隔

(一)房间隔

房间隔由原发隔和继发房间隔发育而来,位于左、右心房之间,由心内膜、结缔组织和少量心肌构成,斜向左前方。房间隔前缘对向升主动脉,后缘与房间沟相对应。房间隔较薄,特别是卵圆窝处(图 1-22),房间隔缺损常发生于卵圆窝处。

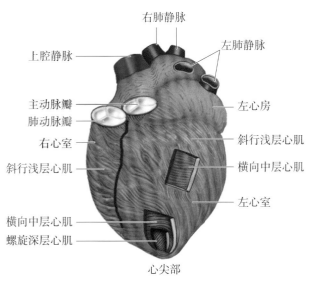

图 1-21 三层心肌层的不同行走方向(心脏前面观)

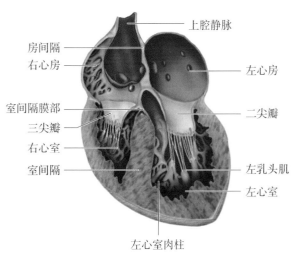

图 1-22 心脏剖面图。示房间隔和室间隔的关系

(二) 室间隔

室间隔比房间隔厚，位于左、右心室之间，向左前下方倾斜。室间隔侧面略呈三角形，前、后缘分别与前、后室间沟相对应，向右后上方与房间隔相续。由于室间隔凸向右心室，在与心长轴垂直的横断面上右心室腔呈新月形，左心室腔呈圆形。室间隔可分为膜部和肌部 (图 1-14, 图 1-22)。

1. 膜部　为室间隔的后部，呈卵圆形或圆形。膜部上界为主动脉右瓣和后瓣下缘，前缘和下缘附着于肌部，后缘与房间隔相续。膜部可依三尖瓣的隔侧尖附着处附着，分为房室部和室间部，房室部位于右心房和左心室之间，室间部位于左、右心室之间，室间部是室间隔缺损的常见部位。

2. 肌部　上 1/3 较光滑，下 2/3 两侧面有肉柱。除了室间隔膜部外，其余部分厚度均在 9～11 mm。肥厚性心肌病患者室间隔常肥厚，在 15 mm 以上，心脏收缩时左心室流出道狭窄、梗阻，造成血流动力学紊乱，导致晕厥。室间隔是心律失常的好发部位，除了室性早搏外，左心室室间隔内膜面的左后分支区域是特发性室性心动过速的好发部位。室间隔的上部区域还有希氏束穿过，是希氏束、左束支区域起搏的操作区域。

第四节　心脏传导系统

心脏传导系统位于心房壁和心室壁内，由特殊分化的心肌细胞构成，包括窦房结、结间束、房室结、房室束及其分支 (图 1-23)，功能为产生和传导冲动，维持心房肌和心室肌的节律性收缩和舒张。心脏兴奋过程是从心房向心室、从心内膜向心外膜扩展。心室的兴奋从室间隔向前壁和侧壁扩展，再至心尖和下壁，最后到达近心底处和右心室流出道。

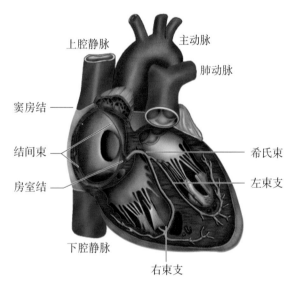

图 1-23　心脏传导系统。窦房结、结间束、房室结、希氏束、左右束支的解剖部位

上腔静脉　主动脉
肺动脉
窦房结
希氏束
结间束
左束支
房室结
下腔静脉
右束支

一、窦房结

窦房结是心脏的正常起搏点，多呈长梭形，也可呈椭圆形或半月形，位于上腔静脉与右心房交界处、界沟上端的心外膜深面。窦房结长轴与界沟平行，头部朝向前上方，尾部伸向下腔静脉口。

二、结间束

窦房结产生的兴奋通过结间束到达心房肌和房室结，结间束有 3 条。

(一) 前结间束

前结间束起自窦房结的前缘，向左分为上结间束和降支，上结间束至左心房，降支经卵圆窝前方下行至房室结上缘。

(二) 中结间束

前结间束起自窦房结的后缘，向右、向后绕上腔静脉，进入房间隔，经卵圆窝稍前方下降至房室结上缘。

(三) 后结间束

后结间束起自窦房结的后缘，经界嵴和下腔静脉瓣下行，在冠状窦口稍上方至房室结后缘。

三、房室结

房室结为扁椭圆形结构，呈矢状位，位于 Koch 三角的心内膜深面，右侧有薄层心房肌覆盖。房室结将来自窦房结的兴奋通过房室束及其分支传至心室肌，从而在心房收缩后引起心室收缩。

在 Koch 三角深面，房室结、结间束末端和房室束起始部构成房室交界区。按结构分布，房室交界区可分为房区、结区和束区 (图 1-6, 图 1-24)。房室交界区的功能为：①传导冲动：将来自心房的冲动传向心室，亦可将心室的冲动逆传心房；②延搁冲动传导：传导冲动缓慢，约延搁 0.04 s，冲动的延搁传导保证心房肌和心室肌先后收缩；③减少异常冲动：心房颤动时,来自心房的冲动频率快,此区可使其下传减少,限制传向心室;④起搏：此区为次级起搏点,主要位于房室结两端。房室交界区是窦房结的冲动从心房传向心室的必经之路,且房室结是次级起搏点,故许多复杂心律失常发生在此区。

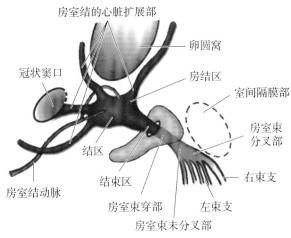

图 1-24 房室交界区心脏传导系统模式图

四、房室束

房室束又称 His 束,起自房室结前端,穿经右纤维三角,继经室间隔膜部后下缘前行,至肌部上缘分为左、右束支。

(一) 右束支

右束支(图 1-25)呈细长圆索状,穿室间隔右侧部心肌,继沿右侧心内膜深面行向前下方,再穿经隔缘肉柱至前乳头肌根部,分支分布于右心室壁。右束支较长,易受局部病灶累及而发生传导阻滞。右束支发出间、前、后 3 组分支：①间隔组：在隔缘肉柱起始处发出,分布于室间隔右侧面下部;②前组：在前乳头肌前上方和外侧发出,分布于右心室

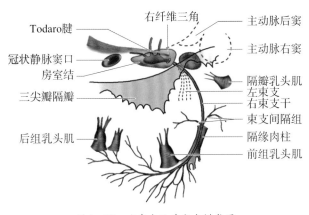

图 1-25 右束支及其分支模式图

游离壁前部;③后组：即右束支的终末支,自前乳头肌基底部行向后乳头肌、室间隔后部和右心室游离壁后部。

(二) 左束支

左束支(图 1-18、图 1-26)呈扁带状,发出数条放射状分支,沿室间隔左侧心内膜深面行向左前下方,在室间隔肌部上、中 1/3 交界处再发出前、后、间隔 3 组分支：①前组：至前乳头肌中下部分支,分布于前乳头肌和附近室壁;②后组：行向后下方,至后乳头肌下部分支,分布于后乳头肌和附近室壁;③间隔组：分支分布于室间隔中下部,并绕心尖分布于左心室游离壁。左束支分支的形式包括：①二分支型：约为 32%,左束支分为前、后两支,间隔支由前、后支发出;②三分支型：约为 17%,左束支发出前支、后支和间隔支;③网状型：约为 51%,左束支的分支构成网,由该网发出前支、后支和间隔支。

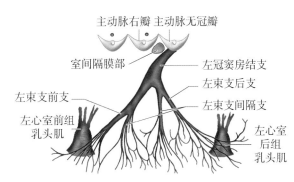

图 1-26 左束支及其分支解剖结构模式图

(三) Purkinje 纤维

Purkinje 纤维续于左、右束支的分支,交织形成心内膜下 Purkinje 纤维网,主要分布于室间隔中下部、心尖、乳头肌下部和心室游离壁下部。在室间隔上部、肺动脉口、主动脉口和左、右房室口处,心内膜下 Purkinje 纤维稀少或缺如。心内膜下 Purkinje 纤维网发出的纤维以直角或钝角进入心肌,形成肌内 Purkinje 纤维网,最终与工作心肌相连。

五、心脏传导系统的变异

异常传导束或纤维可将来自心房的冲动过早地传至心室,使局部提前激动,引起预激综合征。

(一) Kent 束

Kent 束连接心房肌和心室肌,位于近二尖瓣环和三尖瓣环处或心间隔内,以二尖瓣环后外侧、三尖瓣环外侧和后间隔处多见。

（二）James 旁路束

前、中结间束的小部分纤维和后结间束的大部分纤维可绕过房室结右侧面，止于房室结下部或房室束起始部，构成 James 旁路束。

（三）Mahaim 纤维

Mahaim 纤维可分为：①结室副束：房室结发出的纤维连于室间隔的心肌；②束室副束：房室束或左、右束支主干发出的纤维连于室间隔的心肌。

第二章

心脏血管的解剖

―――― 第一节　冠状动脉解剖 ――――

供应心脏的动脉血管称为冠状动脉(图2-1)，包括左、右冠状动脉，主要供应心肌和传导系统。心脏仅占体重的0.5%，但冠状动脉血流量占心排血量的4%～5%。右冠状动脉口呈漏斗状，边缘不明显；左冠状动脉开口呈椭圆形，边缘明显，下界边缘更显著，开口比右冠口大。冠状动脉狭窄或其他原因引起冠状动脉血流量减少导致心肌缺血，可出现心绞痛，严重时可发生心肌梗死和恶性心律失常，甚至心搏骤停。冠状动脉狭窄最常见的原因是冠状动脉粥样硬化。

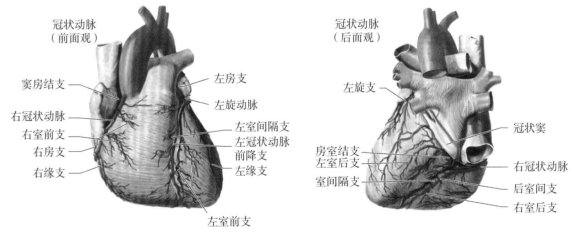

图2-1　冠状动脉血管的心脏前后观

冠状动脉的分布类型：冠状动脉的分布类型因人而异，分布类型与年龄无关。左、右冠状动脉在心膈面的分布范围变化也较大，可按其在心膈面分布范围分为3型：①右冠优势型：约占71%，右冠状动脉分布于右心室膈面和左心室膈面一部分；②左冠优势型：约占6%，左冠状动脉分布于左心室膈面和右心室膈面一部分；③均衡型：约占23%，左、右冠状动脉的后室间支沿后室间沟或沿沟两侧走行，分别分布于左、右心室的膈面(图2-2)。

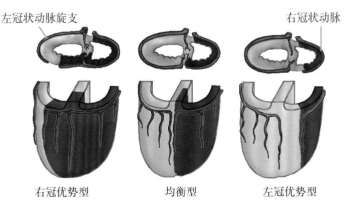

图2-2　冠状动脉的分布类型

一、左冠状动脉

左冠状动脉(图 2-1、图 2-3)起自主动脉左窦,经肺动脉干和左心耳之间左行,在冠状沟内分为前室间支(前降支)和回旋支。左主干长度多为 10～20 mm,有时长达 40 mm,直径 3～6 mm。左冠状动脉分支如下。

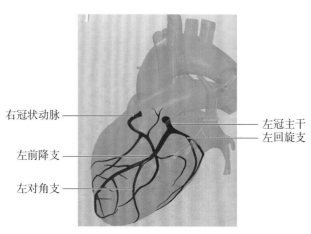

右冠状动脉
左冠主干
左回旋支
左前降支
左对角支

图 2-3 左侧冠状动脉前降支、回旋支及右冠状动脉的透视图

1. 左圆锥支 起自前降支近端,横过动脉圆锥的顶部,肺动脉前瓣的基底部,分布在动脉圆锥,与右冠状动脉发出的右圆锥支吻合形成 Vieussens 环。

2. 前降支(前室间支) 见图 2-3 和图 2-4。

为左主干的延续,左主干末端的动脉粥样硬化病变常常累及前降支开口。前降支在肺动脉干的左后方起自左冠状动脉,沿前室间沟下行,绕心尖切迹至后室间沟下 1/3,与右冠状动脉的后室间支(后降支)吻合,部分前降支至后室间沟中 1/3 或心尖切迹处。前降支分布于左心室前壁、部分右心室前壁和室间隔前 2/3 以及右束支和左束支的前部。部分左前降支较长者,可绕行至心脏膈面与后降支吻合,形成"包绕性左前降支"。左前降支供血覆盖左心室前壁、右心室前壁一部分以及心尖及室间隔的大部分,当前降支闭塞时,可发生左心室前壁和室间隔前部心肌梗死(图 2-3,图 2-4)。

(1) 左心室前支(对角支):左前降支向左室壁沿途发出 1～3 支为对角支,分别称 D1、D2、D3,粗细不均;第一支多较粗,斜向心左缘或心尖,分布于左心室前壁、前乳头肌和心尖部,是左室壁供血的重要血管。

(2) 右心室前支:短小,最多有 6 支,分布于近前室间沟处的右心室前壁。

(3) 室间隔支:左前降支向前沿途向室间隔垂直发出 5～10 支室间隔分支,穿入室间隔,分布于室间隔前 2/3、房室束前部、右束支、左束支前部。以第一室间隔支较粗,作用较大,其远端再分支呈扫帚状分布至室间隔大部。在室间隔内与后降支的后室间隔支吻合,构成冠状动脉侧支循环路径之一,前降

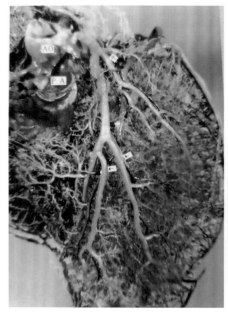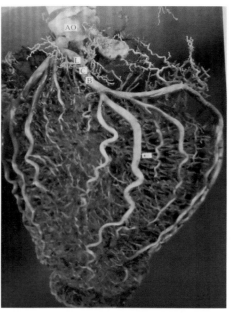

图 2-4 前降支及其各级分支血管(左),回旋支及其各级分支血管(右)

(本图引自:于彦铮,左焕琛.心脏冠状动脉解剖[M].上海:上海科学技术出版社,1992.)

支近段或左主干闭塞时,累及该分支,可造成高位室间隔坏死,发生束支传导阻滞。

3. 回旋支 从左主干近似直角发出沿左房室沟向左后至后室间沟,若呈左优势型时,延伸至后室间沟形成后降支,其终末端在心尖部与前降支末端吻合(图2-3)。沿冠状沟下行,继而向后绕心左缘至左心室膈面,分布于左心房以及左心室的小部分前壁、左侧壁和下壁。回旋支可分布于窦房结。

(1)窦房结动脉:窦房结动脉分布于窦房结、左心房和右心房壁以及室间隔。40%起自回旋支,60%起源于右冠,右冠开口处闭塞,急性下壁心肌梗死时可导致窦房结动脉缺血,出现窦性心动过缓。窦房结动脉沿左心耳内侧壁上行,再沿左心房前壁右行,多逆时针绕上腔静脉口,从窦房结尾端穿入窦房结,有时在上腔静脉开口处消融房性心律失常时可造成窦房结功能异常。

(2)左房旋支:起自回旋支近侧段,向左后与回旋支平行,分布于左心房后壁。

(3)左钝缘支:在左回旋支发出后与对角支近似平行走向,在左心室侧壁处分出钝缘支,粗大,在心左缘处自回旋支发出,沿心左缘下行至心尖,分布于左心室。该支走向左心室游离壁和心尖部较恒定。

(4)左室后支:分布于左心室下壁的左侧部,较大回旋支发出的左室后支也分布于后乳头肌。

(5)左房支:数条细小分支,分布于左心房前壁、左侧壁和后壁。

4. 中间支 起自左主干,分为前降支和回旋支,斜向左前下方,分布于左心室前壁,粗大的中间

支也分布于前乳头肌。

左冠状动脉的血管逐级变细,左主干、前降支、左回旋支及右冠状动脉组成心外膜大血管;各分支进一步发出多个分支,例如前降支的对角支、右冠的后降支等,它们均在心外膜分布。如图2-4所示,在200μm以下的血管开始,冠状动脉从外膜垂直分布心肌内,形成更小的血管网络、丰富的血管间侧支循环。常见的侧支循环位置在室间隔下部、心尖部等处,这些侧支的形成对于冠心病慢性血管闭塞后保护缺血心肌非常重要(图2-5)。

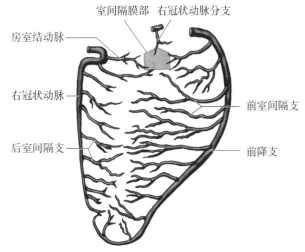

图2-5 室间隔支动脉模式图

二、右冠状动脉

右冠状动脉(图2-1,图2-6)起自主动脉右窦,在主肺动脉干和升主动脉根部之间,经右心耳与肺动脉干之间行向右前方,沿右房室沟行走;右冠状动

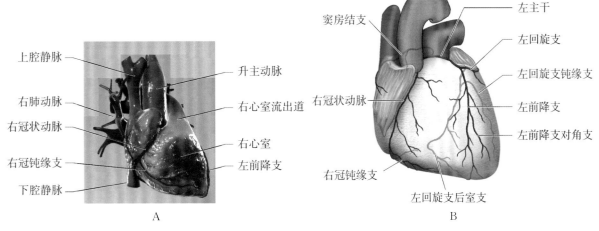

图2-6 右侧冠状动脉的外观(A图)及透视图(B图)

脉向右后行至后室间沟下行分叉,沿途发出分支,但直径无明显变化,至发出锐缘支后逐渐变细,末端分成后降支和左室后侧支。右冠状动脉在房室交点处常呈倒"U"形弯曲。右冠状动脉分布于右心房、右心室、部分左心室下壁和室间隔后1/3以及左束支后部。

1. **右室支**

(1) 右圆锥支:起自右冠状动脉起始部或第1分支,分布于动脉圆锥,该动脉与左冠状动脉发出的左圆锥支吻合形成 Vieussens 环。

(2) 窦房结动脉:60%起自右冠状动脉起始端1~2cm处,沿右心耳内侧壁行向后上方,多逆时针绕上腔静脉口,分布于窦房结、右心房壁以及房间隔。

(3) 右室前支:1~5支,垂直起自右冠状动脉,行向前室间沟,分布于右心室前壁。

(4) 右缘支:为一长而粗大的分支延伸右心室外侧壁至心尖,是辨认右冠状动脉分支的标志,较恒定,粗大,沿心下缘向左行至心尖,分布于右心室。

(5) 右室后支:多为1支,分布于右心室下壁。

2. **右房支** 为数条细小分支,分布于右心房前壁、右侧壁和后壁。

3. **右旋支** 在房室交点处起自右冠状动脉,至房室交点与左心缘之间的中点处,与左回旋支吻合,分布于左心房后壁。

4. **房室结动脉** 起自右冠状动脉"U"形弯曲顶端(91%)或左回旋支(8%),在房室交点处经室间隔上缘前行,进入 Koch 三角深面,分布于房室结和房室束近侧段,穿房室结后分布于邻近心肌。急性心肌梗死伴有房室传导阻滞时,应首先考虑右冠状动脉闭塞。

5. **后室间支(后降支)** 在房室交点处起自右冠状动脉,沿后室间沟下降,多在后室间沟下1/3处与左前降支吻合,分布于室间隔后1/3和近后室间沟处的左、右心室下壁以及左束支后部。

(1) 右室后支:1~4支,分布于右心室下壁。

(2) 左室后支:1~4支,分布于左心室下壁。

(3) 室间隔后支:比室间隔前支细小,7~12支垂直穿入室间隔,分布于室间隔后2/3。室间隔前、后支在室间隔内有丰富的吻合,多见于室间隔中部构成后降支并与前降支末端相吻合。沿途所发出的后室间隔支与前降支的前间隔支在室间隔内吻

合。右冠状动脉和左回旋支各自发出后降支,形成双后降支(图 2-5)。

6. **左室后支** 在房室交点处起自右冠状动脉,左行于冠状沟内,与左回旋支吻合,分布于左心室下壁1/3,是左、右冠状动脉吻合的重要途径。

壁动脉(mural artery)又称穿壁动脉,指冠状动脉的主支或分支在行程中有一段穿经心肌,覆盖于壁动脉表面的心肌称心肌桥(图 2-7)。壁动脉的发生率约为 67%,壁动脉较少发生动脉粥样硬化。

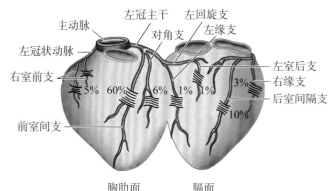

图 2-7 壁动脉不同部位心肌桥发生率模式图

三、冠状动脉供血特点及解剖分段

1. **左心室** 前间壁、前壁、侧壁、后壁、下壁均来自左主干供血。

2. **室间隔** 室间隔前上 2/3 及心尖部全部室间隔受前降支(第一间隔支及圆锥支)供血。室间隔后 1/3 由右冠状动脉后降支供血。

3. **左室壁** 室间隔、左室前壁、前侧壁供血主要来自前降支,左室侧壁、侧后壁供血主要来自回旋支,左室下壁、后壁、室间隔后部供血主要来自右冠状动脉,也可由前降支供血,在左优势型由回旋支供血。左室前侧壁供血主要来自前降支的对角支,或由较大的中间支供血左室游离壁,对角支较小,由回旋支的钝缘支供血左室游离壁。

4. **冠状动脉的解剖分段** 冠状动脉分为左右两支,其开口分别位于左、右冠状窦内,左冠状动脉又分为左主干(LM)、左前降支(LAD)、回旋支(CX)。临床上常常应用按照 Syntax 评分的冠状动脉分段来定位病变(图 2-8)。

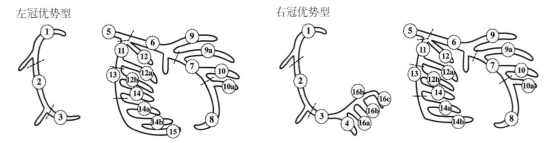

图 2-8 Syntax 冠状动脉评分系统的解剖分段

1.右冠状动脉近端；2.右冠状动脉中段；3.右冠状动脉远端；4.右冠后降支；16.右冠后侧支；16a.右冠后降支第一分支；16b.右冠后降支第二分支；16c.右冠后降支第三分支；5.左主干；6.前降支近端；7.前降支中段；8.前降支心尖段；9.第一对角支；9a.第一对角支 a；10.第二对角支；10a.第二对角支 a；11.回旋支近段；12.中间支；12a.第一钝缘支；12b.第二钝缘支；13.回旋支远端；14.左后侧支；14a.左后侧支 a；14b.左后侧支 b；15.回旋支-后降支

第二节 冠状静脉解剖

心脏的静脉包括冠状窦及其分支、心前静脉和心最小静脉，主要注入右心房（图 2-9、图 2-10）。

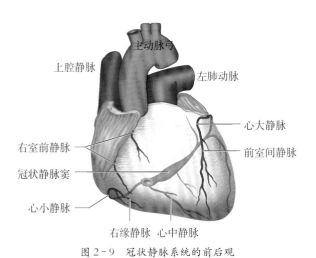

图 2-9 冠状静脉系统的前后观

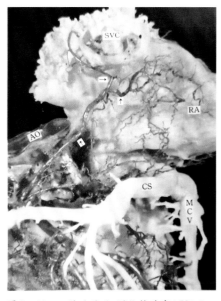

图 2-11 心脏后面观，冠状静脉窦（CS）及心中静脉（MCV）的解剖图

（本图引自：于彦铮，左焕琛.心脏冠状动脉解剖[M].上海：上海科学技术出版社，1992.）

一、冠状窦

冠状窦长 2～3 cm，位于房室交点处的冠状沟内，主要接受心大、中、小静脉，经冠状窦口注入右心房（图 2-11）。

1. 心大静脉　位于前室间沟和冠状沟左侧部内，与左前降支和回旋支伴行，向右注入冠状窦。心大静脉接受左室前静脉、右室前静脉、左缘静脉和左房前静脉，收集左心室前壁和左侧壁、右心室前壁小

图 2-10 冠状静脉系统的心脏后前观

部分、左心房前外侧壁和室间隔前部的静脉血液(图2-9)。

2. 心中静脉　起自心尖部,与右冠状动脉的后降支伴行,向上注入冠状窦。心中静脉接受左室后静脉和右室后静脉,收集心尖部、心室下壁和室间隔后部的静脉血液(图2-10)。

3. 心小静脉　在冠状沟右侧部内与右冠状动脉伴行,向左注入冠状窦。心小静脉收集右心室前

后壁的部分静脉血液。

左房斜静脉又称 Marshall 静脉,是胚胎左前主静脉的残留部分。该静脉较细小,沿左心房后壁斜向右下方,注入冠状窦,收集左心房后壁的静脉血液。若左前主静脉没有闭锁,出现永存左上腔静脉(图2-12)。由于左头臂静脉有时较细小,经左锁骨下静脉植入起搏导线时可经永存左上腔静脉和冠状窦进入右心房。

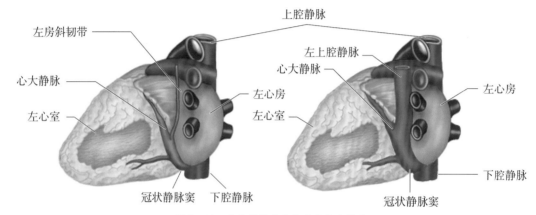

图 2-12　左房斜静脉和永存左上腔静脉

二、心前静脉

心前静脉多为2～3支,向上经右冠状动脉浅面或深面,跨冠状沟,注入右心房,收集右心室前壁的静脉血液(图2-9,图2-10)。

三、心最小静脉

心最小静脉位于心房壁和心室壁内,直接开口于各心腔,多注入右心房和右心室,特别是房间隔和室间隔的右侧面以及左心室乳头肌。心最小静脉直径约为1mm,无静脉瓣(图2-9,图2-10)。

第三章

心电图产生的原理

第一节　心电的产生与细胞及动作电位的形成过程

一、心电产生的细胞种类

心脏主要由可以产生电活动的收缩细胞及纤维结缔组织等支持细胞组成。收缩细胞也可以称为动力细胞,也就是心肌细胞,可进一步分为心房、心室肌细胞,以及传导组织是特殊分化的心肌细胞。心脏传导组织包括窦房结、房室结、浦肯野纤维等,它们都有产生电活动的能力;支持细胞包括血管组织及瓣膜、纤维环等结缔组织,它们通常不发生电活动;这样,心电图产生的参与细胞主要就是心肌细胞及传导组织(图3-1)。

每个心肌细胞就是一个"小型发电厂",所有的"小电厂"产生的电力综合起来就是心电,心电图是整个心脏细胞电活动的综合结果。这种微弱的电压变化,通过人体体表的金属导联线接入心电图机内,经过电学放大器5000倍左右的放大,再按照时间顺序及电压变化记录下来就形成了心电图。如图3-1所示,心脏上的多个心肌细胞是心电产生的场所,细胞膜上的离子通道是心电产生的基本结构。

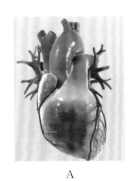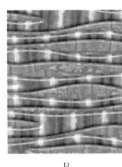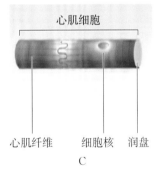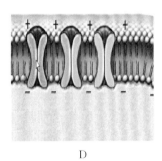

心肌细胞

心肌纤维　　细胞核　　润盘

A　　　　　　　B　　　　　　　C　　　　　　　D

图3-1　心脏电活动产生的来源,左至右示心脏、心肌束、单个心肌细胞、细胞膜上的离子通道。A. 为整个心脏心肌细胞;B、C. 为心肌细胞束,进一步细分为产生电活动大基本单位、单个心肌细胞;D. 心肌细胞上的离子通道及跨膜离子活动是心电产生的根源

二、心肌细胞动作电位

心脏泵功能通过心肌电活动、能量代谢、机械收缩和瓣膜活动共同联系配合得以实现。心肌电活动是触发心肌机械收缩的始动因素。心肌细胞的生理特性包括兴奋性、传导性、自律性和收缩性,都是以心肌细胞膜的生物电活动为基础的。不同类型的心肌细胞膜内外存在不同的电-化学梯度和心肌细胞膜通透性变化的规律,由此形成的跨膜离子流动,产生了心肌细胞电活动,即兴奋的发生和传导,通过细胞离子泵的主动耗能,在ATP分解产能的参与下,心肌细胞发生收缩和舒张活动,伴随瓣膜启闭来实现心脏泵血功能。

心肌电活动主要表现为细胞膜内外的电位变化,称为跨膜电位,包括处于静息状态时的静息电位(RP)和兴奋时的动作电位(AP)。跨膜电位产生的基础是细胞膜内外离子流的变化。不同类型心肌细胞的跨膜电位不尽相同(图3-2,图3-3),作为其形成机制的离子流也有相当的差异(图3-4,图3-5)。

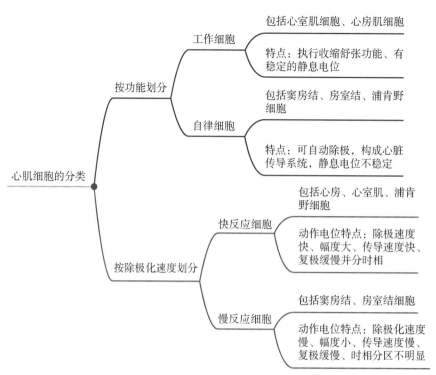

图 3-2　心肌细胞的分类

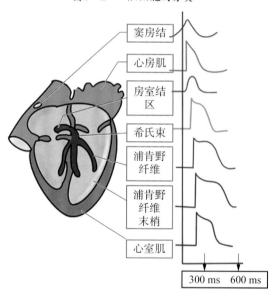

图 3-3　心脏传导系统不同组织细胞动作电位的形态

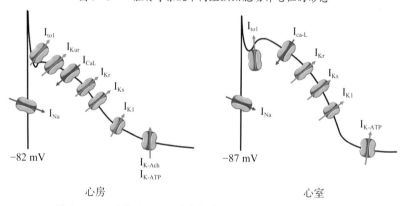

图 3-4　不同类型心肌细胞参与跨膜电位形成离子通道的差异

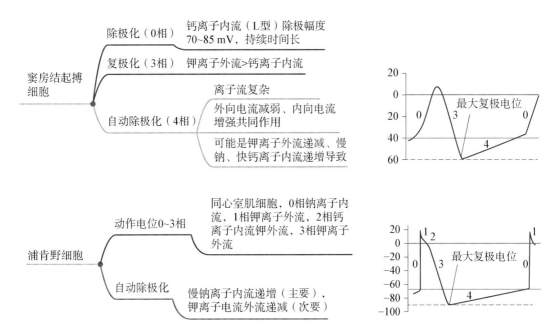

图3-5　窦房结细胞及浦肯野细胞的跨膜电位的组成及差异。上图为参与窦房结细胞动作电位的离子流成分及图形特点,下图为浦肯野细胞跨膜电位的离子流成分及图形特点

按照动作电位的特征不同,特别是除极速度不同,可以分为快反应细胞(心房肌、心室肌、希-蒲细胞)和慢反应细胞(窦房结、房室结)。在没有兴奋发生和传导时,心肌细胞膜电位为静息电位。通常情况下窦房结起搏细胞为 -70 mV,浦肯野细胞为 -90 mV,心肌细胞的静息电位为 $-80\sim-90$ mV。静息电位的形成主要是大量 K^+ 外流引起,还包括少量 Na^+ 内流和钠泵的作用,所以静息电位接近 K^+ 电-化学平衡电位,但由于 Na^+ 内流,实际静息电位略低于 K^+ 平衡电位。心肌细胞在兴奋时产生的细胞膜电位变化称为动作电位,不同类型的细胞动作电位特点不同,作为其形成机制的离子流也有相当的差异。详见图3-5,图3-6。

电活动是每一个心肌细胞执行机械收缩之前产生或收到的信号。心肌细胞在静息状态时,膜外排列的阳离子带正电荷,膜内排列的阴离子带负电荷,被称为极化状态,不产生电位变化。此时膜内外电位差为 -90 mV。当接收到电刺激时,某些心肌细胞膜上的特定离子通道会在特定条件下出现开放,从而出现离子的跨膜流动,产生膜内外电位差的变化,开始一次除极-复极的过程,除极-复极过程中产生的膜电位变化称为动作电位,通常分五期(图3-6)。

0期:对于快反应细胞而言,细胞膜受刺激兴奋后引起快钠通道的开放,造成钠离子的内流。钠离子顺电-化学梯度由膜外快速进入膜内,进一步使膜去极化。膜电位由原来的静息电位状态时的 -90 mV 快速上升到 $+6\sim+30$ mV,构成了动作电位升支,持续时间仅 $1\sim2$ ms。此后快钠通道就失活关闭,终止钠离子的继续内流。对慢反应细胞如窦房结和房室结细胞,则主要依赖钙通道开放,钙通道的开放和关闭相对缓慢,故升支比快反应细胞平缓(图3-4,图3-6)。

1期:由于钠通道失活和一过性内向钾离子流(Ito)的作用,心肌细胞膜电位在除极达到顶峰后,由原来的 $+30$ mV 迅速下降至 0 mV,与 0 期除极构成锋电位,占时约 10 ms。在慢反应细胞中此期不明显。

2期:又称为平台期,此期持续时间较长,占 $100\sim150$ ms。在这段时间内膜电位保持在约 0 mV 的水平。这是由于内向电流和外向电流共同保持平衡的结果,外向电流主要为多种钾离子流,内向离子流为慢钙电流。

3期:随复极化进程,外向钾离子流随时间递增,而内向钙离子流逐渐减弱至失活。膜电位逐渐回到静息水平。

4期:快反应细胞在外向钾离子流作用下,维持于 -90 mV 的静息电位水平。慢反应细胞无"静息

电位"概念,而是将复极化到最低电位的水平称为"最大复极化电位",到达这一电位后立刻进入 4 期,

开始舒张去极化,主要是由存在于慢反应细胞膜的钾流衰减和 If 通道等引起(图 3-6)。

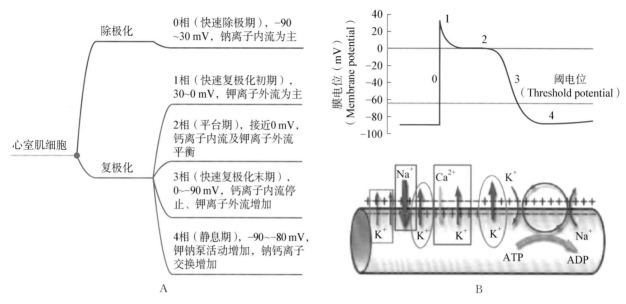

图 3-6　心室肌细胞除极复极的 5 个时相(A)及参与各时相跨膜电位的主要离子活动(B)

第二节　心电活动产生的原动力

当窦房结等具有自律性的细胞膜舒张期自动除极后、或心肌细胞收到一个下传的电脉冲后,就会超出细胞的阈电位,造成细胞膜离子通透性的改变,产生动作电位,使细胞内外正、负离子的分布发生逆转,受刺激部位的细胞膜从"外正内负"转为"内正外负",即出现除极化。

此时,细胞膜外正电荷消失而其前方尚未除极的细胞膜外仍带正电荷,从而形成一对"电偶"。电源(正电荷)在前,电穴(负电荷)在后,电流自电源流入电穴,并沿着一定的方向迅速扩展,直到整块心肌除极完毕。此时心肌细胞膜内带正电荷,膜外带负电荷,称为除极状态(图 3-7,图 3-8)。然后由于细胞表面离子通道的作用,使细胞膜的电位又逐渐恢复到极化状态,这个过程称为复极过程,复极与除极先后程序一致,但复极化的电偶是电穴在前,电源在后,并较缓慢向前推进,直至整个细胞全部复极为止。

每个心肌细胞都是一个产生心电活动的基本单元,通过每个心肌细胞膜上的离子运动,在细胞膜上形成电流,是心电发生的基础。所有心肌细胞的电

流集合在一起就形成了心脏的综合心电向量,这个综合向量是一个矢量,既有大小也有方向,随时间的变化而发生方向及大小的变化,其矢量尖端的运动轨迹就是想象中的心电图向量环。这个综合心电向量环投影在体表心电图导联就会产生电压高低点变化,按照不同的时间顺序记录下来就是心电图。

按照心电描记的规则,面对探测电极的除极电位产生向上的波形;将导联的检测电极置于电活动产生部位的附近,此时就单个细胞在除极时,检测电极对向电源(即面对除极方向)产生向上的波形。同理,背向电源(即背离除极方向、离开探测电极)的除极电流产生向下的波形,在细胞中部则记录出双向波形。复极过程与除极过程方向相同。对于复极过程而言,因复极化过程的电偶是电穴在前,电源在后,因此记录的复极波方向与除极波相反;巧合的是正常人心室的除极方向从心内膜向心外膜,而复极则刚好相反,从心外膜开始,向心内膜方向推进,这样正常情况下心电图上记录到的复极 T 波就与除极波主波方向一致了。

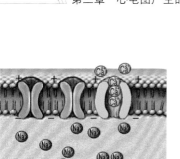

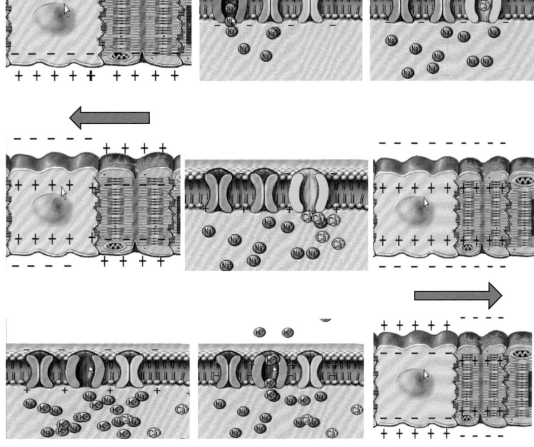

图 3-7 心肌细胞的离子电流产生及除极、复极过程。左至右,第一列示心肌细胞静息状态,内负外正,除极开始,Na^+ 通道开放,接着 Ca^{++} 通道开放,两种离子从细胞外进入细胞内,造成膜电位翻转。第二列示细胞外电位差形成,电流产生(箭头方向),中间除极结束,Na^+、Ca^{++} 等通道关闭。细胞内电位正外负。第三列,K^+ 通道开放,复极开始,K^+ 从细胞内排出到细胞外,复极电流产生,最后通过 Na-K ATP 泵,Ca^{++} 泵,排出 Na^+、Ca^{++},泵入 K^+,恢复静息状态,完成复极,准备下一次除极

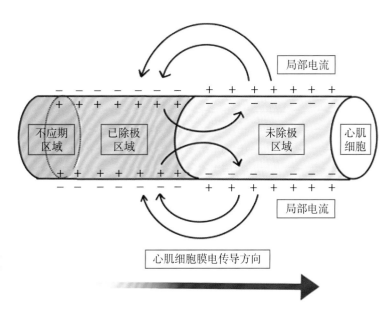

图 3-8 单个心肌细胞膜内外电流流动的方向,膜外从未除极区域流向已除极区域,膜内电流方向相反

—————— 第三节　心脏传导系统 ——————

心脏协调的收缩活动有赖于传导系统功能的正常发挥。在一个心动周期中，电脉冲从窦房结发出、经结间束同时传导至心房和房室结，进一步通过房室结传导到希氏束，通过左右束支、浦肯野纤维到达心室肌细胞，完成除极活动、启动兴奋收缩偶联（图3-9）。

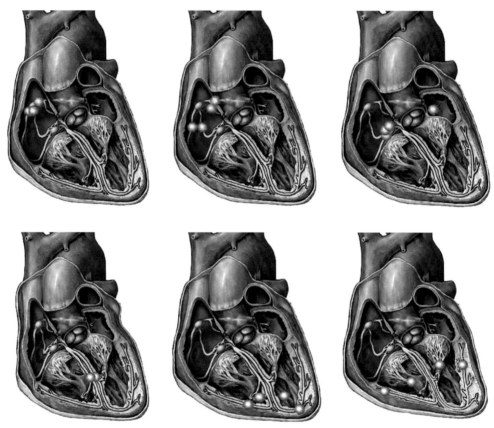

图3-9　电脉冲在心脏传导系统的传导过程。第一列示圆球状电脉冲从窦房结发出，途经结间束到房室结。第二列示电脉冲（圆球所示）通过房室结及希氏束，下传到左、右束支，进一步传导到心室浦肯野纤维，激动心室肌

正常窦性心律下心电传播的路径包括：窦房结、心房肌、房室结、希氏束、左右束支、浦肯野纤维到心室肌。位于窦房结中央的起搏细胞具有自律性，去极化产生的电流通过心房肌扩布到左右心房并进入房室结。房室结分为房结区、结区、结希区，移行至希氏束。心房和心室之间由纤维环（三尖瓣环和二尖瓣环）分隔，希氏束为穿过纤维体，从心房进入心室的唯一传导通路，其他部位不导电；如果出现异常的电流传导，就是房旁道。

希氏束进入心室后分为左束支和右束支。右束支为线状，沿右室间隔面经调节束分布至游离壁，远段分出浦肯野纤维将电活动传导至右心室。左束支主干短，很快分出左前和左后分支，浦肯野纤维网在左心室的分布非常广泛，将电活动同步地传导至左心室各个区域的心肌细胞，完成窦房结电活动的传播，启动左右心室的同步收缩。

不同心脏部位的电活动依次产生不同的心电图波形，心房电活动产生 P 波，房室结传导发生在 PR 段中，心室电活动产生 QRS-T 波群。

第四章

心电图导联、心电向量与心电图图形的联系

一、心电图机的原理

心电图机把心脏除极产生的微弱综合电信号,通过称为导联的金属电线,输入到放大电路中,进行数千倍的放大,再输出到记录器上,按照一定的速度(通常是 25 mm/s),将电位的正负变化记录下来,就是心电图(图 4 - 1)。

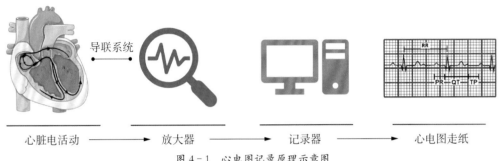

图 4 - 1 心电图记录原理示意图

随着时代的发展,记录器可以是心电图纸张,也可以是电子显示屏幕;但记录的原则不会变化,如图 4 - 2 所示,在记录心电图的时候,面向探测电极阳极的电流产生向上的波形,反之,背离探测电极阳极的电流产生向下的波形。

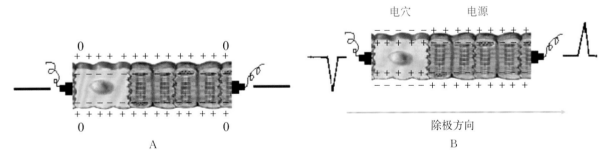

图 4 - 2 心电图记录的原则。面向探测电极阳极的电流产生向上的波形,背离探测电极阳极的电流产生向下的波形。A. 静息状态心肌细胞,无电位变化,不产生任何心电图波形;B. 除极时发生细胞膜电位变化,右侧阳性探测电极产生正向心电图波形,左侧产生向下的波形

二、心电图的导联系统

在人体上放置电极并与心电图机连接的导电线路,称为心电图导联。常规心电图共有 10 个电极,一次可以记录标准 12 个导联。

依据导电线与人体的连接关系,常用的心电图导联分为肢体导联及胸导联两大类。肢体导联的电极连接在四肢上,胸导联则连接在胸前、心脏前部,具体如下。

1. 标准肢体导联 又称为双极肢体导联,反映两个肢体之间的电位差(图 4 - 3)。

Ⅰ导联将左上肢电极与心电图机的正极端相

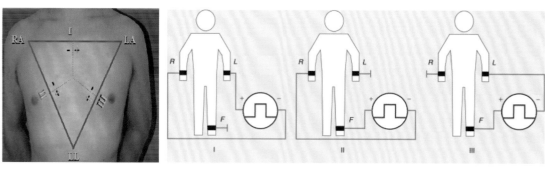

图 4-3 标准导联心电图的连接方法及电极在人体四肢的位置。LA.左上肢;RA.右上肢;LL.左下肢;RL.右下肢

连,右上肢电极与负极端相连,反映左上肢(L)与右上肢(R)之间的电位差。

Ⅱ导联将左下肢电极与心电图机的正极端相连,右上肢电极与负极端相连,反映左下肢(F)与右上肢(R)之间的电位差。

Ⅲ导联:将左下肢与心电图机的正极端相连,左上肢电极与负极端相联,反映左下肢(F)与左上肢(L)之间的电位差。

2. 加压单极肢体导联 标准导联只是反映体表某两点之间的电位差,而不能探测某一点的电位变化,如果把心电图机的负极接在零电位点上〔无

关电极。Wilson提出把左上肢、右上肢和左下肢的三个电位各通过 5 000 Ω 高电阻,用导线连接在一点,称为中心电端(T)〕,把探查电极接在人体任一点上,就可以测得该点的电位变化,这种导联方式称为单极导联(图 4-4)。常规心电图中,由于单极肢体导联(VL、VR、VF)的心电图形振幅较小,因此 Goldberger 提出在上述导联的基础上加以修改,将该肢体与中心电端相连接的高电阻断开,这样就可使心电图波形的振幅增加 50%,这种导联方式称为加压单极肢体导联,分别以 aVR、aVL 和 aVF 表示。

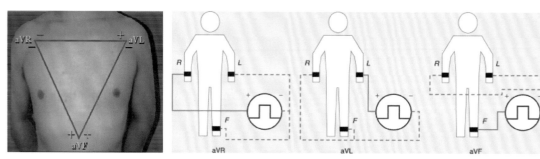

图 4-4 加压肢体导联心电图的连接方法及导联电极在四肢的位置

3. 胸导联 胸导联通常通过一负压吸引球与电极相连,把探查电极吸附在胸前的特定部位,即单极胸导联。胸导联的具体部位如表 4-1 所示,常用

的几个胸导联的体表位置如图 4-5 所示。V1、V2导联面对右室壁,V5、V6 导联面对左室壁,V3、V4介于两者之间。

表 4-1 胸导联的电极具体放置部位及作用

导联符号	正极位置	负极位置	主要作用
V1	胸骨右缘第 4 肋间		反映右心室壁改变
V2	胸骨左缘第 4 肋间		反映右心室壁改变
V3	V2 与 V4 连接线的中点	无关电极	反映左、右心室移行变化
V4	左锁骨中线与第 5 肋间相交处		反映左、右心室移行变化
V5	左腋前线 V4 水平处		反映左心室壁改变
V6	左腋中线 V4 水平处		反映左心室壁改变

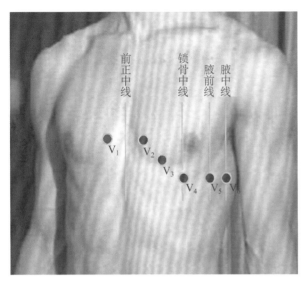

图 4-5 常用胸导联的胸壁位置示意图

在常规心电图检查时,通常应用以上导联即可满足临床需要,但在个别情况下,例如疑有右心室肥大,右位心或特殊部位的心肌梗死等情况,还可以添加若干导联,例如右胸导联 V3R～V5R,相当于 V3～V5 相对应的部位;V7 导联在左腋后线与 V4 水平线相交处;V8 在左肩胛中线与 V4 水平线相交处;V9 在脊柱中线与 V4 水平线相交处,V7、V8、V9 导联反映心脏正后壁的定位变化,V3R～V5R 则反映右心室前侧壁的定位改变。

三、正常心电图图形

临床上常规的标准 12 导联心电图由 6 个肢体导联(Ⅰ、Ⅱ、Ⅲ、aVR、aVL、aVF)及 6 个导联(V1、V2、V3、V4、V5、V6)组成,其记录图形如图 4-6 所示。正常起源于窦房结的心电活动,及其沿心脏的特殊传导系统下传,先后引起心房和心室的兴奋,在心电图上可呈现一系列波形,称为 P、QRS、T 以及 U 波,见图 4-7。

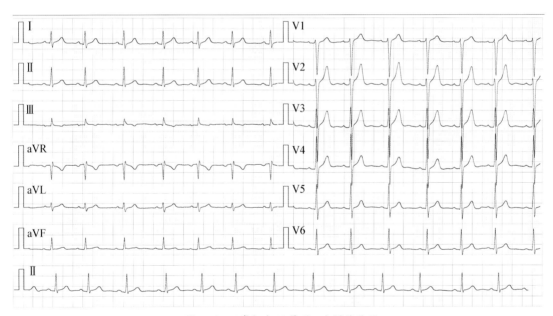

图 4-6 正常标准 12 导联心电图的图形

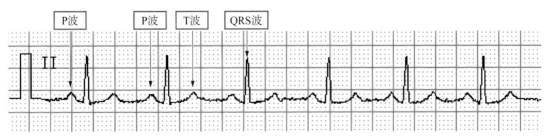

图 4-7 心电图Ⅱ导联。图示 P 波、QRS 波、T 波位置(方框所示)

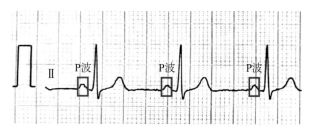

图 4-8　Ⅱ导联心电图的窦性 P 波（红色方框所示）

1. P 波　心电图上出现的第一个波形，称为 P 波，反映左、右心房的除极过程；通常 P 波的前半部分反映右心房的激动，后半部分反映左心房的激动。

正常的窦性 P 波在Ⅰ、Ⅱ、aVF 导联上直立，aVR 导联倒置；胸导联 V4～V6 上直立。P 波的振幅在肢体导联上一般<0.25 mV，胸导联上一般<0.2 mV；时限<0.12 s（图 4-8）。

2. PR 段　P 波终点至 R 波起点，反映心房的复极到心室除极开始的时间，是冲动传出窦房结，经过房间束、房室结、希氏束和束支传导到心肌细胞的时限，P 波与 PR 段合计为 PR 间期（图 4-9）。正常心电图的 PR 间期推出为 0.12～0.20 s；PR 间期的长短可随心率快慢而变化，心率快时 PR 间期通常缩短，反之，心率慢时 PR 间期延长。

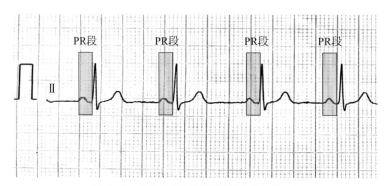

图 4-9　Ⅱ导联 PR 段位置（深色方框所示）

3. QRS 波群　反映心室除极的电位改变，QRS 波的定义为：在 QRS 波群中，R 波前第一个向下的波形称为 Q 波，第一个向上的波称为 R 波，紧接在 R 波后第一个向下的波称为 S 波；只要其前方存在向上的波，即使非常小，该向下的波即也称为"S"波（图 4-10）。

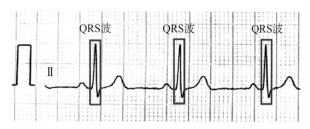

图 4-10　QRS 波的位置（红色方框所示）

正常人 QRS 波的时限为 0.08～0.11 s，通常<0.12 s。肢体导联上，Ⅰ、Ⅱ、aVF 导联通常主波向上；aVR 导联主波向下。胸导联上 V1、V2 导联通常为 rS 型，主波向下，V5、V6 导联为 Rs 型，主波向下；从 V1 到 V6 导联 R 波逐步增高，S 波逐步减小；V3、V4 导联为 RS 型。aVR 导联 QRS 波的振幅一般<0.5 mV；肢体导联 QRS 波振幅之和不应该<0.5 mV，胸导联不应该<0.8 mV。否则称为 QRS

波低电压，反映心肌病、心包积液、甲状腺功能低下等情况。除 aVR 导联外，Q 波的时限应该<0.04 s，振幅不应该大于同导联 R 波的 1/4；否则称为病理性 Q 波，提示可能有心肌坏死发生。

J 点反映 QRS 波群的终末部位及 ST 段开始，大多数在等电位线上。

4. ST 段　ST 段如图 4-11 所示，为 QRS 综合波之后位于基线上的一个平段，其后出现向上或向下转折的一个圆钝而较大的波，称 T 波。ST 段、T 波分别代表心室复极的缓慢期和快速期的心电活动。ST 段反映心肌复极电位水平，通常下移<0.05 mV，V2、V3、V4 导联上抬不超过 0.2 mV；如果出现明显位移则反映心肌缺血、损伤。

5. T 波，U 波　T 波为心室的复极波形，U 波是紧随其后 0.02～0.04 s 出现、向上的波形。T 波正常形态是从基线开始缓慢上升，然后较快下降，形成前支较长，后支较短的波形，见图 4-12。T 波的方向通常与同导联 QRS 主波方向一致，例如Ⅱ导联向上，aVR 导联向下；振幅不应该低于同导联 QRS 主波的 1/10，如果 T 波低平或者倒置，则提示心肌缺血。

U 波不一定能在每个导联上见到，通常在胸导联 V3、V4，以及心动过缓时看到。U 波与 T 波同

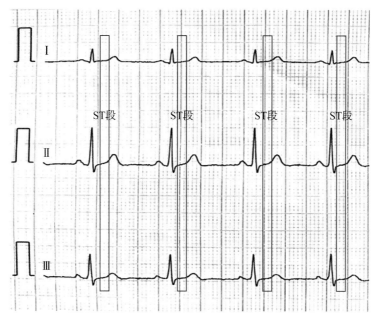

图 4-11　标准心电图导联 ST 段的位置(深色方框所示)

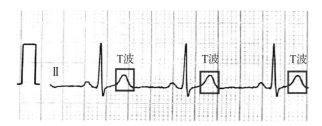

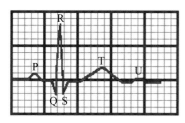

图 4-12　上图示心电图 T 波,下图示 U 波(红色)

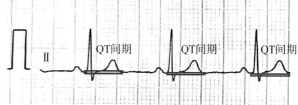

图 4-13　心电图的 QT 间期(红色方框)

向,在 T 波 0.02～0.04 s 后出现,振幅很小。形成的机制不清,可能与浦肯野纤维复极有关。

6. QT 间期　QT 间期是 QRS 波群起点到 T 波患者 U 波终点的时限,反映心室的除极到复极的全过程,其长短受心率快慢的影响,心率快 QT 间期变短,心率慢则 QT 间期延长,以心率 60～100 次/min 计算,正常人的 QT 间期为 0.32～0.44 s。为了减少心率的影响,临床上常计算校正 QT 间期(QTc)来反映实际水平,计算方法为 QTc = QT 间期/RR 间期的开方。

QT 间期是重要的心电图指标,当 QT 间期延长或者缩短时均可发生心律失常,是长 QT 间期综合征、短 QT 间期综合征诊断的指标,对心律失常的诊

断及治疗有重要意义(图 4-13)。

7. P-QRS-T 波群与心脏传导系统的对应关系　如图 4-14 所示,把心电图 P-QRS-T 波群与心脏传导系统对应起来,可见电脉冲从心房激动传导至心室肌的时间主要表现在 PR 段上,其中包括心房内传导、房室结、希氏束、束支传导至左、右心室的时间;心室内的除极时间表现在 QRS 波群的时限,心室复极时间则表现在 ST 段及 T 波上,QT 间期是心室除极到复极时间的总和。

四、心电图的测量方法

1. 心电图的定标方法　按照常规心电图的记录速度 25 mm/s,每一秒走纸 5 大格、25 小格,横向每小格的时间就是 40 ms(0.04 s)。在一些特殊情况下,为了分开鉴别不同波形,可以将心电图的记录速度加快至 50 mm/s,这样每小格就是 0.02 s。电压的输入标准为 1 mV = 10 mm,每次记录心电图前应该定标一下(图 4-15)。常规状态下纵向每一个小格的电压是 0.1 mV。在一些特殊情况下为了显示低小的波形,可以将记录电压增加为 1 mV = 20 mm,

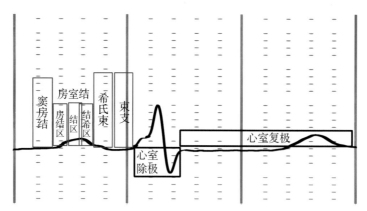

图 4-14　P-QRS-T 波群与心脏传导系统的对应关系

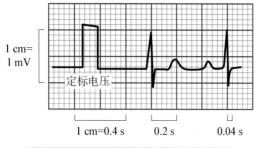

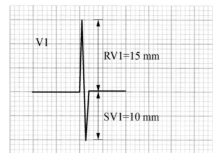

图 4-15　心电图的定标电压、记录速度与时间的关系。定标电压 1 cm = 1 mV，纵坐标每一小格 = 0.1 mV，横坐标每 1 大格分为 5 小格，每小格 = 0.04 s，每 1 大格 = 0.2 s。上图示定标 1 mV 电压及时间；下图示 V1 导联 R 及 S 波振幅的测量方法，R 波 = 1.5 mV（15 小格），S 波 = 1.0 mV（10 小格）

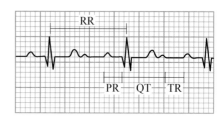

图 4-16　P-QRS-T 波群各间期的测量方法

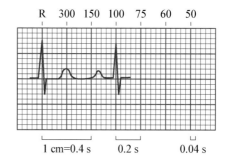

图 4-17　心电图心室率的计算方法。RR 间期为 0.6 s，心室率 = 60 ÷ 0.6 = 100 次/min。

这样纵向每一个小格就是 0.05 mV。在分析心电图时应该首先注意定标电压及记录速度。按照这些标准，心电图的各个波群及时间都可以量化测量。

2. 心电图各间期时限的测量　对于不同的间期也可以进行测量。如图 4-16 所示，RR 间期为两个相邻 R 波的顶点距离，PR 间期为 P 波起点至 QRS 起点距离，QT 间期为 QRS 波起点至 T/U 波结束的距离，TP 段为 QT 终点至下一心动周期 P 波起点的距离。

3. 心电图心率的测量方法　如图 4-17 所示，通过心电图计算心室率的方法是首先测量 RR 间期，再以 60 s 除以 RR 间期即可；心房率则用 PP 间期计算。

五、心电图各波段测量的临床意义

临床上通过标准 12 导联心电图的波形测量，可以为诊断心血管疾病提供丰富的信息。通过 P 波形态及振幅的测量，可以反映左右心房的电活动异常，诊断心房病变；同样通过 QRS-T 波群的测量，也可以为心肌肥厚、心肌缺血、心肌梗死等提供诊断依据。

1. P 波　为心房的除极波形，反映左右两心房的电激动过程，病理情况下可以诊断心房肥大（图 4-18）。正常时，P 波通常在 Ⅱ、aVF，V3～V6 导联直立，其中以 Ⅱ 导联振幅最高，aVR 导联倒置，V1～V2 可呈双向、倒置或低平。时间一般不超过 0.11 s，肢体导联电压 ≤ 0.25 mV，胸导联 ≤ 0.2 mV。

导联	正常	右心房肥大	左心房肥大
Ⅱ 导联			
V1 导联			

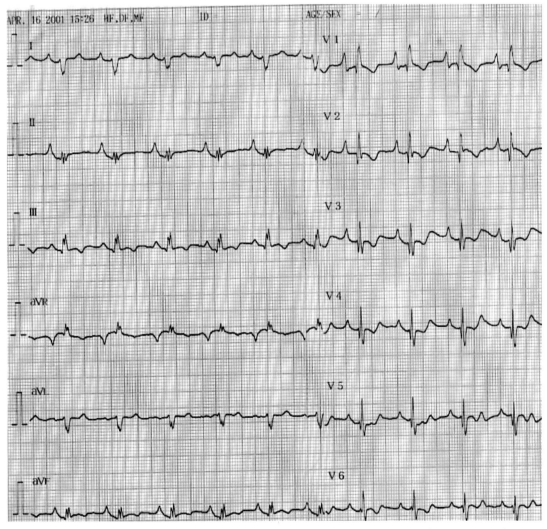

图 4-18 通过 P 波形态改变诊断心房肥大

异常情况下右心房肥大可表现为：P 波高耸，Ⅱ、Ⅲ、aVF≥0.25 mV；肺型 P 波：V1 P 波直立时，振幅≥0.15 mV（图 4-19）。

左心房肥大：Ⅰ、Ⅱ、aVR、aVL 上 P 波增宽≥0.04 s，双峰、二尖瓣型 P 波；V1 上 P 波终末电势力（Ptf）≤-0.04 ms（图 4-20）。

图 4-19 男性，73 岁，肺心病患者标准 12 导联心电图。右心房肥大，Ⅱ、V1、V2 导联肺性 P 波形成

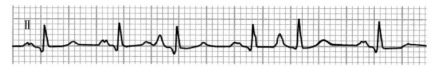

图 4-20　女性，46 岁，风湿性心脏病二尖瓣狭窄 Ⅱ 导联心电图表现。图示左心房肥大，二尖瓣型 P 波，房性早搏。窦性 P 波为双峰样，间距＞0.04 s

2. PR 间期　PR 间期由 P 波起点到 QRS 波起点相隔的时间，为心房开始除极至心室开始除极的一段时间。

成人心率在正常范围时，PR 间期为 0.12～0.20 s。PR 间期随心率和年龄而异，老年人的心率缓慢，PR 间期可能长达 0.21～0.22 s。PR 间期延长见于房室传导阻滞，缩短见于预激综合征。

3. QRS 波群　QRS 波群为心室肌除极的波形。激动在心室内传导，由室间隔开始，然后心尖部、心室外壁，最后达心底部。最先除极的是室间隔左侧，继而自左向右传导向室间隔的右侧。按照探查电极对着正电位描出向上波，对着负电位描出向下波的原则，在右侧胸前导联（V1）引起一个小的向上波（V 波），在左侧胸导联（V5、V6）引起一个小的向下波（Q 波）；接着室间隔、左右心室及心尖部开始除极，由于右室间隔较左室间隔薄，当右心室壁除极将结束，左室壁尚在继续除极，此时在 V1、V2 导联则形成较深的向下波（S 波），而在 V5、V6 导联则出现高大的向上波（R 波），最后左心室后基底部除极时，描记到一个小的向下波（S 波）。

如前所述，正常人的胸导联自 V1～V6，R 波逐渐增高，S 波逐渐减小。

QRS 时限：成人为 0.08～0.11 s，儿童为 0.04～0.08 s。QRS 波群或室壁激动时间（VAT）延长提示心室肥大或心室内传导阻滞。

QRS 振幅：在加压单极肢体导联，aVL 导联 R 波不超过 1.2 mV，aVF 导联 R 波≤2.0 mV，振幅增加可能为左心室肥大（图 4-21）。aVR 导联的 R 波正常时≤0.5 mV，超过此值，可能为右心室肥大（图 4-22）。心电图左、右心室肥厚的诊断标准见表 4-2。

表 4-2　左、右心室肥厚的心电图诊断标准

左心室肥厚	右心室肥厚
• 肢导 RI＞1.5 mV R Ⅰ＋SⅢ＞2.5 mV	• RV1＞1.0 mV R/S V1＞1
• RaVL＞0.7 RaVF＞2.0 mV	• RV1＋SV5＞1.2 mV
• RV5＋SV1＞3.5 mV（女）＞4.0 mV（男）	• RaVR＞0.5 mV
• 心电轴左偏	• 心电轴右偏＋110°
• QRS＞0.09 s	• V1 VAT＞0.03 s
	• ST-T 波改变

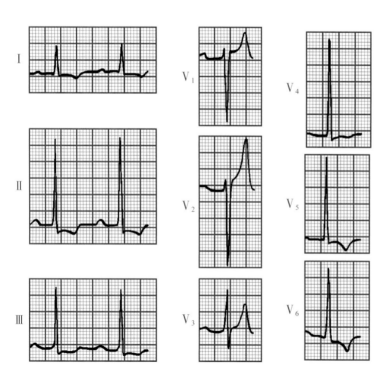

图 4-21　左心室肥厚的心电图表现。男性，71 岁，高血压、心肌肥厚患者心电图。心电图表现为 Ⅱ 导联、V5 导联 R 波明显增高，＞2.5 mV，SV1＋RV5＞4.0 mV

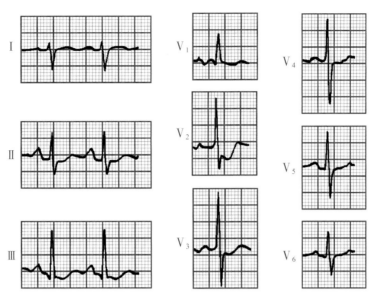

图 4-22 右心室肥厚的心电图表现。男性,55 岁,肺心病患者心电图。心电图表现在电轴右偏,V1 导联 R 波增高,>0.5 mV,RV1 + SV5>1.2 mV

随着心超、心脏磁共振、心脏同位素等技术的进步,心电图在诊断心室肥厚中的地位逐步下降。鉴于心电图是一种简便、经济、普及的诊断技术,在心室肥大诊断中仍有一定价值。

如果肢体导联中每个 QRS 波群电压(Q 或 S 与 R 的绝对值之和)均<0.5 mV 时称低电压,见于肺气肿、心包积液、全身水肿、心肌损害等等,也有少数正常人,个别导联的 QRS 波群振幅很小,并无意义。在胸导联,V1、V2 导联呈 rS 型,R/S<1,RV1≤1 mV,V5、V6 导联主波向上,呈 qR、qRS、RS 或 R 型;R≤2.5 mV、R/S>1,在 V3 导联 R 波同 S 波的振幅大致相等。

4. Q 波 除Ⅲ、aVR、aVL 导联外,其他导联 Q 波的振幅不得超过同导联 R 波的 1/4,时间≤0.04 s。正常人 V1、V2 导联不应有 Q 波,但可以呈 QS 型,V3 导联极少有 Q 波,V5、V6 导联常可见正常范围的 Q 波。Q 波的病例意义在于提示面对探测电极区域的心肌无电活动,最常见的原因是心肌梗死、瘢痕形成。

5. J 点 QRS 波群的终末部分与 ST 段起始的交接点,正常在等电位线上,也可稍抬高。J 点升高与许多心肌离子通道疾病相关,如 Brugada 综合征、早期复极综合征等。

6. ST 段 代表心室除极结束至复极开始,正常 ST 段为一等电位线,可以轻微向上或向下偏移,但在任一导联 ST 段向下偏移,不应超过 0.05 mV。

ST 段向上偏移,在肢体导联与胸导联 V4~V6 均不应超过 0.1 mV,V1~V3 导联不应超过 0.3 mV。(参考冠心病章节)

7. T 波 为心室的复极波形。T 波正常形态是从基线开始缓慢上升,然后较快下降,形成前支较长、后支较短的波形。

在正常情况下,T 波的方向与 QRS 波群主波的方向一致。在Ⅰ、Ⅱ、V4~V6 导联直立,aVR 导联倒置,Ⅲ、aVL、aVF、V1~V3 等导联可以直立、双向或倒置。若 V1 导联直立,V3 导联就不应倒置。在 R 波为主的导联中,T 波不应低于同导联 R 波的 1/10。胸导联的 T 波有时可高达 1.2~1.5 mV,但 V1 导联的 T 波一般不超过 0.4 mV。正常人可以出现 T 波增高,但 T 波增高也见于心梗早期与高血钾等,要注意结合临床进行诊断。

8. QT 间期 从 QRS 波群开始至 T 波终末,代表心室除极与复极所需的时间。QT 间期的长短与心率的快慢有密切关系,心率快,QT 间期越短;反之,则越长。心率 60~100 次/min,QT 间期的正常范围应 0.32~0.44 s。QT 间期延长见于心肌损害、心肌缺血、低血钾、低血钙等情况。QT 间期缩短可见于高血钙、洋地黄效应等。

9. U 波 U 波升高可见于低钾血症或药物影响,如果 U 波明显多为低血钾状态,也可能是长 QT 间期综合征的表现,容易出现室性心律失常。U 波倒置可见于高血压病,瓣膜病致左心室肥大。

六、心电轴、心电向量和心电图图形的关系

（一）心电轴及其平面显示系统

心电向量是描述立体三维空间中心心脏电活动的瞬间及连续变化，因此，一定需要引入空间三维平面系统。其中最重要的是额面六轴系统及水平横断面系统（图4-23），前者用于描述肢体导联所描记的心电变化在额面的位置变化，后者用于描述胸导联所记录的心电改变在横断面的空间位置变化。

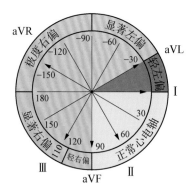

图4-24 额面六轴系统中心电轴的正常位置及心电轴左偏、心电轴右偏的象限

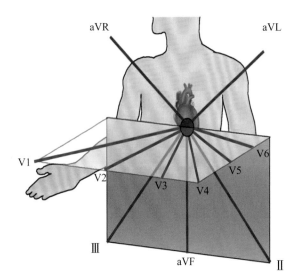

图4-23 额面肢体导联六轴系统及水平面（横断面）胸导联系统的立体关系

心电轴是指平均QRS电轴，它是心室除极过程中全部瞬间向量的综合，指一个心动周期中QRS波的综合向量在额平面中主要指向哪个方向。

心电轴的测量方法有多种，最简单的方法是目测法：观察Ⅰ导联及Ⅲ导联QRS波的主波方向，如果同时向上，则心电轴正常；如果Ⅰ导联向下，Ⅲ导联向上，则心电轴右偏；如果Ⅰ导联向上，Ⅲ导联向下，则心电轴左偏。另外一种常用的方法是：计算Ⅰ导联及Ⅲ导联QRS波群的代数和，通过表格查询到具体偏移程度。这些方法在临床工作中价值有限，此处不详细介绍。正常心电轴的方向在右下象限，0°～90°之间，如图4-24所示。通常情况下，如果出现束支传导阻滞、心肌肥厚等病理情况，心电轴就会偏离正常位置，出现在左偏部位。如果有右心室肥厚等情况，心电轴就会右偏（图4-24）。

（二）心电向量及心电向量环的组成

1. 概述 心电向量图也称心向量图，是除心电图之外描记心脏电活动的另一种方式。两者同样反映心肌的电活动，心电图主要反映心脏电活动的时间及电压变化曲线，心电向量图是以环状图形表达在水平面、额面、矢状面三个平面上一个周期内的心脏电-机械活动的方向和幅度变化（图4-25），能够较真实地反映立体心脏动作电位（图4-26）。

心脏电活动是一个既有大小又有方向的量，可用物理学名词"向量"来表达。在心脏的一个心动周期中，每个心肌细胞都可以产生电位差，依照除极时间的顺序，每个时间点上都有一群心肌细胞产生电活动，这些细胞电位综合在一起就会形成一个瞬间的电流方向，这个瞬间综合电流可以用空间矢量来表述，它既有传导方向，也有电流大小。按力学原则，把几个同时存在的瞬间向量叠加起来，所得的向量称综合向量。心脏是一个立体器官，在激动过程的每一瞬间所产生的心电向量都占有一定的空间位置，即有上下、左右、前后的立体关系。这种反映立体的向量，称为空间心电向量。

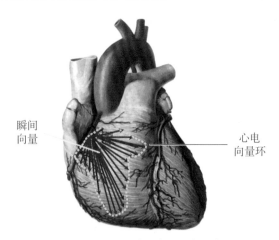

图4-25 心脏及心电向量环在三维空间中的位置及形成。图示瞬间向量（蓝色箭头矢量）与心电向量环（黄色曲线）的关系，整个心动周期中多个瞬间向量尖端的运动轨迹组成黄色的心电向量环

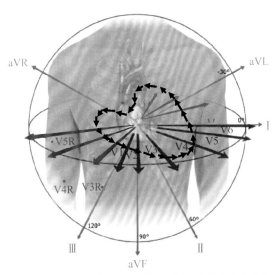

图 4-26　心电向量环(黑色箭头)在导联系统的立体位
置,应该立体理解心电向量环的空间运行轨
迹及其在不同导联轴上的投影

在电脉冲从窦房结向每个心肌细胞的传导过程中,依照除极时间的不同,按照时间先后顺序,把每个瞬间综合向量集合起来,就会形成一个心动周期中的总心电向量,通常把心房肌向量称为 P 波向量,左右心室肌的综合向量定义为 QRS 波向量,同样,它们都有电流大小及方向。

在一个心动周期中,按照时间顺序的不同,这些瞬间综合向量的方向及电流大小都在不停地变化,把每个矢量的箭头方向的运动轨迹以曲线的形式记录下来就成为"心电向量环"。

2. 心电向量环　如上所述,将心动周期中各个瞬间综合空间向量的运行轨迹连接起来,就构成一个完整空间心电向量环(图 4-25,图 4-26)。

下面具体讨论向量环的形成。

(1) P 向量环

1) 形成:激动由窦房结→右心房→左心房。

2) 方向及顺序:①除极:(右心房)向前→向下→(左心房)向左→向后→向左上(回到原点)。②复极:顺序同除极,但方向相反。正常时无或很小,多被中心光点或 QRS 环的起始部掩盖。

(2) QRS 环(图 4-26)

1) 室间隔向量:即 0.01 s 向量,又称起始向量或初始向量。向量的发源点有 3 处:即前区(左前分支经过处)、中央区(间隔支起始处)和后区(左后分支经过处)。方向:正常人应指向右前、上方或右前、下方。个别自右后指向左、前方。

2) 前壁向量:即 0.02 s 向量,是指向左、右心室的前壁除极综合向量,当室间隔除极结束的同时,右

心室前乳头肌的右束支传导激动右心室前壁并扩展到右心室心尖部,与此同时,左束支的前、后分支综合向量经左心室前壁指向左心室心尖部,左右心室前壁相继心尖同时除极。方向:向前下偏左方。

3) 左室前侧壁向量:即 0.03 s 向量,是指向左心室前侧壁的综合向量,此时右心室接近除极完毕,左心室继续除极的左、右心室综合向量,但右心室电势甚小,所以,主要是左心室的除极向量。方向:向前、偏左下方。

4) 左心室侧壁向量:即 0.04 s 向量,是左心室侧壁除极的向量,此时因右心室已除极完毕,左心室除极时无对抗力量,与左心室后下壁的除极共同构成了心室除极的最大向量。方向:向后、偏左下方。

5) 左心室后壁向量:即 0.05 s 向量,是左心室后壁(包括左心室下壁)的除极向量。方向:向后及左下方。

6) 心室基底部向量:即 0.06 s 向量,是心室基底部的除极向量,即终末向量。方向:向左上方,或向右上方。

也可将以上 6 个向量简化为 3 部,则可用 3 个向量:①起始向量;②最大向量;③终末向量。向量 1 系早期室间隔的除极向量。绝大部分朝向右前,但根据心脏位置的不同,向量 1 的方向在向右前的同时可向上或向下,这就决定了额面 QRS 环的顺转或逆转(图 4-26)。

正常人 75% 是向右前而偏于右上的,故额面向量环绝大多数为顺转。向量 2 为心室壁除极向量。其方向指向左、下及后方,即中部向量,又称最大向量。向量 3 为心室基底部的终末除极向量,故称终末向量。其方向指向上、后,同时轻度向左,小儿则轻度向右。

QRS 环在三个面上的投影:若把心室除极的连续向量描记下来,便形成了一个空间向量环,除起始及终末部外,QRS 环的大部分环体投影在 3 个平面上的左、下、后方。

额面起始向量多向右上,其次向左上方,少数(约 1/3)向左下方。最大向量向左下,终末向量向右,偏上或偏下。

水平面起始向量向右前,少数正常人(约 10%)指向左前。最大向量向左并偏后,终末向量向后,呈逆时针转。

右侧面起始向量向前同时向上或向下,最大向量向下偏后,终末向量向后,呈顺时针转。

(3) T 向量环:T 环是心室复极所形成的向量环。由于心室复极大体上是心尖部及室间隔先复

极,心外膜下心肌又较心内膜下心肌先复极,故心尖外膜下心肌及室间隔先复极,起始向量起自左、下、前,继而左右心室前、侧壁外膜下(主要是左心室壁)心肌开始复极并逐渐扩大,此时向量最大(即 T 向量,又称 T 电轴),指向左、下、前(或稍后),最后左心室后、下壁及基底部复极,终末向量指向左、后下方,此时电势已逐渐减小。

空间 T 向量环是从左下前→左下(稍前或稍后)→左下后。T 向量环投影在三个面上:额面在左下方呈逆时针向运转;右侧面在下前(或稍后)方,呈顺时针向运转;横面在左前(或稍后)方,呈逆时针向运转。

T 向量具备以下特点:

1)T 环与 QRS 环的方位、运转方向基本一致。

2)T 环比 QRS 环小(比 P 环大),时间长,形成 T 环的泪点密集,尤其起始部更密集。

3)QRS 环的长轴与 T 环的长轴(即两者的最大向量)稍有差别,故形成两者间有一定的角度,称 QRS-T 夹角(简称 R-T 夹角)。

(4)由于 QRS 环及 T 环的开始及终末点都交于 0 点,所以环为闭合的。但也有少部分正常人环不闭合,而形成 ST 向量,其电压应<0.1 mV,并指向下、前、左方。继 T 环之后,有的可见到极小的 U 环,由于 U 环过小,一般向量图机上多不能显现,必须加以放大,且原点稳定,方可显示。

(三)心向量图和心电图的异同

心电向量图和心电图同系记录心脏动作电流在身体各表面的电位差,但它们有以下不同之处:

(1)心电向量图能较明确地观察到立体心脏的除极和复极的电活动过程,能明确地反映心脏的生理电活动和病理状态的电活动。而心电图只能记录心脏动作电流在体表电位差,需根据心电图图形间接推断心脏的生理电活动和病理状态。故心电图对观察心脏电活动过程不如心电向量图直接而明确。

(2)心电向量图对心房、心室激动的顺序和瞬间向量的改变以及空间部位比心电图明确,尤其对房室肥大、心肌梗死、室内传导阻滞、预激综合征、T 向量的改变等为心电图所不及。

早在 1961 年,Heckert 等分析了心脏病患者 1 000 例,其中 266 例心电向量图检查与临床和(或)尸检资料相符,而心电图仅 31 例相符。Wolff 等以 167 例尸检与心电图和心电向量图对照,结论也是心电向量图诊断的准确性大于心电图。对大面积心肌梗死诊断的准确率大于 90%以上,小面积为 35%,对

同时存在的左心室肥大不掩盖心肌梗死的表现,对左心室肥大的诊断准确率也在 90%以上。

(3)心电向量图只能记录一个心动周期,故对房室关系、PR 间期、ST 段改变以及心律失常的诊断等如不用时间心电向量图则不如心电图明确,尤其操作以及图形分析麻烦。

(四)心电向量与心电图的关系

按照心电图记录的原则,面向正极的电流产生向上的波,反之形成向下的负向波。每个心动周期中的 P-QRS-T 心电向量环在肢体导联或者胸导联上就会形成不同长短的空间投影变化,描记在心电图记录纸张上就是心电图(图 4-27)。以 QRS 向量环为例,如图 4-27、图 4-28 所示,该例患者的

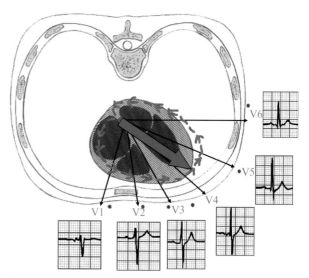

图 4-27　QRS 向量环在水平面(横断面)系统中的分布及投影。蓝色箭头表示最大综合向量方向;橙色箭头表示心电向量环;由于向量环位置的不同,在 V1~V6 导联中投影产生的 R 波大小不同

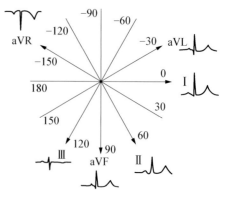

图 4-28　额面六轴导联系统中 QRS 心电向量环与心电图波形的关系。QRS 心电向量环投影在 Ⅰ、Ⅱ、aVF 等导联轴正侧,产生向上的波群;投影在 aVR 导联轴负侧,产生向下的 QRS 波

QRS心电轴偏向左侧壁,在水平面系统中,主要投影在V4、V5、V5导联的正侧,产生向上的大R波;在额面系统中QRS心电向量环投影在Ⅰ、Ⅱ、aVF等导联轴正侧,产生向上的波群;投影在aVR导联轴负侧,产生向下的QRS波。

正确理解心电向量、向量环与心电图导联的关系,有助于在日常工作中利用心电图形态变化,推断心律失常的起源部位,分析心律失常的发生机制。

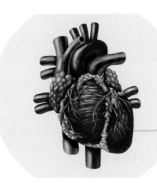

第二篇
缺血性心脏病的解剖与心电图诊断

第五章

心肌缺血及梗死的病理及心电图诊断

—— 第一节　动脉粥样硬化、心肌梗死的病理生理与
冠心病的临床分类及诊断 ——

一、定义

冠心病即冠状动脉粥样硬化性心脏病，又名缺血性心脏病，是指冠状动脉粥样硬化使血管管腔狭窄或阻塞，或(和)冠状动脉功能改变(痉挛)导致心肌缺血、缺氧或坏死引起的心脏病。

二、动脉粥样硬化的病理生理

动脉壁从解剖学上分为内膜、中膜及外膜三层，内膜由一层薄而光滑的血管内皮细胞构成，中膜的主要成分是血管平滑肌细胞及弹力纤维，外膜则是结缔组织及滋养血管，动脉粥样硬化从内膜开始，主要累及内膜及中膜。动脉粥样硬化的发生是一个渐进的过程。在青少年时期，动脉内膜光滑、完整、单薄(图5-1)，在各种动脉粥样硬化危险因素的作用下，常见的有高脂血症、高血压、吸烟、糖尿病、家族基因异常、缺乏运动、肥胖、A型性格等作用下，内皮细胞功能异常并损害，发生脱落、局部慢性炎症、微血栓形成、脂质沉积等继发性病理改变，导致以炎症单核细胞和中层平滑肌细胞迁移、浸润、吞噬脂质为特征的细胞泡沫化改变，形成局部动脉粥样硬化斑块(图5-2)。

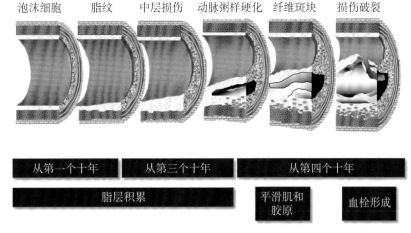

泡沫细胞　脂纹　中层损伤　动脉粥样硬化　纤维斑块　损伤破裂

从第一个十年	从第三个十年	从第四个十年
脂层积累		平滑肌和胶原　血栓形成

图5-1　动脉粥样硬化的发展及斑块不稳定诱发临床事件的病理过程。左至右图示血管内膜逐渐增厚、脂质沉积发生动脉粥样硬化斑块、平滑肌细胞及胶原纤维增生、血管腔径减少、斑块破裂诱发血栓形成、堵塞血管腔、发生临床事件

动脉壁内的斑块凸向血管腔内，堵塞血管腔径、减少血管横截面积、影响动脉血流，造成所供血的区域心肌细胞缺血，发生功能性改变，出现缺血性心电图表现，这是慢性冠状动脉病变的主要病理过程。

进一步在各种病理因素的作用下，原本稳定的动脉粥样硬化斑块出现内皮破裂、表面溃疡、糜烂、斑块内滋养血管断裂、壁内血肿形成等改变，称为易损斑块，这种不稳定斑块是诱发不稳定性心绞痛、急

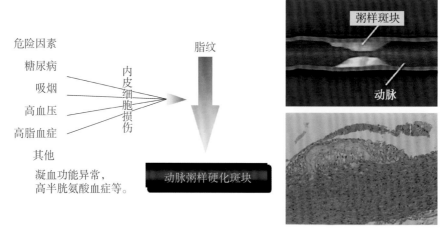

图5-2　各种动脉粥样硬化危险因素通过损伤血管内皮细胞途径形成斑块,其主要成分是泡沫细胞(图右下),进一步堵塞血管腔径(图右上),造成缺血

性心肌梗死等冠心病事件的主要原因(图5-1)。

血小板活化及血栓形成在冠心病临床事件的发生中具有重要作用。不稳定斑块破裂后,进一步暴露内皮下胶原纤维,激活血小板,在局部形成灰色的血小板血栓,释放TXA2等血管活性物质,诱发冠状动脉痉挛,进一步减少局部血流,发生不稳定性心绞痛或非ST段抬高型心肌梗死。活化的血小板进一步启动凝血瀑布,激活凝血酶原、形成活化的凝血酶,剪切纤维蛋白原形成不溶于血液的纤维蛋白,包裹红细胞、单核细胞、血小板,形成红色血栓,完全堵塞冠状动脉,造成动脉血流阻断,发生急性ST段抬高型心肌梗死(图5-3)。

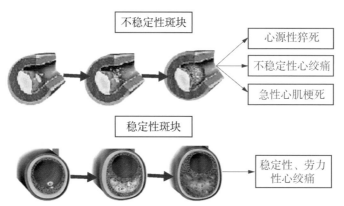

图5-3　稳定斑块及不稳定斑块的临床结局

三、心肌梗死的病理特征

心肌梗死(MI)在病理上被定义为由于长时间心肌缺血引起的心肌细胞坏死。心肌细胞糖原减少、肌纤维松弛和肌纤维膜断裂,是首先出现的超微结构改变,并且早在心肌缺血发作后10~15 min就可见到。在实验中,坏死从心内膜下进展到心外膜下要经过几小时。这个时间过程可通过侧支血流增多、心肌氧耗减少以及间歇性闭塞/再灌注等缺血预适应等因素而延长。当适宜时,及时实施再灌注策略,可减轻心肌的缺血性损伤,减少梗死心肌范围。

四、冠心病的临床分类

尽管冠心病的分类有许多方法,且在不断演变,从临床实用的角度,综合欧洲心脏病学会(ESC)的慢性冠状动脉综合征(CCS)指南、急性ST段抬高型心肌梗死防治指南(STEMI)及不稳定性心绞痛(UA)、非ST段抬高型心肌梗死(NSTEMI)防治指南,将冠心病进行如下分类。

(一)慢性冠状动脉综合征(CCS)

(1)疑似冠心病和有"稳定"心绞痛症状,有/无胸闷(呼吸困难)。

（2）新发的心力衰竭或左心室功能障碍，怀疑为冠心病。

（3）ACS发病后1年内无症状或症状稳定，或近期行血运重建。

（4）初诊或血运重建后1年以上患者（无论有无症状）。

（5）疑似血管痉挛或微血管疾病的心绞痛患者。

（6）筛查时发现的无症状冠心病患者。

（二）急性冠状动脉综合征（ACS）

1. 急性心肌梗死（AMI）

（1）ST段抬高型心肌梗死（STEMI）

（2）非ST段抬高型心肌梗死（NSTEMI）

2. 不稳定性心绞痛（UA）

五、急性冠状动脉综合征的诊断方法

临床上患者具有动脉粥样硬化危险因素，胸痛、胸闷等缺血症状，同时发现心肌缺血的客观心电图学依据以及获得冠状动脉狭窄的影像学资料就可以诊断急性冠状动脉综合征。其中，心电图的缺血表现最为主要，按照相关指南，具有以下3条标准中的任意2条者，即可诊断急性冠状动脉综合征。

（1）具有心肌缺血的症状及临床表现，典型的是胸痛、胸闷持续20 min以上不缓解，含服硝酸甘油片无效。

（2）具有心电图缺血性ST-T波动态改变的客观证据。

1）心电图病理性Q波。

2）心电图提示缺血（ST段抬高或压低、T波动态改变）。

（3）血清心肌酶学升高，并有动态演变，主要指：新近坏死的生化标志物明显升高并且逐渐下降（肌红蛋白、TnT，TnI、CK-MB），或迅速上升与回落。

在上述诊断标准中，心电图及心肌酶检查在急性冠状动脉综合征心肌缺血、心肌梗死诊断中具有不可替代的地位，特别是简单易行的心电图可以为冠心病诊断及治疗提供丰富的信息。

第二节　心肌缺血、损伤、坏死的基本心电图表现

一、概述

在心肌细胞除极和复极的耗能过程中，物质基础是正常的冠状动脉供血、完整的心脏传导系统及健康的心肌细胞，充足的冠状动脉血流为正常的心肌组织血流灌注提供了保障，供应代谢所需要的氧气、葡萄糖等营养物质，同时带走二氧化碳、酸性代谢产物等代谢废物，维持心肌细胞正常的生存及工作环境。

如前所述，正常心脏除极过程是窦房结的电冲动通过房室结，传导到希氏束，然后通过左右束支及浦肯野系统迅速到达左、右心室的内膜面，开始心室肌细胞的除极过程。心室的除极方向是自心内膜向心外膜面辐射状进行的，右心室壁因其较薄，除极最先到达右心室外膜面；左心室壁较厚，除极时间长，最后除极的是左心室外膜面。

心室的复极过程较除极过程缓慢，需要0.26～0.40 s，除极时间为复极时间的1/7～1/2。心室复极的方向由心外膜向心内膜方向推进，主要受温度及压力的影响，温度高及压力大的心肌复极较晚。心内膜温度受左心室血流的影响迅速降低，而且压力大导致开始复极晚，而心外膜心肌则最早复极，然后复极逐步向心内膜扩展，同时室间隔的心肌为左右方向同时复极。

如果发生心肌组织的供血异常，血流减少不能满足心肌细胞代谢的需要，或者血管闭塞导致血流阻断，心肌细胞就会发生缺血、损伤及坏死的顺序性病理生理过程，导致心肌细胞除极和复极过程的改变，表现为心电图的异常。

T波的高耸及倒置，ST段的抬高及压低统称为原发性ST-T波改变，或者缺血性ST-T波改变，这是冠心病心电图诊断中的常用术语。需要特别强调的是：这一心电图诊断的前提是心肌细胞除极过程正常。如果心肌的除极过程发生改变，例如房早差异性传导、预激综合征旁道前传、左右束支传导阻滞、室性异位心律、心肌肥厚、心室起搏节律等情况，心肌的除极过程事先发生了改变，复极过程也自然受到影响，这种心电图变化称为继发性ST-T波改变，不能作为诊断心肌缺血、损伤的证据。

二、心肌缺血、损伤、坏死的病理关系

心肌缺血就是当冠状动脉血流相对或绝对减少后,心肌代谢所需要的氧气及养分不能得到满足,导致心肌细胞动用糖原储备进行无氧酵解提供能量的病理过程。无氧酵解产生的 ATP 分子少,导致缺血心肌细胞只能维持基本的电活动,难以有效地发挥舒缩功能。如果是发生急性缺血,心肌细胞可发生顿抑,突然丧失功能;如果是缺血慢性发生,心肌细胞会发生冬眠。这一过程的重要特征是心肌能量供应减少,心肌细胞处于休眠状态,理论上没有产生心肌细胞结构的明显异常,因此,血流供应恢复后心肌细胞可以完全复原。

心肌损伤是缺血过程的进一步发展,当能量供应的进一步减少不能维持细胞的基本生命活动时,细胞的部分结构就会发生损害,出现损伤性心电图变化。理论上推测,这种损害范围是有限的,还不足以造成细胞的死亡,因此其特点是可恢复的,只是需要更多的时间和充足的血流供应。

心肌坏死是损伤的进一步恶化、冠状动脉血流阻断、心肌细胞能量供应缺失、无法代偿,出现细胞结构的破坏、心肌细胞死亡。也可以理解其为不可逆的细胞损害,细胞失去生命,不能再回复,所有心电活动消失。

心电图的这一过程是连续、交互发生,缺血时间延长进一步损害细胞结构,出现心肌损伤,持续的细胞损伤导致心肌细胞的死亡,演变为心肌坏死(心肌梗死),这是连续、先后发生的病理过程;同时,在心脏的不同部位由于心肌缺血的先后次序不同,不同的供血区域也会同时发生不同的病理变化,部分心肌可能在缺血中,而另外的区域心肌可能同时在发生坏死,这又是同时、交互发生的过程,而反映在相对应的导联上就可以同时看到不同区域心肌的缺血、损伤及坏死心电表现。随时间的推移,这些区域发生不同的变化,造成不同时间在同一区域记录的心电图完全不同,理解这些动态病理变化有助于解释多变的心电现象(图 5-12)。

三、心肌缺血、损伤、坏死的心电图特征

冠心病的典型心电图改变有 3 个类型,即缺血、损伤及坏死性,4 种常见图形包括缺血性 T 波改变、损伤性 ST 段位移、ST 段抬高、坏死性 Q 波形成(图 5-4)。下面分别介绍。

1. 心肌缺血 心肌缺血损伤主要看 T 波,T 波

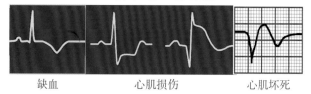

冠心病的四种心电图表现

缺血　　心肌损伤　　心肌坏死

图 5-4　冠心病的四种心电图变化

高耸(与同导联 QRS 波主波一致,但明显升高)提示心外膜缺血;T 波倒置(与同导联 QRS 波主波方向相反)提示心内膜缺血;T 波低平(定义为 T 波低于同导联 QRS 主波振幅的 1/10)提示非特异性心肌缺血。

心肌缺血的原因众多,主要是动脉粥样硬化斑块导致冠状动脉供血不足,冠状动脉痉挛、微循环功能异常也是常见的原因;其他的全身性因素,例如高原血氧浓度降低、贫血血液携氧能力下降、休克等冠状动脉血流正常的情况下也可发生心肌缺血,因此,心肌缺血的范畴比冠状动脉供血不足更加广泛。

从解剖部位分类,缺血可分为心内膜下缺血、心外膜缺血、透壁性心肌缺血三种。相对右心室而言,心肌缺血更多发生在左心室,重要的原因是左心室压力负荷明显高于右心室,同时,左心室心肌厚度是右心室的 3 倍,能量需要量大。在左心室内,最先发生缺血改变的位置是心内膜,原因是由于其承受压力大、处于心肌供血微小血管末端造成的。当血流量进一步减少,缺血改变就从心内膜向心外膜延展,形成透壁性心肌缺血。

心肌缺血的心电图改变主要影响复极过程,表现在 T 波改变,最有特征性的变化是 T 波高耸、T 波倒置、T 波低平。其他改变如 U 波改变、ST 段偏移、QT 间期延长也可发生。有时心肌缺血不表现 T 波异常,而是直接出现损伤性 ST 段等其他改变,或者理解为探查电极面对的部位以损伤为主,而同时处于缺血的部位没有探查到,在心电图诊断中应具体情况具体分析,不能机械地生搬硬套。

心内膜下缺血时,内膜下心肌除极正常,但复极延迟,外膜下心肌复极正常,复极仍然由心外膜向心内膜进行。在复极末期,心外膜细胞膜电位已经恢复到负值,而延迟复极的心内膜细胞膜电位还处于正值,在向负值恢复的过程中,所产生的复极向量是由内向外,正对心外膜探测电极的方向,产生高大的 T 波(图 5-5)。

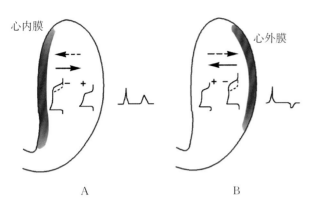

图 5-5　心肌缺血与 T 波改变的关系。A.心内膜缺血,内膜复极时间延长,出现 T 波高耸;B.心外膜缺血,外膜复极时间延长,探测电极出现 T 波倒置

目前 T 波高耸定义为肢体导联 T 波>0.5 mV,胸导联 T 波>1 mV。在胸导联上只根据 T 波增高来诊断心肌缺血并不可靠,因为正常人 V3、V4 导联常有高大的 T 波,特别在瘦长的患者中多见。

心外膜缺血时心肌复极顺序的逆转,外膜下心肌复极延迟,心肌复极由心内膜开始,而后向心外膜方向推进,内膜下心肌相对较早恢复负性膜电位,心外膜心肌复极延迟还处在相对正值的膜电位,电流由外膜流向内膜,复极向量由外向内,与心外膜的探测电极方向相反,面对缺血区的导联出现与 QRS 主

波方向相反的对称性 T 波,通常是向下的倒置 T 波,并且升支与降支对称,又名冠状 T 波。

缺血性 T 波改变除了高耸及倒置外,还可以出现 T 波假性改善,这种情况多在除极异常、有继发性 ST-T 波改变的患者,在 QRS 主波向上的导联原本倒置的 T 波变成直立了。这种伪性、假正常的变化同样反映心肌缺血。

另一种少见的情况是心电图不同导联 T 波的高低发生反常改变。正常时 T 波 I>Ⅲ导联,V5、V6>V1 导联。缺血时 T 波向量背离缺血部位,额面 T 向量向下偏移,出现 T 波Ⅲ导联>I 导联。横面 T 向量向右前偏移,T 波在 V1 导联>V5、V6 导联。

U 波在心肌缺血时也可出现异常。在以 R 波为主的导联中,T、U 波是直立状态,如果出现反常的 U 波倒置也要考虑心肌缺血。同样,原本异常倒置的 U 波在运动试验中假性改善也要警惕心肌缺血的发生。

2. 心肌损伤　心肌损伤主要影响心肌的复极过程,主要反映在心电图的 ST 段上。典型的改变是 ST 段抬高或 ST 段压低。ST 段压低从心电图上分为水平型压低、上斜型压低、下斜型压低三种(图 5-6)。

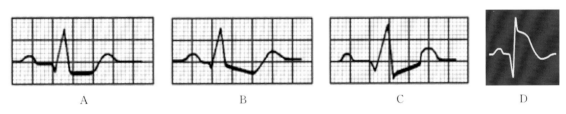

图 5-6　损伤性 ST 段改变的类型。A.ST 段呈水平型;B.下垂型下移;C.上斜型(J 点)下移;D.ST 段抬高

目前认为损伤性 ST 段改变的基础是出现了损伤电流,包括舒张期损伤电流及收缩期损伤电流假

说。通常 ST 段抬高的细胞损害较 ST 段压低严重,上抬及压低只是心肌损害的不同表现(图 5-7)。

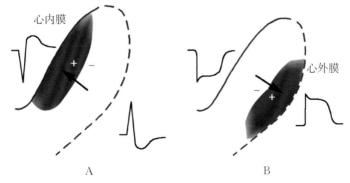

图 5-7　心肌损伤与 ST 段的关系。A.心内膜心肌损伤,外膜探测电极出现 ST 段压低;B.心外膜心肌损伤,探测电极 ST 段抬高

损伤电流发生的基础是心肌细胞缺血缺氧,导致离子通道等细胞结构的损害,损伤区域心肌细胞的膜电位发生了异常,与正常心肌细胞之间产生了电位差,电流从膜电位高的区域流向膜电位低的区域,这就是损伤电流。

(1)舒张期损伤电流:舒张期细胞复极需要消耗能量,损伤区域心肌细胞离子通道功能异常,复极化减弱,不能达到正常心肌水平,该区域的电位低于正常细胞,损伤电流从正常区域流向缺血区域,面向损伤区域的探测电极记录到低于等电位线的负向基线,心电图表现为 ST 段下移。

(2)收缩期损伤电流:收缩期主要为缺血区域细胞除极异常。同样由于缺血区域离子通道异常、除极活动减弱,损伤的心肌细胞除极不完全,在动作电位二相平台期保留"部分极化状态",其电位高于正常区域心肌细胞,产生从损伤区域流向正常区域的收缩期损伤电流,面对该区域的探测电极记录到抬高的 ST 段。

损伤性 ST 段抬高的形态变化多端,常见的类型如图 5-8 所示。不论是哪种形态,其病理意义基本相同,其中对典型的损伤性 ST 段抬高类型是单向曲线型及弓背型。

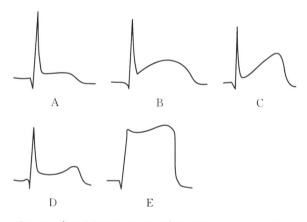

图 5-8 常见的损伤性 ST 段抬高的类型。A.平抬型;B.弓背型;C.上斜型;D.凹面向下型;E.凹面向上型(单向曲线型)

3. 心肌坏死 心肌坏死的心电图表现为病理性 Q 波,少数患者出现 R 波降低或者 R 波上升不良。Q 波的心电图表现可以多样,以 R 波为主的导联中第一个波向下就称为 Q 波,病理性 Q 波是指这个向下波的深度超过同导联 R 波的 1/4,或(和)宽度超过 0.04 s。可以表现为 V 型的 QS 型,也可以是 QR 或者 Qr 型等形状(图 5-9)。

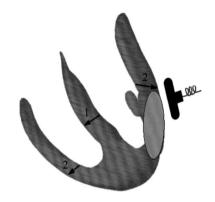

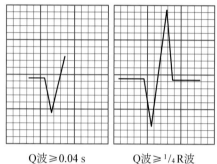

Q波≥0.04 s　Q波≥¹/₄R波

图 5-9 病理性 Q 波形成,因坏死心肌无电活动,面对坏死区域的探测电极出现向下的 QS 波。其心电图特征为 QRS 波群中第一个向下的波。时限≥0.04 s,深度波≥¹/₄R波

理论上产生病理性 Q 波可以有两种情况:心肌细胞处于电静止状态(心肌顿抑或者冬眠)及心肌坏死。在急性心肌缺血时发生的心肌顿抑为可恢复性的心肌功能暂时丧失,而在慢性心肌缺血状态下发生的心肌冬眠是心肌细胞降低代谢水平的一种自我保护机制,它们均可以发生部分心肌一过性电静止,出现 Q 波。随着心肌供血的改善可以逐步恢复正常,这种情况临床上少见。产生病理性 Q 波的另一个主要因素是心肌坏死,这是临床常见的原因。心肌坏死意味着缺血、损伤进一步加重,心肌细胞失去了生命,没有任何离子流活动,完全不能产生电位,这部分心肌形成瘢痕组织,处于电静止状态,而在坏死区域对面的正常心肌仍然产生电活动,表现在探测电极心电图为特征性的坏死性 Q 波。

Q 波的形成可以是动态演变,不断变化;可以初始表现为小 Q 波,随着梗死范围的进一步扩展,坏死区域增加,Q 波变大、变深;或者在原来 Q 波的基础上,随着第二次心肌坏死的发生,出现原有 Q 波的改变,Q 波的导联增加、幅度加深,这些都有赖于仔细对比系列心电图才能发现。

临床上也可罕见病理性 Q 波消失,其原因有:①顿抑或冬眠心肌供血改善、恢复功能;②心肌梗死合

并左束支传导阻滞或旁道前传,掩盖了Q波;③对侧心肌发生心肌梗死,使两个方向的向量互相抵消,Q波减小或者消失。有时候正常的Q波消失也是心肌坏死的表现,例如原本具有Q波的V5、V6导联发生Q波突然消失,常提示对侧的室间隔发生心肌坏死。

心肌坏死的另外一种少见心电图表现是以R波为主的心电图导联,出现R波降低或上升不良。其原因是梗死区域部分心肌细胞存活、残存的心肌细胞具有电活动,从而导致探测区域除极向量降低。有时在系列描记的心电图中,可以动态发现R波的逐步降低,伴有心肌酶的升高,这也是心肌坏死的直接心电图表现。

4. 急性ST段抬高型心肌梗死患者心肌缺血、损伤、坏死的心电图演变 当心肌缺血加剧到心肌坏死的程度,发生急性ST段抬高型心肌梗死时,心

电图上会出现一系列演变。尽管发生的导联不同,演变的时间长短也不等,但有其共同的规律性。如图5-10所示,开始是T波高耸(以前的心电学称为超急性期),然后是ST段不断抬高,形成弓背向上的单向曲线(称为急性损伤期),进一步是ST段回落伴有T波倒置,Q波开始形成;紧接着是ST段回到等电位线(称为亚急性期),QS或Qr波出现伴有T波深倒置;最后Q波长期存在、ST段回到等电位线、T波直立,演变结束(称为陈旧期)。自然状态下,这一过程在4周左右;在急诊PCI介入治疗时代,有时数小时到2周左右就可以完成。临床上心电图的表现,取决于检查心电图时探测电极所面对的心肌处在哪个时期,这样就形成了千变万化的急性心肌梗死心电图表现,临床上没有2个患者的心肌梗死心电图是相同的。

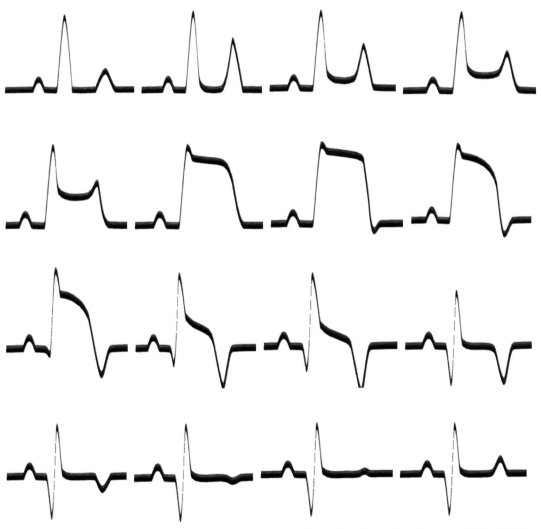

图5-10 STEMI发生时的系列缺血、损伤、坏死心电图演变示意图。第一排从正常心电图到T波高耸,ST段开始抬高;第二排示ST段逐步弓背抬高,单向曲线形成,T波开始倒置;第三排示ST段逐步回落到等电位线,Q波逐步加深,T波倒置;第四排示病理性Q形成并稳定、ST段回到等电位线,T波从倒置到直立,完成演变过程

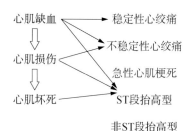

图 5 - 11　心肌缺血、损伤、坏死与冠心病不同类型的关系

5. 心肌缺血、损伤、坏死与冠心病不同类型的关系　冠心病 CCS、ACS 不同临床类型均有缺血的病理过程,CCS 通常只有缺血、损伤,发生坏死后就转化为 ACS 诊断。心肌缺血及损伤通常发生在不稳定性心绞痛及急性心肌梗死患者,不同的是不稳定性心绞痛患者在损伤发生过程中冠状动脉供血一定程度恢复,心肌酶未检测到升高,急性心肌梗死则进一步恶化到心肌坏死。急性心肌梗死包括 STEMI 及 NSTEMI,均会经历从缺血、损伤到坏死的病理过程,出现复杂的心电图组合演变(图 5 - 11)。

需要强调的是:在冠心病的发病过程中,心肌缺血、损伤、坏死可以是同步发生的,不同的心肌区域由于缺血时间不同、侧支循环供应不同等因素,可以处在不同的病理状态(图 5 - 12)。因此,以动态变化、连续发展的观点理解对冠心病心电图诊断非常重要,不同的时间窗检测同一部位会有不同的心电图表现,相同的时间窗不同的位置也会同时出现缺血、损伤、坏死等不同心电图相组合。心肌梗死的心电图表现是上述波形按照一定的规律动态演变的结果,这将在下面相应的章节中介绍。

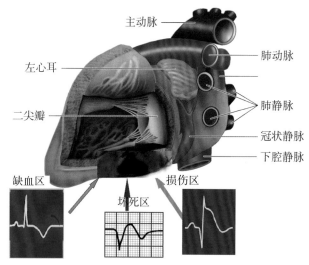

图 5 - 12　在同一心脏区域,可同时存在缺血、损伤及坏死病理及不同心电图演变,有时不同部位的心电图探测电极可同时记录到不同类型的心电图改变

第六章

心肌缺血、损伤、坏死心电图表现的鉴别诊断

冠状动脉粥样硬化导致的冠心病是心肌缺血的首要病因。临床上除了冠心病外,导致心肌供血不足的病因还有许多,如动脉血管的急性炎症、心肌的急性及慢性炎症损伤、心肌及血管外伤、亚急性心内膜炎(SBE)或房颤等导致的冠状动脉血栓栓塞等均可导致缺血、损伤、坏死等心电图改变,需要鉴别诊断。下面就临床常见的心电图表现的鉴别诊断进行简要介绍。

一、T 波高耸

除心肌原发性心肌缺血外,早期复极综合征、高钾血症等均可导致 T 波高尖,应注意鉴别(图 6 - 1)。

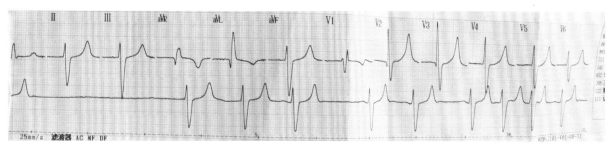

图 6 - 1   男性,62 岁,尿毒症患者,高钾血症(6.2 mmol/L),心电图 T 波高耸

二、急性冠状动脉综合征 ST - T 波改变的鉴别诊断

(一) 心肌肥厚

心肌肥厚可由多种原因产生,可分为肥厚型心肌病、继发性心肌肥厚两大类。肥厚型心肌病最常见的病因是基因异常;继发性心肌肥厚常见的原因是各种原因导致左心室后负荷增加,包括各种类型的高血压、主动脉狭窄、主动脉缩窄等,在长期压力负荷的作用下,心肌代偿性肥厚。

由于心肌细胞体积的增加,心肌组织内毛细血管密度相对减少,加上肥大心肌细胞对微循环挤压、血管距离心肌细胞的供血距离增加、微血管功能不全等作用,导致肥厚区域心肌细胞的缺血、损伤。

肥厚型心肌病的典型心电图表现为:以 R 波为主的导联 R 波显著增高,R Ⅱ、Ⅲ、aVF、V4、V5、V6。R Ⅱ、V5>2.5 mV;SV1 + RV5,男性>4.0 mV,女性>3.5 mV。同时 ST 段下移,T 波明显倒置(图 6 - 2)。

冠心病心肌缺血由于心肌细胞供血不足、离子通道活动减弱,通常原发性心肌缺血时,R 波降低,T 波倒置,这是常见的鉴别要点。

(二) 洋地黄效应

洋地黄是临床常用的正性肌力药物,近年来随着慢性心力衰竭指南的改变,洋地黄的用药较前减少,但仍是临床控制症状的有效药物。作为一类心肌细胞 K^+ - Na^+ - ATP 酶抑制剂,洋地黄用药后可抑制窦房结 P 细胞的自律性、兴奋迷走神经,降低窦房结自律性。心房肌静息膜电位减少,房室结传导速度减慢。心内膜侧心肌除极向心外膜侧进行、复极增快,造成评价 T 波向量减小、T 波幅度降低但方向不变,出现 R 波为主的导联 ST 段斜行下降,与 T 波融合形成向上的"鱼钩样"改变。故应用洋地黄类药物后,可引起 QT 间期缩短,多导联 ST - T 波改变,类似鱼钩,称为洋地黄化效应。应该注意鉴别(图 6 - 3)。

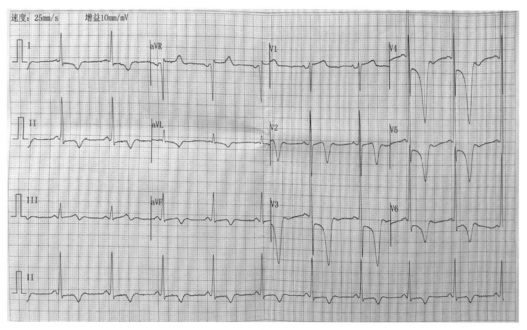

A

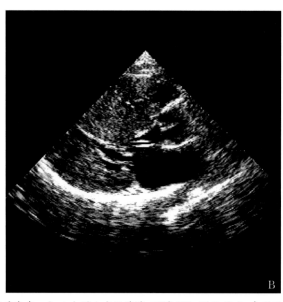

B

图6-2 男性,64岁,肥厚型心肌病患者。A.心电图示广泛前壁、下壁ST-T波改变,表现为前壁导联R波高大、ST段水平型下移、振幅极深的倒置T波,复极时间无明显延长;B.肥厚型心肌病的心脏超声,可见室间隔区域明显肥厚

(三) 心肌炎

心肌炎可由多种病因导致,最常见的是病毒及细菌感染。在急性心肌炎的发生过程中,炎症的充血、水肿、内皮功能紊乱、血栓形成等病理过程损害心肌细胞,导致广泛的心肌细胞损伤、坏死,产生缺血、损伤、坏死的心电图表现(图6-4)。

急性心肌炎的心电图可表现为:①窦性心律失常,通常为窦性心动过速;②各种传导阻滞,反映心肌传导系统炎症损伤;③QRS-ST-T波群改变。可出现病理性Q波、QRS波群矮小、肢体导联低电压、T波低平和倒置、ST段抬高或者压低。其特征有:①与冠心病心电图改变所具有血管供血相关的特征不同,心肌炎表现为多导联心电图改变,反映心肌广泛损害的特征(图6-5);②以多导联T波、ST段动态变化,发生各种心律失常为主,少见病理性Q波。

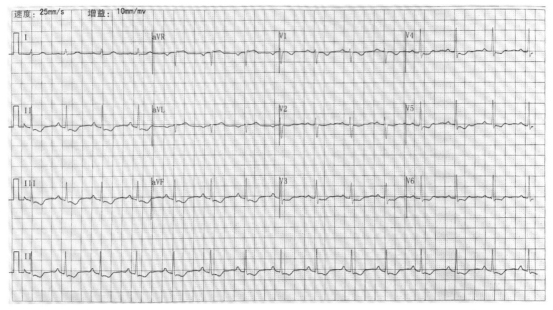

图 6-3 女性,35 岁,扩张型心肌病、心力衰竭患者。地高辛 0.125 mg qd 口服 2 个月,心电图示胸前区导联,特别是 V5、V6 导联出现特征性的"鱼钩样"改变

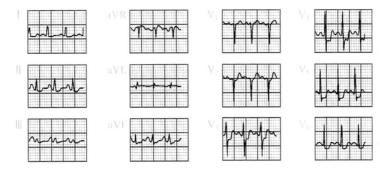

图 6-4 女性,28 岁,心肌炎患者。心电图示窦性心动过速,广泛 ST 段压低,T 波低平

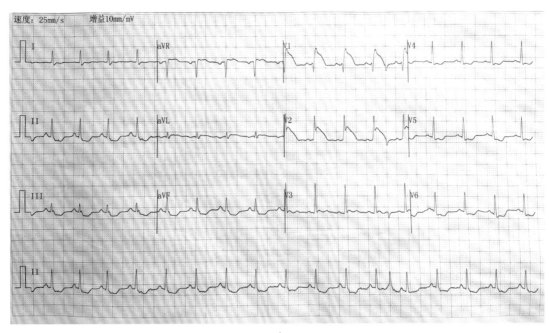

A

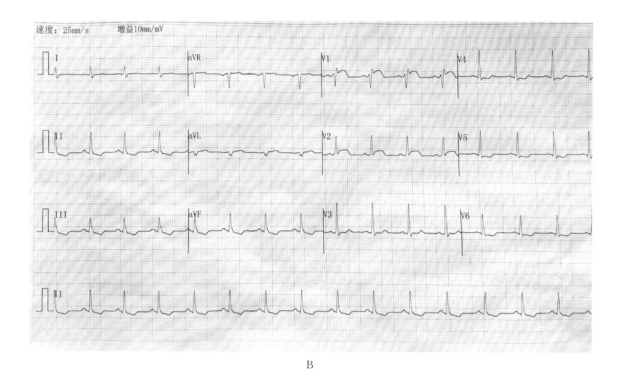

B

图 6-5　女性，19 岁，急性心肌、心包炎患者。A. 广泛非特异性 ST 段、T 波改变，ST 段抬高；B. 治疗 3 d 后，ST - T 波改变部分恢复，ST 段降低

（四）非特异性心肌损害

多种因素均可导致心肌细胞损伤。非特异性心肌损害多由全身因素导致多系统、多器官损伤，累及心肌所致。低血压、休克、高原低氧等均可引起心肌非特异性缺氧、损伤；中毒、药物过量、过敏反应、电解质紊乱等可直接伤害心肌，导致细胞变性、坏死，出现广泛的 ST - T 波改变；T 波低平、倒置多见，ST 段压低也常见。其特征是一过性、多导联改变，无冠脉血管分布特征。图 6 - 6 为一例急性胰腺炎患者的心电图表现。

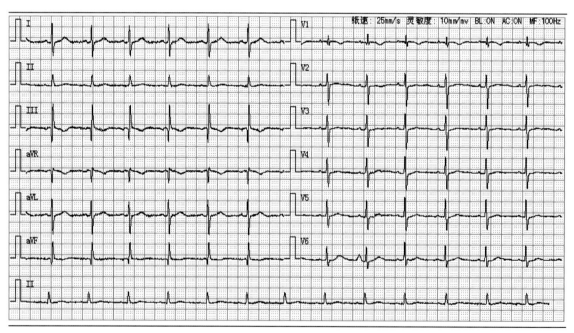

图 6 - 6　男性，74 岁，急性胰腺炎患者。心电图示非特异性心肌损害，广泛 ST - T 波改变，胸前导联明显

三、急性冠状动脉综合征 ST 段抬高的心电图鉴别诊断

在阅读、诊断冠状动脉供血不足、心肌损伤心电图时，要注意与其他原因导致的 ST 段抬高进行鉴别诊断，这些常见病因如下：

(一)陈旧性心肌梗死室壁瘤形成

急性心肌梗死后由于心肌细胞的缺血坏死导致局部心肌收缩性的丧失，在心室内压力的作用下坏死区域的心肌膨展、重构，形成室壁瘤，室壁瘤的部位反向活动，严重影响心功能；此处心肌无电活动，ST 段在梗死后持续不回落，伴有 Q 波形成。与急性心肌梗死损伤电流所致的 ST 段改变鉴别的关键点在于：ST 段抬高无动态变化、无心肌酶改变、T 波直立(图 6-7，图 6-8)。

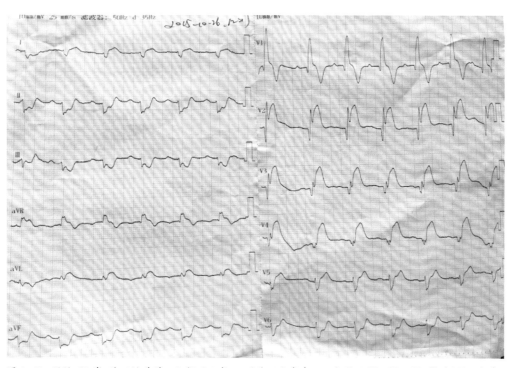

图 6-7　男性，53 岁，陈旧性前壁心肌梗死 1 年，心功能不全患者。心电图示 V2、V3、V4 导联 ST 段抬高、完全性右束支传导阻滞，心肌酶正常，心超证实前壁室壁瘤形成

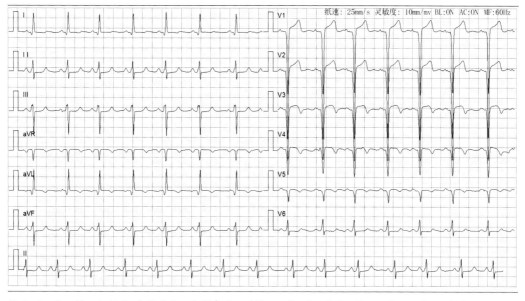

图 6-8　陈旧性心肌梗死、室壁瘤的心电图表现。男性，58 岁，冠心病陈旧性心肌梗死 3 年，心电图见 V1～V3 导联 QS 图形，ST 段抬高，心肌酶正常，心超证实心尖部室壁瘤形成

（二）急性心包炎

主要是柯萨基病毒等肠道病毒感染,可累及心室肌,造成广泛的炎症损伤,ST 段上抬。其特点是抬高的 ST 段弓背向下,呈现马鞍状,而且没有冠状动脉分布区域的特点,有时全部导联均可看到 ST 段上抬;随着炎症的消退,ST 段回落等电位线,通常无病理性 Q 波形成。aVR 导联 ST 段压低,PR 段抬高(图 6-9)。

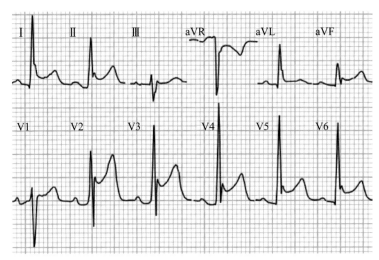

图 6-9 女性,35 岁,急性心包炎患者。心电图示下壁、前壁导联 ST 段凹面向下抬高,aVR 导联 ST 段压低

（三）Brugada 综合征

Brugada 综合征临床上以 V1～V3 导联 ST 段抬高、V1～V3 导联 ST 段多变(图 6-10)、心脏结构无明显异常、常发生多形室性心动过速(室速)、心室颤动(室颤)、晕厥以及心脏性猝死为特征,是由于编码心肌离子通道基因突变、离子通道功能异常而导

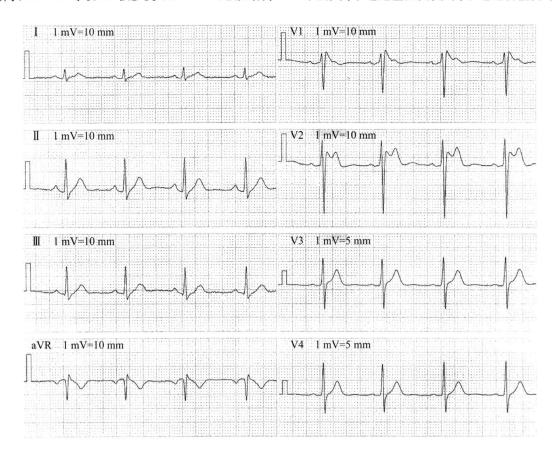

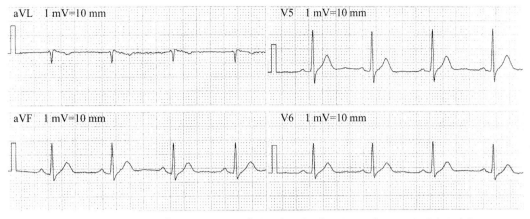

图 6-10　男性，17 岁，体检心电图。有猝死家族史，基因检测证实 Brugada 综合征诊断

致的综合征。由于心肌 Na^+ 通道的异常，导致心电图复极异常，ST 段呈现马鞍状抬高，主要表现在 V1～V3 导联，应该注意鉴别。

（四）早期复极综合征

早期复极综合征是一种良性的先天性心脏传导或电生理异常，多数无任何症状，常发生在窦性心律及心动过缓的情况下，是心电复极异常的一种，为生理性心电图变异，多数情况下为良性临床过程。但由于其心电图改变的机制与急性心肌缺血、Brugadar 综合征、特发性心室颤动有相似之处，同时其临床表现呈非特异性 ST 段 J 点抬高、T 波高耸改变，极易误诊为急性心肌梗死，故其鉴别诊断至关重要。

早期复极综合征的心电图特点有：J 点抬高，QRS 波群终点与 ST 段连接处的 J 点抬高，J 波明显，V2～V4 或 Ⅱ、Ⅲ、aVF 导联上最为明显。有时 V1、V2 导联出现 J 波，使 QRS 波群呈 rSr 型，类似右束支传导阻滞的改变，但 V4～V6 导联 S 波振幅明显降低或消失。通常在 V2～V5 导联和 Ⅱ、Ⅲ、aVF 导联同时 ST 段斜型抬高、形态及幅度 ST 段呈凹面向上及弓背向下抬高，V3 导联抬高最明显，最高可达 1.0 mV 以上。在 ST 段抬高的导联上可以出现 T 波高耸，两支不对称，上升支缓慢，下降支陡直，胸前导联 R 波增高，S 波变浅或消失（图 6-11）。

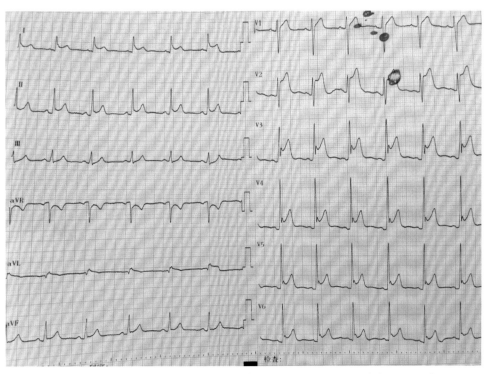

图 6-11　男性，23 岁，早期复极综合征患者。心电图示 V2～V5 胸前导联 J 点抬高

（五）完全性左束支传导阻滞

可由多种原因产生，最主要的病因是心肌缺血、心脏传导系统退行性病变。其本身也可能是急性心肌缺血，累及心内膜下传导系统导致。所以，指南目前提出伴有胸痛、胸闷的新发左束支传导阻滞可能是急性心肌梗死的心电图表现。在多数情况下，左束支传导阻滞可能提前存在，其窦房结冲动从右束支开始下传心室进行传播，通过心肌间闰盘结构扩布左心室，心肌的除极方向发生改变，从而继发性 ST-T 波改变，胸前导联 ST 段抬高（图 6-12），需要鉴别诊断。

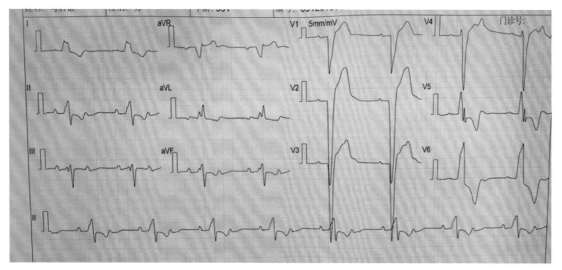

图 6-12　男性，72 岁，扩张型心肌病患者。心电图示完全性左束支传导阻滞，继发性 ST 段抬高，心肌酶正常

（六）预激综合征旁道前传

预激综合征旁道前传可导致心室肌在房室交界区及旁道附着部位同时除极，一部分心室肌提前激动，心电图表现宽大畸形的 QRS 波，其前有顿挫的预激波（图 6-13），PR 间歇缩短，<0.12 s；继发性 ST 段抬高，特别是在右侧旁道前传时，胸前区 V1～V4 导联 ST 段抬高，类似急性心肌梗死，应该注意区别。

（七）完全起搏器心律

过缓性心律失常，主要是高度、三度房室传导阻滞、病态窦房结综合征，在植入右心室电极后起搏器电脉冲直接发放在右心室，兴奋右心室心肌，然后通过心肌间的闰盘连接向左心室扩布，完成心室兴奋收缩偶联。这种直接起源于心室肌内的兴奋，其传导途径不同于正常窦律下的希-浦氏系统的电传导，其除极方向完全不同。这种原发性的除极改变及闰盘连接，导致 QRS 波宽大畸形，继发性 ST-T 波改变。起搏器电极位于右心室心尖部时，在全起搏心律下会看到宽大畸形起搏 QRS 波、胸前区导联 ST 段的抬高。这种抬高无动态演变，其前有钉子样起搏脉冲（图 6-14），需要鉴别诊断。

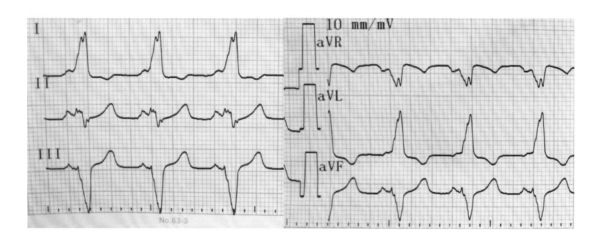

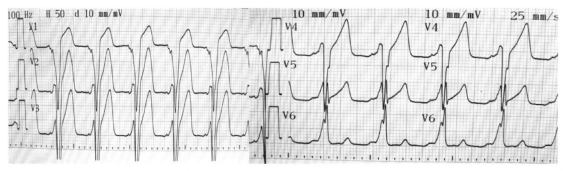

图 6-13　男性,36 岁,室上性心动过速患者。标准 12 导联心电图示 B 型预激综合征,V1、V2、V3 导联 ST 段继发性抬高

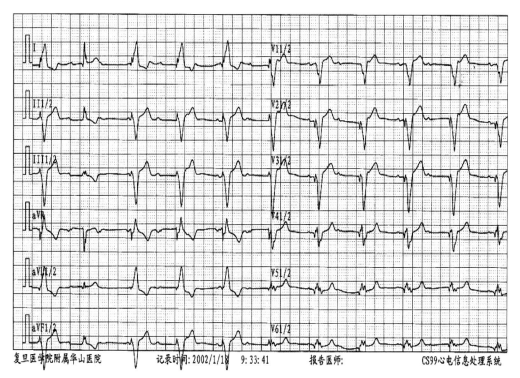

图 6-14　男性,67 岁,三度房室传导阻滞患者。Medtronic DDD 起搏器术后心电图示 VAT 起搏模式,每个
　　　　QRS 波前均有钉子样起搏脉冲,继发性 ST 段抬高

第七章

冠状动脉病变的心电图定位诊断

心电图为临床进行冠心病诊断的重要依据,但冠脉造影是冠心病诊断的金标准,冠状动脉造影术不但能够帮助临床准确判断患者病情,还可以为临床制订针对性病情控制方案提供依据。采用冠脉造影术与心电图联合,可以加深临床医生对冠状动脉支配区域等知识的了解,能够有效提高学习效果并帮助更加系统形象地了解冠心病相关知识。

第一节　冠状动脉分支与心电图导联的关系

冠状动脉的左主干前降支、回旋支及右冠状动脉三支血管任何部位均可发生动脉粥样硬化,可以单独发生,一支血管多部位发生,或几支血管联合发生病变。同时,每个部位的程度、性质也不相同,由此造成的心肌缺血、损伤、坏死程度也不同,伴随的心电图改变也千变万化,如同大自然没有相同的2片树叶一样,临床上也没有2个心电图变化一样的患者。因此,掌握了冠状动脉血管解剖所对应的心电图导联,就可从心电图变化中大致推断出病变的部位。

如图2-1所示,冠状动脉分左、右两个系统,左前降支供应前间壁、前壁;对角支、钝缘支供应前侧壁;后降支、右冠状动脉供应下壁;右心室后侧支或回旋支供应左心室后壁;室间隔前上2/3由前降支

支配,后下1/3为右冠状动脉或回旋支支配。右心室前壁及侧壁分别由右心室支与钝缘支供应支配;右冠状动脉后降支供应左右心室下壁、后间隔、后壁。因此,三支冠状动脉支配的供血区域与心电图导联存在对应关系(图7-1),左心室不同部位的病变可以反映在其对应导联上。表7-1为三根冠状动脉所对应的心电图导联。

冠状动脉的供血优势、大小、分布、侧支循环、血管狭窄程度均可影响心电图的表现。ST段偏移是急性心肌梗死早期的心电图表现之一,根据ST段偏移所在导联和方向,可以判断心肌缺血的部位及严重程度,并确定采用何种再灌注治疗方法,具有重要的临床意义。

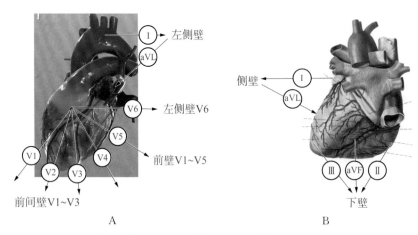

A

B

图7-1　冠状动脉缺血部位与心电图导联。A. 示前降支近端病变,广泛前壁缺血,V1~V5导联心电图改变;B. 示右冠病变,下壁缺血,Ⅱ、Ⅲ、aVF导联心电图改变;左回旋支病变,侧壁缺血,Ⅰ、aVL导联出现心电图改变

表7-1 冠状动脉血管与心电图导联的对应关系

心脏解剖位置	供血血管	相关导联
室间隔	左冠状动脉前降支	V1、V2、V3
广泛前壁	左冠状动脉前降支	V1、V2、V3、V4、V5
左心室侧壁	左回旋支	Ⅰ、aVL、V5、V6
后壁	右冠状动脉或回旋支	V1、V2 V7、V8、V9
下壁	右冠状动脉或回旋支	Ⅱ、Ⅲ、aVF
右心室	右冠状动脉	V3R、V4R、V5R

临床上通过心电图分析可以迅速判断急性心肌梗死心肌缺血坏死的部位。目前,通过心电图诊断心肌缺血或梗死的ST段诊断标准中,两个或两个以上相邻导联ST段抬高超过正常上限(肢体导联超过1 mV,胸导联超过2 mV)要考虑急性血管闭塞、心肌梗死。心电图导联的改变不仅可以作为急性心肌缺血或梗死诊断和定位(梗死区域)的依据(图7-2),而且可通过与冠状动脉造影的对照分析,证实梗死相关动脉以及闭塞部位(近段、远段)的判断。

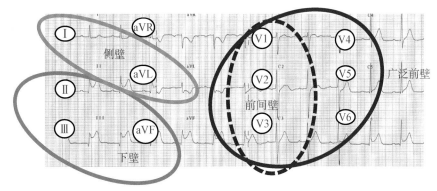

图7-2 标准12导联心电图中不同的导联组合与冠状动脉解剖部位的关联。侧壁:Ⅰ、aVL、V5、V6(左回旋支可能性大);下壁:Ⅱ、Ⅲ、aVF(右冠状动脉或回旋支可能性大);前间壁:V1、V2、V3(前降支中段以下可能);广泛前壁:V1~V5导联(前降支近段可能)

第二节　冠状动脉不同部位病变的心电图改变

临床上可以从心电图改变的导联来推断冠状动脉病变的解剖位置。为了更好地理解不同冠状动脉部位病变所导致的心电图改变,下面从解剖分类的角度来进行介绍。

一、左主干闭塞的心电图定位

一般情况下,冠状动脉狭窄引发静息状态下心肌缺血时,其狭窄程度通常需要≥70%;但是左主干斑块比较特殊,其狭窄程度>50%即可发病。

急性左主干闭塞时前降支和回旋支的供血区域均会受到累及,因此ST段综合向量偏移方向指向右上,12导联心电图主要表现为aVR、V1导联ST段高,且ST aVR>ST V1,ST段向量方向相反的导联表现为ST压低,主要为V2~V6、Ⅱ、Ⅲ、aVF以及Ⅰ、aVL导联ST压低;其中Ⅱ、Ⅲ、aVF导联

ST段压低提示左心室后壁缺血,V2~V5导联ST段压低提示左心室前壁缺血。左主干闭塞心肌梗死aVR、V1导联ST段抬高幅度不大,而对应导联ST段压低明显,容易误诊为心内膜下心肌梗死(图7-3)。近年来,有学者提出诊断左主干急性心肌梗死的"6+2"心电图诊断标准:≥6个导联的ST段明显下降,主要分布在前壁V3~V6以及Ⅱ、Ⅲ、aVF、Ⅰ、aVL导联;2个导联的ST段升高(aVR、V1),同时ST段升高≥1 mm与ST aVR>ST V1。当然,满足6+2标准时要注意和多支冠状动脉病变相鉴别,后者不存在ST aVR>ST V1。心电图特征符合以上标准时,其诊断左主干发生病变的灵敏度为90%,特异度为86.75%;且研究表明,aVR导联和V1导联ST抬高>0.1 mV,ST V4~6压低≥0.2 mV,ST Ⅱ、aVF压低≥0.1 mV,对诊断左主干病变有较高的阳性率。

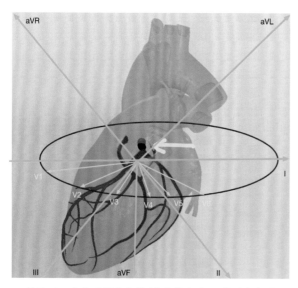

图 7-3 左主干闭塞部位(黄色箭头处)及导联分布图

二、左前降支病变的心电图定位

1. 第一间隔支的近段血管闭塞 主要缺血区在左心室基底部,因而 ST 段抬高向量指向心脏基底部而背离心尖部(图 7-4)。ST 段抬高向量指向 aVR、aVL 导联,背离Ⅱ、Ⅲ、aVF 导联方向,因 12 导联心电图主要表现为 aVR、aVL、V1~V4 导联 ST 段抬高,且 ST aVL>ST aVR;而Ⅱ、Ⅲ、aVF 导联与 V5 导联 ST 段压低,ST Ⅲ>ST Ⅱ(图 7-4)。

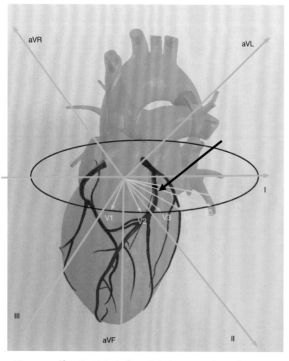

图 7-4 第一间隔支和第一对角支近段闭塞(黑色点处)

研究表明,当前壁心肌梗死伴 aVR 导联 ST 段抬高,同时 V5 导联 ST 段压低,V1 导联 ST 段≥2.5 mm 提示第一间隔支近段闭塞,不论第一对角支或第一间隔支闭塞,当伴有下壁导联 ST 段压低≥1 mm 时,高度提示前降支近段闭塞;aVL 导联 ST 段抬高,同时 aVL、Ⅲ、aVF 导联 ST 段压低,定位第一间隔支和第一对角支近端闭塞的灵敏度为 85%,特异度为 95%。

2. 第一间隔支和第一对角支之间闭塞 当闭塞部位在第一间隔支和第一对角支之间时,主要缺血区位置较高,位于左心室前侧壁,ST 向量指向Ⅰ、aVL 导联,而背离Ⅲ导联,ST 向量方向与Ⅱ导联垂直。因此,Ⅱ导联 ST 段位于等电位线。由于室间隔基底部未累及,V1 导联 ST 段一般不抬高,aVL 导联抬高更明显,Ⅲ导联对应性 ST 段明显压低(图 7-5)。

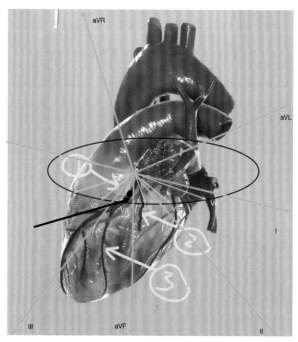

图 7-5 第一间隔支和第一对角支之间前降支闭塞部位及导联图(1 为前降支,2 为第一对角支,3 为第二对角支,黑点为闭塞部位)

3. 对角支远端闭塞 闭塞部位位于第一间隔支和第一对角支之后,缺血区主要位于左心室下壁与前侧壁,额面 ST 向量指向心尖部,横面向量指向左前方向。心电图表现为Ⅱ、Ⅲ、aVF 和 V3~V6 导联(V2 导联不明显)ST 段向量抬高,而 aVR 导联 ST 段压低,且 ST Ⅱ>ST Ⅲ,V1、aVL 一般不会出现 ST 段抬高。因此,aVL ST 段压低提示第一对角支远段闭塞,同时第一对角支闭塞但不伴有下壁导联

ST 段压低≥1 mm 时,提示第一对角支远段闭塞。

三、左回旋支病变的心电图定位

左心室后侧壁由左回旋支供血,因此回旋支闭塞时 ST 段缺血向量向左下方向,与 Ⅱ 导联方向基本一致,而与 aVR 导联方向背离,心电图特征为 Ⅱ、Ⅲ、aVF 导联 ST 段抬高,且幅度 ST Ⅱ>ST Ⅲ,aVR 导联 ST 段压低,Ⅰ 导联 ST 段处于等电位线或抬高。下壁心肌梗死时可以是由于右冠状动脉或者回旋支闭塞所致,约 20% 的罪犯血管是回旋支。鉴别下壁心肌梗死的罪犯血管的具体部位 V4R 导联 ST 段具有重要意义,V4R 导联是最常用的右胸导联,且由于回旋支闭塞不累及右心室,V4R 导联 ST 段在等电位线或压低伴 T 波倒置是回旋支闭塞的心电图特征之一。因此,对所有下壁心肌缺血或梗死患者,均应记录 V3R、V4R 导联心电图,对判断下壁心肌梗死是否合并右心室梗死,鉴别右冠状动脉与回旋支闭塞及确定右冠状动脉近端或远端闭塞均有重要意义。但由于右心室壁薄,ST 段改变在右心室对应的导联持续时间短,容易引起临床忽视。当 Ⅰ 导联 ST 段处于等电位线,ST Ⅱ = ST Ⅲ 未记录 V4R 导联心电图时,ST 段压低(V1 + V2 + V3)/ST 段抬高 Ⅱ + Ⅲ + aVF 的比值对于鉴别病变部位有一定意义,比值>1 提示回旋支闭塞(图 7 - 6)。

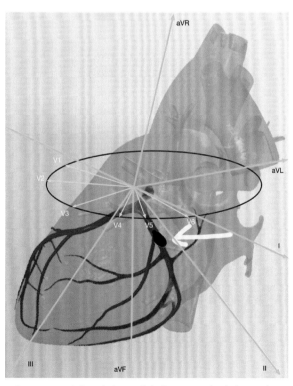

图 7 - 6　回旋支闭塞部位(黄色箭头处)及相关导联示意图

四、右冠状动脉近端、远端闭塞的定位

右冠状动脉通常提供左心室下壁和后壁中部、右心室和房室结的血供。右冠状动脉近端闭塞时(图 7 - 7),左心室下后壁及右心室均累及,闭塞部位位于右冠状动脉远端(图 7 - 8),右心室不被累及。当右冠状动脉闭塞时,额面 ST 向量偏移指向右下方向,与 Ⅲ 导联方向基本一致,而与 Ⅰ 导联方向相反。右冠状动脉病变心电图主要表现为:Ⅱ、Ⅲ、aVF 导联 ST 段抬高,且幅度 ST Ⅲ>ST Ⅱ;V4R 导联 ST 段抬高伴 T 波直立对于鉴别右冠状动脉近端

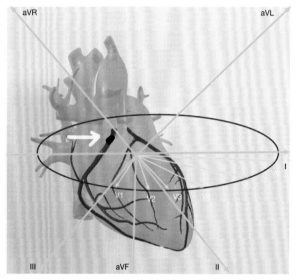

图 7 - 7　右冠状动脉近端闭塞(黄色箭头处)及相关导联示意图

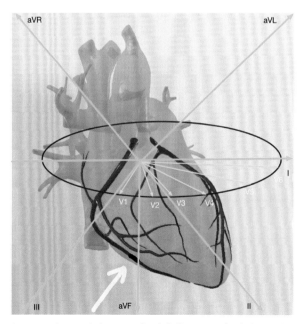

图 7 - 8　右冠状动脉远端闭塞(黄色箭头处)及相关导联示意图

与远端至关重要,右胸前 V4R 导联出现 ST 段抬高伴 T 波直立,常提示右冠状动脉近端的右心室支闭塞。而右冠状动脉远端的右心室支闭塞时,右心室不被累及,V4R 导联 ST 段在等电位线。当右冠状动脉近段闭塞时会出现右心室缺血或梗死,这会使 ST 段空间向量方向转向右前下方,位于右胸前壁的导联如 V3R、V4R 导联会出现 ST 段抬高,通常 V1 导联也会出现 ST 段抬高。

但是当右冠状动脉和回旋支均有严重病变存在时,往往使确定下壁心肌梗死的病变血管变得困难。近年来,aVR 导联 ST 段的诊断价值得到普遍关注。研究表明,急性下壁心肌梗死早期下壁导联 ST 段抬高外,结合 aVR 导联 ST 段是否压低,可以看作是区别两者闭塞部位的一个良好指标。伴 aVR 导联 ST 段压低,提示右冠状动脉闭塞;如果不伴 aVR 导联 ST 段压低,则提示左回旋支闭塞;右冠状动脉近段闭塞不影响胸前导联 ST 段,心电图指标阳性预测值为 96.7%;右冠状动脉远端闭塞则构成 V1～V3 导联 ST 段压低,阳性预测值为 83%。有研究表明,aVR 导联 ST 段压低更多见于急性下壁和(或)后壁心肌梗死,如果 V5、V6 导联 ST 段抬高,V1～V3、aVL 导联 ST 段压低,并伴 aVR 导联明显压低,提示更大范围心肌缺血损伤;V3R、V4R 导联 ST 段抬高伴 aVR 导联 ST 段压低,表示右冠状动脉闭塞。同时也有学者提出,当 V1 导联 ST 段上升或下降≤0.5 mm 或呈等电位线时,提示右冠状动脉近端病变,相反时病变位于右冠状动脉远端,且其判断下壁缺血或梗死时病变血管的准确率达 95%以上。

第八章

病例分析：不同解剖部位冠状动脉病变的心电图表现

为了更好地说明冠状动脉病变解剖部位与心电图改变的关系，理解上一章冠状动脉病变解剖位置与导联轴的联系，以及更好地利用心电图缺血、损伤、坏死表现推断冠状动脉病变位置，本章通过不同病变部位的病例，展示临床病例冠脉造影影像与心电图的对应关系，利于读者理解。

第一节　左冠状动脉病变的解剖定位与心电图表现

一、左主干病变

● 病例 1

[病史资料] 女，75 岁，突发胸痛 8h。患者 2 天前于骨科行左桡骨远端骨折切开复位内固定术。术后第 2 天突发胸痛，查心肌酶，肌钙蛋白（cTnT）

0.889 ng/ml，肌酸磷酸肌酶（CPK）589 U/L。按指南行急诊冠状动脉造影，手术前心电图记录见图 8-1，1 天后转外院冠状动脉搭桥手术（CABG）。

[诊断] STEMI，左主干开口狭窄 95%。

[术前心电图] 见图 8-1A。

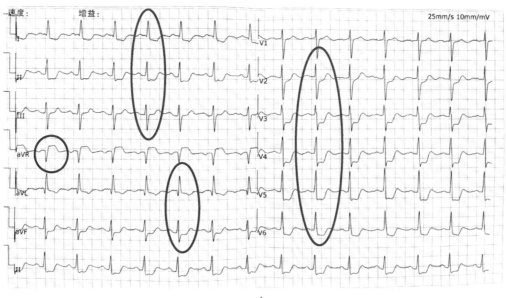

A

[术后心电图] 见图 8-1B。

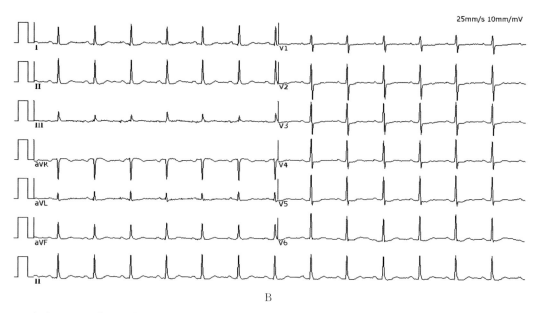

25mm/s 10mm/mV

B

图 8-1 A. 术前心电图。窦性心律,心率 84 次/min;ST-T 改变(Ⅰ、Ⅱ、aVL、aVF、V2~V6 ST 段压低 1~4.5mm,aVR ST 段抬高 2mm,Ⅰ、Ⅱ、V3~V6 T 波双向,aVL T 波浅倒);B 为手术后心电图,ST 段压低明显好转

[心电图诊断] 窦性心律,Ⅰ、Ⅱ、aVL、aVF、V2~V6 ST 段压低伴 aVR ST 段抬高,ST aVR>ST V1,提示左主干病变。

[罪犯血管定位] 广泛导联 ST 段压低伴 aVR ST 段抬高,ST aVR>ST V1,提示左主干病变。

[急诊冠状动脉造影影像图] 见图 8-2。

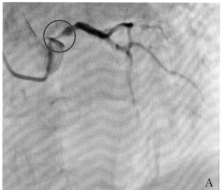

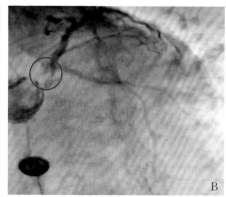

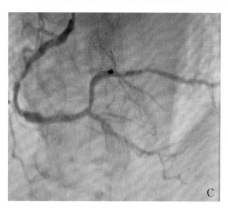

图 8-2 急诊冠状动脉造影。A. 左主干开口狭窄 95%(CRA 30°);B. 蜘蛛位,示左主干开口狭窄 95%(LAO 30°+CAU 45°);C. 右冠全程弥漫性病变,狭窄最重约 50%(LAO 45°)

[病例解析] 主干开口狭窄 95%,心梗时心电图表现为广泛前壁及高侧壁、下壁的 ST 段压低。aVR 导联 ST 段明显抬高且高于 V1 导联,符合前述 6+2 法则[≥6 个导联的 ST 段明显压低,主要分布在前壁 V3～V6 以及 Ⅱ、Ⅲ、aVF、Ⅰ、aVL 导联;2 个导联的 ST 段升高(aVR、V1),同时 ST 段升高≥1 mm 与 ST aVR>ST V1]。

二、左前降支病变

(一) 前降支开口或近段病变

● 病例 1

[病史资料] 女,59 岁,胸闷胸痛 1 周,加重 7 h 急诊入院。入院 9 min 心电图记录见图 8-3,按指南行急诊冠状动脉造影+PCI 治疗,1 周后顺利康复出院。

[诊断] STEMI,前降支近段次全闭塞。

[术前心电图] 见图 8-3。

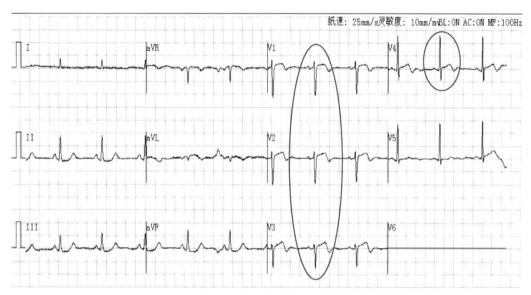

图 8-3　心电图。窦性心律,心率 67 次/min;P 波于 Ⅰ、Ⅱ、aVF 导联直立;aVR 导联倒置,时限、振幅正常;Ⅱ、Ⅲ、aVF 导联 ST 段水平型压低 0.1 mV,V1～V4 导联 ST 段抬高大于 0.2 mV,T 波双向、倒置

[心电图诊断] 窦性心律,V1～V4 导联 ST 段抬高,急性前壁心肌梗死可能(请结合临床)。

[罪犯血管定位] V1～V4 导联 ST 段抬高,考虑前降支近段闭塞可能。

[急诊冠状动脉造影图] 见图 8-4。

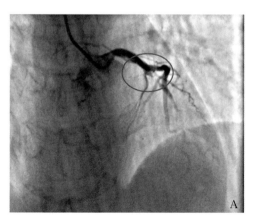
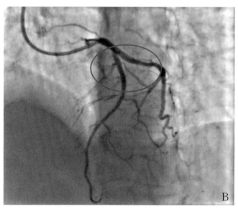

图 8-4　冠状动脉造影。A. 术前前降支近段次全闭(CRA 23°);B. 支架植入术后前降支显影(LAO 33°+CRA 28°)

[PCI 术后第一天心电图]

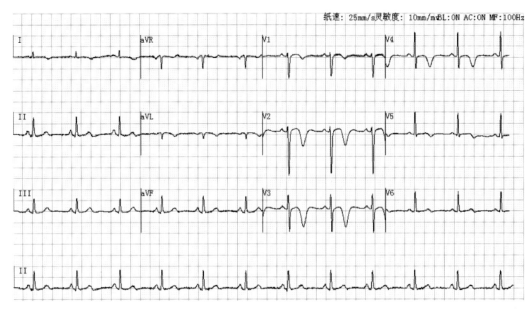

图 8-5　心电图。窦性心律,心率 70 次/min;P 波于 Ⅰ、Ⅱ、aVF 导联直立,aVR 导联倒置,时限、振幅正常;V1~V2 导联 ST 段抬高 0.05~0.1 mV,V1~V5 导联 T 波倒置,V6 导联 T 波双向

[心电图诊断] 窦性心律,V1~V2 导联 ST 段抬高(较前回落)。

[病例解析] LAD 近段次全闭塞,对应的 V1~V4 导联 ST 段抬高,心电图提示前壁心肌梗死,与造影结果相符。

● 病例 2

[病史资料] 男,73 岁,反复活动后胸痛 2 月余,加重 1 d。近 2 个月胸痛发作时为心前区压榨样,伴气短,休息 20~30 min 方可缓解。昨日起安静时即发作,性质及持续时间基本同前。遂今日至我院急诊就诊,心肌酶检查 cTnT 0.052 ng/ml,肌酸肌酶同工酶(CK-MB mass)1.41 ng/ml。按照指南收入院后 24 h 内完成冠脉造影 + PCI 治疗,术前记录心电图,10 天后顺利康复出院。

[诊断] 急性前壁心肌梗死,前降支近段、第一对角支开口次全闭塞。

[术前心电图] 见图 8-6。

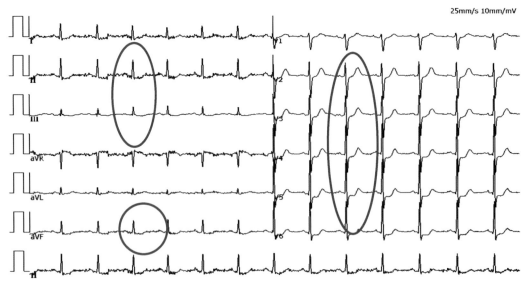

图 8-6　入院心电图。窦性心律;ST-T 改变(Ⅰ、Ⅱ、aVF、V3~V6 ST 段压低 0.5~2.0 mm,T 波低直立 < R1/10,T 波平坦,T 波浅倒,T 波倒置)

［心电图诊断］窦性心律，Ⅰ、Ⅱ、aVF、V3～V6 ST段压低，结合心肌标志物升高，考虑急性前侧壁、下壁非ST段抬高型心肌梗死。

［罪犯血管定位］ Ⅰ＋V3～V6、Ⅱ＋aVF ST段压低，可能为大回旋支闭塞（供应侧壁及下壁）或前降支对角支分叉前闭塞（供应广泛前壁、侧壁，前降支远端绕过心尖包绕部分下壁心肌）。

［冠状动脉造影影像图］见图8-7。

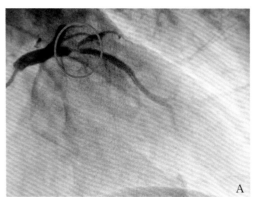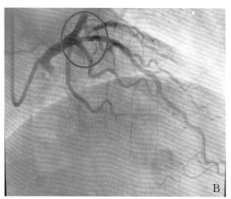

图8-7 冠状动脉造影。A.前降支近段次全闭塞，第一对角支开口次全闭塞（RAO 30°＋CRA 30°）；B.前降支近段植入2.75 mm×18 mm支架1枚，LAD-D1 PTCA治疗，TIMI血流恢复3级

［病例解析］前降支近段次全闭塞，心绞痛发作时，表现为广泛前壁及高侧壁的ST段压低。提示冠脉受累部位在D1分叉前或回旋支近段可能。结合造影结果，表明LAD-D1分叉病变。冠状动脉介入治疗后，LAD及D1恢复TIMI 3级血流，心电图ST段回到基线。

● 病例3

［病史资料］男，44岁，胸痛伴冷汗2 h急诊入院。入院10 min心电图记录见图8-8。按指南行急诊冠状动脉造影＋PCI治疗，1周后顺利康复出院。

［诊断］STEMI，前降支近段完全闭塞。

［术前心电图］见图8-8。

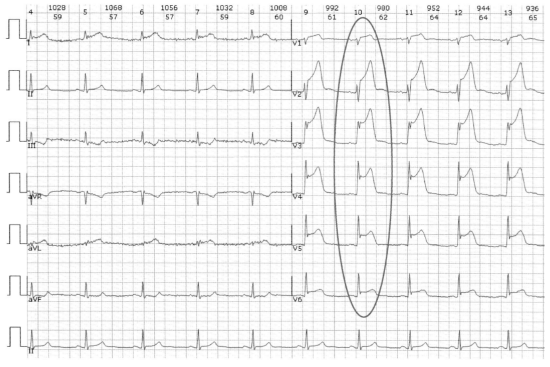

图8-8 心电图。窦性心律，心率60次/min；P波于Ⅰ、Ⅱ、aVF导联直立；aVR导联倒置，时限、振幅正常；V1～V6导联ST段抬高大于0.2 mV，T波直立

[心电图诊断] 窦性心律，V1～V6 导联 ST 段抬高，急性广泛前壁心肌梗死可能（请结合临床）。

[罪犯血管定位] V1～V6 导联 ST 段抬高，考虑前降支近段闭塞。

[急诊冠状动脉造影影像图] 见图 8-9。

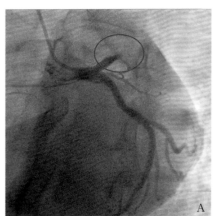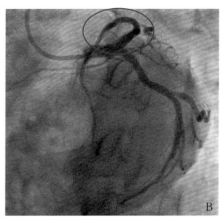

图 8-9　冠状动脉造影。A. 术前前降支近段起完全闭塞，可见前降支残端（LAO 30°+CAU 40°）；B. 支架植入术后前降支显影（LAO 30°+CAU 40°）

[病例解析] LAD 近段完全闭塞，位置较高、广泛左室前壁心肌缺血，对应的 V1～V6 导联 ST 段抬高，心电图提示广泛前壁心肌梗死，与造影结果相符。

（二）前降支中段病变

● 病例 1

[病史资料] 男，62 岁，胸痛 16 h 急诊入院。

入院 10 min 心电图记录见图 8-10。按指南行急诊冠状动脉造影 + PCI 治疗，1 周后顺利康复出院。

[诊断] STEMI，前降支中段完全闭塞。

[术前心电图] 见图 8-10。

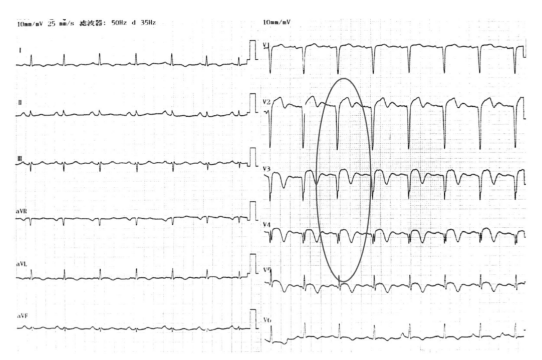

图 8-10　心电图。窦性心律，心率 75 次/min；P 波于 I、II、aVF 导联直立，aVR 导联倒置，时限、振幅正常；V2～V4 导联 ST 段抬高大于 0.3 mV，V2～V6 导联 T 波倒置

［**心电图诊断**］窦性心律，V2～V4 导联 ST 段抬高，急性前侧壁心肌梗死可能（请结合临床）。

［**罪犯血管定位**］V2～V4 导联 ST 段抬高，考虑前降支中段闭塞。

［**急诊冠状动脉造影图**］见图 8-11。

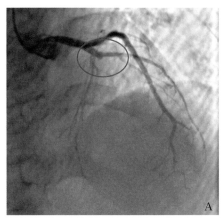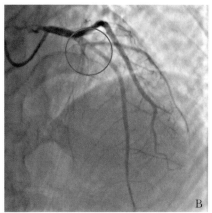

图 8-11 冠状动脉造影：A. 术前前降支中段起完全闭塞（CRA 30°）；B. 支架植入术后前降支显影（CRA 30°）

［**PCI 术后第一天心电图**］见图 8-12。

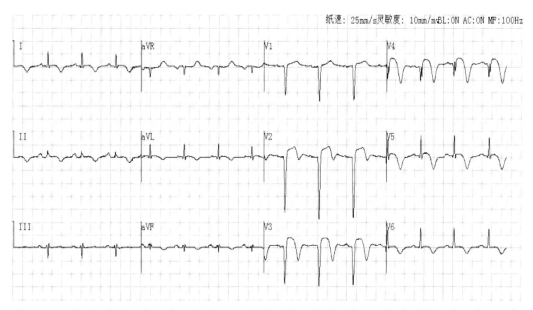

图 8-12 心电图。窦性心律，心率 87 次/min；P 波于 Ⅰ、Ⅱ、aVF 导联直立，aVR 导联倒置，时限、振幅正常；V2～V5 导联 ST 段抬高 0.1～0.3 mV，Ⅰ、Ⅱ、Ⅲ、aVF、aVL 导联 T 波倒置

［**心电图诊断**］窦性心律，V2～V5 导联 ST 段抬高（较前回落），Ⅰ、Ⅱ、Ⅲ、aVF、aVL 导联 T 波倒置。

［**病例解析**］LAD 中段完全闭塞，对应的 V2～V4 导联 ST 段抬高；因为对角支仍然有血流供应，V5、V6 导联 R 波存在，但处于梗死区边缘，出现 ST 段轻度抬高及 T 波倒置等缺血、损伤表现，心电图提示前壁心肌梗死，与造影结果相符。

● **病例 2**

［**病史资料**］男，63 岁，反复胸闷 2 年余，突发胸痛 20 min 急诊入院，入院 10 min 心电图记录如图，按指南行急诊冠状动脉造影＋PCI 治疗。

［**诊断**］STEMI，前降支中段次全闭塞。

［**术前心电图**］见图 8-13。

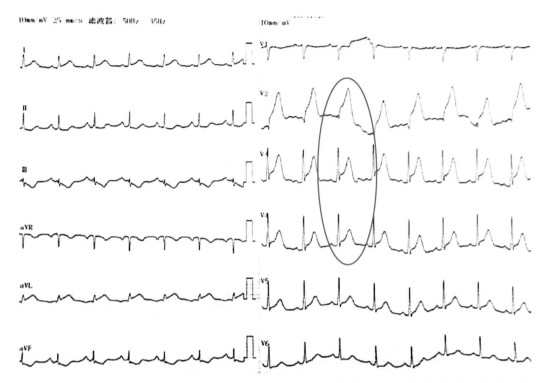

图 8-13　心电图：窦性心律，心率 85 次/min；P 波于 Ⅰ、Ⅱ、aVF 导联直立，aVR 导联倒置，时限、振幅正常；V1 导联 Q 波形成，Ⅰ、aVL、V2～V4 导联 ST 段抬高大于 0.2 mV，T 波直立；Ⅱ、Ⅲ、aVF 导联 ST 段压低 0.1 mV

[心电图诊断] 窦性心律，V1 导联 Q 波形成，Ⅰ、aVL、V2～V4 导联 ST 段抬高，Ⅱ、Ⅲ、aVF 导联 ST 段压低，急性前壁心肌梗死可能（请结合临床）。

[罪犯血管定位] Ⅰ、aVL、V2～V4 导联 ST 段抬高、Ⅱ、Ⅲ、aVF 导联 ST 段压低，考虑前降支中段闭塞、对角支近段闭塞。

[急诊冠状动脉造影图] 见图 8-14。

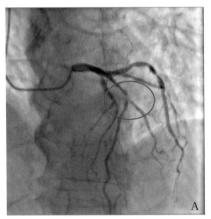
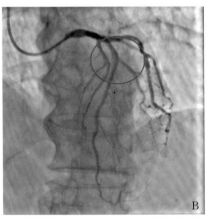

图 8-14　急诊冠状动脉造影。A. 术前：LAD 中段分叉病变，主支狭窄 99%，第一对角支开口狭窄 99%（CRA 30°）；B. 支架植入术后前降支恢复血流，TIMI 3 级（CRA 30°）

[PCI 术后第一天心电图]

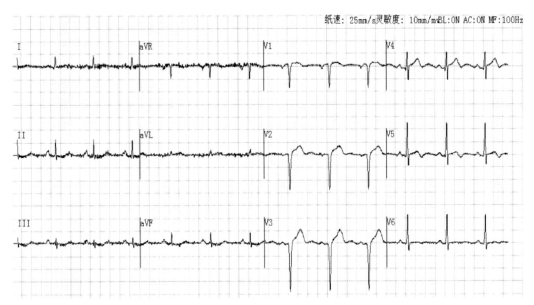

图 8-15 心电图。窦性心律，心率 77 次/min；P 波于 I、II、aVF 导联直立，aVR 导联倒置，时限、振幅正常；
V1～V3 导联 Q 波形成，V5 导联 T 波双向、倒置，V6 导联 T 波低平

[心电图诊断] 窦性心律，V1～V3 导联 Q 波形成，V5 导联 T 波倒置，V6 导联 T 波低平。

[病例解析] 前降支中段次全闭塞、对角支开口次全闭塞，对应 I、aVL、V2～V4 导联 ST 段抬高，II、III、aVF 导联 ST 段压低，血运重建后 ST 段回落，但 V1～V3 出现病理性 Q 波，V4～V6 仍然存在 R 波，提示闭塞段在对角支开口以下，冠状动脉造影结果证实。

（三）左前降支对角支病变

● 病例 1

[病史资料] 男，42 岁，反复胸闷伴后背部疼痛 3 天，加重 6h 至急诊。入院 10min 心电图记录见图 8-16，术前心肌酶检查，cTnT 2.270 ng/ml，CK-MB mass 103.6 ng/ml。按指南行急诊冠状动脉造影＋PCI 治疗，手术前记录心电图见图 8-16，1 周后顺利康复出院。

[诊断] STEMI，急性前壁心肌梗死，第一对角支闭塞。

[术前心电图] 见图 8-16A。

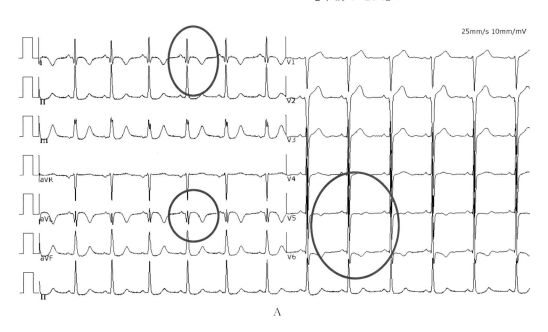

A

[介入治疗后的心电图] 见图 8 - 16B。

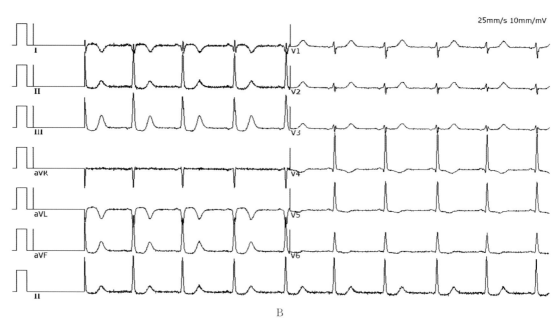

25mm/s 10mm/mV

图 8 - 16　心电图。A. 窦性心律;ST - T 改变(Ⅱ、Ⅲ、aVF ST 段压低 1.0 mm，Ⅰ、aVL、V5～V6 T 波倒置);高侧壁异常 Q 波,Ⅰ、aVL 呈 QRSr′或 QS 型。B. 介入治疗后随着对角支血流恢复,缺血性心电图表现改善

[心电图诊断] 窦性心律,高侧壁异常 Q 波、ST 段弓背向上样表现、T 波倒置,伴下壁导联 ST 段镜像压低,提示急性高侧壁心肌梗死可能。

[罪犯血管定位] 局限性高侧壁Ⅰ、aVL 导联 ST 段改变,提示对角支闭塞可能。

[急诊冠状动脉造影影像图] 见图 8 - 17。

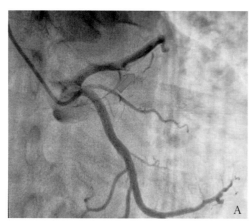
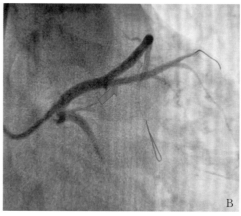

图 8 - 17　急诊冠状动脉造影。A. 第一对角支开口全闭塞(CAU 30°＋RAO 20°);B. PCI 治疗:第一对角支近段串联植入 2.5 mm×18 mm、2.5 mm×12 mm 支架,对角支恢复血流(CAU 30°＋RAO 20°)

[病例解析] 患者局限性第一对角支闭塞,心电图表现为侧壁及高侧壁导联 ST - T 改变,ST 段弓背向上样少许抬高,T 波倒置明显伴Ⅰ、aVL 导联病理性 Q 波形成。下壁导联呈现镜像性 ST 段压低表现。

三、左回旋支病变的心电图改变

(一) 左回旋支开口或近段病变

● 病例 1

[病史资料] 男,68 岁,咽痛伴冷汗 6 h 急诊入院。入院 10 min 心电图记录见图 8 - 18。胸痛持续

不缓解,按指南行急诊冠状动脉造影 + PCI 治疗,1 周后顺利康复出院。

[诊断] STEMI,回旋支近段完全闭塞。

[术前心电图] 见图 8-18。

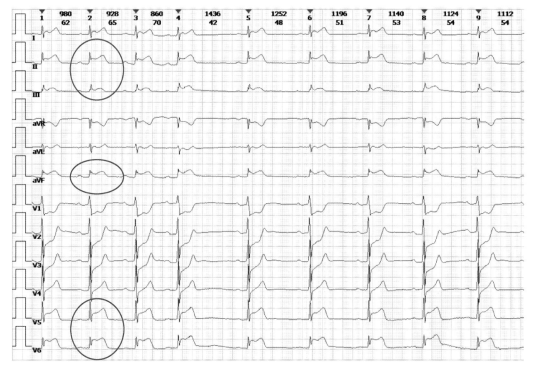

图 8-18 心电图。窦性心律,平均心率小于 60 次/min,心律不齐;P 波于 I、II、aVF 导联直立,aVR 导联倒置;P-R 间期>200 ms,一度房室传导阻滞;II、III、aVF 导联 ST 段抬高大于 0.1 mV,V5~V6 导联 ST 段抬高大于 0.2 mV,V1~V3 导联 ST 段压低大于 0.2 mV

[心电图诊断] 窦性心动过缓伴不齐,一度房室传导阻滞,II、III、aVF、V5~V6 导联 ST 段抬高,V1~V3 导联 ST 段压低;急性下壁心肌梗死可能(请结合临床)。

[罪犯血管定位] II、III、aVF、V5~V6 导联 ST 段抬高,回旋支闭塞可能。

[急诊冠状动脉造影影像图] 见图 8-19。

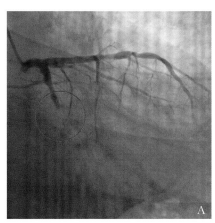
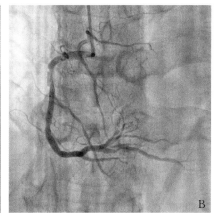

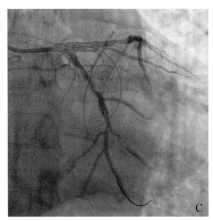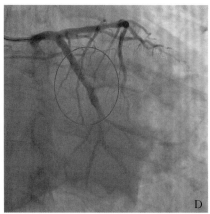

图 8-19　急诊冠状动脉造影。A. 回旋支近段起完全闭塞（RAO 30°+CAU 20°）；B. 右冠近中段不稳定斑块（LAO 45°）；球囊预扩张后回旋支显影，图中标注部分为支架释放前（RAO 30°+CAU 20°）；D. 支架释放后，回旋支显影，前向血流 TIMI 3 级（RAO 30°+CAU 20°）

[病例解析] LCX 近段闭塞，对应的 Ⅱ、Ⅲ、aVF、V5～V6 导联 ST 段抬高，心电图提示回旋支闭塞可能，与造影结果相符。

（二）LCX 中段病变

● 病例 1

[病史资料] 男，54 岁，因胸部疼痛、伴冷汗 5 h

急诊入院。入院 10 min 心电图记录如图，心肌酶检查，cTnT 13.7 ng/ml，CPK 256 U/L。按指南行急诊冠状动脉造影 + PCI 治疗，手术后记录心电图 8-20，1 周后顺利康复出院。

[诊断] STEMI，左回旋支完全闭塞。

[术前心电图] 见图 8-20。

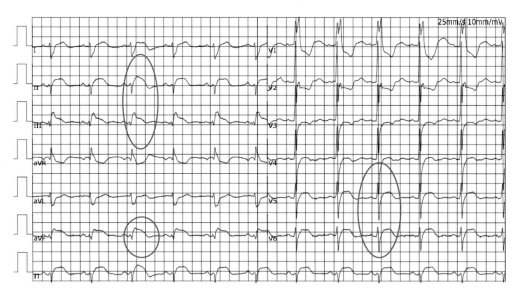

图 8-20　术前心电图。窦性心律；完全性右束支传导阻滞；ST 段改变（Ⅱ、Ⅲ、aVF、V5～V6 ST 段抬高 2.0～2.5 mm，Ⅰ 导联 ST 段抬高 0.5 mm，aVR 导联 ST 段压低 1.0～1.5 mm）

[心电图诊断] 窦性心律，Ⅱ、Ⅲ、aVF、V5～V6 ST 段抬高 2.0～2.5 mm；急性下侧壁心肌梗死可能。

[罪犯血管定位] Ⅰ、Ⅱ、Ⅲ、aVF、V5～V6 导联均 ST 段抬高，考虑大回旋支急性闭塞可能。

[冠状动脉造影影像图] 见图 8-21。

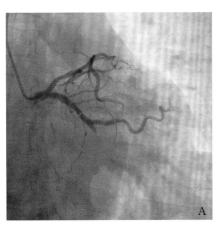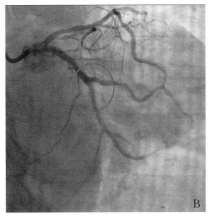

图 8 - 21　冠状动脉造影。A. 左回旋支中段急性闭塞（CAU 30° + RAO 30°）；B. 血管开通，植入支架，前向血流恢复至 TIMI 3 级（CAU 30° + RAO 30°）

[PCI 术后第一天心电图] 见图 8 - 22。

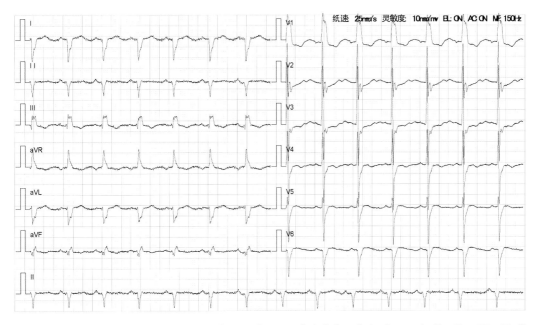

图 8 - 22　心电图。窦性心律，QRS 电轴极度右偏，完全性右束支传导阻滞，侧壁深 Q 波，Ⅰ、Ⅱ、aVL、V6 导联呈 QS 型；抬高的 ST 段回落，前壁导联压低的 ST 段改善。建议心超检查

[病例解析] 该患者左回旋支中段急性闭塞，对应Ⅰ、Ⅱ、Ⅲ、aVF、V5～V6 导联 ST 段抬高，aVR 导联 ST 段压低，血运重建后 ST 段回落，Ⅰ、Ⅱ、aVL、V6 导联呈现 QS 型。

（三）左回旋支远段病变

● **病例 1**

[病史资料] 男，62 岁。因胸痛 6 h 至我院急诊，血压 142/80 mmHg，脉搏 64 次/min。记录心电图见图 8 - 23。cTnT 0.665 ng/ml，肌红蛋白（MYO）740 ng/ml，脑钠肽（BNP）739.6 pg/ml。另查肌酐（Cr）148 umol/L，谷草转氨酶（AST）68 U/L。

[诊断] STEMI，左回旋支远段急性闭塞。

[术前心电图] 见图 8 - 23A。

[**术后第一份心电图**] 见图 8 - 23B。

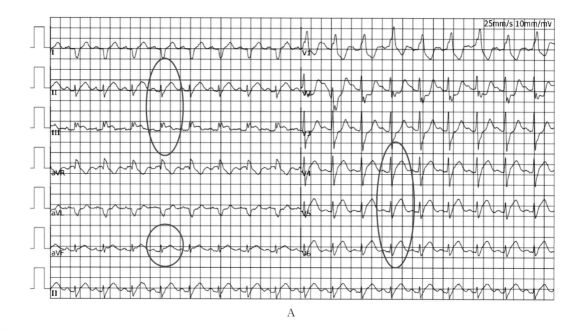

A

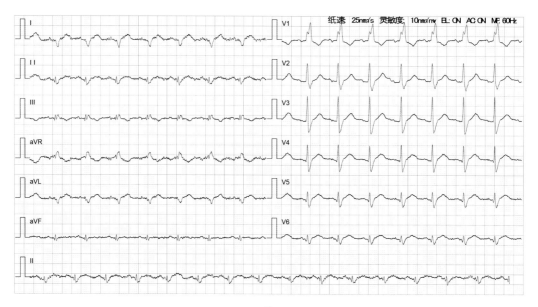

B

[术后第二份心电图] 见图 8 - 23C。

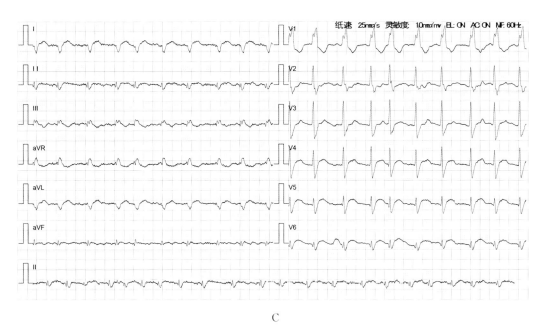

C

图 8-23　心电图。A. 术前心电图。窦性心律；Ⅱ、Ⅲ、aVF、V4～V6 导联 ST 段抬高 2～3 mm；完全性右束支
传导阻滞。B. 术后心电图。缺血性 ST - T 异常改善，CRBBB 存在。C. 术后发生心房颤动

[心电图诊断] 窦性心动过速，急性下壁＋侧壁心肌梗死，完全性右束支传导阻滞，QRS 电轴右偏。

[急诊冠状动脉造影影像图] 见图 8 - 24。

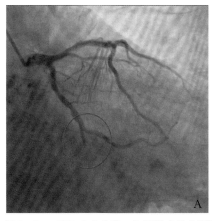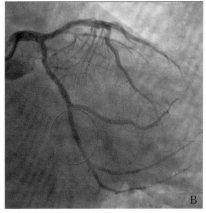

图 8 - 24　冠状动脉造影。A. PCI 术前 LCX 远段急性闭塞(CAU 30°)；B. 血管开通，植入
支架后前向血流恢复至 TIMI 3 级(CAU 30°)

[病例解析] 该患者心电图示下侧壁 ST 段抬高，侧壁抬高幅度较下壁明显，考虑回旋支病变可能，冠状动脉造影证实。

（四）左回旋支钝缘支病变

● 病例1

[病史资料] 男，83 岁，咽部及胸部疼痛伴头晕冷汗、呃逆 5 h 急诊入院，入院 10 min 心电图记录如图 8 - 25，胸痛持续不缓解，按指南行急诊冠状动脉造影＋PCI 治疗。

[诊断] STEMI，钝缘支完全闭塞。

[术前心电图] 见图 8 - 25。

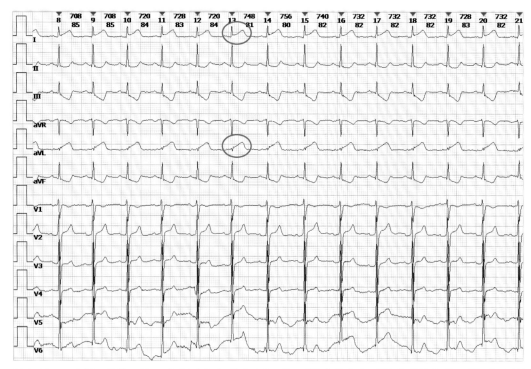

图 8-25　心电图。窦性心律,心率 83 次/min;P 波于 Ⅰ、Ⅱ、aVF 导联直立,aVR 导联倒置;Ⅰ、aVL 导联 ST
段抬高大于 0.1 mV,Ⅱ、Ⅲ、aVF 导联 ST 段压低大于 0.1 mV

[心电图诊断] 窦性心律,Ⅰ、aVL 导联 ST 段
抬高、Ⅱ、Ⅲ、aVF 导联 ST 段压低;急性高侧壁心
肌梗死可能(请结合临床)。

[罪犯血管定位] Ⅰ、aVL 导联 ST 段抬高,Ⅱ、
Ⅲ、aVF 导联 ST 段压低;回旋支闭塞可能。

[急诊冠状动脉造影影像图] 见图 8-26。

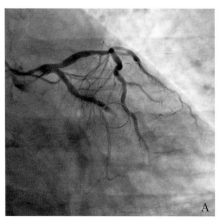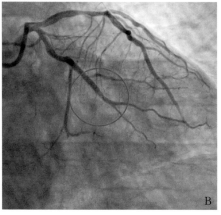

图 8-26　急诊冠状动脉造影。A.钝缘支完全闭塞(RAO 30° + CAU 30°);B.支架植入术后钝
缘支恢复血流(RAO 30° + CAU 30°)

[PCI 术后第一天心电图] 见图 8 - 27。

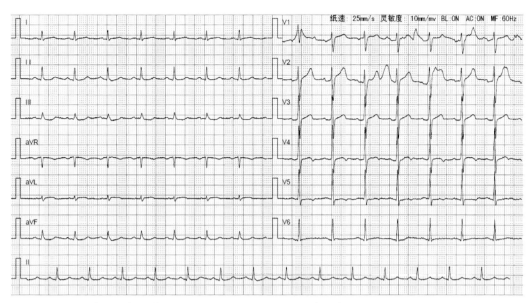

图 8 - 27　心电图。窦性心律，心率 89 次/min；P 波于 Ⅰ、Ⅱ、aVF 导联直立，aVR 导联倒置；V5～V6 导联 T 波低平

[心电图诊断] 窦性心律，V5～V6 导联 T 波低平。

[病例解析] 钝缘支完全闭塞，对应 Ⅰ、aVL 导联 ST 段抬高，Ⅱ、Ⅲ、aVF 导联 ST 段压低，血运重建后 ST 段回落，未出现病理性 Q 波。

第二节　右冠状动脉病变的解剖定位与心电图表现

一、右冠状动脉开口或近段病变

● 病例 1

[病史资料] 女，64 岁，突发胸痛 2 h 入院。2 h 前无明显诱因出现胸部持续性压迫、钝痛不适，伴冷汗，无肩背部放射痛。至急诊就诊，查心肌酶检查 TnT 0.087 ng/ml，CK - MB mass 26.97 ng/ml。按指南行急诊冠状动脉造影 + PCI 治疗，手术前记录心电图见图 8 - 28，1 周后顺利康复出院。

[诊断] STEMI，急性下壁心肌梗死，右冠近段完全闭塞。

[术前心电图] 见图 8 - 28。

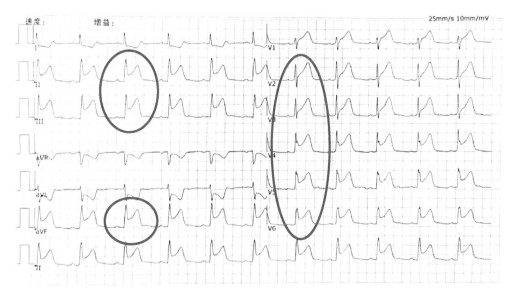

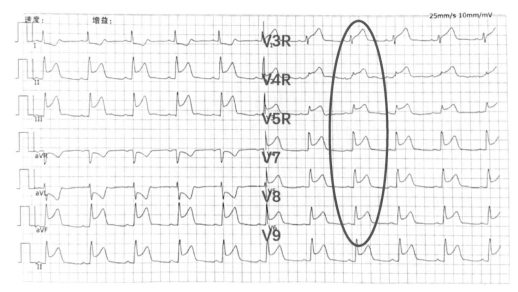

图 8-28　心电图。窦性心律,心率 63 次/min;ST-T 改变(Ⅱ、Ⅲ、aVF、V1~V9、V3R-V5R ST 段抬高 0.5~3.0 mm;Ⅰ、aVR、aVL ST 段压低 0.5~2.0 mm;Ⅰ导联 T 波双向、aVL 导联 T 波倒置)

[心电图诊断]窦性心律,Ⅱ、Ⅲ、aVF、V1~V9、V3R~V5R ST 段抬高,Ⅰ、aVR、aVL ST 段压低;急性下壁、后壁 ST 段抬高型心肌梗死。

[罪犯血管定位]右室导联 ST 段抬高和 ST 段抬高幅度Ⅲ导联>Ⅱ导联,考虑靶病变为右冠状动脉。

[急诊冠状动脉造影影像图]见图 8-29。

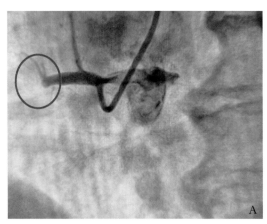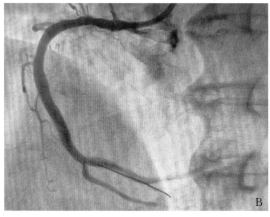

图 8-29　急诊冠状动脉造影。A.右冠状动脉近段完全闭塞(LAO 45°);B.急诊再灌注治疗,右冠状动脉近段植入 3.5 mm×15 mm 支架 1 枚,血管开通,前向血流 TIMI 3 级。

[病例解析]该例心电图特点是广泛下壁、正后壁 ST、T 波改变,提示右冠状动脉病变部位接近开口部位,供血范围大。右胸导联(V3R~V5R)、下壁(Ⅱ、Ⅲ、aVF)、侧后壁导联(V4~V9)ST 段抬高,高侧壁导联(Ⅰ、aVL)ST 段压低,提示患者下壁、后壁及右心室心肌梗死;结合右心室导联 ST 段抬高和 ST 段抬高幅度Ⅲ导联>Ⅱ导联,考虑靶病变为右冠状动脉,并部分供应左心室下后壁心肌。

● 病例 2

[病史资料]男,83 岁,突发头晕、倒地伴胸闷胸痛、二便失禁 2 h 急诊入院,入院后 10 min 心电图见图 8-30。胸痛持续不缓解,按指南行急诊冠状动脉造影+PCI 治疗。

[诊断]STEMI,右冠状动脉完全闭塞。

[术前心电图]见图 8-30。

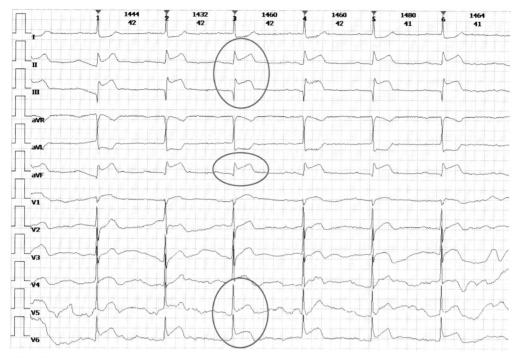

图 8-30　心电图。窦性心律，心率 42 次/min；P 波于 I、II、aVF 导联直立，aVR 导联倒置；P-R 间期 390 ms(>200 ms)，一度房室传导阻滞；II、III、aVF、V5～V6 导联 ST 段抬高大于 0.2 mV，I、aVL 导联 ST 段压低大于 0.2 mV

[心电图诊断] 窦性心动过缓，一度房室传导阻滞，II、III、aVF、V5～V6 导联 ST 段抬高，I、aVL 导联 ST 段压低；急性下壁心肌梗死可能(请结合临床)。

[罪犯血管定位] II、III、aVF、V5～V6 导联 ST 段抬高，右冠状动脉或回旋支闭塞可能。

[急诊冠状动脉造影影像图] 见图 8-31。

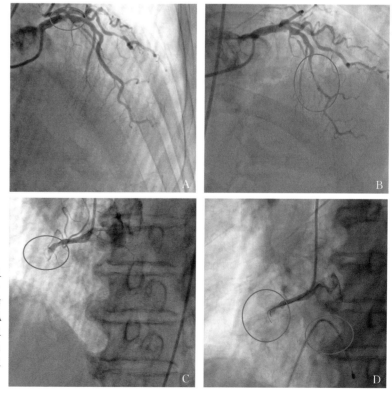

图 8-31　急诊冠状动脉造影。A. 前降支近段不稳定斑块(LAO 30°+CRA 20°)；B. 中段心肌桥，收缩相压缩 95%(LAO 30°+CRA 20°)；C. 右冠近段起完全闭塞(LAO 45°)；D. 置入临时起搏电极(右下箭头)，导丝无法通过闭塞病变处，PCI 术未成功

[病例解析]患者右冠状动脉近段完全闭塞，Ⅱ、Ⅲ、aVF、V5～V6 导联 ST 段抬高，受影响导联多，提示近端病变，与冠状动脉造影结果相符。

● 病例 3

[病史资料]男，76 岁，心前区闷痛 3 天，加重 3 h 急诊入院。入院 10 min 心电图记录见图 8－32。患者胸痛持续不缓解，按指南行急诊冠状动脉造影＋PCI 治疗，1 周后顺利康复出院。

[诊断]STEMI，右冠状动脉近段次全闭塞。

[术前心电图]见图 8－32。

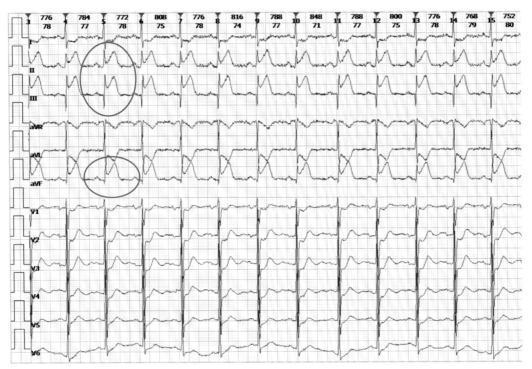

图 8-32　心电图。窦性心律，心率 78 次/min；P 波于Ⅰ、Ⅱ、aVF 导联直立，aVR 导联倒置，时限、振幅正常；Ⅱ、Ⅲ、aVF 导联 ST 段抬高大于 0.1 mV；Ⅰ、aVL、V2～V6 导联 ST 段压低

[心电图诊断]窦性心律，Ⅱ、Ⅲ、aVF 导联 ST 段抬高；急性下壁心肌梗死可能（请结合临床）。

[罪犯血管定位]Ⅱ、Ⅲ、aVF 导联 ST 段抬高，右冠状动脉闭塞可能。

[急诊冠状动脉造影影像图]见图 8－33。

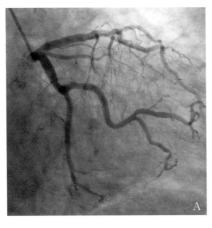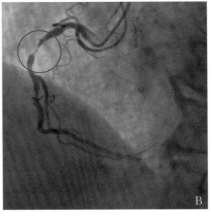

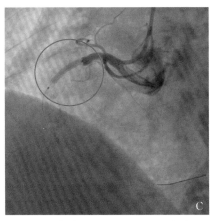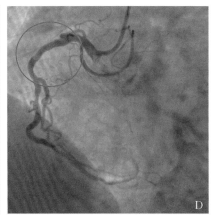

图 8 - 33　急诊冠状动脉造影。A. 术前左冠状动脉未见明显异常(CAU 30°)；B. 术前右冠状动脉近段次全闭塞(LAO 45°)；C. 术中支架释放时(LAO 45°)；D. 术后右冠状动脉近段未见残余狭窄(LAO 45°)

[PCI 术后第一天心电图] 见图 8 - 34。

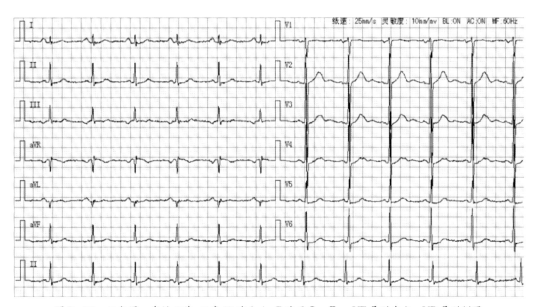

图 8 - 34　心电图。窦性心律,心率 69 次/min；P 波于 I、II、aVF 导联直立,aVR 导联倒置

[心电图诊断] 窦性心律。

[病例解析] 患者术前心电图可见 ST - T 明显改变(II、III、aVF 导联 ST 段抬高大于 0.1 mV,I、aVL、V2~V6 导联 ST 段压低),诊断为急性下壁心肌梗死。V5、V6 等侧壁导联心电图变化不明显,提示病变靠近中段,心电图与造影结果相符,术后第一天患者胸痛症状消失,心电图 ST - T 未见明显异常。

● 病例 4

[病史资料] 男性,59 岁,因"突发胸闷伴晕厥

30 min"就诊。患者于 2018 年 7 月 7 日 20 点 17 分突发胸闷胸痛伴冷汗,持续不缓解,后出现意识丧失。通过 120 急救至我院就诊。20 时 47 分至我院急诊就诊,20 时 50 分心电图示：三度房室传导阻滞,II、III、aVF ST 段抬高 3~5 mm(图 8 - 35)。考虑患者：急性下壁心肌梗死,三度房室传导阻滞。心肌标志物 TnT 0.02 ng/ml,20 时 55 分给予阿司匹林 300 mg、替格瑞诺 180 mg 后行 PCI 术。

[诊断] 冠心病,STEMI,RCA 近段严重狭窄病变。

[第一张心电图(术前)] 见图 8 - 35。

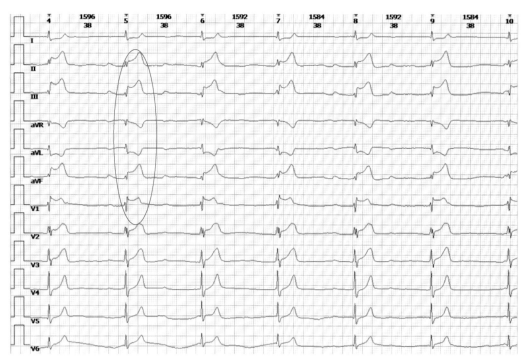

图 8-35　心电图。三度房室传导阻滞,心室率 38 次/min;Ⅱ、Ⅲ、aVF、V1 导联 ST 段抬高 3~5 mm,Ⅰ、aVL 导联 ST 段压低 3~4 mm

[心电图诊断] 三度房室传导阻滞,心室率 38 次/min;Ⅱ、Ⅲ、aVF、V1 导联 ST 段抬高;临床考虑急性下壁心肌梗死。

[罪犯血管定位] Ⅱ、Ⅲ、aVF、V1 导联 ST 段抬高,考虑右冠状动脉近段严重狭窄或闭塞。

[急诊冠状动脉造影影像图] 见图 8-36。

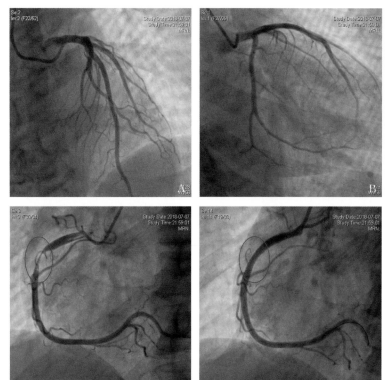

图 8-36　急诊冠状动脉造影。A.左前降支未见明显狭窄(CRA 30°);B.左回旋支未见明显狭窄(CAU 30°);C.右冠状动脉近段狭窄 95%,前向血流 TIMI 3 级(LAO 45°);D.右冠状动脉近段植入支架 1 枚(LAO 45°)

[PCI 术后第二天心电图]

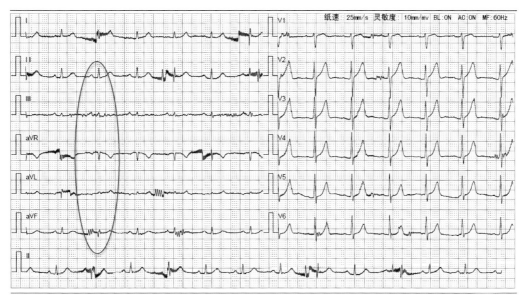

图 8-37　PCI 术后心电图。窦性心律，心率 60 次/min；Ⅱ、Ⅲ、aVF、V1 导联 ST 段回落至正常范围，Ⅰ、aVL 导联 ST 段正常

[病例解析] RCA 近段严重狭窄，对应的Ⅱ、Ⅲ、aVF 导联 ST 段抬高，心电图提示急性下壁心肌梗死，与造影结果相符。术后心电图见图 8-37。

二、右冠状动脉中段病变的心电图改变

● 病例 1

[病史资料] 男，73 岁，突发恶心、呕吐 6 h。遂至急诊就诊，入院 10 min 心电图记录见图 8-38，心肌酶检查 cTnT 3.850 ng/ml。按指南行急诊冠状动脉造影 + PCI 治疗，手术后记录心电图，1 周后顺利康复出院。

[诊断] STEMI，急性下壁心肌梗死，右冠状动脉中段完全闭塞。

[术前心电图] 见图 8-38。

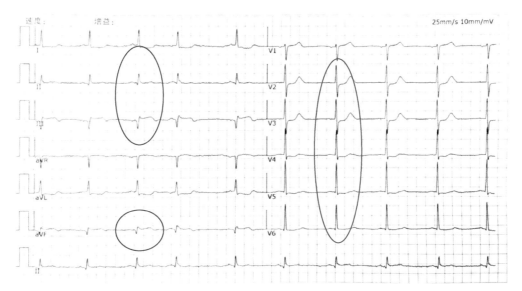

图 8-38　心电图。窦性心动过缓；偶发房性早搏；ST-T 改变（Ⅰ、aVL、V2～V6 ST 段压低 0.5～1.0 mm，Ⅱ、Ⅲ、aVF ST 段抬高 0.5～1.0 mm，Ⅰ、aVL T 波双向，V4～V6 T 波低平）

[心电图诊断] 窦性心动过缓,Ⅱ、Ⅲ、aVF ST 段抬高伴Ⅰ、aVL、V2~V6 ST 段压低,提示急性下壁心肌梗死。

[罪犯血管定位] Ⅱ、Ⅲ、aVF ST 段抬高伴Ⅰ、aVL、V2~V6 ST 段压低,Ⅲ导联 ST 段抬高幅度>Ⅱ导联,考虑靶病变为右冠。

[急诊冠状动脉造影影像图] 见图 8 - 39。

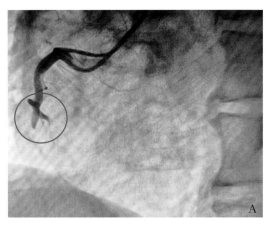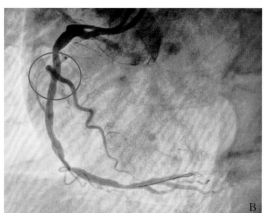

图 8-39　急诊冠状动脉造影。A. 右冠中段完全闭塞(LAO 45°);B. 急诊 PCI,右冠状动脉中段植入 2.75 mm×28 mm 支架 1 枚,右冠状动脉开通血流恢复

[PCI 术后半小时心电图] 见图 8 - 40。

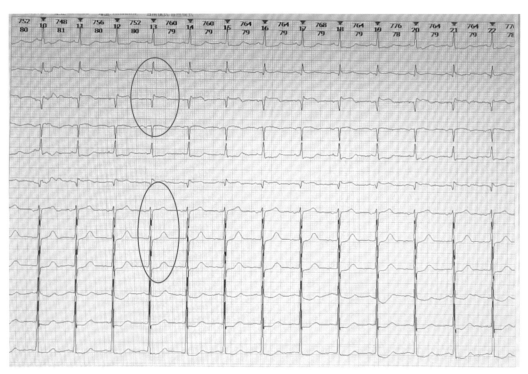

图 8-40　心电图。窦性心律,Ⅱ、Ⅲ、aVF ST 段弓背向上抬高 0.5~1.5 mm 伴病理性 Q 波形成,Ⅰ、aVL、V2~V6 ST 段压低 0.5~1.0 mm,Ⅰ、aVL T 波双向

[病例解析] 下壁急性心肌梗死常表现为消化道症状,易与消化道疾病混淆。患者心电图提示下壁导联 ST 段抬高,Ⅲ、aVF 导联病理性 Q 波形成,Ⅲ导联 ST 段抬高幅度>Ⅱ导联,考虑病变部位为右冠状动脉。Ⅰ、aVL 导联 ST 段压低考虑为镜像改变,V2~V6 导联 ST 段压低系后壁导联 ST 段抬高镜像心电图改变。

三、右冠状动脉远段病变的心电图改变

● 病例 1

[病史资料] 男，73 岁，20 天前剧烈胸痛 1 次，

外院诊断急性心梗，药物保守治疗（未溶栓）。

[诊断] 急性下壁心肌梗死，右冠状动脉远段次全闭塞。

[术前心电图] 见图 8-41。

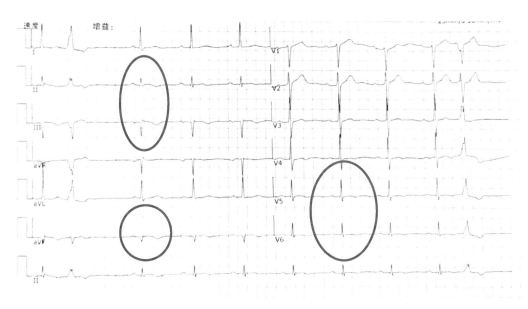

图 8-41 术前心电图。窦性心动过缓；一度房室传导阻滞；频发室性早搏；T 波改变（Ⅰ 导联 T 波低直立＜R1/10，V4 导联 T 波双向，Ⅱ、Ⅲ、aVF、V5、V6 T 波浅倒）

[心电图诊断] Ⅱ、Ⅲ、aVF、V5、V6 T 波浅倒，伴下壁导联Ⅲ、aVF 出现深 Q 波，提示急性下壁心肌梗死可能。

[罪犯血管定位] Ⅱ、Ⅲ、aVF、V5、V6 T 波浅

倒，伴下壁导联Ⅲ、aVF 出现深 Q 波，一度房室传导阻滞，表明病变累及房室结动脉供血，提示右冠状动脉闭塞可能。

[冠状动脉造影影像图] 见图 8-42。

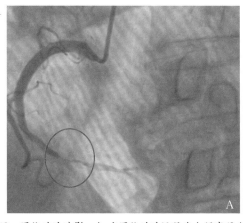
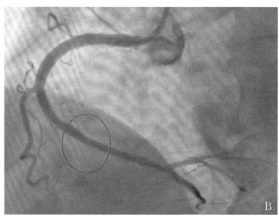

图 8-42 冠状动脉造影。A. 右冠状动脉远段次全闭塞（LAO 45°）；B. 右冠状动脉远段植入 2.75 mm×18 mm 支架 1 枚（CRA 20°）

[病例解析] 患者 20 天前发病，入院时心电图呈现亚急性心梗改变，下壁导联心电图 ST 段仍有弓背向上样抬高表现，伴有显著的 T 波倒置。下壁导联Ⅲ、aVF 出现深 Q 波，Ⅱ 导联不明显，提示病变部位为右冠状动脉可能性大。缺血累及房室结动

脉，引起一度房室传导阻滞。根据患者室早形态，定位于右心室希氏束旁，与心肌缺血范围相符合。

● 病例 2

[病史资料] 男性，72 岁，因"颈背部不适 1 天"

来我院就诊。患者一天前开始出现间断性颈背部不适感,不伴有冷汗。入院后心电图记录见图 8-43,测心肌标志物:肌钙蛋白 T 0.038 ng/ml,肌红蛋白 149.40 ng/ml,CK-MB mass 6.91 ng/ml。

有高压病史 50 年,服药控制;抽烟 40 年,每日 20 支;饮酒 50 年,每天 500 ml 黄酒;否认冠心病家族史。

[诊断] STEMI,右冠状动脉严重狭窄。

[术前心电图] 见图 8-43。

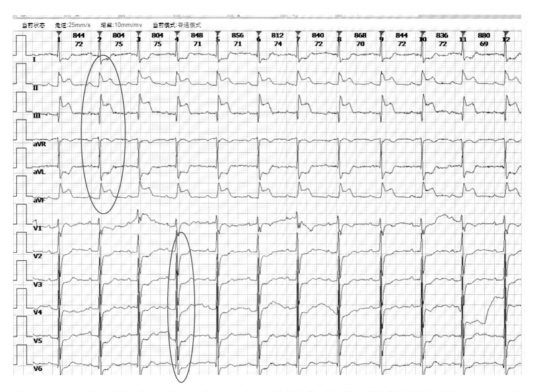

图 8-43 心电图。窦性心律,心率 69 次/min;一度房室传导阻滞;Ⅱ、Ⅲ、aVF 导联 ST 段抬高 3~5 mm,Ⅰ、aVL 导联 ST 段压低 2~3 mm

[心电图诊断] 窦性心律,一度房室传导阻滞;Ⅱ、Ⅲ、aVF 导联 ST 段抬高,Ⅰ、aVL 导联 ST 段压低 2~3 mm;临床上考虑急性下壁心肌梗死

[罪犯血管定位] Ⅱ、Ⅲ、aVF 导联 ST 段抬高,右冠状动脉严重狭窄病变或闭塞可能。

[急诊冠状动脉造影影像图] 见图 8-44。

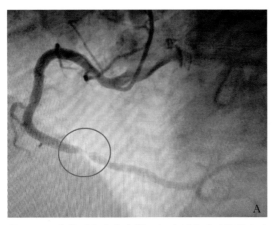
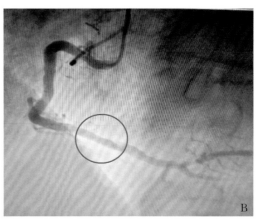

图 8-44 急诊冠状动脉造影。A. 右冠状动脉远段斑块狭窄 98%(LAO 45°);B. 右冠状动脉远段狭窄处植入 2.75 mm×14 mm 支架 1 枚

[术后第一天心电图] 见图 8 - 45。

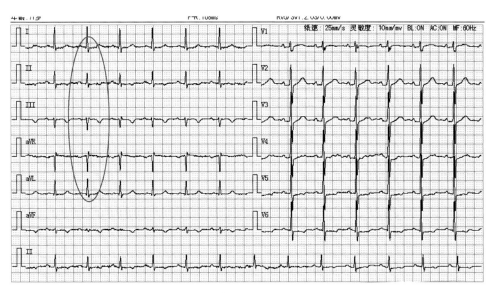

图 8 - 45　术后第一天心电图。窦性心律,心率 81 次/min;ST - T 改变(Ⅱ、Ⅲ、aVF、V4～V6 ST 段压低 0.5～1.0 mm,伴 T 波双向、倒置)

[病例解析] 患者是典型的 ST 段抬高型下壁心肌梗死,心电图可见 Ⅱ、Ⅲ、aVF 弓背向上抬高,抬高程度Ⅲ导联 > Ⅱ导联,Ⅰ、aVL、V2～V6 ST 段压低,推测为 RCA 病变导致的下壁心肌梗死,造影结果证实之前的推测,PCI 治疗后 ST 段回复,无 Q 波形成。

四、右冠状动脉左心室后支病变的心电图改变

● 病例 1

[病史资料] 男性,63 岁,因"胸闷不适 2 h"入院。患者于 3 天前无明显诱因下突发咽痛,无头晕头痛、胸闷胸痛,无视物模糊,无恶心、呕吐,急诊查 cTnT 0.009 ng/ml,D - 二聚体 0.39 mg/L,心电图示:窦性心律,无 ST - T 变化。未予药物治疗。患者于 3 月 22 日凌晨 4 点再次出现咽痛,伴胸痛、胸闷不适。急诊查 cTnT 0.354 ng/ml,CK 227 U/L,心电图示Ⅱ、Ⅲ、aVF 导联 ST 段抬高 1～1.5 mm,血压 170/90 mmHg。

[诊断] STEMI,右冠状动脉严重狭窄或闭塞。

[发病 3 天前第一次心电图] 见图 8 - 46。

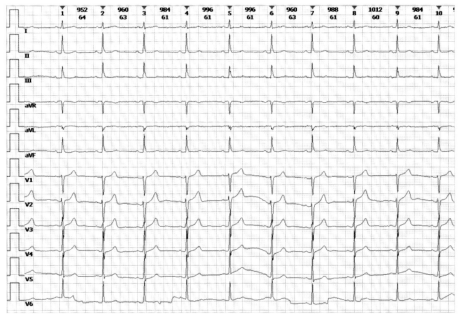

图 8 - 46　心电图。窦性心律,心率 61 次/min;未见 ST - T 改变

[症状发作时心电图] 见图 8-47。

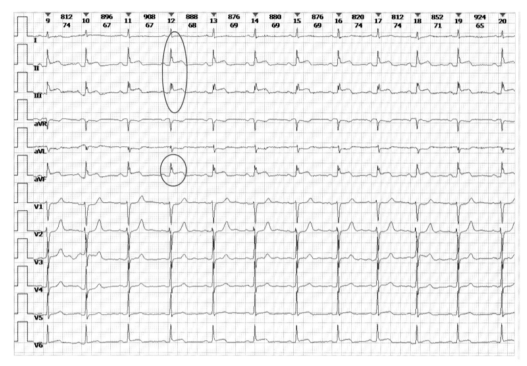

图 8-47　症状发作时心电图。窦性心律,心率 68 次/min;Ⅱ、Ⅲ、aVF 导联 ST 段抬高 1~1.5 mm

[冠状动脉造影影像图] 见图 8-48。

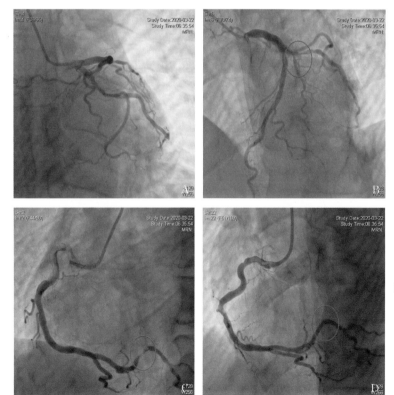

图 8-48　冠状动脉造影。A. 左主干及前降支近段未见明显狭窄(CRA 30°);B. 回旋支中段狭窄约 70%(LAO 30°+CRA 30°);C. 右冠状动脉迂曲粗大,管壁不规则,左心室后支中远段狭窄 99%,前向血流 TIMI 3 级;D. 左心室后支中远段狭窄处植入支架 2.5 mm×14 mm 1 枚

[PCI 术后第二天心电图] 见图 8-49。

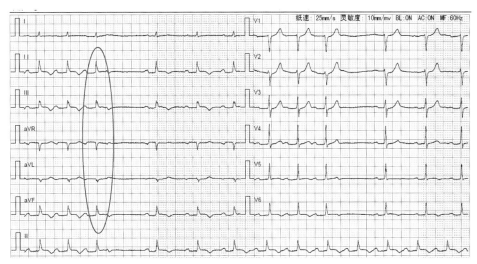

图 8-49　术后第二天心电图。窦性心律,心率 75 次/min;Ⅱ度Ⅱ型房室传导阻滞;Ⅱ、Ⅲ、aVF 导联 ST 段明显回落伴 T 波倒置

[病例解析] 患者在心肌梗死发作前先出现咽痛等不典型心绞痛症状,心电图和心肌标志物正常,再次发作胸闷时复测心电图出现下壁导联 ST 段轻微抬高 1~1.5 mm,心肌标志物升高,考虑右冠状动脉为罪犯血管。急诊造影证实左心室后支严重狭窄,植入支架后 ST 段回落,无 Q 波形成。患者出现二度Ⅱ型房室传导阻滞,需要继续观察是否和缺血相关。

五、右冠状动脉后降支病变的心电图变化

● 病例 1

[病史资料] 男性,56 岁,因"胸闷、胸痛 3 天"入院。患者于入院前 3 天行走时突发胸闷、胸痛,伴心悸,为胸骨后持续性隐痛,疼痛能忍受,未予重视,持续 2 天胸痛无明显缓解,遂于 2 天前就诊于外院,后转至我院。心电图记录见图 8-50,给予抗血小板治疗后患者症状缓解。心肌标志物 cTnT 1.53 ng/ml。

[诊断] 冠心病,急性冠状动脉综合征。

[术前心电图变化] 见图 8-50、图 8-51。

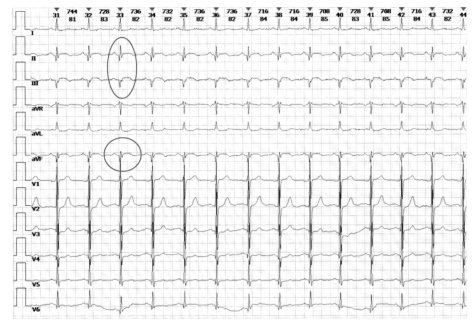

图 8-50　术前心电图。窦性心律,心率 83 次/min;逆钟向转位;Ⅱ、Ⅲ、aVF 导联 ST 段抬高 0.5~0.75 mm;下壁 Q 波(Ⅱ、Ⅲ、aVF 导联呈 qRs/QS 型)

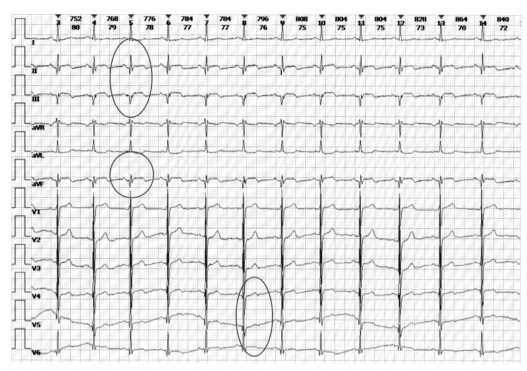

图 8-51 复查心电图。窦性心律,心率 76 次/min;下壁 Q 波(Ⅱ、Ⅲ、aVF 导联呈 QS/qRs 型);ST-T 改变
(Ⅱ、Ⅲ、aVF ST 抬高 0.5~0.75 mm;Ⅱ、aVF、V4~V6 T 波双向)

[冠状动脉造影影像图] 见图 8-52。

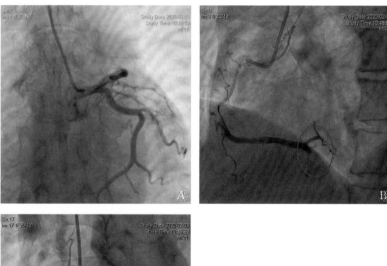

图 8-52 冠状动脉造影。A. 左主干及回
旋支未见狭窄(CAU 30°+LAO
30°);B. 后降支近段完全闭塞
(CRA 20°+LAO 20°);C. 闭塞
处植入支架 1 枚,血管开通
(CRA 20°+LAO 20°)

[PCI 术后 1 天心电图] 见图 8 - 53。

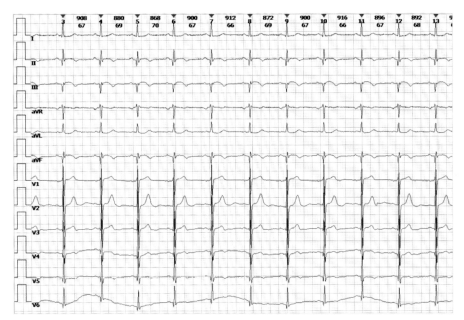

图 8 - 53 PCI 术后 1 天心电图。窦性心律,心率 66 次/min;下壁 Q 波(Ⅱ、Ⅲ、aVF 导联呈 qRs 型);ST - T 改变(Ⅱ、Ⅲ、aVF ST 抬高 0.5~0.75 mm;Ⅱ、aVF、V4~V6 T 波双向)

[病例解析] 患者为后降支完全闭塞病变,因为该血管处于右冠远端,体表心电图变化不典型,呈现出慢性病程,就诊时已有 Q 波形成。

第三节 多支血管病变的解剖定位与心电图表现

一、多支血管病变解剖定位与心电图表现

● 病例 1

[病史资料] 男性,80 岁,胸闷 1 天余急诊入院,入院时患者胸痛较前缓解。急诊查肌钙蛋白 T 1.47 ng/ml。入院 10 min 心电图记录见图 8 - 54。胸痛持续不缓解,按指南行急诊冠状动脉造影 + PCI 治疗,1 周后顺利康复出院。

[诊断] NSTEMI,回旋支近段完全闭塞。

[术前心电图] 见图 8 - 54。

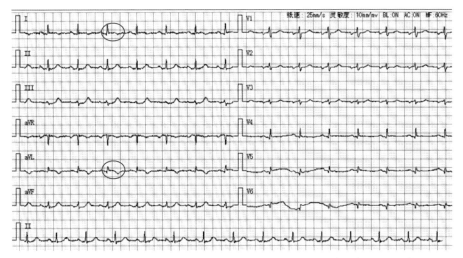

图 8 - 54 心电图。窦性心律,心率 85 次/min;P 波于 Ⅰ、Ⅱ、aVF 导联直立,aVR 导联倒置;Ⅰ、aVL 导联 ST 段轻度抬高,aVL 导联 T 波倒置

[**心电图诊断**] 窦性心律，Ⅰ、aVL 导联 ST 段轻度抬高，aVL 导联 T 波倒置（请结合临床）。

[**罪犯血管定位**] Ⅰ、aVL 导联 ST 段抬高不足0.1 mV，初步怀疑回旋支闭塞。

[**急诊冠状动脉造影影像图**] 见图 8-55。

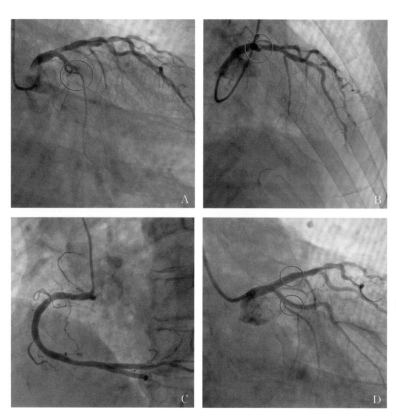

图 8-55　急诊冠状动脉造影。A. 回旋支近段起完全闭塞（RAO 30°＋CAU 20°）；B. 前降支开口严重狭窄（LAO 40°＋CAU 30°）；C. 右冠可见小斑块（LAO 45°）；D. 回旋支（下箭头）显影，前降支（上箭头）开口未见残余狭窄（RAO 30°＋CAU 20°）

[**术后第一天心电图**] 见图 8-56。

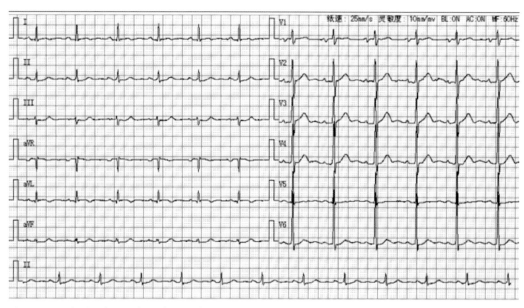

图 8-56　心电图。窦性心律，心率 72 次/min；P 波于Ⅰ、Ⅱ、aVF 导联直立，V1 导联正负双向，aVR 导联倒置

[心电图诊断] 窦性心律,下壁导联 QRS 低电压。

[病例分析] 患者入院时距离胸闷发作开始时间大于 24 h,急诊心电图 Ⅰ、aVL 导联 ST 段抬高不足 0.1 mV,GRACE 评分小于 140 分,故择期行 PCI。术前 ST - T 轻微改变,罪犯血管定位困难。术后 ST - T 未见明显异常,未见病理性 Q 波。

● 病例 2

[病史资料] 女性,2 个月前无明显诱因下胸闷、胸痛,向右肩部放射,活动后加重。外院查肌钙蛋白 Ⅰ 1.07 ng/ml,NT - Pro BNP 1 573.77 pg/ml。2 天前患者再次出现胸闷伴胸痛。我院急诊查肌钙蛋白 0.42 ng/ml,心电图记录见图 8 - 57。考虑患者胸痛发作已超过 24 h,予抗血小板、抗凝治疗,未予急诊 PCI。

[急诊首张 PCI 术前心电图] 见图 8 - 57。

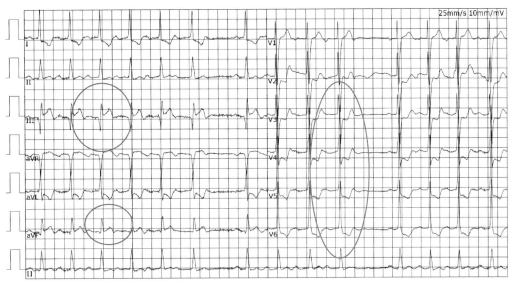

图 8 - 57　心电图。窦性心律;二度Ⅰ型房室传导阻滞,呈文氏传导;ST - T 改变,Ⅲ、aVF ST 段抬高 2～3 mm,Ⅰ、aVL、V3～V6 ST 段压低 0.75～3 mm,T 波双向倒置

[心电图诊断] 窦性心律,二度Ⅰ型房室传导阻滞,Ⅲ、aVF ST 段抬高,Ⅰ、aVL、V3～V6 ST 段压低;急性下壁心肌梗死可能(请结合临床)。

[罪犯血管定位] Ⅲ、aVF ST 段抬高合并房室传导阻滞,考虑右冠状动脉闭塞可能,并且窦房结支受累。

患者入院 1 天后再次出现胸痛,伴大汗。心电监护提示窦性心动过缓,频发二度及三度房室传导阻滞。考虑血流动力学不稳,即刻予急诊造影,术中情况见下:

[急诊冠状动脉造影影像图] 见图 8 - 58。

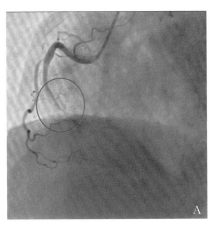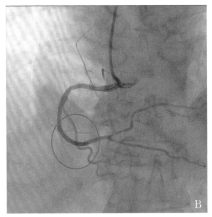

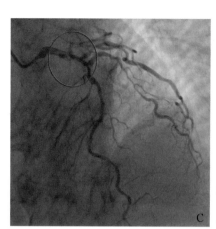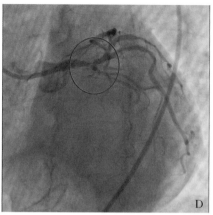

图 8-58 第一次冠状动脉造影。A. 右冠状动脉远段急性闭塞(LAO 45°);B. 血管开通,植入支架后前向血流恢复至 TIMI 3 级(CRA 30°);C. 左主干局限性夹层伴斑块破溃(CRA 30°);D. 左主干末端斑块狭窄 95%,前向血流 TIMI 3 级,未干预(LAO 45°+CAU 30°)

　　患者 ST 段抬高型心肌梗死,根据指南处理靶病变 RCA。术后患者仍有反复发作的胸闷、胸痛,有大汗伴肩部放射痛,硝酸酯类药物效果欠佳。

　　[术后第 1 天心电图] 见图 8-59。

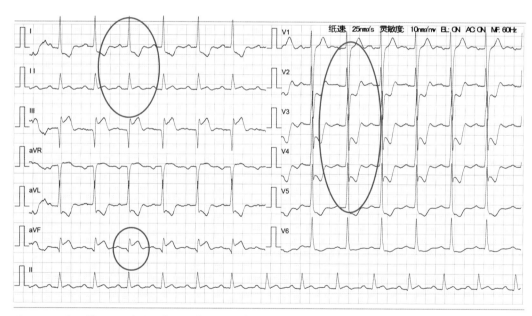

图 8-59 术后第 1 天心电图。窦性心律;左心室高电压;下壁心梗,属何期请结合临床(Ⅱ、aVF 导联呈 R 型,Ⅲ 导联呈 Qr 型,Ⅱ、Ⅲ、aVF ST 抬高 0.5～1.5 mm,V2～V5 ST 段压低 2～5 mm)

　　血运重建后多次复查心电图,前壁 ST 段压低未见改善。考虑前壁持续缺血状态。遂再行 LM-LAD PCI 治疗。

　　[术后顽固性心绞痛发作心电图] 见图 8-60。

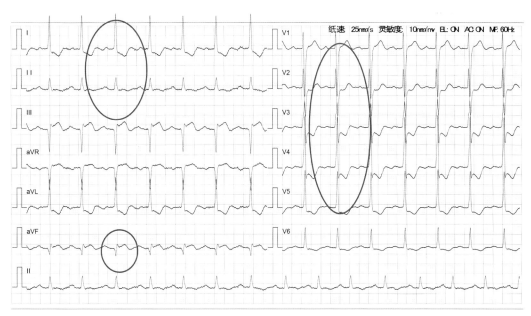

图 8-60 术后心绞痛发作心电图：窦性心律，QRS 左偏；左心室高电压；下壁心肌梗死，属何期请结合临床（Ⅱ、aVF 呈 R 型，Ⅲ 呈 Qr 型，Ⅲ、aVR、aVF ST 段抬高 0.5～1.5 mm，V2～V6 ST 段压低 1～5 mm）

[第 2 次冠状动脉造影影像图] 见图 8-61。

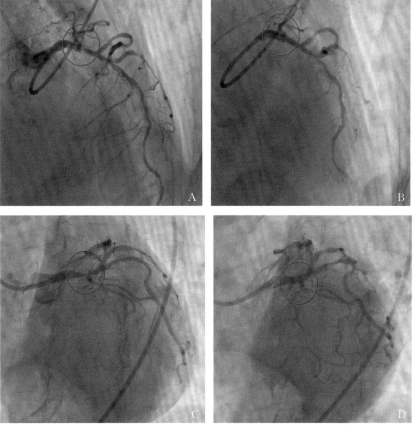

图 8-61 第 2 次冠状动脉造影。A、C 分示两种体位下左主干狭窄 95%（RAO 30°+CRA 30°，LAO 45°+CAU 30°）；B、D 分示左主干至左前降支开口植入支架 1 枚，无残余狭窄（RAO 30°+CRA 30°，LAO 45°+CAU 30°）

患者第 2 次 PCI 后胸痛症状消失,复查心电图见前壁 ST 段压低幅度下降。

[第 2 次 PCI 术后心电图] 见图 8 - 62。

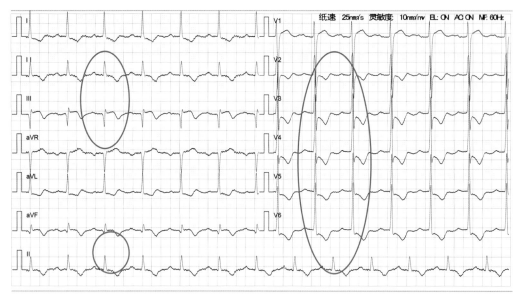

图 8 - 62　第 2 次 PCI 术后心电图。窦性心律,QRS 电轴左偏;左心室高电压;下壁心肌梗死,属何期请结合临床(Ⅱ呈 R 型,Ⅲ呈 Qr 型,aVF 呈 qr 型,Ⅱ、Ⅲ、aVF ST 段抬高 0.5 mm,V2~V6 ST 段压低 1~2.5 mm)

[病例解析] 该患者为右冠状动脉急性闭塞合并左主干严重狭窄伴局限性夹层、溃疡形成。结合患者Ⅱ、Ⅲ、aVF ST 段抬高,Q 波形成及造影示右冠状动脉远段血管完全闭塞,遂对右冠状动脉闭塞血管优先开通,行 PCI 植入支架。患者术后仍反复发作胸痛,前壁 ST 段压低持续存在,故考虑前壁缺血较重,限期处理左主干病变,患者症状得以缓解。

● **病例 3**

[病史资料] 女,64 岁,外院检查发现冠脉狭窄 2 周。外院冠脉 CTA 提示左、右冠状动脉广泛钙化伴左前降支重度狭窄,否认平时胸闷、胸痛、心悸等不适。既往合并高血压病史十余年,糖尿病病史十余年。

[诊断] RCA + LCX 双支病变。

[术前心电图] 见图 8 - 63A。

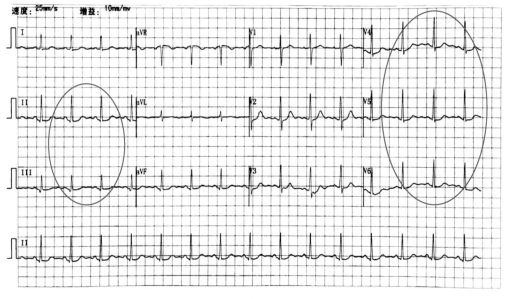

A

[**住院冠状动脉介入术后心电图**] 见图 8 - 63B。

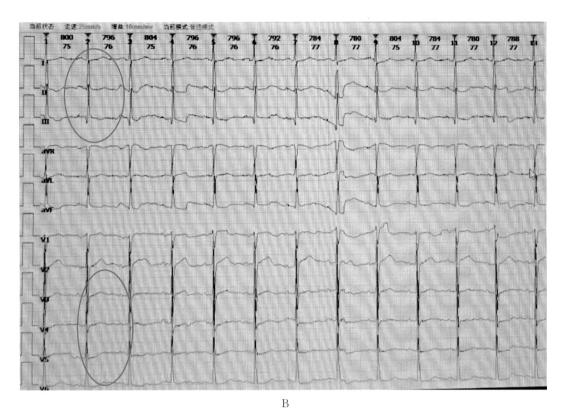

图 8 - 63 心电图。A. 窦性心律，下壁，侧壁导联 ST 轻度压低，T 波低平；B. 术后窦性心律，V3～V6、Ⅱ、aVF T 波低平；Ⅲ导联 T 波浅倒，未见明显 ST 段改变

[**心电图诊断**] 窦性心律，V3～V6、Ⅱ、aVF T 波低平，Ⅲ导联 T 波浅倒；慢性侧壁、下壁心肌缺血可能。

[**罪犯血管定位**] V3～V6 T 波低平，Ⅱ、aVF T 波低平，Ⅲ导联 T 波浅倒，回旋支及右冠狭窄可能。

[**冠状动脉造影图**] 见图 8 - 64。

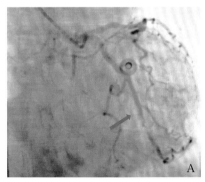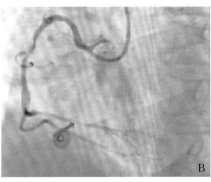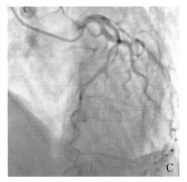

图 8 - 64 冠状动脉造影。A. 回旋支中段狭窄 90%（CAU 30°）；B. 左心室后支中段狭窄 90%（LAO 45°）；C. 前降支第一对角支分叉后局限性狭窄 50%（LAO 30° + CRA 30°）

[**病例解析**] 患者 V3～V6、下壁导联 T 波相对低平，提示可疑下壁、侧壁心肌缺血。造影结果提示回旋支中段狭窄 90%，右冠状动脉远端左心室后支弥漫性病变伴狭窄 90%。

二、慢性闭塞冠状动脉病变(CTO)的解剖位置 与心电图表现

● **病例1**

[病史资料] 活动后胸闷4年,加重1个月。患

者近4年劳累后偶有胸闷,近1个月跑步后自觉胸闷加重,休息半小时方可缓解。无胸痛及肩背部放射痛。

[诊断] 冠心病,LAD-CTO,RCA提供侧支。

[术前心电图] 见图8-65。

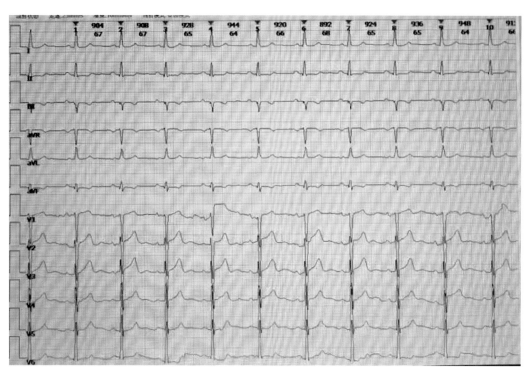

图8-65 术前心电图。窦性心律;各导联ST-T未见明显异常

[心电图诊断] 正常心电图。

[罪犯血管定位] 无提示信息。

[冠状动脉造影影像图] 见图8-66。

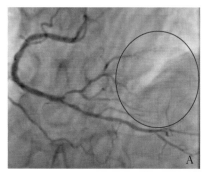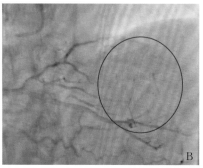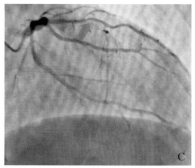

图8-66 冠状动脉造影。A、B. 右冠状动脉为前降支提供侧支循环,侧支血管供应前降支中远段(CRA 30°);C. 前降支D1分出后全闭塞,D1粗大(RAO 30°+CRA 30°)

[病例解析] 患者LAD D1分出后完全闭塞,RCA为LAD远段提供侧支血供,Rentrop分级2级。慢性病变,闭塞血管区域心肌由对角支及右冠状动脉侧支循环血液供应,未见明显心电图异常。提示冠状动脉慢性血管闭塞只要侧支循环代偿好,静息心电图可以没有异常。

● **病例 2**

[**病史资料**] 男，51 岁，反复胸闷胸痛 9 年，突发胸痛 10 h 急诊入院。既往有高血压病史 7 年，不规律服药。2 型糖尿病 4 年，未规律服药。有脑梗死病史。有吸烟史。急诊心肌标志物 cTnT 0.353 ng/ml，

NT - proBNP 789.5 pg/ml。按指南行急诊冠状动脉造影 + PCI 治疗，1 周后顺利康复出院。

[**诊断**] STEMI，前降支急性闭塞、回旋支/右冠状动脉慢性闭塞。

[**术前心电图**] 见图 8 - 67。

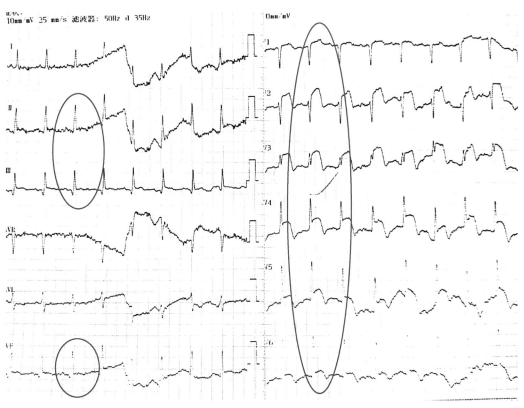

图 8 - 67　心电图。窦性心动过速；P 波于 I、II、aVF 导联直立，aVR 导联倒置，时限、振幅正常；II、III、aVF 导联 R 波上升不良，V1～V6 导联 ST 段抬高，I、aVL 导联 ST 段压低

[**心电图诊断**] 窦性心动过速，II、III、aVF、V1～V6 导联 ST 段抬高，I、aVL 导联 ST 段压低。

[**罪犯血管定位**] II、III、aVF、V1～V6 导联

ST 段抬高，考虑急性下壁心肌梗死合并广泛前壁心肌梗死，考虑前降支 + 右冠状动脉闭塞。

[**急诊冠状动脉造影影像图**] 见图 8 - 68。

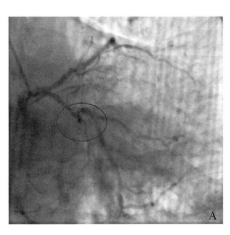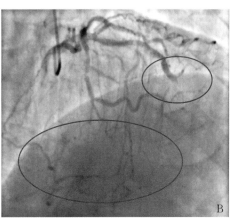

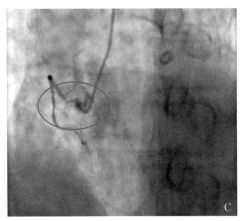
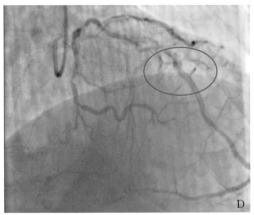

图 8-68　急诊冠状动脉造影。A. LCX 中段起完全闭塞(CAU 30°);B. LAD 近段钙化,中段起完全闭塞,左冠状动脉为 RCA 提供侧支血供(RAO 30° + CRA 26°);C. RCA 近段起完全闭塞(LAO 38°);D. LAD 血管开通,中段植入支架 1 枚(RAO 36° + CRA 28°)

[PCI 术后第一天心电图] 见图 8-69。

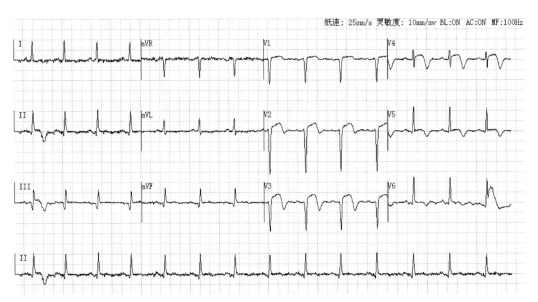

图 8-69　心电图。窦性心律,心率 85 次/min;P 波于Ⅰ、Ⅱ、aVF 导联直立,aVR 导联倒置,时限、振幅正常;V1~V4 导联 ST 段抬高,Ⅰ、Ⅱ、Ⅲ、aVL 导联 T 波低平,V5、V6 导联 T 波倒置

[心电图诊断] 窦性心律;V1~V4 导联 ST 段抬高(较前回落),T 波改变。

[病例解析] 前降支中段急性闭塞,对应 V1~V6 导联 ST 段抬高,而前降支为右冠状动脉提供侧支,前降支急性闭塞导致右冠状动脉远段供血受阻,对应Ⅱ、Ⅲ、aVF 导联 ST 段抬高,Ⅰ、aVL 导联 ST 段压低提示镜像改变或者回旋支病变,结合造影结果,提示回旋支病变。

● 病例 3

[病史资料] 男性,47 岁,胸闷、气促 1h 余急诊入院。既往有高血压病史 10 余年,规律服药,血压控制可。有吸烟史。急诊心肌标志物 cTnT 0.039 ng/ml,NT-proBNP 26.3 pg/ml。入院 10 min 心电图记录见图 8-70。按指南行急诊冠状动脉造影 + PCI 治疗,1 周后顺利康复出院。

[诊断] STEMI,前降支急性次全闭塞,回旋支慢性闭塞。

[术前心电图] 见图 8-70。

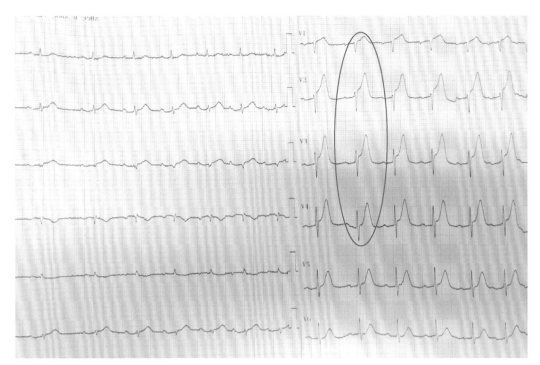

图 8 - 70　心电图。窦性心律；P 波于 Ⅰ、Ⅱ、aVF 导联直立，aVR 导联倒置，时限和振幅正常；V1～V3 导联 ST 段抬高

［心电图诊断］窦性心律，V1～V3 导联 ST 段抬高。

［罪犯血管定位］V1～V3 导联 ST 段抬高，考

虑急性前壁心肌梗死。

［急诊冠状动脉造影影像图］见图 8 - 71。

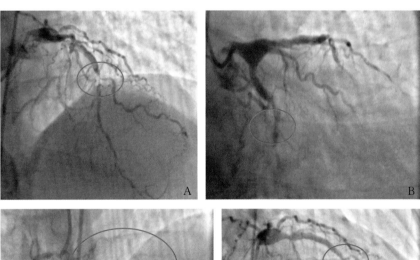

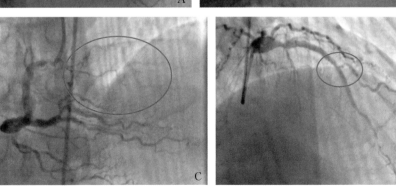

图 8 - 71　急诊冠状动脉造影。A. LAD 中段起次全闭塞（LAO 30°＋CRA 30°）；B. LCX 中段起完全闭塞（CAU 30°）；C. RCA 远段对 LCX 提供侧支血供（CRA 30°）；D. LAD 中段植入支架 1 枚（RAO 30°＋CRA 25°）

[PCI 术后第一天心电图] 见图 8-72。

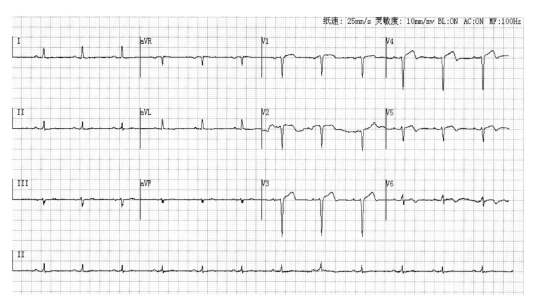

图 8-72　心电图。窦性心律,心率 75 次/min;P 波于Ⅰ、Ⅱ、aVF 导联直立,aVR 导联倒置,时限、振幅正常;
　　　　　V1～V2 导联 Q 波,Ⅰ、Ⅱ、Ⅲ、aVL、aVF 导联 T 波低平,V5～V6 导联 T 波倒置

[心电图诊断] 窦性心律,V1、V2 Q 波形成,T 波改变。

[病例解析] 前降支中段次全闭塞,对应 V1～ V4 导联 ST 段抬高;回旋支慢性闭塞,因右冠状动脉为回旋支提供侧支血供,回旋支供血区心电图未见改变。

第九章

心电图平板运动试验

一、概述

一个世纪以来，心电图平板运动经历了长足的发展，从最初仅有的血压和心率记录，到单导联心电图记录，再到12导联心电图记录。20世纪60年代，随着计算机科技的发展，心电图运动试验开始广泛用于冠心病的诊断。然而随着影像技术的发展，心电图运动试验在冠心病诊断的应用也渐渐出现了转折点。

最早在1997年，美国心脏病协会（ACC/AHA）发布了心电图运动试验指南，2001年AHA发表了相关的运动标准，2013年ACC发表"Exercise standards for testing and training: a significant statement from the American Heart Association"，更新了心电图运动试验的解读。然而，2019年ESC慢性冠状动脉综合征指南在冠心病的诊断部分对于心电图运动试验用于冠心病诊断的推荐有较大变化。

目前，心电图运动试验可以应用的领域如下。

（1）冠心病的辅助诊断，包括隐匿性冠心病的检测。

（2）冠心病病变严重度评估，为是否需要介入治疗提供依据。

（3）应用于冠心病、心肌梗死、心功能不全等心脏病患者的康复锻炼指导，评估运动能力。

（4）心肌梗死患者出院前检查，评估运动能力、预后判断。

（5）用于患者心脏负荷能力及心功能状况、窦房结功能的评估。

（6）药物效果的临床评估，用于冠心病药物及特殊治疗技术的有效性判断。

（7）早期发现隐匿性运动性心律失常。

二、心电图运动试验诱发心肌缺血的病理生理机制

生理状态下，随着运动量的增加，人体耗氧量增加，心脏通过增加每搏输出量和心率来达到供需平衡。随着运动量的增加，每搏输出量将逐渐达到平台期，而心率的增快将成为主要因素，一般每增加一个代谢当量（MET），心率约增加10次/min。心率的增快与年龄有显著的相关，通常情况下极量运动最大目标心率为220－年龄（岁），而亚极量运动最大目标心率为极量运动的85%。与此同时，交感神经兴奋而副交感神经受抑制，使得除了运动相关肌肉、脑血管和冠脉之外，外周血管收缩从而使血压上升，通常运动中血压平均上升为10 mmHg/MET。正常情况下运动过程中冠状动脉血流量可较静息状态增加5倍。运动结束后，在迷走神经的作用下，心率将在30 s内呈现较显著的下降，随后呈逐渐下降趋势。同样血压在运动后也因心排血量的下降而下降，通常在6 min内恢复到运动前的水平。病理状态下，阻塞性冠心病患者的冠脉血流量增加无法满足耗氧量增加的需求，因此将出现心肌缺血的表现。

三、心电图运动试验目的

（1）冠心病严重程度的评估。

（2）心血管事件和全因死亡的预测。

（3）评估运动耐量。

（4）评估运动相关的症状。

（5）评估变时能力、心律失常及对植入器械的评估。

（6）治疗后效果评估。

与此同时，为降低心电图运动试验的风险，我们需要排除存在禁忌证的情况。

四、心电图运动试验禁忌证

1. 绝对禁忌证

（1）2 d内的急性心肌梗死。

（2）不稳定心绞痛。

（3）未控制的心律失常伴血流动力学紊乱。

（4）活动性感染性心内膜炎。

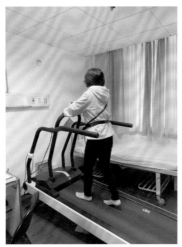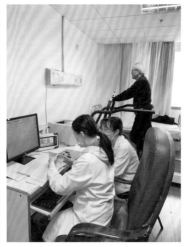

图 9-1　运动平板心电图的设备及检查时的工作状况

（5）症状性重度主动脉狭窄。

（6）失代偿性心衰。

（7）急性肺栓塞或深静脉血栓。

（8）急性心肌炎、心包炎。

（9）急性主动脉夹层。

（10）影响运动的身体残疾。

2. 相对禁忌证

（1）已知的左主干病变。

（2）中重度主动脉瓣狭窄及不确切的症状。

（3）心室率未控制的快速性心律失常。

（4）获得性高度或三度房室传导阻滞。

（5）重度肥厚型梗阻性心肌病合并静息状态显著压差。

（6）近期卒中或 TIA。

（7）精神障碍或交流困难。

（8）静息状态血压＞200/110 mmHg。

（9）未纠正的贫血、电解质紊乱和甲状腺功能亢进。

五、心电图运动试验的操作流程

首先记录平卧位静息标准 12 导联心电图，其次记录直立位（或坐位）静息心电图（图 9-1）。记录直立位静息心电图时，需以躯干导联代替肢体导联，这样能更好地减少运动肢体活动和肌电位伪差的影响。但是躯干导联和标准肢体导联也不完全相同，躯干导联可使额面电轴右偏，使下壁导联电压增加，在某些情况下导致下壁 Q 波消失，也能在正常情况下出现导联位置相关的人为 Q 波。

1. 电极位置　因为标准肢体导联受限于运动，所以在心电图运动试验过程中躯干导联代替肢体导联是常规选择，而胸导联位置不变。虽然躯干导联和肢体导联所显示的心电图不尽相同，但是并不影响其对心率变化的检测和 ST 段改变的检测。躯干导联的位置分别在双侧锁骨侧下方胸腔上方（RA和 LA）和脐上方左侧（LL）及右侧（RL）（图 9-2）。

（1）CM5 导联：CM5 导联并不包含在标准 12 导联心电图中，是一个特殊的双极导联，是由胸骨切迹下方的电极和胸导联 V5 电极两者构成，代表心底部至心尖部的向量。研究发现 CM5 导联对运动所致的心内膜下心肌缺血有最好的敏感性。

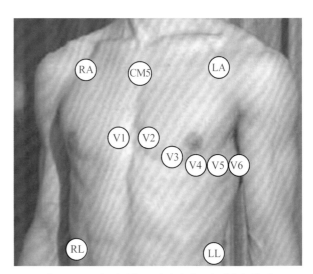

图 9-2　心电图平板运动试验的心电图电极位置

（2）反向 aVR 导联（- aVR 导联）：aVR 导联翻转后将位于 Ⅰ 导联和 Ⅱ 导联之间，与左心室纵向电轴一致，心内膜下心肌缺血- aVR 导联 ST 段压低，既等于 aVR 导联 ST 段抬高，通常提示左主干病变或前降支近端狭窄。因此- aVR 导联的意义和 CM5 导联的意义相似。但是和 ST 段抬高在心梗的定位不同,ST 段压低对缺血的定位并不那么相关。

2. 常用的检测方案 有 Bruce 方案、Cornell 方案、Naughton Balke 方案和 Ramp 方案等,目前 Bruce 方案是最常用的方案。

Bruce 方案旨在通过运动的方式(包括动态活动平板行走、踏自行车或登楼梯的方法),提高人体的活动量,增加心肌氧耗量,打破冠状动脉供血及心肌氧耗之间的平衡,诱发心肌缺血,通过检测心电图发现冠状动脉狭窄。Bruce 方案通过变速、变斜率方式,每级持续 3 min。其中 1 级速率为 1.7 mph(英里/小时),坡度 10%,相当于 5~6 MET[耗氧量 17~20 ml/(kg·min)];2 级速率为 2.5 mph,坡度为 12%,能量消耗相应为 8~9 MET(表 9-1)。本方案氧耗值及做功递增量较大,较易达到预期最大心率,但心功能较差或病重患者则不易耐受,亦不易精确测定缺血阈值,故改良 Bruce 方案应运而生。Bruce 改良方案更适合国人应用(表 9-2),其 1 级和 2 级运动能量消耗分别相当于 1.6 MET 及 4 MET 代谢值。

表 9-1 心电图运动试验的 Bruce 方案

级别	速度 (英里/h)	坡度 (°)	时间 (min)	MET 单位	总时间 (min)
1	1.7	10	3	4	3
2	2.5	12	3	6~7	6
3	3.4	14	3	8~9	9
4	4.2	16	3	15~16	12
5	5.0	18	3	21	15
6	5.5	20	3	—	18
7	6.0	22	3	—	21

MET:代谢当量。

表 9-2 心电图运动试验的改良 Bruce 方案

级别	时间(min)	速度(英里/h)	坡度(°)
1	3	2.7	0
2	3	2.7	5
3	3	2.7	10
4	3	4.0	12
5	3	5.5	14
6	3	6.8	16
7	3	8.0	18
8	3	8.9	20
9	3	9.7	22

心电图运动试验异常的表现和 ST 段的偏移程度、累及的导联数、持续的时间均相关。

(1) ST 段压低:为排除 J 点下移及某些 ST 段上斜型压低的情况,ST 段压低的诊断标准定为 J 点后 60~80 ms,ST 段呈下斜型或水平型压低,幅度 ≥0.1 mV(1 mm),且持续时间>2 min。

(2) ST 段抬高:运动后 ST 抬高超过 0.1 mV (1 mm)为异常。

(3) ST 段正常:在静息心电图存在 ST 段压低、T 波倒置的情况下,心电图运动试验可能出现正常化,这可以是因为多部位的心肌缺血,相对向量互相抵消所致。但在某些早期复极的年轻健康患者中也可以出现抬高的 ST 段回落至正常。同样,对于某些低危的患者,若运动中出现原先的 T 波倒置正常化,则并没有诊断价值。

(4) ST/HR 斜率和 ST/HR 指数:随着心率增快,ST 本身会出现一定程度的改变,因此我们用心率来校正 ST 改变。ST/HR 斜率指在整个运动过程中 ST/HR 斜率的最大值,通常情况下 ST/HR 斜率>2.4 μV/(次·min⁻¹)提示异常,ST/HR 斜率>6 μV/(次·min⁻¹)提示主干病变或 3 支病变等严重病变。ST/HR 指数则是运动过程中 ST 段随 HR 变化的平均值,ST/HR 指数>1.6 μV/(次·min⁻¹)提示为异常。

(5) 其他:除 ST 段改变以外,其他的心电图改变也可能与缺血相关,包括 P 波时间、R 波振幅、QRS 波时间、T 波和 U 波改变、QT 间期、异位冲动形成及传导异常等。

六、心电图运动试验的风险

不可否认,心电图运动试验存在无法避免的风险。据报道,每 10 000 例试验会有 0~6 例死亡,每 10 000 例试验会有 2~10 例心梗。因此出现某些情况时需要及时停止试验。

1. 停止心电图运动试验绝对指征

(1) 在原先没有心梗 Q 波的导联出现 ST 段抬高超过 1 mm(除了 aVR、aVL 和 V1 导联)。

(2) 随着运动量的增加,收缩压反而下降超过 10 mmHg,合并其他缺血表现时。

(3) 中重度心绞痛。

(4) 中枢神经系统症状(共济失调、头晕或接近晕厥)。

(5) 灌注不良表现(发绀或苍白)。

(6) 持续性室速或其他影响心脏输出的心律失

常(如二度或三度房室传导阻滞)。

（7）技术上不能检测心电图或血压时。

（8）患者要求停止试验。

2. 停止心电图运动试验相对指征

（1）可疑缺血患者显著的 ST 段压低，J 点后 60～80 ms 压低超过 2 mm(水平型或下斜型)。

（2）没有其他缺血表现的情况下，出现收缩压下降超过 10 mmHg。

（3）胸痛加重。

（4）乏力、胸闷、气喘、腿抽筋、跛行。

（5）持续性室速以外的心律失常，包括多源性异位搏动、室性三联律、室上性心动过速及其他类型

的缓慢性心律失常可能发展为更复杂更严重而影响血流动力学的。

（6）显著的高血压，收缩压＞250 mmHg 或舒张压＞115 mmHg。

（7）出现束支传导阻滞，而无法立即和室速鉴别的情况。

七、心电图运动试验的病例资料

（一）正常心电图运动试验

● 病例 1

患者，男，45 岁。偶感胸闷 3 周，排除冠心病而检查。否认高血压、糖尿病。

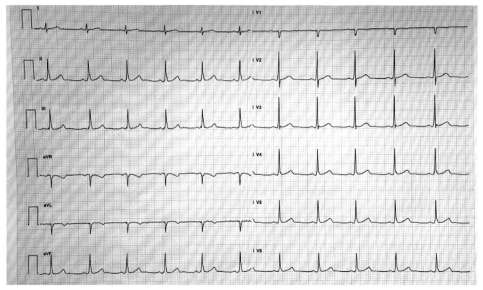

图 9-3A　运动前：心电图正常范围内

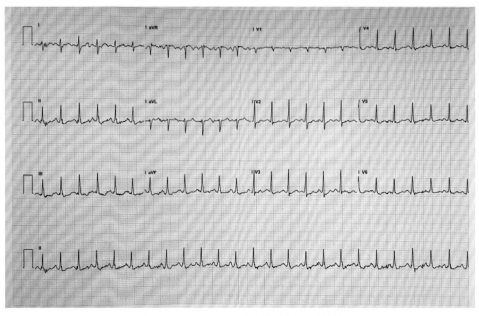

图 9-3B　运动中：心脏负荷增加、心率增快

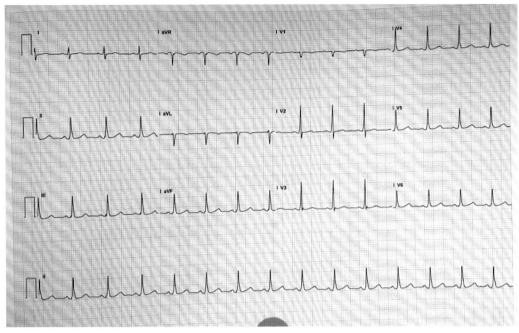

图 9-3C　运动后：ST-T 未见明显变化

[结论] 亚极量心电图运动试验阴性(图 9-3)。

(二) 心电图运动试验假阳性的心电图表现(上斜型)

● **病例 2**

患者,女,57 岁,反复胸闷 1 个月。平板运动试验可疑阳性,进一步冠状动脉 CTA 检查未见明显狭窄。

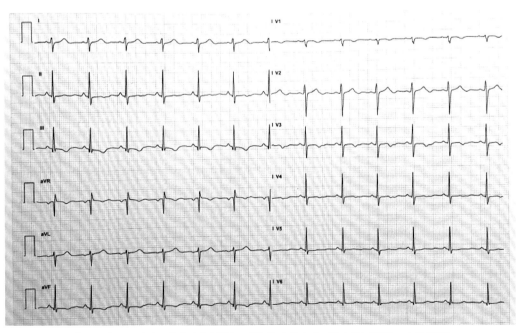

图 9-4A　运动前：T 波改变(Ⅱ V4~V6 T 波低直立＜R 1/10,V3T 双向转倒置)

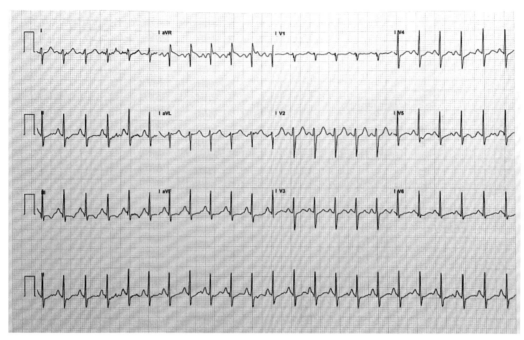

图 9-4B 运动中：V3～V6 T 倒置转直立，Ⅱ、Ⅲ、aVF、V3～V6 ST 段压低 0.5 mm（上斜型）

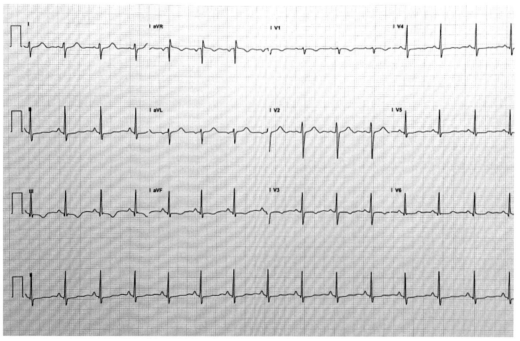

图 9-4C 运动后：V3～V6 ST 压低消失，Ⅱ、V3～V6 T 波直立减低＜R 1/10

[结论] 亚极量心电图运动试验可疑阳性（图 9-4）。

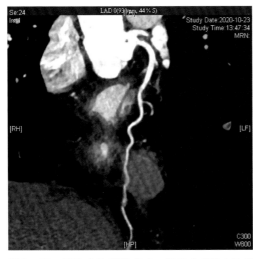

图9-4D 冠状动脉CTA检查。图示左前降支造影 图9-4E 冠状动脉CTA检查。图示左回旋支造影图像
图像

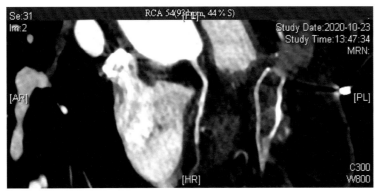

图9-4F 冠状动脉CTA检查。图示右侧冠状动脉造影图像

（三）心电图平板运动试验阳性病例（水平型、下斜型）

• 病例3

患者，男，65岁。活动后心悸1个月余。患者1个月前于活动后出现心悸，伴背部牵拉感，持续20min自行缓解。高血压20余年，否认糖尿病。

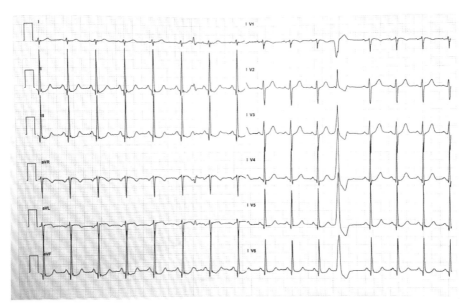

图9-5A 运动前：ST改变（Ⅱ、Ⅲ、aVF、V4～V6 ST段压低0.5mm），偶发室性早搏

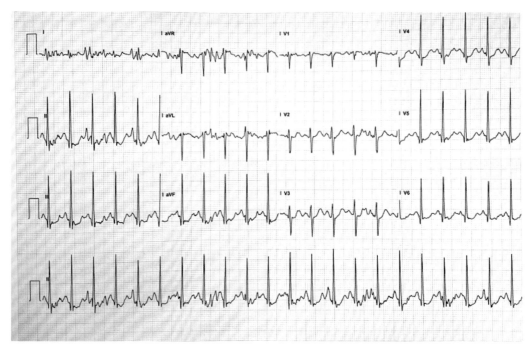

图 9-5B　运动中：Ⅱ、Ⅲ、aVF、V4～V6 ST 段压低 0.5 mm 进一步转化为 0.75～1 mm（水平型）

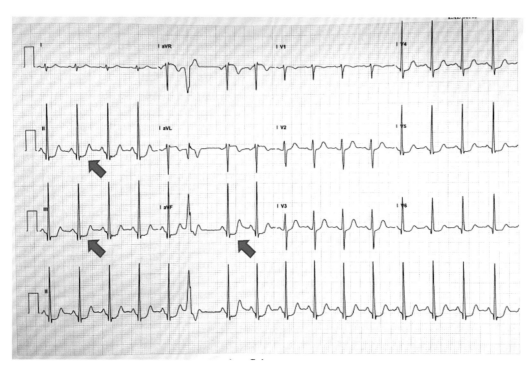

图 9-5C　运动后：Ⅱ、Ⅲ、aVF、V4～V6 ST 段压低从 0.75～1 mm 到 1～1.5 mm（水平型），提示右冠状动脉病变可能

［结论］亚极量心电图运动试验阳性（图 9-5）。　　重狭窄病变。

该病例一周后冠状动脉造影检查证实为右侧严

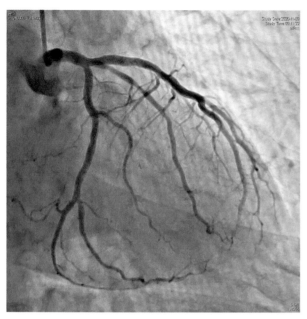

图 9-5D　冠状动脉造影右足位＋右前位示左冠状动脉轻度斑块形成

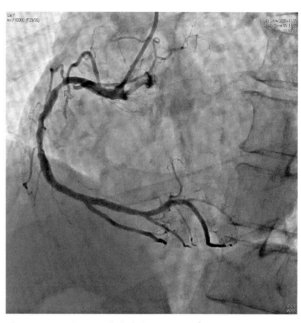

图 9-5E　右侧冠状动脉造影。RAO 30°,图示右冠近端严重狭窄

[结论]　冠心病、稳定性心绞痛。

● 病例 4

患者,男,59 岁。运动后咽部紧缩感 1 年。患者于 1 年前起出现运动后咽部紧缩感,休息后好转。无胸闷胸痛。高血压 25 年,控制可。吸烟 25 年,3 支/日。母亲有冠心病史。

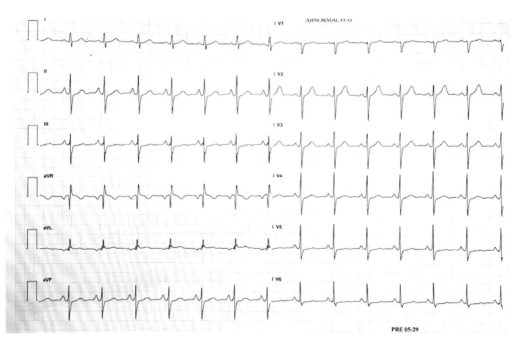

图 9-6A　运动前:T 波低平(V4～V6 T 波低平)

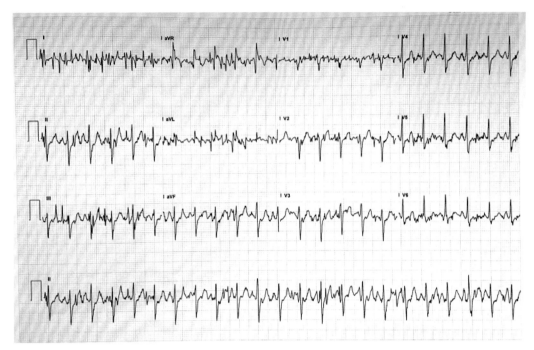

图 9-6B 运动中：各级心率增快

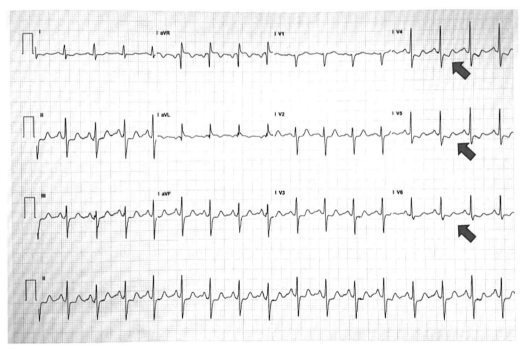

图 9-6C 运动后：V4～V6 导联 ST 段压低 0.75～1 mm(下斜型)，T 波转负正双向

[结论] 亚极量心电图运动试验阳性(图 9-6)。

[冠状动脉造影]

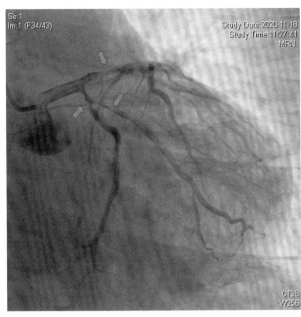

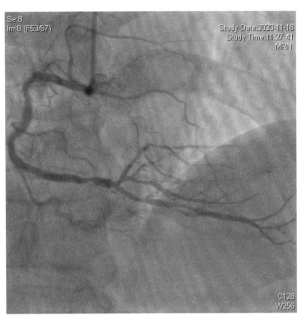

图 9-6D　左冠状动脉右足＋右前位造影,示前降支、左回旋支严重狭窄病变

图 9-6E　右前斜 30°右冠状动脉造影图像。图示近段狭窄 30%,远段狭窄 80%;左心室后支:远段狭窄 50%;后降支:近段狭窄 70%

[结论] 冠心病,稳定性心绞痛。

第十章

心电图在冠心病防治中的作用及定位罪犯血管的价值

——— 第一节　急性、慢性冠状动脉综合征的心电图变化类型 ———

根据冠心病相关指南,临床分为急性冠状动脉综合征(ACS)和慢性冠状动脉综合征(CCS)两大类。如表 10-1 所示,ACS 和 CCS 又进一步分为不同的亚类。

表 10-1　冠心病分类及其心电图改变

分类	临床分型	可能的心电图缺血、损伤、坏死表现
急性冠状动脉综合征	ST 段抬高型心肌梗死(STEMI)	典型特征为早期 T 波高耸,ST 段抬高,R 波降低,病理性 Q 波形成,动态变化
	不稳定性心绞痛(UA)	常见 T 波低平、倒置,ST 段水平型压低等动态改变,ST 段一过性抬高
	非 ST 段抬高型心肌梗死(NSTEMI)	常见 T 波低平、倒置,ST 段水平型压低等动态改变,ST 段抬高及 Q 波不明显
	猝死(SCD)	无脉性室速,心室颤动、心室扑动
慢性冠状动脉综合征	怀疑有冠心病,有稳定的心绞痛症状和(或)呼吸困难的患者	常见 T 波低平、倒置,ST 段压低
	新发心力衰竭或左心室功能障碍	常见 T 波低平、倒置,ST 段压低,左束支传导阻滞等心律失常
	怀疑冠心病的患者	常见 T 波低平、倒置,ST 段压低
	ACS 后 1 年内或近期血运重建的无症状或症状稳定患者	心电图正常,或者病理性 Q 波,部分患者可有 T 波低平、倒置,ST 段压低
	初次诊断或血运重建 1 年以上的无症状和有症状患者	T 波低平、倒置,ST 段压低
	心绞痛,疑似血管痉挛或微血管疾病患者	T 波低平、倒置,ST 段压低,罕见 ST 段一过性抬高
	筛查时发现冠心病的无症状者	心电图正常,或者病理性 Q 波,部分患者可有 T 波低平、倒置,ST 段压低

——— 第二节　心电图在急性 ST 段抬高型心肌梗死诊治中的作用 ———

一、心电图在 STEMI 的诊断及处理流程中的作用

STEMI 管理(包括诊断和治疗)从首次医疗接触的时间(FMC)开始。推荐在区域内制订再灌注策略以使得治疗措施最为有效。首先要明确 STEMI 的诊断。诊断通常基于心肌缺血症状(如持续胸痛)和体征及检查(12 导联心电图)。若怀疑患者存在 STEMI 必须在首次医疗接触后(FMC)10 min 内尽快行心电图检查,以明确 STEMI 诊断并进行分诊。当怀疑患者存在心肌缺血且其心电图 ST 段抬高时,尽快启动再灌注治疗。

心电图以下情况 ST 段抬高（测量 J 点）则提示发生冠状动脉急性闭塞可能：

40 岁以下男性连续≥2 个导联 ST 段抬高≥2.5 mm，≥40 岁男性 ST 段抬高≥2.0 mm，女性 V2～V3 导联抬高≥1.5 mm 或其他导联抬高≥1 mm。发生下壁心肌梗死的患者推荐记录右胸导联（V3R 和 V4R）观察有无 ST 段抬高，从而判断是否存在右心室梗死。同样，V1～V3 导联 ST 段压低提示心肌缺血，尤其是终末 T 波高耸时（等同于 ST 段抬高），V7～V9 导联持续存在 ST 段抬高≥0.5 mm 时提示后壁心肌梗死。不必因为 Q 波存在改变再灌注治疗策略。

推荐急性期时常规检测血浆心肌标志物水平，但是不应因此延迟再灌注治疗。不能确定是否存在进展性的急性心肌梗死时，可行急诊影像学检查（冠状动脉造影检查），从而保证患者可以及时开始再灌注治疗。

按照 ESC 急性 ST 段抬高型心肌梗死指南，持续心肌缺血症状患者心电图表现及紧急 PCI 处理策略见表 10－2。

表 10－2　持续心肌缺血症状患者心电图表现及紧急 PCI 处理

初始诊断推荐		
推荐	分类	等级
ECG 监测		
推荐尽快在 FMC（首次医疗接触时）行 12 导联 ECG，最大延迟时间为 10 min	I	B
可疑 STEMI 患者尽快开始有除颤功能的 ECG 监测	I	B
高度怀疑后壁心肌梗死（LCX 阻塞）的患者额外行后胸导联心电图（V7～V9）	Ⅱa	B
发生下壁心肌梗死的患者推荐额外右胸导联（V3R 和 V4R），确认有无右心室梗死存在	Ⅱa	B
血样		
推荐急性期尽早测量常规血清标志物，但不应因此延迟再灌注治疗时间	I	C

束支传导阻滞
可用于提高 LBBB 患者 STEMI 诊断精确性的标准
- 同时存在 ST 段抬高≥1 mm 和高耸 QRS 波
- V1～V3 导联存在 ST 段压低≥1 mm
- ST 段抬高≥5 mm 而 QRS 波呈负向
诊断 STEMI 过程中存在 RBBB 有可能混淆 STEMI 诊断

心室起搏节律
右心室起搏期间可能出现 LBBB，起搏期间上述的标准可用于诊断心肌梗死；但是缺乏特异性

单独后壁心肌梗死
单独的 V1～V3 导联 ST 段压低≥0.5 mm，后壁 V7～V9 导联 ST 段抬高≥0.5 mm

由左主干闭塞或多支血管病变导致的缺血
至少 8 个导联 ST 段压低≥1 mm，aVR 导联和（或）V1 导联 ST 段抬高提示左主干、与左主干等同的冠状动脉闭塞或严重三支血管缺血

ECG＝心电图；LBBB＝左束支传导阻滞；RBBB＝右束支传导阻滞。

二、STEMI 不同阶段心电图检查的作用

（一）院前处理阶段

所有参与高级生命支持（ACLS）的救助人员都应该对怀疑有 ST 段抬高型急性心肌梗死（STEMI）患者常规行 12 导联心电图检查，并且要求在接触患者后 10 min 左右完成。

（二）急诊科的初步识别和处理阶段

1. 对怀疑 STEMI 患者，心电图应列为 I 类检查　有胸部不适患者（或类似心绞痛患者）或有 STEMI 其他症状的患者在到达急诊科后的 10 min 之内必须行 12 导联心电图检查，并呈送给有经验的急诊科医师进行静息心电图诊断。

如果初始心电图不能诊断 STEMI，但患者仍有

症状,而且临床上高度怀疑为 STEMI 时,应每隔 5~10 min 做一次心电图,或采用连续 12 导联心电图监测 ST 段变化,以便检测到进展中的 ST 段抬高。

对于下壁 STEMI 患者,应获取右胸导联的心电图,以便发现提示右心室梗死的 ST 段抬高。

2. 急诊检测心电图的意义及注意事项　12 导联心电图在急诊科是整个治疗决策过程的核心。有充分的证据表明,监测 ST 段抬高程度可以识别从再灌注治疗中获益的患者。患者的病死率随着 ST 段抬高的导联数增加而增加。预测死亡的重要心电图表现包括左束支阻滞(LBBB)和前壁心肌梗死。V1~V4 导联 ST 段抬高>0.1 mV 的诊断标准可能减低早期复极综合征患者中 STEMI 的特异性。有证据表明,用 V1~V3 导联 ST 段抬高≥0.2 mV 诊断 STEMI 更合适。

局限于 V1~V4 导联的 ST 段明显下移,伴随右胸导联高 R 波和直立 T 波,提示正后壁心梗和回旋支阻塞。这种情况下,后壁导联(V7 或 V8)及二维超声心动图非常有助于诊断。

由于 STEMI 患者可能突然出现致命性室性心律失常,所有患者到达急诊科后都要行心电图监测。

虽然新出现或假定是新出现的 LBBB 对心肌梗死患者来说具有高度危险性,但这种心电图表现也常常给医生带来顾虑,导致再灌注治疗延迟或缺失。这种情况下,直接 PCI 可能优于溶栓治疗。因此,对于新出现或假定新出现的 LBBB 伴有典型心肌缺血症状的患者,应采用下列 3 种心电图标准之一诊断心肌梗死。

(1) 在 QRS 正向波的导联上 ST 段抬高≥0.1 mV。

(2) V1~V3 导联上 ST 段下移≥0.1 mV。

(3) 在 QRS 呈负向波的导联上,ST 段下移≥0.5 mV。

3. 心电图用于评估再灌注效果(Ⅱa 类)　开始溶栓治疗后 60~180 min 应该监测 ST 段抬高、心律和临床症状等情况。提示再灌注的无创检查结果包括:症状减轻,保持或恢复血流动力学和心电的稳定性,及开始治疗的 60~90 min ST 段抬高幅度降低至少大于 50%。

(三) 住院阶段

1. 心电监测为急性冠状动脉综合征患者的Ⅰ类选择　心电图监测是重症冠心病治疗工作人员的

一项重要任务。心电图监测的导联应根据梗死的部位和心律情况而定,以便达到观察 ST 段偏移、心电轴变化、传导障碍和心律失常的最佳效果。已经证明,计算机监测心律失常的方案优于医务人员。精确而合适的导联放置和细致的电极和皮肤处理对于改善 ST 段监测的临床价值是很重要的。

2. 心电图为估测梗死面积的Ⅰ类方法　所有 STEMI 患者都要进行心电图随访 24 h,而且在出院时要评估再灌注是否成功或梗死的范围,评估方法部分是通过判断有无新的 Q 波来确定。

常规心电图 ST 段移位的范围为测量心肌受损的数量提供了一个半定量的方法,可以用于估测心肌梗死面积。

3. 心电图为诊断右心室梗死提供依据(Ⅰ类)　所有下壁 STEMI 和血流动力学恶化的患者都应该描记 V4R 导联的心电图,判断有无 ST 段抬高,同时行超声心动图检查,以便确定有无右心室梗死。

V1 和右前胸导联(V4R)ST 段抬高 1 mm 是右心室缺血患者最有诊断价值的心电图表现。这种心电图表现可能是一过性的,一半的患者在症状发作的 10 h 内 ST 段抬高恢复正常。

三、心电图在急性 ST 抬高型心肌梗死诊断中的具体应用:病例分析

心电图是一种简单实用的诊断工具,应该联系临床实际来学习心电图知识。为了让读者更好地理解心电图在急性 ST 段抬高型心肌梗死防治指南中的价值,了解心电图的应用流程及在临床工作中熟练应用心电图工具,现通过一些具体病例来说明心电图的使用方法及诊断价值。

● 病例 1

[病史资料] 女,63 岁,因突发胸部压榨样疼痛 2 h,于 16:00 至我院急诊就诊。

既往史:否认高血压病史、糖尿病病史,血脂异常病史不详。个人史:无吸烟,无饮酒。家族史:母亲、哥哥均患有冠心病。

查体:神清,痛苦表情。血压 114/60 mmHg(双上肢血压对称),心率 66 次/min,心律齐,呼吸 20 次/min,SPO₂99%,心音正常,各瓣膜区未闻及杂音。两肺呼吸音清,未及明显干湿啰音。

[就诊 10 min 内首份心电图] 见图 10-1。

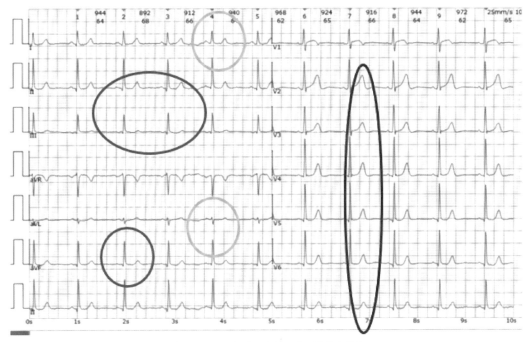

图 10-1　心电图。窦性心律,逆钟向转位

[心电图诊断] 大致正常心电图。予心电监护,开通静脉通路,急诊观察。

16:40 患者诉胸痛加重,伴冷汗。16:45 复查心电图(图 10-2)。

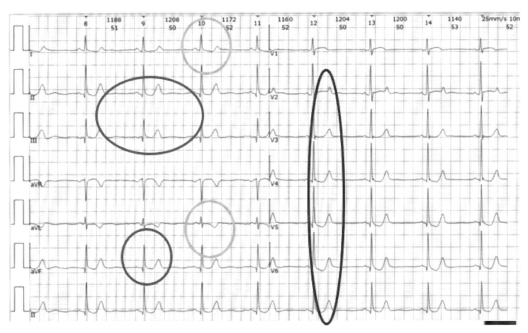

图 10-2　心电图。窦性心动过缓,逆钟向转位,ST 改变(Ⅱ、aVF、V4～V6 ST 段压低 0.5～1.5 mm)

[心电图诊断] 急性下壁侧壁心肌缺血可能。通过比较 2 份心电图,可见前壁导联 T 波振幅明显降低,下壁导联 T 波振幅升高,ST 段弓背向下样抬高。Ⅰ、aVL 导联 ST 段压低伴 T 波倒置。遂

右胸导联　　后壁导联

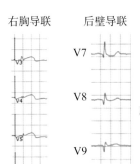

图 10-3　心电图。右胸导联 V3R～V5R ST 段弓背向上样抬高 0.1 mV，后壁导联病理性 Q 波形成

进一步完善 18 导联心电图(图 10-3)。

[心电图诊断]急性右心室、左心室下后壁 ST 段抬高型心肌梗死。

[急诊冠状动脉造影影像图]（Door to Balloon 时间 94 min），见图 10-4。

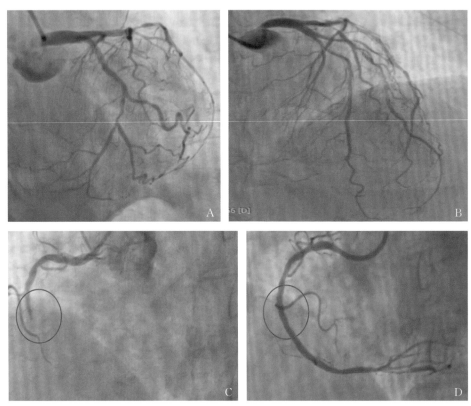

图 10-4　急诊冠状动脉造影。A. 左主干正常，回旋支中段局限性狭窄 50%（CAU 35°）；B. 前降支近段临界病变，狭窄约 60%（CRA 25°）；C. 右冠状动脉中段起全闭塞（LAO 45°）；D. 右冠状动脉中段植入 2.5 mm×33 mm 支架 1 枚，血管开通，恢复 TIMI 3 级血流

[术前心肌标志物]见下表。

急诊号：13540101214890　　临床诊断：急性冠状动脉综合征？

| 1 | 肌钙蛋白 T | 0.005 ↓ | 0.013～0.025 | ng/ml | 3 | CK - MB mass | 2.82 | ≤3.61 | ng/ml |
| 2 | 肌红蛋白 | <21.00 ↓ | 25.00～58.00 | ng/ml | 4 | pro BNP | 45.86 | <150 | pg/ml |

[**术后 1 h 复查心电图**]见图 10 - 5。

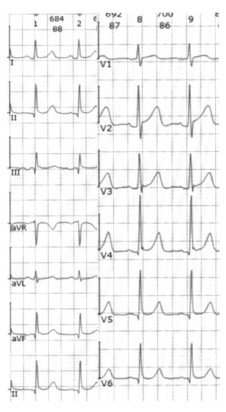

图 10 - 5　心电图。窦性心律不齐，逆钟向转位

[**心电图诊断**]正常心电图。

[**病例解析**]本例患者是一位超急性期就诊的右心室、左心室下后壁心肌梗死患者。根据胸痛的典型症状，按照指南推荐开启胸痛绿色通道，患者在就诊 10 min 内完成首份心电图。

患者处于心肌梗死超急性期，心电图尚无特征性改变。此刻不能掉以轻心。尤其当患者胸痛不能缓解或症状加重时，应及时复查心电图。急性 ST 段抬高型心肌梗死诊断和治疗指南（2019 版）推荐：对有持续性胸痛症状但首份心电图不能明确诊断的患者，需在 15～30 min 内复查心电图，对症状发生变化的患者随时复查心电图，与既往心电图进行比较有助于诊断。通过两份心电图的比较，发现患者前壁及下壁导联呈现动态变化，提示急性心肌梗死可能性大。

本例患者提示我们，对于怀疑下壁心肌梗死的患者，应完善 18 导联心电图，尽可能多地采集心电信息，对诊断十分有帮助。

诊断明确后，即刻启动心导管室，通过急诊再灌注治疗，及时开通闭塞血管，最大程度挽救濒死心肌。该患者术后恢复良好，5 d 后康复出院。

● **病例 2**

[**病史资料**]女，79 岁，因"胸痛 2 天，晕厥 1 次"入院。患者 30 h 前首张心电图提示"①窦性心律；②ST - T 改变（V2～V6 ST 段压低 0.5～1.5 mm，Ⅱ、aVF、V2 T 波低直立）"。检测 cTnT 0.025 ng/ml，CK - MB 35.21 ng/ml，CK - MB mass 3.06 ng/ml。20 h 前突发恶心、呕吐，之后晕厥发作，胸痛加剧至我院急诊就诊。第二张心电图提示"①窦性心律；②三度房室传导阻滞；③室性逸搏；④前壁 Q 波（V1～V3 qR/Qr 型）；⑤ST - T 改变（V1～V6 ST 段抬高 0.75～3 mm，Ⅱ 导联 T 波双向，aVF、V4～V6 T 波倒置）"。血压 90/60 mmHg。考虑急性广泛前壁 ST 段抬高型心肌梗死。予静脉使用阿托品维持心率，拟行急诊冠状动脉造影。

[**诊断**]急性广泛前壁 ST 段抬高型心肌梗死合并三度房室传导阻滞。

[**首次心电图**]见图 10 - 6。

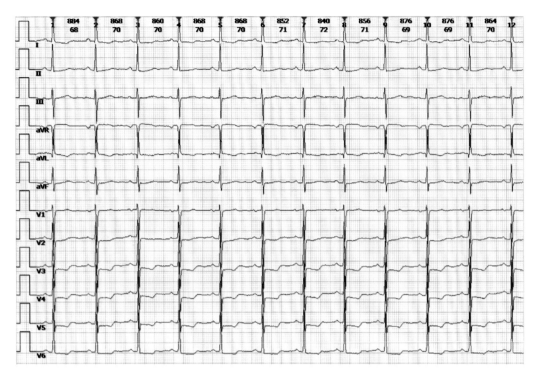

图 10-6　首次心电图。窦性心律;ST-T 改变(V2~V6 ST 段压低 0.5~1.5 mm,Ⅱ、aVF、V2 T 波低直立)

[1 h 后第二份心电图] 见图 10-7。

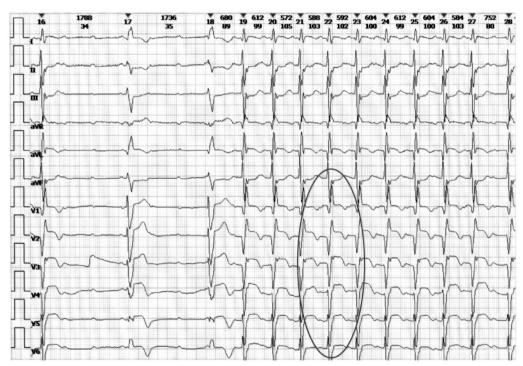

图 10-7　第二份心电图。窦性心律;三度房室传导阻滞;室性逸搏;前壁 Q 波(V1~V3 qR/Qr 型);ST-T 改变(V1~V6 ST 段抬高 0.75~3 mm;Ⅱ T 波双向,aVF、V4~V6 T 波倒置)

行急诊冠状动脉造影＋经股静脉临时起搏电极植入术。造影提示前降支近段起急性闭塞,余血管未见明显异常。经球囊扩张后示前降支近段残余狭窄严重,分别在 LAD 近段及远段植入支架各 1 枚。

前降支 TIMI 血流 Ⅱ 级,术中附见穿隔支残余狭窄 95%。LCX 及 RCA 未见固定狭窄,TIMI 血流 Ⅲ 级。术中未见缺血再灌注性心律失常。术后继续予阿司匹林＋替格瑞洛＋替罗非班＋低分子肝素抗栓。多巴胺维持血压。返回病房后仍表现为三度房室传导阻滞。故以临时起搏器以 70 分/min 心率

VVI 模式起搏。床旁心超提示左心室多节段收缩运动异常,左心室前壁、前间隔、侧壁阶段运动减弱,收缩功能轻中度减退。未见瓣膜急性功能不全。患者持续心源性休克状态,并于手术次日突发室性心动过速经抢救无效、出现电机械分离死亡。

[急诊冠状动脉造影影像图] 见图 10-8。

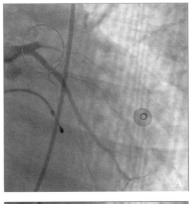
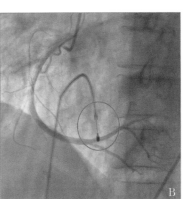
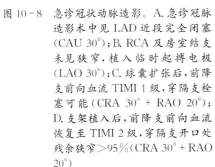
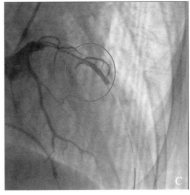
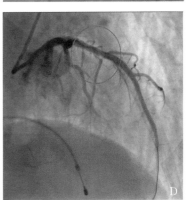

图 10-8　急诊冠状动脉造影。A.急诊冠脉造影术中见 LAD 近段完全闭塞(CAU 30°);B.RCA 及房室结支未见狭窄,植入临时起搏电极(LAO 30°);C.球囊扩张后,前降支前向血流 TIMI 1 级,穿隔支栓塞可能(CRA 30° + RAO 20°);D.支架植入后,前降支前向血流恢复至 TIMI 2 级,穿隔支开口处残余狭窄>95%(CRA 30° + RAO 20°)

[术后第一份心电图] 三度房室传导阻滞,V5～V6 ST 段回落(图 10-9)。

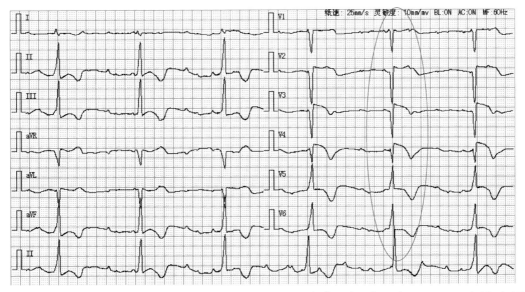

图 10-9　术后第一份心电图。窦性心动过速;三度房室传导阻滞;急性前间壁心肌梗死(V1～V4 呈 QS 型,ST 段抬高 0.5～2 mm,T 波双向倒置,Ⅱ、Ⅲ、aVF T 波双向);QT 间期延长,结合临床考虑

遂再次开启临时起搏器维持心室率,术后第二份心电图示 VVI 起搏,带动良好,ST 段与 T 波呈单

向曲线(图 10 - 10)。

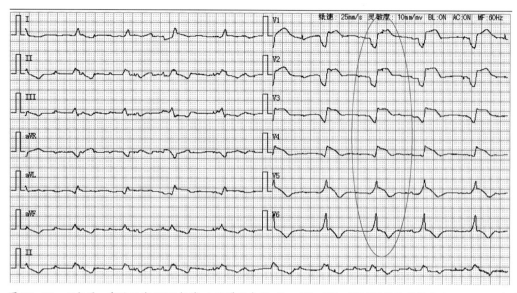

图 10 - 10　心电图。窦性心律;VVI 起搏,心室带动良好;Ⅰ、aVL、V2～V6 ST 段弓背抬高 0.5～3 mm,与 T
　　　　　波形成单向曲线,提示急性广泛前壁心肌梗死不能除外

[病例解析] 本例中患者以无明显诱因下持续性胸痛起病,首份心电图提示广泛前壁 ST 段压低,此时应临床考虑急性冠状动脉综合征,非 ST 段抬高型可能。后患者出现血压降低,三度房室传导阻滞及晕厥表现,肝肾功能异常,临床表现容易与右冠状动脉病变混淆。

获得性三度房室传导阻滞并不是前降支急性闭塞的常见表现。根据目前循证医学证据,其主要原因包括迷走神经张力增加、下壁心肌梗死、抗心律失常药物等。此时,详细判读心电图则能提供额外的信息。

以传导系统的冠状动脉供血分析:房室结供血动脉为房室结动脉,其 90% 起源于右冠状动脉,10% 起源于左冠状动脉。此患者房室结动脉亦起源自 RCA 远段,未见狭窄及血栓。His 束则由左右冠状动脉双重供血,右束支及左前分支由前降支供血,左后分支则由左旋支和右冠状动脉双重供血。故此,如为 LAD 急性闭塞影响房室传导,其阻滞位点应在 His 束及以下范围。逸搏节律为室性逸搏。如为 RCA 急性闭塞引起的传导阻滞,往往 QRS 较窄,逸搏节律为房室交界性逸搏。根据目前的认识,房室结远端阻滞的最常见原因即为急性前壁心肌梗死。本患者第二张心电图提示 QRS 增宽,室性自主节律<40 次/min,且不稳定。故受累阻滞部分在 His 束以下较低位置,符合房室结远端阻滞表现,与前壁心肌梗死的机制呈现一致性。

下壁心肌梗死时合并的传导阻滞,常引发自房室结的缺血及迷走神经的兴奋。此类传导阻滞在缺血改善后往往得以恢复,为可逆性的传导阻滞,预后较好。

而前壁 STEMI 合并三度传导阻滞则往往因 His 束以下大面积心肌坏死导致,很难恢复,预后极差。该患者血运重建后房室传导阻滞未恢复既是一例证。对此类患者,积极给予机械通气及血管活性药物维持循环。对该人群应考虑植入 MCS 装置、IABP、ECMO 等机械循环支持策略,以进一步降低患者病死率。

进一步理解房室结远端区域的双重供血机制可能带来额外的收获。另有一例特殊病例,一下壁心肌梗死患者合并 LAD 重度狭窄。在 RCA 血运重建后出现 RCA 慢血流(TIMI 2 级),三度房室传导阻滞,并在术后 5 d 仍未能恢复。令人惊讶的是,在临时起搏器支持下行 LAD 支架植入术后,其房室传导在 30 min 内恢复正常,随访 4 周仍未出现反复。阅读该患者心电图,其表现为极慢的室性自主节律及宽 QRS 群,提示此患者的阻滞点在房室结远端。如上文所述,此区域供血也部分受前降支支配。故此分析可能的解释为,该患者 RCA 慢血流引发了房室结缺血,导致高度传导阻滞,而改善 LAD 及其分支供血后,开通了侧支循环,改善了房室结区的供血,从而恢复了房室结区传导。上述两个病例均体现了传导阻滞的心电图图形与前降支支配的可能关系,供参考(图 10 - 11)。

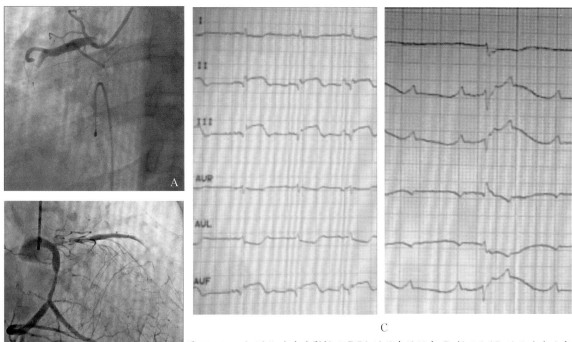

图 10-11　A. 冠状动脉造影提示 RCA 近段急性闭塞；B. 提示 LAD 近段重度狭窄；C. 提示下壁 STEMI 及三度房室传导阻滞。注意发生慢血流后极慢的心室率及宽 QRS 波表现

● 病例3

［病史资料］男性，74 岁，因"突发胸痛 4 h"入院。患者 4 h 前情绪激动后出现胸骨后持续性疼痛，疼痛难以忍受，伴大汗。急诊查心电图见：Ⅱ、Ⅲ、aVF 导联 ST 段抬高（图 10-12），心肌标志物：

cTnT 0.704 ng/ml。考虑急性 ST 段抬高型下壁心肌梗死，随行急诊冠状动脉造影术。

［诊断］STEMI 右冠状动脉远段严重狭窄病变。

［术前心电图］见图 10-12。

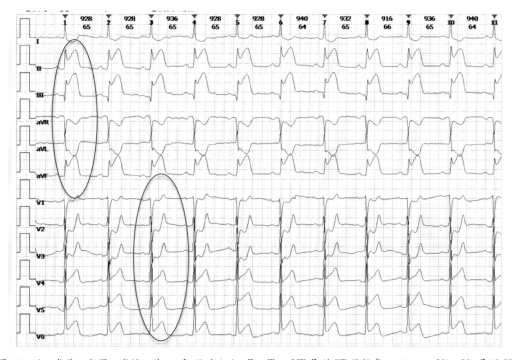

图 10-12　术前心电图。窦性心律，心率 65 次/min；Ⅱ、Ⅲ、aVF 导联 ST 段抬高 4～6 mm，V5～V6 导联 ST 段抬高 1～2 mm，V1～V3 导联 ST 段压低 1～4 mm，Ⅰ、aVL 导联 ST 段压低 1～3 mm

[**心电图诊断**] 窦性心律，Ⅱ、Ⅲ、aVF 导联 ST 段抬高；急性下壁心肌梗死可能。

[**罪犯血管定位**] Ⅱ、Ⅲ、aVF 导联 ST 段抬高，右冠状动脉严重狭窄或闭塞可能。

[**冠状动脉造影影像图**] 见图 10 - 13。

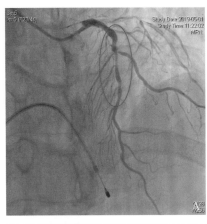
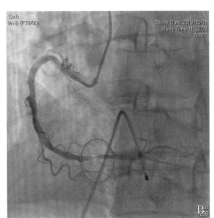
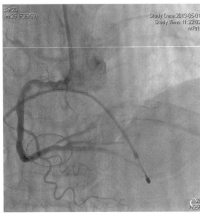

图 10 - 13　冠状动脉造影。A. 前降支近段节段性狭窄 60%～70%（CRA 30°＋LAO 30°）；B. 右冠状动脉远段狭窄 95%（LAO 45°）；C. 右冠状动脉远段狭窄处植入支架 1 枚（CRA 30°）

[**术后第一天心电图**] 见图 10 - 14。

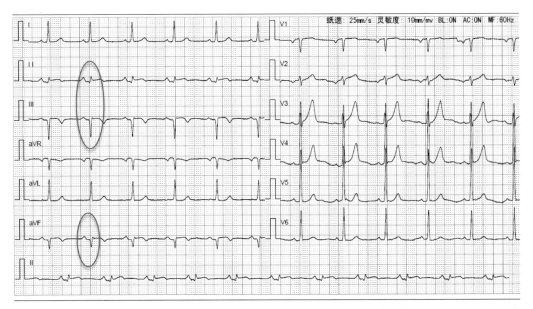

图 10 - 14　术后心电图。窦性心律，心率 68 次/min；下壁 Q 波（Ⅱ、Ⅲ、aVF 导联成 qR/Qr 型）；ST 段改变（Ⅱ、Ⅲ、aVF 导联弓背向上抬高 0.5～0.75 mm）

[病例解析] 本例患者为典型 STEMI 的临床表现和心电图表现，Ⅱ、Ⅲ、aVF 导联 ST 段抬高，因为合并前降支病变，Ⅰ、aVL 及 V1～V3 导联，ST 段压低，造影证实罪犯血管为右冠状动脉，行 PCI 术植入支架后，ST 段回落。

● 病例 4

[病史资料] 男性，56 岁，因突发胸闷、冷汗、晕厥 1 次，发病 30 min 后于 2004 年就诊。既往有糖尿病史 8 年，无高血压、卒中、吸烟等病史。急诊心肌酶明显升高，心电图见急性下壁 ST 段抬高型心肌梗死，三度房室传导阻滞；静脉推注阿托品 1 mg，肝素 3 000 U，口服氯吡格雷 300 mg，阿司匹林肠溶片 300 mg 嚼服，阿托伐他丁钙 20 mg 口服。因早期急诊 PCI 未常规开展，按照急性 ST 段抬高心肌梗死防治指南进行溶栓治疗，按标准方案进行 rtPA100 mg 使用 90 min。溶栓中监护心电图并记录。溶栓 60 min 后胸闷缓解，心电图 ST 段明显回落、房室传导阻滞消失、出现再灌注心律失常。5 d 后择期冠状动脉造影检查证实右冠血流再通，TIMI 血流 3 级，但存在明显狭窄病变。在右冠状动脉近端植入 3.5 mm×14 mm 支架，一周后出院。随访一年无特殊不适，Holter 检查未见房室传导阻滞。

[诊断] 急性下壁 ST 段抬高型心肌梗死，间歇性三度房室传导阻滞，心源性晕厥。

[入院急诊心电图] 见图 10-15A。

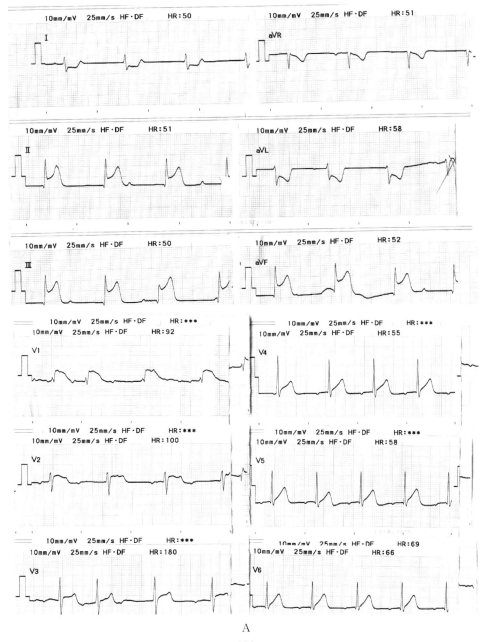

A

[溶栓前心电图] 见图 10 - 15B。

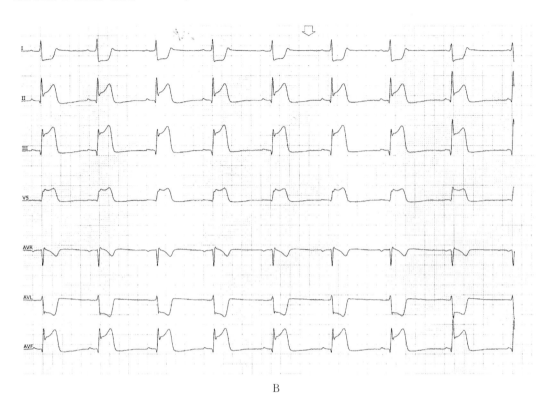

B

[rtPA100 mg 标准方案溶栓 17 min 心电图] 见图 10 - 15C。

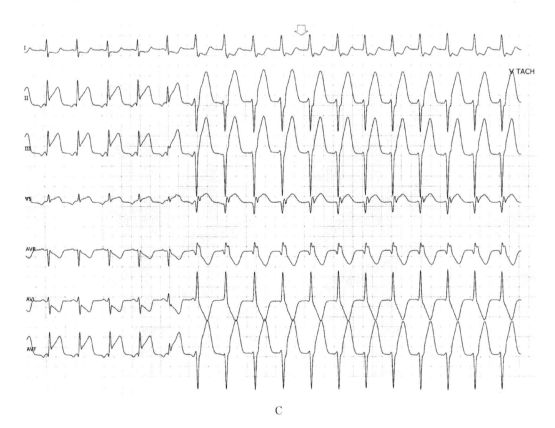

C

[rtPA100 mg 标准方案溶栓 60 min 心电图] 见图 10 - 15D。

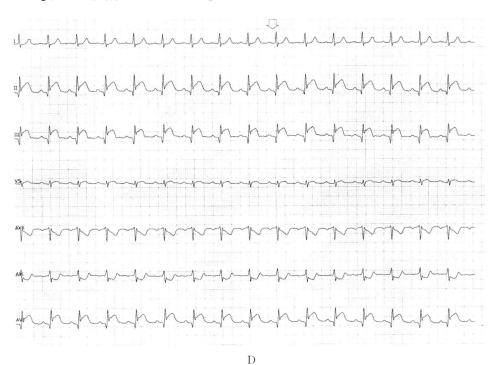

D

[rtPA100 mg 标准方案溶栓 4 h 后心电图] 见图 10 - 15E。

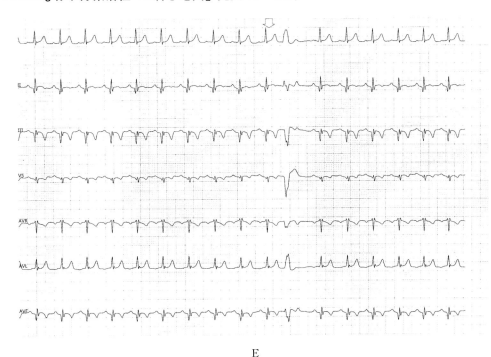

E

图 10 - 15　下壁心肌梗死溶栓治疗前后心电图的动态改变。A. 窦性心律,房室分离,P 波频率＞QRS 波频率,下壁导联及 V1、V2 导联 ST 段弓背抬高,Ⅰ、aVL 导联 ST 压低;B. 心电监护的心电图见阿托品 1 mg 静脉注射后传导阻滞消失,下壁导联及模拟 V5 导联进一步弓背上抬;C. 溶栓 17 min 后出现下壁导联 ST 开始回落,非阵发性室性心动过速;D. 溶栓 60 min 后 ST 段进一步回落,室性心动过速,室性早搏消失;E. 溶栓 4 h 后 ST 段回到等电位线,下壁导联坏死性 Q 波形成,偶发室早

[冠状动脉造影影像图]

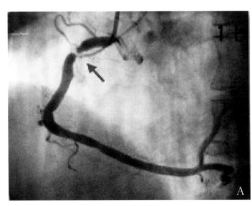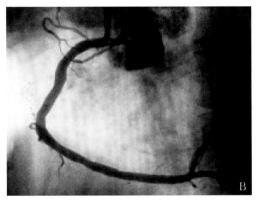

图 10-16　溶栓治疗 5 天后冠状动脉造影(2004 年未常规开展急诊 PCI)。A. 见右冠状动脉近段严重狭窄,血流再通;B. 示右冠状动脉植入 3.5 mm×14 mm 支架后狭窄消失

[病例解析]该病例呈现了一例典型的急性下壁 ST 段抬高型心肌梗死再灌注治疗前后的心电图动态演变。造影可见患者右冠状动脉粗大,为冠状动脉优势分布,供应部分室间隔区域,也参与房室结供血。当右冠状动脉近段急性闭塞后,由于侧支循环建立不充分,表现出缺血、损伤、坏死的心电图表现;房室结及下壁心肌急性缺血,诱发迷走神经功能亢进、引发三度房室传导阻滞,缓慢性心律失常、发生心源性晕厥。考虑到当时急诊 PCI 未常规开展,

患者发病在 2 h 以内,按照指南进行药物溶栓、再灌注治疗。溶栓 2 h 内出现胸闷症状明显缓解、ST 段明显回落、非阵发性室性心动过速再灌注心律失常等血流再通的表现,4 h 后就出现病理性 Q 波形成,ST 段回到等电位线;5 d 后冠状动脉造影证实血管再通,TIMI 血流 3 级。提示急性心肌梗死处理中心电图千变万化,要动态观察心电图变化,指导临床治疗,降低病死率。

第三节　心电图在急性非 ST 段抬高型心肌梗死及不稳定性心绞痛诊治中的作用

一、心电图在 NSTEMI/UA 诊断及处理流程中的作用

心电图是预测风险的有效手段。NSTMI 及 UA 心电图表现的共同之处是 ST 段的压低,与心电图正常患者相比,伴 ST 段压低 ACS 患者的预后差。ST 段压低不仅是一个定性的指标,也是一个预测风险的定量指标,因为 ST 段压低的导联数目和 ST 段压低的程度(无论是在一个导联还是在所有导联的总和)都表明了心肌缺血的程度,而且与预后相关。

尽管 ST 段压低对预后影响非常明确,但关于孤立的 T 波倒置对预后影响的证据仍存在争议。目前仅在几项入选标准为≥5~6 个导联存在 T 波倒置的研究中发现 T 波倒置与预后不良独立相关。然而,在只有几个导联存在 T 波倒置的研究中未发现 T 波倒置与预后不良相关。因此,由于定义不一

致(即≥2 或≥5 个导联存在 T 波倒置),T 波倒置的预后价值尚不明确。总的来说,T 波倒置的预后价值肯定不如 ST 段压低的预后价值,而且 T 波倒置的出现并不会影响 ST 段压低的预后价值。≥6 个导联存在 ST 段压低>1 mm,同时伴有 aVR 和(或)V1 导联 ST 段抬高,特别是如果患者出现血流动力学损害,提示多支血管缺血或严重的左主干病变。短暂性 ST 段抬高表明患者预后相对较好,并要求早期(而不是立即)实施有创性治疗。除了 ST 段改变和 T 波倒置外,出现其他心电图特征也可能意味着左前降支(LAD)近端严重狭窄甚至闭塞。然而,这些心电图特征是在以往样本量较小的单中心病例系列中总结出来的,因此,它们的发生频率和诊断准确性仍然未知。

接近 1/4 的 NSTE-ACS 患者在冠脉造影上可能出现血管完全闭塞,从右冠状动脉(RCA)、左回旋

支(LCX)到 LAD 发生频率依次降低,其与病死率增加相关。因此,在没有 ST 段抬高的情况下识别与这些造影相对应的心电图特征是非常重要的。既往有一些单中心小样本量的病例总结,发现某些特殊的心电图表现可能提示严重的冠心病(表 10-3)。1982 年,de Zwaan 等人描述了一个异常的 ST 段和 T 波形态,是目前所指的"Wellens 综合征"的部分表现(表 10-3,心电图 f、g)。1980 年 7 月至 1985 年 12 月期间,在 1 260 例因不稳定心绞痛住院的患者中,204 例(16%)有这种心电图改变。排除近期心肌梗死和缺失数据的患者后,对 180 例患者进一步分析,所有患者的 LAD 近段狭窄程度>50%,18% 存在血管完全闭塞。25% 的患者存在 A 型模式(表 10-3,心电图 f),75% 的患者存在 B 型模式(表 10-3,心电图 g)。2008 年,de Winter 等人报告了另一种异常的 ST 段和 T 波形态,用以预测 LAD 近段闭塞(表 10-3)。在他们创建的 PCI 数据库中,1 532 例患者中有 30 例(2%)存在这种心电图特征。Gerson 和 McHenry 认为静息 U 波倒置可作为拟行冠脉造影(表 10-3,心电图 h)患者存在左主干或 LAD 病变(阳性预测值 92%)的预测因子。GRACE-ECG 子研究和加拿大 ACS I 注册研究表明,如果 NSTE-ACS 患者入院时 ECG 存在 QRS 低电压(表 10-3,心电图 i),住院期间和 6 个月病死率显著增加。然而,在预测出院后 6 个月病死率的 GRACE 风险校正模型中,QRS 低电压与 6 个月死亡风险无相关性。除了 QRS-ST-T 形态异常外,心房颤动(AF)在 NSTE-ACS 患者中很常见,并且 SWEDEHEART 研究表明 AF 与病死率独立相关。

表 10-3 NSTE/UA ACS 患者心电图预测指标

	ECG 模式	标准	意义	图形
a	正常 ECG		无	
b	独立的 T 波倒置	≥5 个导联 T 波倒置>1 mm(Ⅰ、Ⅱ、aVL、V2~V6 导联)	仅轻度的预后不良	 Ⅰ, Ⅱ, aVL, 或 V2~V6
c	ST 段压低	V2 和 V3 导联 J 点下移≥0.05 mm,或其他导联 J 点下移≥1 mm,且紧随其后的≥1 个导联的 ST 段水平或下倾斜下移≥0.08 s(aVR 除外)	更严重的心肌缺血	
d	一过性 ST 段抬高	男性:≥2 个连续导联 ST 段抬高≥0.25 mV(<40 岁)或≥2 mm(≥40 岁) 女性:V2~V3 导联 ST 段抬高≥0.15 mV,和(或)其他导联 ST 段抬高≥0.1 mV 且持续时间<20 min	仅轻度的预后不良	
e	De Winter 综合征	V1~V6 导联 ST 段在 J 点后上斜型压低 1~3 mm,随后 T 波对称高尖	LAD 近段严重狭窄/闭塞	 V1~V6

（续表）

	ECG 模式	标准	意义	图形
f g	Wellens 综合征	J 点轻微抬高（＜1 mm）＋ V2～V3 导联 T 波双向（A 型）或 V2～V3 导联 T 波对称性倒置，偶尔见于 V1、V4、V5 或 V6 导联（B 型）	LAD 近段严重狭窄/闭塞	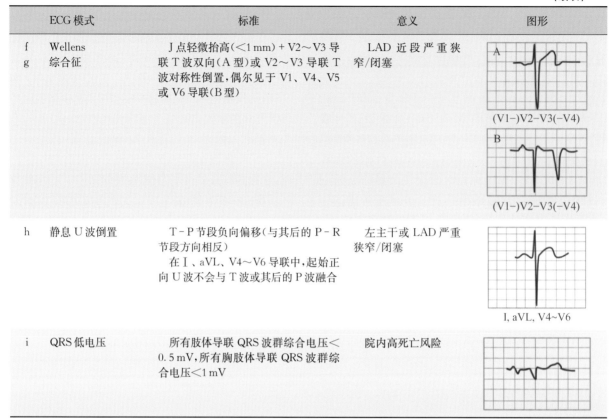 (V1-)V2-V3(-V4) (V1-)V2-V3(-V4)
h	静息 U 波倒置	T－P 节段负向偏移（与其后的 P－R 节段方向相反） 在 I、aVL、V4～V6 导联中，起始正向 U 波不会与 T 波或其后的 P 波融合	左主干或 LAD 严重狭窄/闭塞	I, aVL, V4~V6
i	QRS 低电压	所有肢体导联 QRS 波群综合电压＜0.5 mV，所有胸肢体导联 QRS 波群综合电压＜1 mV	院内高死亡风险	

（引自 2020 ESC Guidelines for the management of acute coronary syndromes in patients presenting without persistent ST-segment elevation）

二、NSTEMI/UA 不同阶段心电图检查的作用

1. 对 NSTEMI/UA 患者的临床评估　所有院前的急诊医疗服务（EMS）人员对怀疑为急性冠状动脉综合征的胸痛患者都应行 12 导联心电图检查，建议最好使用带有计算机自动诊断功能的心电图机。

如果 12 导联心电图显示急性心肌损伤或缺血，高级生命支持（ACLS）人员就应将心电图传送给预定的医疗控制机构和收治医院。

2. 对 NSTEMI/UA 患者早期危险分层

（1）I 类推荐：①所有胸部不适（或类似心绞痛）或有疑似急性冠状动脉综合征的其他症状的患者，在到达急诊科后应尽快行 12 导联心电图检查，并请有经验的急诊医生诊断评估，时间应争取在 10 min 内完成；②如果初始心电图不能明确诊断，但患者的症状仍持续存在，而且高度怀疑为急性冠状动脉综合征时。应每间隔 15～30 min 做一次心电图，以便发现进展中的 ST 段抬高或下移。

（2）Ⅱa 类推荐：①如果初始心电图不能明确诊断，应该加做 V7～V9 导联，以便排除回旋支阻塞

所致的心肌梗死；②如果初始心电图是非诊断性的，可以采用连续 12 导联心电监测代替间断 12 导联心电图检查。

心电图对于 NSTEMI/UA 患者早期危险性评估，可提供独特及重要的诊断和预后方面的信息。虽然 ST 段抬高早期猝死的危险性最高，但就诊时心电图上 ST 段下移预示 6 个月时发生猝死的危险性最高，ST 段下移的程度与危险性有很强的相关性。

3. 心电图评估和处理 NSTEMI/UA 患者的价值　心电图不仅对临床怀疑为冠心病者提供关键证据，而且通过心电图异常的类型和程度还能提供有关预后信息。有症状时记录的心电图特别有价值。

静息状态下有症状时出现短暂 ST 段变化（≥0.05 mV），并于症状缓解时消失，这种情况强烈提示急性心肌缺血，并极有可能有严重的冠脉病变。现有心电图提示心肌缺血者，如有以往的心电图做比较，将会更加提高诊断的准确性。

12 导联心电图在评估和处理急性心肌缺血患者决策程序中占中心地位。在至少 2 个相邻导联上 ST 段抬高≥0.1 mV 的患者中，90% 以上的患者通

过一系列的心肌酶测定而最终确诊为心肌梗死。这样的患者应首先考虑为急性再灌注治疗的人选。ST 段下移的患者刚开始时考虑为不稳定型心绞痛或非 ST 段抬高型心肌梗死，两者鉴别最终依赖于检测血液中心肌坏死的生物学标志物。高达 25% 的 NSTEMI 和 CK‐MB 升高的患者在住院期间进展为 Q 波形心肌梗死，而其余的 75% 为非 Q 波形心肌梗死。T 波倒置也可能提示 UA/NSTEMI，临床表现疑似急性冠状动脉综合征患者，胸前导联明显的 T 波倒置强烈提示急性心肌缺血，特别是提示前降支有临界狭窄病变。有这种心电图改变的患者，心脏前壁的收缩功能减退，而且如果仅给予药物治疗，危险性很高。血管成形术常可逆转 T 波倒置和室壁运动障碍。

非特异性 ST 段和 T 波变化通常被定义为 ST 段偏移 <0.5 mm(0.05 mV) 或 T 波倒置 ≤2 mm(0.2 mV)，与前述心电图变化相比，对诊断帮助不大。Ⅲ 导联上孤立的 Q 波可能是正常的心电图。特别是在下壁任何导联上都没有复极异常时。胸痛患者如心电图完全正常也不能排除急性冠状动脉综合征的可能，因为 1%～6% 的这类患者最终被证明患有心肌梗死(NSTEMI)，而且至少有 4% 的患者被证明有不稳定型心绞痛。ST 段和 T 波变化时必须考虑其他可能的常见原因，如 ST 段抬高常见于左室室壁瘤、心包炎、心肌炎、变异型心绞痛、早期复极综合征、左室心尖球囊综合征(应激性心肌病)和预激综合征等；而深倒 T 波见于中枢神经系统疾病和用三环类抗抑郁药或吩噻嗪类药物治疗的患者。

回旋支闭塞所致急性心肌梗死的 12 导联心电图变化可能是非诊断性的。只有大约 4% 的急性心肌梗死患者有局限于 V7～V9 导联的 ST 段抬高，而且在标准 12 导联心电图上无表现。有后壁导联 ST 段抬高在诊断上非常重要，因为它将患者归为急性 STEMI 而行急诊再灌注治疗。有无右心室(V4R～V6R)或后壁(V7～V9)导联 ST 段抬高对于下壁导联 ST 段抬高患者的预后提供信息，分别预示住院期间致命性并发症发生率的高低。

三、心电图在 NSTEMI/UA 患者紧急处理中的应用：病例分析

如果初始 12 导联心电图和心脏生物学标记物测定正常，疑似急性冠状动脉综合征患者应当在胸痛监护室或医院的遥测病房进行心脏监测，应在预定的和特定的时间间隔内(6 h 内)行心电图检查(或连续 12 导联心电图监测)和心脏生物学标记测定。

怀疑为急性冠状动脉综合征的患者，如果 12 导联心电图和心脏生物学标志物测定正常，应该在急诊科、胸痛监护室或门诊行负荷试验(运动或药物)来激发心肌缺血(时间应在 72 h 内)来代替住院，试验结果阴性的低危患者可以在门诊治疗。

下面通过具体病例来说明心电图的应用。

● **病例 1(NSTEMI 病例)**

[病史资料] 女，84 岁，因活动后胸痛 1 个月，加重 1 d。患者外院心电图示窦性心律，ST 段改变(V4～V6 呈水平型压低 0.05～0.1 mV)；查血常规、D 二聚体、TnT 均无异常。入院后复查肌钙蛋白 0.132 ng/ml。

[术前心电图] 见图 10‐17。

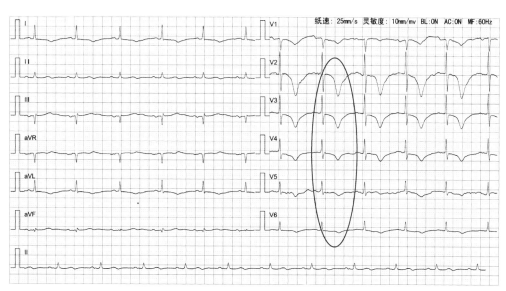

图 10‐17 术前心电图。窦性心动过缓，心率 52 次/min；T 波改变(Ⅰ、aVL、V2～V6 T 波倒置或双向)；QT 间期延长

[诊断] 非 ST 段抬高型心肌梗死，GRACE 评分 143 分。根据指南予急诊冠脉造影。

[罪犯血管定位] T 波倒置出现在 V2～V6 及 Ⅰ 导联，以前壁更为深倒（V2、V3），考虑 LAD 近段受累可能性大，缺血面积广泛。

[冠状动脉造影图] 见图 10-18。

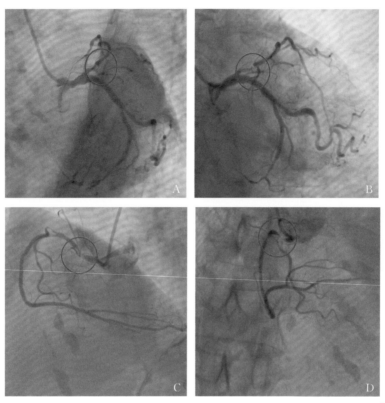

图 10-18　冠状动脉造影。A（CAU 30°＋RAO 30°）和 B（CAU 30°）示 LAD 近段不规则斑块狭窄＞90%，前向血流 TIMI 2 级；C（LAO 45°）和 D（CRA 30°）示 RCA 近段不规则斑块狭窄＞90%，前向血流 TIMI 3 级

患者血流动力学欠稳定，故根据指南首先处理罪犯血管。根据心电图定位提示本次发病罪犯血管应为前降支。故介入策略为干预 LAD 病变，择期处理 RCA 病变。

[再灌注治疗] 见图 10-19。

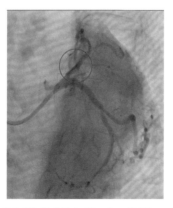

图 10-19　PCI 结果。示 LAD 成功植入 Resolute 2.75 mm×24 mm 支架 1 枚，复DSA，未见残余狭窄，前向血流恢复至 TIMI 3 级（CAU 30°＋LAO 45°）

患者术后胸闷症状明显改善，完善超声心动图检查，检查发现左心室前间隔、前壁自乳头肌水平以下收缩活动减弱，余节段收缩活动未见明显异常。

[术后复查心电图] 见图 10-20。

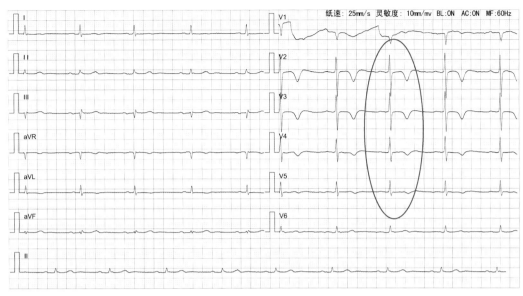

图 10-20　术后心电图。窦性心动过缓,心率 52 次/min;T 波改变(T 波在 V2~V4 导联倒置,V5 导联双向,
Ⅰ、aVL 导联低平);异常 Q 波形成,V1 导联呈 QS 型

患者肾功能正常,仅使用小剂量 β 受体阻滞剂,但患者出现持续的原因不明的窦性心动过缓,清醒状态下心率可低至 40 次/min。考虑右冠病变因素不能除外,遂再次行择期 PCI 治疗,心电监护提示患者窦性心动过缓消失。

[择期 PCI 影像图]见图 10-21。

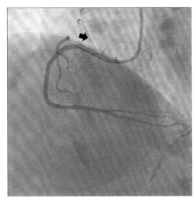

图 10-21　择期 PCI。RCA 近段中段串联植入
Resolute 2.5 mm×18 mm、2.5 mm×
30 mm 支架,黑色箭头示病变以远分出
的窦房结动脉(LAO 45°)

[病例解析]患者心电图提示 Ⅰ、aVL、V2~V6 导联 T 波倒置或双向,提示广泛前壁非 ST 段抬高型心梗。经造影发现患者 RCA 和 LAD 均存在重度狭窄。根据指南,对于不能接受完全血运重建的

患者应处理罪犯血管。心电图提示该患者罪犯血管为前降支。治疗后患者心电图前壁倒置 T 波幅度显著下降,缺血症状改善,术后心超证实了前间隔、前壁为缺血区域,上述资料验证了靶血管判断的正确性。此外,经再灌注治疗后,患者出现药物治疗不能解释的窦性心动过缓,需注意该患者 RCA 病变在窦房结动脉分支以近,病变不稳定可能引起窦房结功能障碍。故需采取积极的血运重建,以避免恶性心律失常的发生。

● 病例 2

[病史资料]女,89 岁,反复胸闷胸痛 20 年,加重 1 周入院。患者 20 年前曾于外院就诊行冠脉造影,前降支植入支架 1 枚(具体不详)。10 年前曾因活动后胸闷复发于外院复查冠脉造影,前降支再次植入支架 2 枚(具体不详)。术后患者规律服用冠心病二级预防药物治疗。近 1 周再次出现活动后胸闷,偶有胸骨后压榨样痛,伴气促。遂至我院急诊,查 cTnT 0.285 ng/ml,CK-MB mass 2.73 ng/ml。按指南行限期冠状动脉造影+PCI 治疗,手术前后记录心电图。

[诊断]冠心病,急性非 ST 段抬高型心肌梗死,三支血管病变。

[术前心电图]见图 10-22。

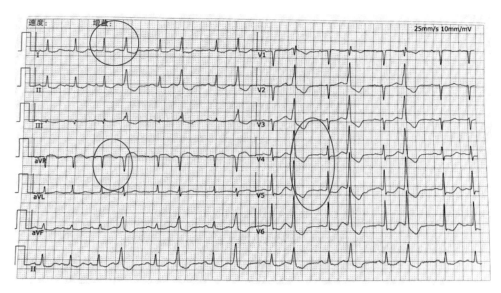

图 10-22　术前心电图。窦性心律；频发室性早搏，见二联律；ST 段改变（Ⅰ、Ⅱ、aVL、aVF、V4～V6 ST 段压低 0.5～2.0 mm）；QT 间期延长

[**心电图诊断**] 窦性心律，Ⅰ、Ⅱ、aVL、aVF、V4～V6 ST 段压低，提示侧壁、下壁心肌缺血，结合患者心肌酶谱，考虑急性非 ST 段抬高型心肌梗死。

[**罪犯血管定位**] Ⅰ、Ⅱ、aVL、aVF、V4～V6 ST 段压低，回旋支、右冠状动脉闭塞可能。

[**冠状动脉造影**] 见图 10-23。

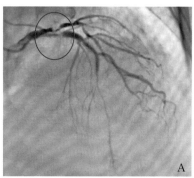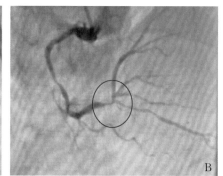

图 10-23　冠状动脉造影影像图。A. 前降支近段原支架内再狭窄 90%，中远段狭窄 95%，回旋支近段狭窄 90%（CRA 30°）；B. 右冠状动脉远段狭窄 95%（CRA 30°）

[**再灌注治疗**] 见图 10-24。

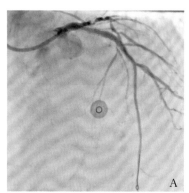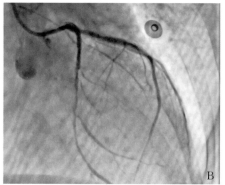

图 10-24　PCI 结果。A. LAD 中远段顺序植入 Xience Xpedition 2.5 mm×18 mm、2.25 mm×28 mm 支架 2 枚，近段原支架内 Sequent 药物球囊 3.5 mm×30 mm PTCA 12 atm×40 s（CRA 30°）；B. LCX 近段植入 Xience Xpedition 2.25 mm×18 mm 支架 1 枚。右冠状动脉病变择期处理（RAO 30°＋CAU 30°）

[病例解析] 患者心电图 Ⅰ、aVL、V3～V6 及 Ⅱ、aVF 均表现出不同程度 ST 段压低,aVR、V1 导联 ST 段抬高且 aVR 抬高幅度高于 V1 导联,需警惕主干病变或 3 支病变。患者造影结果证实 3 支冠状动脉重度狭窄。患者临床表现以胸闷胸痛、左心衰为主,考虑此次靶病变为左冠状动脉系统。

● 病例 3

[病史资料] 女,74 岁,反复胸闷 1 周,加重 2 天

急诊入院。否认慢性病史及吸烟史。急诊心肌标志物:cTNT 0.491 ng/ml,MYO 83.67 ng/ml,CK MB-mass 14.45 ng/ml;NT-proBNP 1 014 pg/ml。急诊心电图提示:窦性心律;V2～V5 导联 ST 段压低,考虑急性前壁心肌梗死,按指南行限期冠状动脉造影 + PCI 治疗。

[诊断] NSTEMI,前降支中段次全闭塞。

[术前心电图] 见图 10-25。

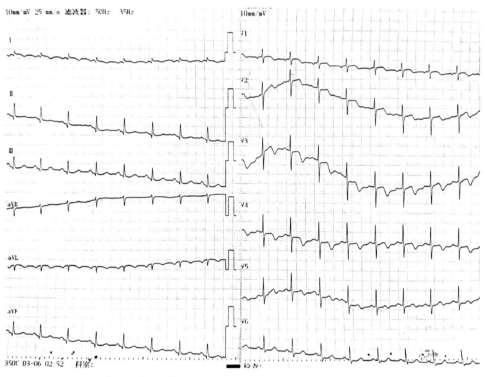

图 10-25　心电图。窦性心律,心率 102 次/min;P 波于 Ⅰ、Ⅱ、aVF 导联直立,aVR 导联倒置,时限、振幅正常;V2～V5 导联 ST 段压低 0.1～0.2 mV,V1～V5 T 波倒置

[心电图诊断] 窦性心律,V2～V5 导联 ST 段压低,急性前壁心肌梗死可能(请结合临床)。

[罪犯血管定位] V2～V5 导联 ST 段压低,考

虑前降支中段病变可能。

[冠状动脉造影影像图] 见图 10-26。

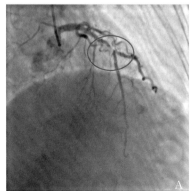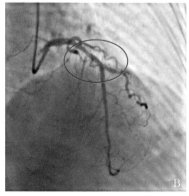

图 10-26　冠状动脉造影。A. 术前前降支中段次全闭塞,对角支开口狭窄 80%～90%(RAO 30° + CRA 30°);B. 前降支中段植入支架,TIMI 血流 3 级(RAO 30° + CRA 30°)

[PCI 术后第一天心电图] 见图 10-27。

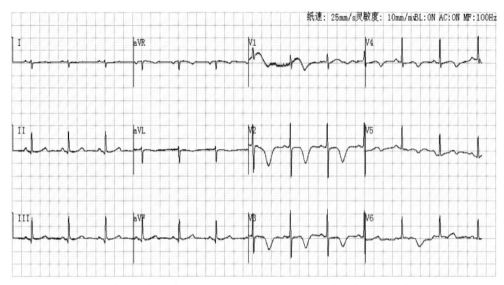

图 10-27　心电图。窦性心律,心率 75 次/min;P 波于 I、II、aVF 导联直立,aVR 导联倒置,时限、振幅正常;I、aVL、V1～V4 导联 T 波低平或倒置

[心电图诊断] 窦性心律,T 波改变。

[病例解析] 患者老年女性,无明显诱因下持续胸痛,急诊心电图 V2～V5 导联 ST 段压低,前降支中段病变可能,考虑急性前壁非 ST 段抬高型心肌梗死。行冠脉造影提示罪犯血管为前降支中段次全闭塞,对角支开口狭窄 80%～90%。行 PCI,于前降支中段植入支架 1 枚(Resolute Integrity 药物洗脱支架 2.75 mm×22 mm),TIMI 血流 3 级,术后心电图提示 V1～V4 ST 段 T 波倒置。

● 病例 4(不稳定性心绞痛)

[病史资料] 男,72 岁,因"活动后胸闷 10 年,加重 1 个月"收治入院。患者于 10 年前起出现胸闷,为胸前区沉重感,活动后加重,休息后缓解,无胸痛、无恶心冷汗。近 1 个月症状加重且频繁。有高血压病史 20 年,血压控制欠佳,否认糖尿病。不抽烟。查体:神清,体型中等,血压 150/85 mmHg,脉搏 75 次/min,齐,杂音(-),两肺呼吸音清,未闻及干湿啰音,腹部平软,双下肢不肿。

门诊查心电图:窦性心律,II、III、aVF 可见病理性 Q 波,V5～V6 ST 段压低 0.5～1 mm。查心肌标志物:cTnT(-),CK-MB(-),肌红蛋白(-)。

[诊断] 冠心病,不稳定性心绞痛;高血压病。

[门诊心电图] 见图 10-28。

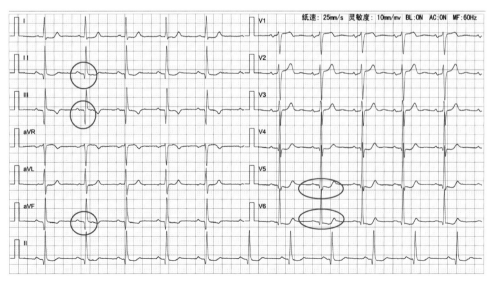

图 10-28　门诊心电图。窦性心律,II、III、aVF 可见病理性 Q 波,V5～V6 ST 段压低 0.5～1 mm

[心电图诊断] 冠心病,陈旧性下壁心梗可能。

患者入院后诉胸闷不适。查体:神清,血压164/89 mmHg,SaO_2 100%,脉搏 100 分/min,齐,杂音(−),两肺呼吸音清,未闻及干湿啰音,腹部平软,双下肢不肿。急查心电图:窦性心律,Ⅱ、Ⅲ、

aVF 可见病理性 Q 波,aVR ST 段抬高 1 mm,Ⅰ、aVL、Ⅱ、V2~V6 导联 ST 段压低 1~3 mm,较前明显加重。

[胸闷即刻心电图] 见图 10 − 29。

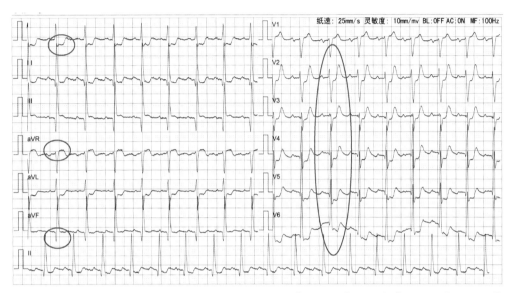

图 10 − 29　胸闷即刻心电图。窦性心律,Ⅱ、Ⅲ、aVF 可见病理性 Q 波,aVR 抬高 1 mm,Ⅰ、aVL、Ⅱ、V2~V6 导联 ST 段压低 1~3 mm。较前明显加重

[心电图诊断] 冠心病,广泛导联 ST 段压低,aVR 导联 ST 段抬高,主干病变和(或)三支血管病变可能。NSTEMI 待排。

患者下壁 Q 波,广泛导联 ST 段压低,aVR 导联 ST 段抬高,考虑左主干病变或三支血管病变可能,NSTEMI 不除外。

急查心肌标志物:cTnT(−),CK − MB(−),肌红蛋白(−);Scr 88 μmol/L。

对患者进行危险评分,Grace 评分 135 分,暂无急诊 PCI 指征,待复查心肌标志物。同时给予患者双联抗血小板(负荷量)、低分子肝素、他汀、硝酸酯类、ACEI、β 受体阻断剂积极治疗。3 h 后复查心肌标志物仍阴性:cTnT(−),CK − MB(−),肌红蛋白(−),故明确诊断为:冠心病,不稳定心绞痛,Grace 评分 135 分。并决定行择期 CAG + PCI 术。

[择期冠脉介入影像图] 见图 10 − 30。

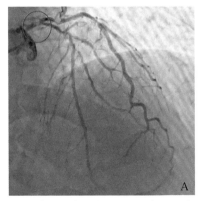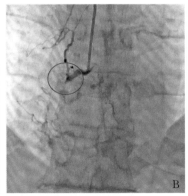

图 10 − 30　择期冠脉介入影像。左主干远段钙化斑块,狭窄 70%;前降支开口钙化斑块,狭窄 90%,近段狭窄 90%,中段心肌桥;对角支 D1 近段狭窄 50%,D2 开口狭窄 70%;回旋支开口狭窄 80%,中段钙化斑块,狭窄 70%;钝缘支细小;右冠状动脉近段起段完全闭塞,远段由 LAD 提供侧支,左心室后支未显影,后降支未显影。建议 CABG。A. 左主干远段狭窄、前降支、左旋支近段明显狭窄病变(CRA 30°);B. 右冠状动脉近段慢性闭塞(LAO 45°)

［术后心电图］见图 10-31。

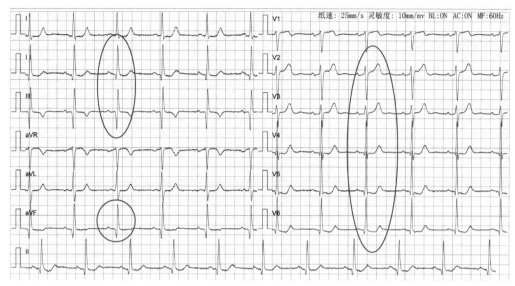

图 10-31 心电图。窦性心律；Ⅱ、Ⅲ、aVF 病理性 Q 波形成，V5～V6 ST 段压低 0.5～1 mm

［术后诊断］冠心病，不稳定性心绞痛；主干病变，陈旧性下壁心梗，三支血管病变。

［治疗］建议 CABG。

［病例解析］该患者病程长，近期症状明显加重，心电图有动态变化，临床考虑急性冠状动脉综合征。根据心电图表现可排除 STEMI，根据多次心肌标志物阴性可排除 NSTEMI，故诊断为不稳定性心绞痛。

但是根据患者的心电图表现，仍能判断冠状动脉基础病变较严重，需密切观察。对于急性冠状动脉综合征的患者，均应进行危险评分，该患者 Grace 评分＜140 分，暂无急诊 PCI 指征，可在药物充分治疗前提下行择期 CAG＋PCI 术。但 ACS 病情变化快，临床上仍需根据患者病情变化及各项指标变化多次评分，以及时评估患者的危险程度，及时制订最适合患者的临床决策。

—— 第四节 心电图在慢性冠状动脉综合征诊治中的作用 ——

一、概述

在当前的慢性冠状动脉综合征（CCS）指南中，确定了患者最常遇到的六种临床情况。

（1）冠心病危险因素，伴有稳定的心绞痛症状，和（或）呼吸困难。

（2）新发心力衰竭或左心室功能不全，疑似冠心病的患者。

（3）ACS 后症状稳定 1 年以内，或近期血运重建的患者。

（4）初诊或血运重建 1 年以上的症状性或非症状性患者。

（5）发生心绞痛，疑似血管痉挛或微血管病变的患者。

（6）无症状性患者，筛查发现冠心病。

近一个世纪以来，诊断心肌缺血一直基于对复极异常的检测，主要是 ST 段压低的 ECG 变化。因此，静息 12 导联心电图仍然是对没有明显心源性心脏病原因的胸痛患者，进行初始评估必不可少的组成部分。临床评估常见到两种情况：①没有胸痛或不适症状的患者；②有持续性心绞痛症状的患者。前一种情况更为普遍，并且经常记录到正常的静息心电图。但是，即使没有复极异常，心电图也可以显示冠心病的间接证据，例如既往心肌梗死（病理性 Q 波）或传导异常［主要是左束支传导阻滞（LBBB）和房室传导障碍］。心房颤动（AF）是胸痛患者常见的心电图表现，但症状往往不典型。室上性快速性心律失常期间 ST 段压低尚不能预测阻塞性冠心病。

如果在进行性心绞痛期间记录到动态的 ST 段变化,则心电图对于诊断心肌缺血至关重要。血管痉挛性心绞痛的诊断是基于在心绞痛发作期间(通常在静息时)检出典型的短暂性 ST 段抬高或压低。

不应使用长期的动态心电图监测和记录来代替运动试验,但是,可以对选定的患者考虑进行 12 导联心电图监测,以检出与体力活动无关的心绞痛发作。动态心电图监测可以揭示 CCS 患者无症状心肌缺血的证据。动态心电图监测中,提示心肌缺血的 ECG 改变,在女性中非常常见。

静息 ECG 和动态 ECG 对疑似 CAD 患者初步诊断的推荐如表 10-4 和表 10-5 所示。

表 10-4 静息心电图在疑似冠心病患者初步诊断中的应用

推 荐	推荐类别	证据水平
推荐对于所有无明显非心脏原因胸痛的患者,使用静息 12 导联心电图	I	C
推荐对于所有在疑似心绞痛发作期间或发作后,表明冠心病临床不稳定的患者,立即进行静息 12 导联心电图检查	I	C
室上性快速性心律失常发作期间记录的 ST 段改变不应作为冠心病的证据	III	C

表 10-5 动态心电图监测在疑似冠心病患者的初步诊断中的应用

推 荐	推荐类别	证据水平
对于有胸痛和怀疑心律失常的患者,推荐进行动态心电图监测	I	C
对于疑似冠心病的患者,可以考虑行动态心电图记录,最好用 12 导联心电图监测	IIa	C
动态心电图监测不应作为疑似冠心病患者的常规监测	III	C

(引自 2019 ESC Guidelines for the diagnosis and management of chronic coronary syndromes)

二、心电图在诊断 CCS 中的应用

尽管 CCS 的诊断方法众多,临床上可以通过冠状动脉造影、CT 造影、超声心动图负荷试验、同位素心肌扫描等来获取冠状动脉狭窄或心肌缺血证据,但心电图无疑是最重要、最经济的诊断方法。CCS 的心电图检查包括标准 12 导联心电图、运动平板心电图检查以及动态心电图记录,每种方法都具有特

色及优势。常规心电图迅速、方便、易于开展,特别是在 CCS 发病之时可快速诊断,缺点是患者无心肌缺血发作时可能检查"正常";运动平板心电图具有诱发心肌缺血,发现潜在冠状动脉狭窄的能力,缺点是具有一定的假阳性及假阴性,特别在女性人群中多见,对于侧支循环丰富的单支冠脉病变也难以诱发心肌缺血。动态心电图的优点在于长程监护,发现活动状态下或者夜间的心肌缺血,问题是记录的导联有限,对于不在探测导联范围内的心肌缺血容易遗漏,同时也对心肌缺血的定位也难以提供有效信息。

在 CCS 的临床诊疗实践中,心电图可以在发现心肌缺血、诊断冠心病,在 CCS 的日常管理、介入及药物疗效评价、随访等过程中发挥重要作用。

(一)应用心电图诊断稳定型心绞痛(I类)

1. 用于排除非心脏性胸痛 心电图是临床常用的排除心源性疾病的方法,具有简单易行、信息量丰富的特点。对于心肌缺血间歇发作的患者有时会产生假阴性诊断,应该注意鉴别。

2. 胸痛发作时行静息心电图检查 所有疑似心绞痛的患者都应记录静息时 12 导联心电图,但是50%或更多的慢性稳定型心绞痛患者的 12 导联心电图正常。静息心电图正常不能排除严重的冠心病。有左心室肥厚的心电图证据或符合心肌缺血的 ST-T 改变支持心绞痛的诊断。有陈旧性 Q 波形心肌梗死的心电图改变支持冠心病的诊断。但是,某些 Q 波是不确定的,如 III 导联上孤立的 Q 波或 V1 和 V2 导联的 QS 波。

胸痛患者如有房颤、快速心律失常会增加冠心病潜在的可能性。但这些心律失常也常由其他的心脏病所致。各种程度的房室传导阻滞可以出现在慢性冠心病患者,但也可由许多其他病因所致,故诊断的特异性很低。左前分支阻滞、右束支阻滞、左束支阻滞常出现在冠心病患者,而且常提示存在多支冠状动脉病变,但这些表现亦缺少特异性。

静息心电图正常的心绞痛患者中,大约有50%的患者在胸痛时心电图异常。常见窦性心动过速,而窦性心动过缓不常见。ST 段抬高或下移有助于确定心绞痛,并在低活动量时出现心肌缺血,提示其预后不良。冠状动脉造影通常可明确冠状动脉狭窄的严重性和血管成形手术的必要性和可行性。静息心电图上 ST 段下移或 T 波倒置的患者,胸痛时这些异常表现"假正常化"是可能有冠心病的另一个指标。胸痛时出现快速心律失常、房室传导阻滞、

左前分支阻滞或束支阻滞也将增加冠心病的可能性。

（二）应用心电图进行 CCS 的危险性分层

1. 静息心电图危险性分层的作用　静息时心电图异常的慢性稳定型心绞痛患者的危险性比静息时心电图正常者高。心电图上有至少一个部位的陈旧性心梗患者，心脏事件的危险性增加。实际上，心电图有多导联的 Q 波患者（常伴随 V1 导联的 R 波，后壁梗死），常有明显的左心室射血分数降低，这是决定冠心病患者自然病程的重要因素。有持续性 T 波倒置（特别是静息心电图的 V1～V3 导联）常提示未来发生急性冠状动脉事件的可能性增加，而且预后也差。当心电图有左束支阻滞、分支阻滞（常是左前分支阻滞伴右束支阻滞）、二度或三度房室传导阻滞、房颤或室性心律失常都提示心绞痛患者的预后可能差。心绞痛患者心电图上有左心室肥厚也常提示病死率和致残率增加。

2. 运动试验心电图在危险性分层和预后评估中的作用

（1）Ⅰ类：①接受初步危险性和预后评估的患者；②心脏症状发生明显变化的患者。

（2）Ⅱb类：①有下列心电图异常的患者：预激综合征、心室起搏心律、静息状态下 ST 段下移＞1.0 mm、完全性左束支传导阻滞；②已行心导管检查明确了处于临界冠脉病变引起缺血的患者；③血管成形术后心绞痛类型发生明显改变的患者。

（3）Ⅲ类：患有严重疾病，预计生命有限或不能行血管成形术的患者。

除非患者准备行心导管检查，否则，所有怀疑或已知为冠心病的患者都应行运动试验，以便评估未来心脏事件发生的危险性。大多数首次出现心绞痛患者的静息心电图正常，这些患者的左心室功能很可能是正常的，因而预后较好。运动试验在无静息时 ST - T 改变，左心室肥厚和应用地高辛的患者中的特异性较高。

三、心电图诊断 CCS 的具体病例

● 病例 1

[病史资料] 男性，66 岁患者，3 年前因冠心病、心绞痛于右冠状动脉开口处植入 3.0 mm×18 mm DES 一枚后症状缓解。一直吸烟、不规则服用阿司匹林肠溶片、阿托伐他汀钙片治疗，无高血压、糖尿病。因劳力性胸痛半年，加剧 1 个月入院。入院后心电图正常，行心电图运动平板试验阳性，进一步造影检查。

[诊断] 冠心病，PCI 术后，劳力性心绞痛。

[入院心电图资料] 见图 10 - 32A。

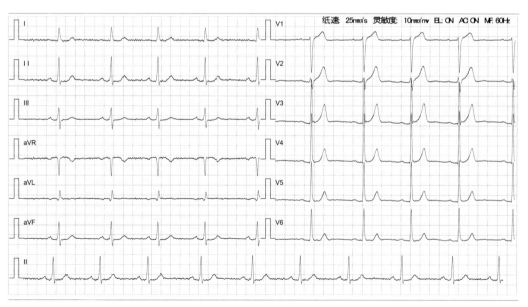

图 10 - 32A

[心电图运动平板试验开始前] 见图 10-32B。

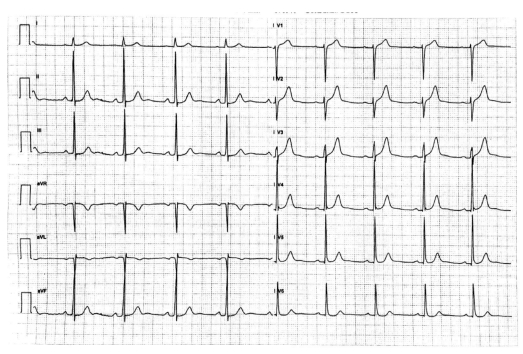

图 10-32B

[心电图运动平板试验开始后 3 min] 见图 10-32C。

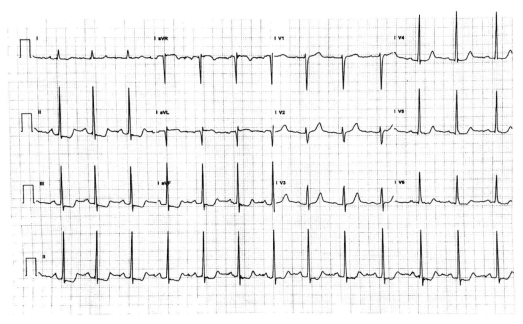

图 10-32C

[**心电图运动平板试验开始后6min**] 见图10-32D。

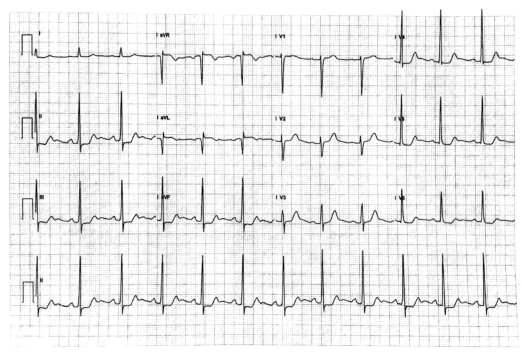

图 10-32D

图 10-32 心电图。A. 常规心电图检查正常；B. 运动前心电图大致正常；C. 运动开始后 3 min Ⅱ、Ⅲ、aVF 导联心电图见 ST 段水平压低 0.1 mV；D. 运动 5 min 后心电图见 ST 段水平压低 0.2 mV

[**心电图诊断**] 静息心电图正常，心电图运动平板试验阳性。

[**冠状动脉造影图**] 见图10-33。

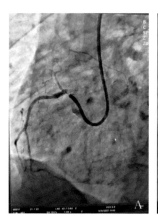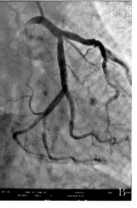

图 10-33 冠状动脉造影检查示右冠状动脉开口处、支架内严重狭窄。A. LAO 43° + CAU 21°示右冠状动脉开口处病变、支架内严重狭窄；B. RAO 21° + CAU 21°示左冠状动脉 LCX 第 2 钝缘支近段轻度狭窄

[**病例解析**] 该病例为冠心病冠脉药物洗脱支架术后，由于冠心病二级预防不规范、支架内再狭窄致劳力性心绞痛，为临床 CCS 的常见类型。常规心电图检查病例发现心肌缺血表现，因为症状在活动后发生，需要在运动的状态下诱发心肌缺血才能检出缺血心电图表现，该例患者凸显劳力性心绞痛心电图运动平板试验的重要性。

● **病例2**

[**病史资料**]女性患者,67岁,高血压15年,高脂血症、糖尿病7年。间断胸闷2年,症状加剧3个月伴胸痛入院,活动后气促、乏力。门诊心电图见非特异性T波低平,冠状动脉CTA见LAD狭窄,为进一步诊断、治疗收住院。心肌酶正常、心超示左心室收缩功能正常,舒张功能减退,LVEF 68%。住院冠状动脉造影提示LAD严重狭窄,常规PCI治疗后症状缓解,带药出院。

[**诊断**]冠心病,心绞痛;高血压病,2型糖尿病。

[**PCI术前心电图**]见图10-34A。

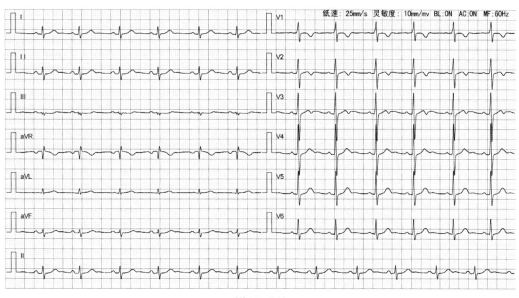

图10-34A

[**PCI术后心电图**]见图10-34B。

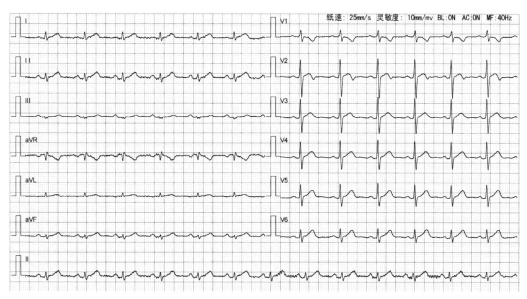

图10-34B

图10-34 心电图。A.入院时心电图见V1~V4 T波倒置、低平;B.见支架手术后缺血表现改善

[**心电图诊断**]窦性心律,前壁心肌缺血。

[PCI 术前造影] 见图 10 - 35A。

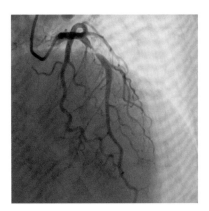

图 10 - 35A

[PCI 术后造影] 见图 10 - 35B。

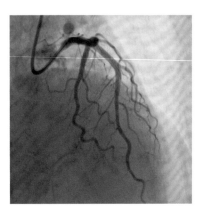

图 10 - 35B

图 10 - 35　冠状动脉病变部位。A. LAO 35°＋CAU 20°左冠状动脉造影,见前降支近段 90％狭窄,B. 病变部位 3.5 mm×14 mm DES 植入后左前降支狭窄消失

[病例解析] 冠心病稳定性心绞痛是 CCS 的常见类型之一,严重狭窄时静息状态下也会出现心肌缺血心电图表现,根据常规心电图检查结果,出现缺血性 ST、T 波改变的部位就可以大致定位病变位置。本例患者 V1～V4 前壁导联出现 T 波低平倒置,提示前降支缺血,冠状动脉支架术后血流通畅,原有缺血心电图改变改善。

● **病例 3**

[病史资料] 男性,56 岁,因活动后胸闷、心前区不适半年,加剧 1 个月就诊。有高血压病、高脂血症,吸烟 10 多年病史。超声心动图及心肌酶检查正常。考虑到患者危险因素众多、临床症状典型,为避免风险未行心电图运动平板试验检查。直接进行冠状动脉造影,检查发现:左主干口 50％狭窄,IVUS 检查发现狭窄程度 81％的脂质斑块,FFR 测量 0.70,在左主干口植入 4.0 mm×12 mm 支架,狭窄消失,术后 2 个月随访症状消失。

[诊断] 冠心病劳力性心绞痛,PCI 术后,高血压病、高脂血症。

[心电图资料] 见图 10 - 36、图 10 - 37。

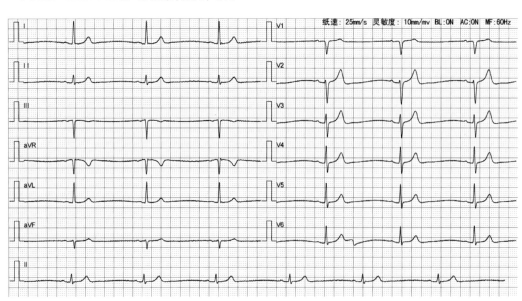

图 10 - 36　术前心电图未见明显异常

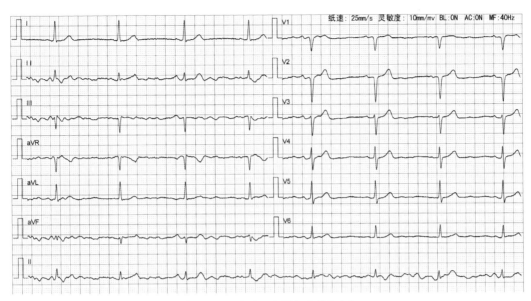

图 10-37 术后心电图未见明显改变

[**术前造影及血管内超声(IVUS)图像**] 见图 10-38A。

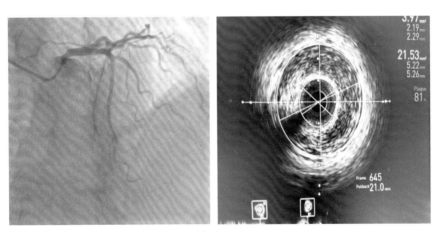

图 10-38A

[**术后造影**] 见图 10-38B。

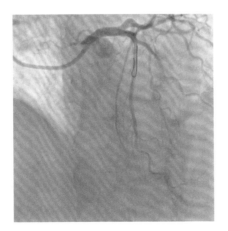

图 10-38B

图 10-38 冠状动脉造影图。A. 术前造影示 LM 开口 50%狭窄临界病变(LAO 20°+CRA 20°),IVUS
提示开口狭窄 81%,FFR=0.7;B. 示左主干植入 4.0mm×12mm 支架后造影,狭窄消失

[病例解析]该例患者说明常规心电图检查对于 CCS 患者诊断的局限性。由于敏感性有限,对于心电图检查正常的患者不能依据心电图排除冠心病。该例冠心病患者心电图检查正常就是证明,这是普通心电图对 CCS 诊断的局限。对于心血管危险因素众多、临床症状典型的患者需要通过冠状动脉造影、腔内超声检查、冠状动脉血流储备分数(FFR)测量等更多的诊断方法来确定。

● 病例 4

[病史资料]女性,63 岁,有高血压病史 12 年,高脂血症 3 年。因阵发性胸闷不适,活动后加重 4 月、休息后好转而入院检查。心电图见 ST-T 波改变,心电图运动平板试验下壁轻度 ST-T 改变,可疑阳性。冠状动脉造影见 RCA 临界病变,IVUS 示病变处管腔狭窄 70%,残余管腔面积 4 mm^2,未行 PCI 治疗。

[诊断]冠心病,稳定性心绞痛。

[心电图资料]见图 10-39。

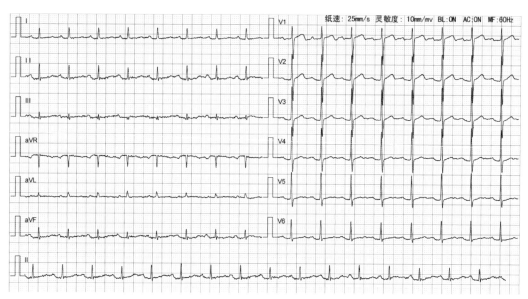

图 10-39　入院时心电图,可见下壁、侧壁导联 T 波低平,ST 段无明显压低

[心电图诊断]窦性心律,下壁、侧壁导联 T 波低平。

[冠状动脉造影及血管内超声检查检查]见图 10-40。

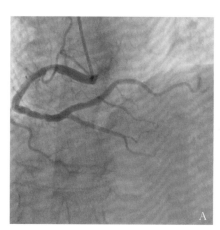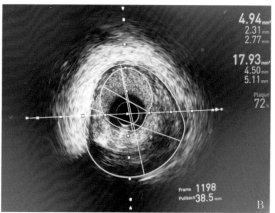

图 10-40　A. LAO35°+CAU20°冠状动脉造影图像,可见右冠状动脉近段、中段 2 处狭窄 50%～60%。
　　　　　B. 冠状动脉内血管超声检查,见局部稳定斑块,狭窄 72%,局部管腔面积 4.94 cm^2,未介入治疗

[**病例解析**] 冠心病临界病变是 CCS 的常见表现，心电图 T 波低平是最常见的心电图异常，有时伴有 ST 段轻度压低；女性患者心电图运动平板试验假阳性率高，冠状动脉影像学检查有助于确诊。

● **病例 5**

[**病史资料**] 男性，43 岁，有高脂血症和吸烟史。一年前急性下壁心肌梗死，急诊 PCI 术后，规律服用阿托伐他汀钙片 20 mg qd，阿司匹林肠溶片 100 mg qd，替格瑞洛片 90 mg bid，无胸痛、胸闷症状，一年后住院复查。

[**诊断**] 冠心病、陈旧性下壁心肌梗死。

[**心电图资料**] 见图 10 - 41。

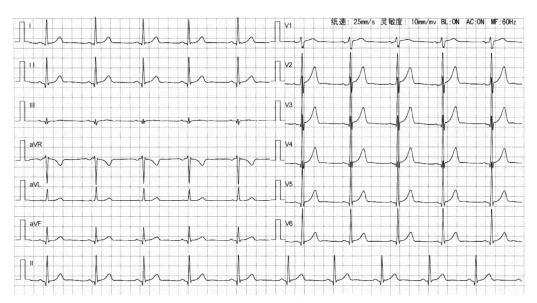

图 10 - 41　入院心电图。可见 Ⅱ、Ⅲ、aVF，V6 导联有病理性小 Q 波

[**心电图诊断**] 陈旧性下壁心肌梗死。

[**冠状动脉造影图**] 见图 10 - 42。

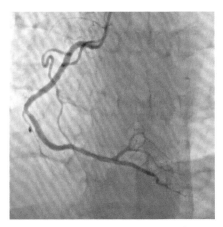

图 10 - 42　冠状动脉造影随访图。可见右冠状动脉中段 40% 狭窄，稳定性斑块存在，右冠状动脉远段植入支架轻度内膜增生，未见明显狭窄

[**病例解析**] 冠心病支架植入、长期药物治疗、病情稳定是 CCS 的常见临床类型，如果没有明显的冠状动脉狭窄，除了原有的陈旧性心肌梗死表现外，可以没有其他心电图异常表现。心电图作为一种简便的诊断工具，可用于 CCS 患者的随访管理中。

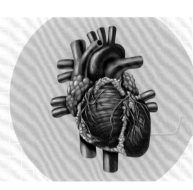

第三篇

心律失常的解剖与心电图表现

第十一章

心律失常的机制、分类及心电图诊断

——— 第一节　心律失常的分类 ———

一、心律失常的概述及分类

正常的心脏节律,由正常起搏点,即窦房结自律细胞(起搏细胞)首先产生动作电位,通过移行细胞传导给心房工作肌细胞,产生心房的机械收缩活动,同时通过心房肌传导到房室结,再通过希氏束-左右束支-浦肯野系统传导到心室工作肌细胞,产生心室的机械收缩活动。显然,从解剖的角度心脏电活动可以分为4个解剖层次:窦房结、心房内、房室交界区以及左、右心室内发生(图 11-1)。不同于正常心脏节律的兴奋和传导,我们称之为心律失常(cardiac arrhythmia),其定义为:心脏冲动的频率、节律、起源部位、传导速度或激动顺序的任何异常。

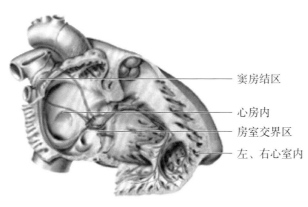

心脏结区

心房内

房室交界区

左、右心室内

图 11-1　心律失常发生的四个解剖层次

健康状态下,窦房结自发产生电脉冲(自律性)的频率最高,静息时其发放的冲动频率为 60～100次/min,房室结、希氏束次之 40～60 次/min,心室浦肯野纤维为 20～40 次/min。心电图学规定,超过100 次/min 频率为心动过速,低于 60 次/min 为心动过缓;除了窦房结以外,其他部位电脉冲夺获心脏

均为异位节律点,如果快的异位节律点兴奋性增加、发生电脉冲频率比窦房结频率快,就产生早搏(又名过早搏动、期前收缩),可以是心房、房室交界区和心室,3 个以上的早搏连续出现,就定义为心动过速,也称为主动性心律失常。反之,由于窦房结的电脉冲频率变慢或心脏内出现传导阻滞,导致正常电活动不能下传,则下级慢的起搏点可能会替代其起搏功能、夺获心脏,称为逸搏,>3 个以上的逸搏称为逸搏心律,也称为被动性心律失常,逸搏多起源于房室交界区及心室内。

尽管心律失常的种类多种多样,从电脉冲产生及传导的角度可大体分为两大类:冲动形成异常和冲动传导异常。冲动形成异常中包括主动性心律失常及被动性心律失常两大类,对于主动性形成冲动异常而言、可进一步细分为自律性异常和触发活动。冲动传导异常主要是指旁道异位传导、折返及各部位电传导阻滞(图 11-2)。

二、心律失常起源的解剖分类

尽管心律失常的发生机制各不相同,为临床需要,可以按照解剖部位进行分类。心脏主要由右心房、右心室、左心房、左心室构成,这些腔室中的特殊结构(例如右心房界嵴及左心室乳头肌),以及心腔和血管连接部,包括主动脉、肺动脉、肺静脉、冠状静脉与心脏的连接处均可产生心律失常。缺血性和非缺血性心肌病造成的瘢痕也容易产生折返性心律失常,因此,从心律失常起源的解剖部位来分类心律失常,有利于学习和记忆。

(一) 起源右心房的心律失常

(1) 右心房相关血管结构起源的早搏及房颤

1) 冠状静脉窦口附近起源的房早、房速、交界

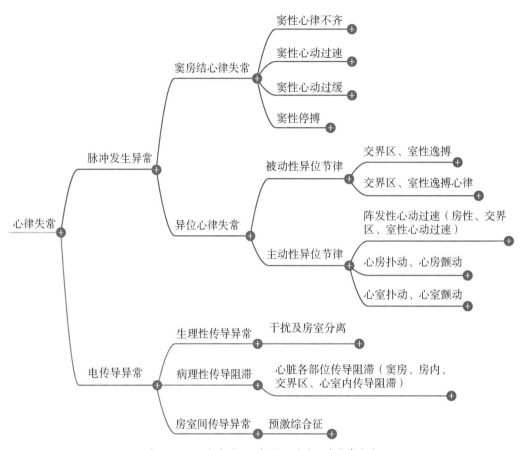

图 11-2 从发生原理及解剖位置对心律失常分类

区折返性心动过速。

2）房室交界区心动过速。

3）上腔静脉、下腔静脉起源的房早、房速及房颤。

（2）右心房界嵴起源的房早及房速。

（3）右心耳起源的房早及房速。

（4）三尖瓣峡部参与的折返性房扑。

（5）右心房侧壁瘢痕相关性房扑。

（6）右心房其他部位起源的房早、房速。

（二）起源右心室的心律失常

（1）右心室流出道区域起源的室早、室速。

（2）三尖瓣环附近起源的室早及室速。

（3）右心室心尖部、游离壁起源的室早及室速。

（4）右心室乳头肌起源的室早及室速。

（5）希氏束附近起源的室速。

（三）起源左心房的心律失常

（1）肺静脉起源的房早、房速及房颤。

（2）左心房二尖瓣峡部参与的房扑。

（3）Marshall 韧带起源的房早及房颤。

（4）左心耳附近起源的房早。

（5）左心房前壁起源的房早及房速。

（6）左心房后壁起源的房早及房速。

（四）起源左心室的心律失常

（1）主动脉根部起源的室早及室速。

（2）左心室间隔部浦肯野氏纤维起源的室早及室速。

（3）二尖瓣环附近的室早及室速。

（4）左心室乳头肌起源的室早及室速。

（5）左心室瘢痕相关性室速（前壁、下壁、心尖部等起源）。

（五）房室共同参与的折返性心律失常

（1）左侧旁道及相关房室折返性心动过速。

（2）右侧旁道及相关房室折返性心动过速。

（3）双旁道及双旁道参与的折返性心动过速。

第二节　心律失常的发生机制

如前所述，心律失常可分为缓慢型及快速型心律失常两种，缓慢型心律失常的主要类型是窦性停搏、心动过缓、房室传导阻滞。快速型心律失常的常见类型为各种自律性升高导致的早搏、心动过速，以及折返传导导致的折返性心动过速。

一、缓慢型心律失常的发生机制

心脏的窦房结、房室结、His 束、左右束支等传导组织及心肌组织均具有自律性、兴奋性及传导性。在生理情况下，心脏激动由窦房结控制。窦房结的自律性由 P 细胞起源，以钙离子电流为主的 4 相舒张期内向电流对 P 细胞的功能至关重要。其自律性

的高低取决于 4 相除极速度、静息舒张期电位、阈电位及 3 个因素。4 相除极速度加快、舒张期电位升高、阈电位将低都会产生窦房结起搏频率增加；P 细胞功能受心脏自主神经功能调节，迷走神经递质乙酰胆碱可降低内向钙离子电流及 I_f 电流，减慢心率而交感神经末梢释放的儿茶酚胺类物质可作用于 β_1 受体，增加 4 相除极速度，提高心率。

缓慢性心律失常发生机制主要有：①病态窦房结综合征（简称病窦综合征），窦房结、房室结自律性异常（图 11-3）。②心脏传导系统不同解剖部位出现传导阻滞。临床上可由多种因素造成心脏传导系统病变，引起缓慢性心律失常，常见的病因有：

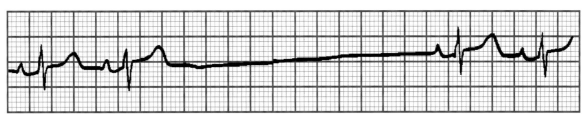

图 11-3　病窦综合征，窦房结功能异常，窦性停搏发生

（1）心肌组织缺血、炎症、坏死，主要由动脉粥样硬化及其引起的冠心病、心肌梗死造成。其他心肌炎、导管及手术机械损伤、休克等情况造成的传导组织供血不足或炎症，都可引起细胞坏死或功能异常，这是临床常见的缓慢性心律失常原因，例如急性下壁心肌梗死时，房室结动脉闭塞出现的三度房室传导阻滞。

（2）传导系统的退行性病变。机制不明，随年龄的增长、出现心脏传导系统细胞凋亡或程序性细胞死亡，表现为无明显诱因的传导系统退行性变，窦房结、房室结功能异常，传导阻滞发生。

（3）药物及毒物的作用。如 β 受体阻滞剂、非二氢吡啶钙离子拮抗剂、洋地黄等药物过量，抗肿瘤药物的化疗等均可导致缓慢性心律失常。

（4）基因异常。部分缓慢性心律失常有家族聚集性，推测其由于基因的缺陷、窦房结 P 细胞及房室交界区结区细胞离子通道发育异常有关。

（5）局部微环境的异常。如肾功能不全、高钾血症致传导系统功能抑制；运动员迷走神经异常兴奋、局部乙酰胆碱等神经递质增加；甲状腺功能减退

致传导系统组织细胞功能减退等。这些情况下心脏传导系统的异常通常是可逆的，如果致病因素消除后，缓慢型心律失常多数可以恢复正常。

二、快速型心律失常的发生机制

快速型心律失常包括各种早搏、心动过速、心房扑动、心房颤动、心室扑动、心室颤动等多种类型。临床常见的是早搏及心动过速。快速型心律失常的机制主要有自律性异常、触发活动、折返活动三大类（图 11-4）。

（一）自律性异常

具有自律性的细胞在舒张期有自动、缓慢的膜电位下降（膜电位负值减少），一旦达到阈电位，则产生一次新的动作电位。窦房结以外的、具有自律性的细胞，称为异位起搏点。正常心房和心室的工作细胞并不具有自律性，在某些异常情况下，这些心肌细胞静息膜电位数值下降（较正常膜电位负值减少），这些细胞便如同心房和心室中的特殊纤维，具有自律性，这一自律性称为异常自律性。有些部位的细胞，如浦肯野纤维，在正常的膜电位有正常自律

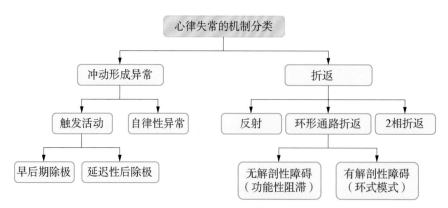

图 11-4 快速型心律失常机制图解

性,当膜电位下降时,也可产生异常自律性。引起异常自律性的根本原因可能是心脏内在的病变,如心肌缺血。只有当窦房结兴奋频率低于异常自律性的频率或异常自律性频率高于正常窦房结的兴奋频率时,才可能产生心律失常。发生在心肌梗死后的加速性室性自主心律,原因是在缺血区中的浦肯野纤维具有了异常自律性。

自律性异常导致的心律失常有:①窦房结自律性异常,如窦性心动过速或窦性心动过缓;②异位自律性机制,这一类型又分为被动型和主动型两种:被动型是指窦房结频率过低窦性心动过缓;主动型是指异位起搏点频率增快,超过窦房结频率,出现早搏和异位心动过速(图 11-5)。

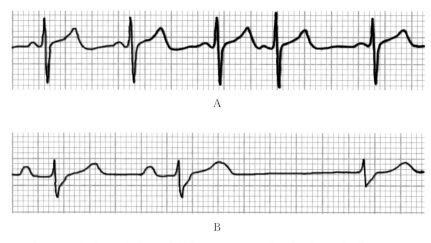

图 11-5 主动性及被动性心律失常。A. 主动性心律失常,房性早搏,第四个心动周期房性异位点兴奋性增高,出现房早;B. 被动性心律失常,因为窦性停搏,第三 QRS-T 波群被动出现的室性逸搏心律

(二) 触发活动

触发活动是另一类异位节律点形成机制,通常其异位节律点位于心室内,由单个心肌细胞离子活动异常所形成,而不是一组心肌细胞参与。触发活动是由前一正常动作电位所触发,不可能独立产生,总是发生在一次正常除极活动后,因此也称为后除极(图 11-6)。后除极就是指发生在动作电位复极相的膜电位振荡,当产生足够大的电位变化,

达到能再次激活内向离子流的阈电位水平时,便形成一次或多次新的动作电位,这一新的动作电位即为触发活动。触发活动不同于自律性,在没有电活动的长间期之后,可产生自律性,但不能产生触发活动。

依据其发生在心肌细胞动作电位的发生时期的早晚,又可分为早期后除极及晚期后除极。①早期后除极:发生在正常动作电位复极相的平台期(2

相)或平台期后(3期早期)(图11-6,图11-7)表现在心电图ST段及T波升支前、多与心肌细胞的K⁺电流异常有关,长QT间期综合征、低钾血症等心律失常与此相关(图11-7)。②延迟后除极:发生在复极化完成以后的后除极,尽管延迟后除极可见于不同的情况下,但共同的特征是肌浆和肌浆网中,钙

离子浓度异常(钙的超负荷)。后者出现在4相(心电图T波U波后),通常认为与心肌细胞的Ca²⁺电流异常有关。常发生在自发的或人工起搏诱导的心率加快时。如地高辛中毒时发生的加速性室性心律失常、儿茶酚胺刺激的房性和室性心动过速、心肌缺血或再灌注后的室性心律失常。

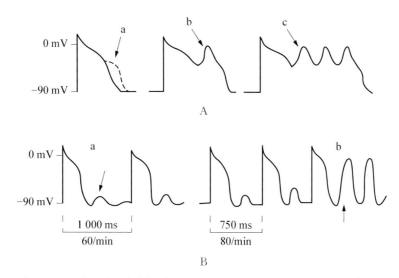

图11-6 触发活动的发生机制。A.早期后除极。a:早期后除极发生在心肌动作电位3相;b:单次后除极出现早搏;c:连续后除极电位震荡,发生室性心律失常。B.延迟后除极。a:延迟后除极发生在心肌动作电位后复极末区域;b:延迟后除极达到阈电位再次除极、诱发室性心律失常

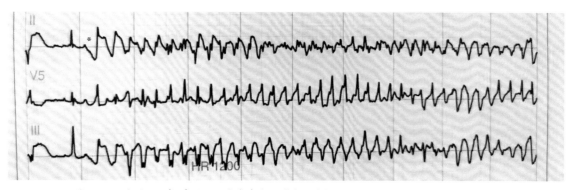

图11-7 女性,36岁,急性心肌炎患者出现早期后除极(*标处)触发尖端扭转型室速、室颤

产生心肌触发活动主要的原因可能有:一是细胞离子通道蛋白存在先天性缺陷,最常见的是长QT间期综合征。患者接受了亲代异常的遗传基因或在胚胎发育中受到外界感染、电离辐射等干扰,导致心肌离子通道编码DNA的异常(缺失或点突变),出生后出现心肌细胞膜上离子通道蛋白的结构异常,表现为心肌离子通道功能异常(长QT间期表

现)或间歇性功能异常(获得性长QT间期综合征、平常心电图正常,但在某些环境改变或者药物的作用下出现QT间期延长),诱发后除极。二是心肌细胞损伤后导致的离子通道异常,为后天获得性改变。在感染、缺血、毒物、电解质紊乱等病理因素作用下出现离子通道的损害或一过性功能异常,发生后除极活动(图11-8),诱发恶性室性心律失常。

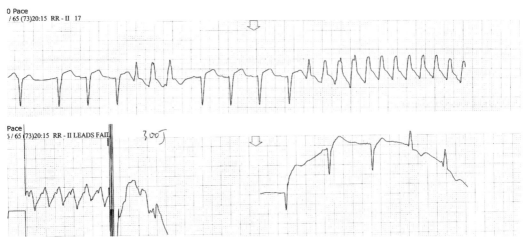

图 11-8　73 岁,冠心病心肌梗死患者出现延迟后除极,诱发室性心动过速、心室扑动,300 J 除颤后出现室性逸搏节律

折返是大多数快速性心律失常的发生机制,是指电活动沿着一环形的、可以导电的电学或者解剖学通道、发生周而复始的环状激动,沿着折返环路阻断任何一点都可以终止心动过速,由折返引起的心律失常远比由自律性异常引起的心律失常多见。折返分为两类:随意折返和规则折返。随意折返的折返环随时间不断地改变其大小的部位,通常无固定的解剖结构,因此也常被称为功能性折返,如心房和心室颤动。规则折返则依循相对固定的解剖环路,因此也称为解剖性折返,如房室结折返性心动过速、房室折返性心动过速、瘢痕相关性心律失常等。两类折返可以同时存在,形成的条件也相似。折返形成的基本条件是:①在折返环路的中央为阻滞区;②兴奋传导途中,存在单向阻滞区;③环路中需要一缓慢传导区。

临床上常见折返性心律失常的 4 个类型见图 11-9,分别是房室结内折返、房室旁道参与的折返、心肌瘢痕区域内折返及左室内折返性心动过速;当然,其他任何心肌组织内均可产生折返。这些环形通路折返产生的有 3 个必须基本条件:①存在一条首尾相连的环形通路。通路可以是功能性的,如左后分支区域内折返性室速,环路可短至数毫米至 2 cm,在一定的条件下,束支分支及其之间的心室肌组成闭合的环路,发生心动过速;通路也可以是解剖上的,如房室旁道导致的房室折返性心动过速,环路由房室结、心室组织、房室旁道、心房组织组成,长度可达 5~8 cm;②存在一个单向阻滞区,也就是环路中只允许电流向一个方向流动,不能随意地双向传导,这样才能维持折返活动;③环路中要存在可激动

间隙,即折返电激动的头尾之间要有可再次兴奋的空隙,在下一个激动波首到来之前休息一下、恢复再次激动的能力;这样就要求折返环路的长度要大于折返激动波的占用长度(激动波长短于心动过速周长),激动波不能首尾相连,以保证环路中有一小段组织可以恢复应激。只有 3 个条件都满足了,折返激动才能维持;这时还需要一个启动因素,通常是一个早搏。提前出现的早搏激动传入折返环内,产生持续不断的环形激动控制心脏搏动,发生快速型心律失常(图 11-8)。这也能解释为什么有些预激综合征的患者为什么老年期才发生心动过速,原因是:患者虽然存在旁道,即可以发生折返的解剖环路,也存在房性早搏等启动因素,但年轻时心肌传导速度快,不满足折返 3 个条件,多年不发生心动过速;随着年龄的增加,心肌组织传导能力的减退,终于满足了折返的 3 个条件,在老年时发生心动过速。

缺血性心脏病、心肌梗死瘢痕组织相关性室速也是典型的折返性心动过速,见图 11-9。心肌梗死后出现心肌坏死,不导电的瘢痕组织形成。瘢痕内或瘢痕周边存在不均一的坏死,留下残存岛状心肌;可兴奋的残存心肌与不导电的瘢痕组织犬牙交错,形成导电的通道。通道部分首尾相连,形成折返环路,加上室性早搏刺激,就满足了折返的所有条件,发生折返性室速(图 11-8)。同理,心肌炎、心肌病患者由于心肌坏死,心肌组织的纤维化也可形成同样的折返通道,形成器质性室速。在瘢痕组织迷宫式的通路中可以产生多种折返途径、多种不同的电激动入口及出口、不同的折返通路组合,所以,在同

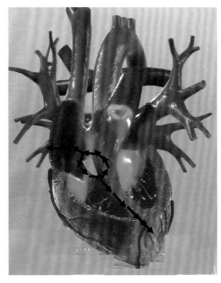

A. 房室结内折返性心动过速

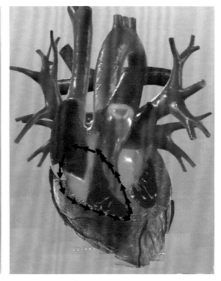

B. 右侧旁道附属折返性心动过速

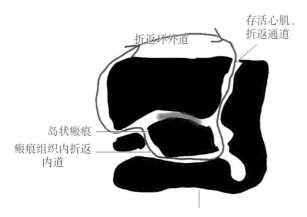

C. 心肌梗死瘢痕组织内折返性室速

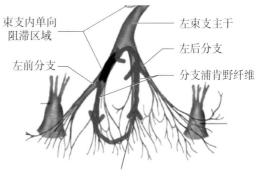

D. 束支内折返性心动过速

图 11-9　折返性心动过速常见的四种类型。A. 房室结双径传导,房室结内折返性心动过速(蓝色为双径路区域);B. 右侧旁道(蓝色区域为旁道),房室折返性心动过速;C. 心肌梗死后瘢痕内折返性室性心动过速;D. 左前、后分支内折返性室性心动过速

一片折返区域中可产生不同频率、不同 QRS 波形状的心动过速。

　　实际上,临床上所见的大多数心律失常,采用目前现有的诊断方法很难完全区分其形成原理是"冲动产生异常"还是"冲动传导异常",患者常有 2 种或多种机制同时参与心律失常的形成。

第三节　心动过速的分类及心电图诊断

　　心动过速是临床上常见的主动性心律失常,其定义是指规律发生的心房或者心室跳动频率在 100 次/min 以上,在快速性心律失常中占有重要地位。心动过速的心室率可以从 100～230 次/min 不等,当心室率过快时,心室舒张期充盈时间过短,导致心脏排血量急剧减少,可引起晕厥、休克甚至猝死等严重后果。

　　根据 2015 年 ACC/AHA/HRS 指南及 2016 年室性心律失常中国专家共识,心动过速其相关名称及定义见表 11-1 和表 11-2。

表 11-1 室上速相关的定义

室上性心动过速（室上速）	一个描述在休息状态下，心房和（或）心室频率超过 100 次/min 的涵盖性术语，心动过速的发生涉及 His 束以上的心脏组织，包括：不适当性窦性心动过速、房性心动过速（局灶性和多源性）、大折返房速（含典型性房扑）、结性心动过速，房室结内折返性心动过速、各种旁道参与的正向或逆向房室折返性心动过速。通常不包括心房颤动
阵发性室上速	规整而快速的心动过速，临床特征为突发突止，包括 AVNRT、AVRT，少数房速，是最常见的室上速临床表现形式
心房颤动（房颤）	一种由于心房无序激动导致心房无效收缩的室上性心律失常，心电图特征为：P 波消失，代之以不规则的心房颤动波，RR 间期绝对不齐
窦性心动过速（窦速）	激动起源于窦房结，心率超过 100 次/min
生理性窦速	在运动或其他交感神经活性增加的状态下窦性心律合适地增加
不适当性窦速	非生理性原因或排除甲亢、贫血等，静息状态下窦性心律超过 100 次/min，24 小时平均心率超过 90 次/min
房性心动过速	
局灶性房速	心房标测提示局灶性起源的 SVT，激动规整地从心房一个点向外扩散，P 波之间通常有等电位线；有可能不规则，可见发作时出现"温醒"和终止时出现"冷却"现象
窦房折返性心动过速	一个特殊类型的房速，起源于窦房结周围组织的微折返，具有突然发生和终止的特点，P 波形态与窦性心律没有区别
多源性房性心动过速	一种具有 3 种以上 P 波形态和（或）不同频率的心房激动的 SVT，节律总是不规则
心房扑动（房扑）	
典型：下腔静脉三尖瓣峡部依赖性房扑	一种大折返房速，激动沿右心房侧壁下行、一定通过下腔静脉三尖瓣之间的峡部、逆钟向传播。这种激活顺序在心电图 Ⅱ、Ⅲ、aVF 导联上产生的负向"锯齿"波，V1 导联有晚期正向偏转。在使用抗心律失常药物时心房率可以低于典型的 300 次/min（周期长度为 200 ms）；它也被称为典型房扑、逆钟向折返房扑
逆向：下腔静脉三尖瓣峡部依赖性房扑	一种激动传导方向与上述方向相反的大折返房速，顺钟向折返，一定通过下腔静脉三尖瓣峡部，心电图 Ⅱ、Ⅲ、aVF 导联上出现正向"锯齿"波，V1 导联负向波，又名逆向典型房扑、顺钟向折返房扑
非典型：非下腔静脉三尖瓣峡部依赖性房扑	一种折返环路不涉及下腔静脉三尖瓣峡部的大折返房速。折返途径可能围绕二尖瓣环或者左、右心房内的瘢痕组织发生。根据折返部位有不同的命名：左房房扑、左房大折返房扑、切口瘢痕依赖性房扑等
房室结性心动过速	起源性房室交界区包括希氏束的非折返性心动过速
房室结折返性心动过速	一种在房室结内不同速度的传导通路之间折返的心动过速，通常是称为快径-慢径，快径通常在 Koch 三角的上部，慢径在房室结下部靠近冠状窦口的地方
典型 AVNRT	房室结慢径前传、快径逆传的房室结内折返性心动过速（慢-快）
非典型 AVNRT	房室结快径前传、慢径逆传的房室结内折返性心动过速（快-慢）
房室旁道	除了正常房室结以外，在房室环上存在的、在房室之间具有电传导功能的异常通路，有时也可能存在于房室结-心室、希氏束-心室之间
显性旁道	旁道具有从心房前传心室的功能，在心电图上可以看到预激波
隐匿性旁道	旁道只有从心室到心房的逆向传导功能，心电图上无预激波
预激综合征	存在有前传功能的房室显性旁道，有时是间歇性传导，心电图上表现短 PR 间期及预激 δ 波，心室由旁道及正常房室结-希氏束-浦肯野系统按不同比例同时激动的综合征
无症状预激	有预激的心电图、但无室上速发作及心电图表现
W-P-W 综合征	一种在窦性心律时存在心室预激波，有心电图证实的室上速或者有室上速相关的症状组成的综合征
房室折返性心动过速	房室折返性心动过速，折返通路由房室旁路、心房、房室结（或第二旁道）、心室组成
顺向型 AVRT	常见的激动通过房室结下传心室、旁道逆向传导到心房的房室折返性心动过速，窄 QRS 波表现，除非有束支传导阻滞或差异性传导发生
逆向型 AVRT	激动通过旁道前向传导到心室、房室结逆向传导到心房（偶尔是另一条旁道逆传）的房室折返性心动过速，QRS 宽大畸形
无休止性交界区心动过速	一种罕见的、无休止的、通过隐匿性的慢径传导，通常是后间隔旁道折返的、顺向型房室折返性心动过速
预激综合征房颤	房颤≥1 个旁道造成心房激动通过旁道前传心室

表 11-2 室性心动过速的心电图定义

非持续性室速	连续 3 跳或 3 跳以上、持续时间<30 s、心动过速频率>100 次/min 的室性心律失常
* 单形性	其 QRS 波为同一种形态
* 多形性	其 QRS 波为不同形态,RR 间距周期在 600~180 ms
持续性室速	持续时间超过 30 s 的室速和(或)心动过速时因血流动力学不稳定、需在 30 s 内终止的室速
无休止性室速	无休止性发达数小时,各种干预治疗均不能终止
束支折返性心动过速	折返涉及希浦系统,通常心动过速显示 LBBB 形态,常发生在心肌病患者
双向性室速	QRS 波形态交替变化,常见于洋地黄中毒
尖端扭转型室速	常与 QT 或 QTc 延长有关,心动过速时心电图显示 QRS 波峰围绕等电位线扭转
室扑	室性心律失常节律规则,频率为 300 次/min,QRS 波呈单形性
室颤	心室率快,超过 300 次/min,室性心律不规则,其联律间期、QRS 形态和振幅明显变异
室速/室颤风暴	24 h 内室速、室颤反复发作 3 次或 3 次以上,需要治疗干预以终止发作

一、心动过速的分类

心动过速可以按照电脉冲发生的解剖部位进行分类:窦房结发生的为窦性心动过速,心房内发生的为房性心动过速,房室交界区发生的为交界区心动过速,心室发生的为室性心动过速。其中病理性的窦性心动过速又可分为不恰当窦性心动过速和窦房折返性心动过速。房性心动过速也可分为自律性增加所致的紊乱性房速、折返性房速,或者按解剖部位进行分类(见上述)。房室交界区心动过速也可分为自律性增加的交界区心动过速及双径路诱发的房室结内折返性心动过速,房室同时参与的大折返室上速也可细分为左侧旁道、右侧旁道、间隔旁道等参

与的房室折返性心动过速。室性心动过速也有许多种类,包括束支折返性室速、瘢痕折返性室速、尖端扭转型室速等,当然也可以按照心动过速起源的心室位置进行解剖分类。每一种分类方法均是为了更好地理解心动过速的发生机制,有利于临床诊断及治疗。

临床上,从实用、容易鉴别诊断的角度考虑,常根据心动过速发作时 QRS 的宽窄进行分类,QRS 波群时限在 120 ms 以内的称为窄 QRS 波心动过速(NQRST),大于 120 ms 的称为宽 QRS 波心动过速(WQRST)(图 11-10)。其中,折返性 NQRST 主要包括部分窦性心动过速、房性心动过速、旁道参与的房室折返性心动过速(AVRT)以及房室结内折返性心动过速(AVNRT)。

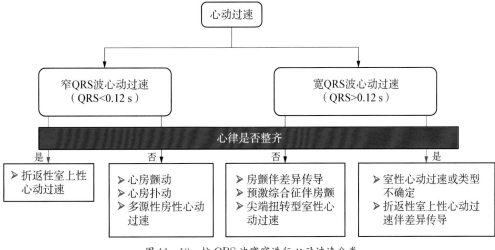

图 11-10 按 QRS 波宽窄进行心动过速分类

二、常见窄 QRS 波心动过速的心电图诊断

(一)窦性心动过速的心电图特征

各导联 P 波为窦性来源,表现在 II 导联向上,aVR 导联向下,V1 导联正负双向,心房率>100 次/min,PR 间期 0.12～0.20 s,通常 RR 间期相等(图 11-11)。

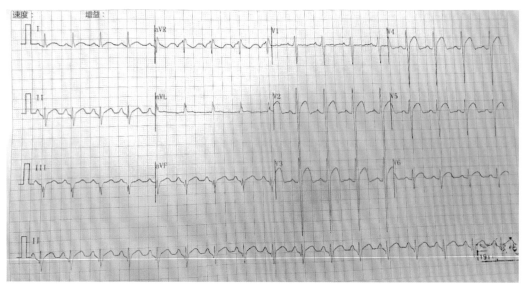

图 11-11 窦性心动过速的心电图,同时合并下壁陈旧性心肌梗死(II,III,aVF 导联 Q 波形成)、前壁急性心肌梗死,V1～V4 导联 ST 段抬高

(二)窦房折返性心动过速

心动过速常突发突止,心电图表现基本同窦性心动过速。SANRT 心律有时不甚规则,RR 间期可有 20～140 ms 之差,有时出现文氏现象。SANRT 还有温醒现象、早搏诱发等特点,有时需要心内电生理检查才能与窦速的鉴别。

(三)房性心动过速

自律性增高和心房内折返均能引起 AT。心电图特点为心动过速中 P′形态与窦性不同,频率在 100～160 次/min,P′R 间期正常或者延长,P′-P′ 过快时可以有 2:1 或者 3:1 下传。室早和某些房早不能终止(图 11-12)。

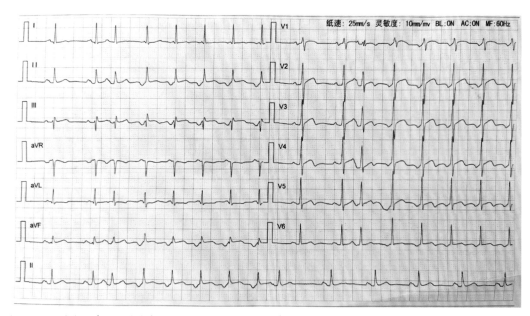

图 11-12 阵发性房性心动过速心电图。可见心动过速为窄 QRS 波,其前均有与窦性 P 波形态不同的房性 P 波

（四）房室折返性心动过速

预激综合征者发生 SVT 多为 AVRT。隐匿性旁路者，需要仔细鉴别，患者心动过速呈突发突止，呈窄 QRS 波群（图 11-13，图 11-14），频率 150～250 次/min，P′可见，RP′间期小于 P′R 间期，通常大于 70 ms。心动过速频率过快时，可见 QRS 波的电交替现象。若旁道发生前传，则体表心电图出现 QRS 波增宽，伴继发性 ST-T 波改变。

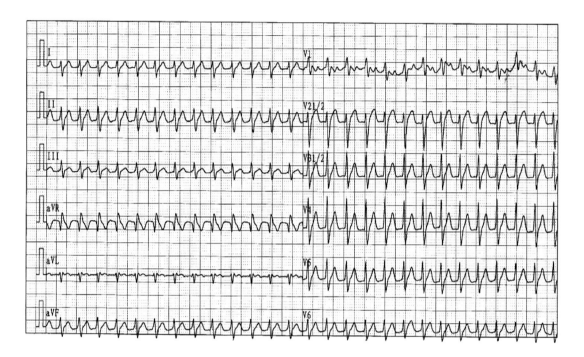

图 11-13　房室折返性心动过速，心动过速为窄 QRS 波，ST 段上可见倒置 P 波，RP 间期通常大于 70 ms

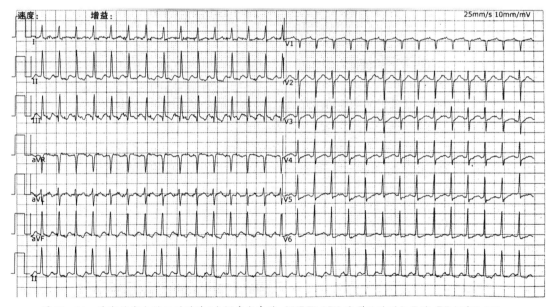

图 11-14　阵发性室上性心动过速（左侧房室旁道，AVRT）QRS 波群后的逆行 P 波，RP 间期＞110 ms

（五）房室结折返性心动过速

临床常见的是慢-快型 AVNRT（图 11-15）。其特点是：各导联看不见 P′波，或者 P′波出现在 QRS 末端，体表心电图出现假"S"波。RP′间期小于 70 ms。V1 导联出现 rSr′波，特异性强（99.1%），敏感性可达 77.4%。

快-慢型房室结折返性心动过速的心电图表现为 RP′间期＞70 ms，RP′间期＞P′R 间期，但是体表心电图对此型房室结折返性心动过速诊断困难,鉴别依赖于心内电生理检查。

(六)心房扑动

心电图上正常的窦性 P 波消失,代之以心房扑动波(称 F 波),F 波频率 250～350 次/min,典型房扑的 F 波形态呈锯齿状,相对规则,升支较陡,F-F 间无等电位线,波峰可圆钝或尖锐,可宽大或较小。F 波在 Ⅱ、Ⅲ、aVF、V1、V2 导联中较为明显。常呈 2 : 1 或者 3 : 1 传导,长 F-F 与短 F-F 有倍数关系(图 11-16)。如果心房扑动 F-F 不规则,提示可能为不典型房扑。心室率和传导比例有关,可能不规则。按照 2 : 1 下传心室的比例,心室率通常为 150～160 次/min。

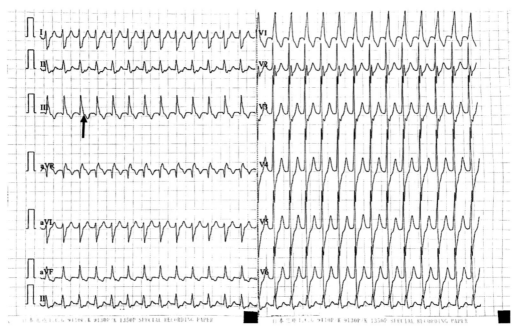

图 11-15 房室双径路,房室结内折返性心动过速,每个 QRS 波末端均出现倒置 P 波(箭头处),RP 间期＜70 ms

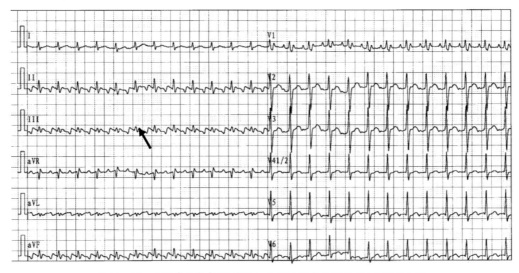

图 11-16 Ⅰ型房扑患者 12 导联心电图示锯齿状 F 波,2 : 1 下传心室

(七)心房颤动

心电图各导联 P 波消失,代之以大小不等、形态不同的 f 波,频率在 350～600 次/min,f 波越纤细频率越快,f 波粗大则频率较慢,纤细的 f 波可能被心电图机滤过而完全成直线。f 波在 V1、Ⅱ、Ⅲ、aVF 导联为明显。RR 间期绝对不等,当心室率超过 110 次/min 时称为快速性心房颤动(图 11-17)。如果同时伴有 F 波,称之为不纯性心房颤动或心房扑动颤动,但是在处理上按照心房颤动。

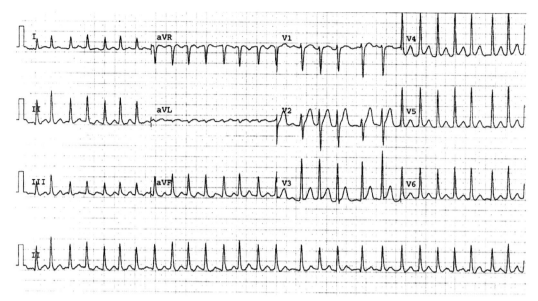

图 11-17　心房颤动心电图。心电图各导联 P 波消失，代之以大小不等、形态不同的 f 波，RR 间期绝对不齐

(八) 房室交界性心动过速

心室率约 150～200 次/min，节律绝对整齐(图 11-18)。各导联可以清晰看见房室交界性逆行 P′波，表现为 II 导联 P 波倒立，aVR 导联 P 波直立。

逆行 P′波可以出现在 QRS 波群之前、之中或者之后(图 11-19)，QRS 波群一般正常，若伴有室内差异性传导则 QRS 波群表现为畸形宽大。分段窄 QRS 波心动过速可以依据以下途径进行鉴别(图 11-20)，

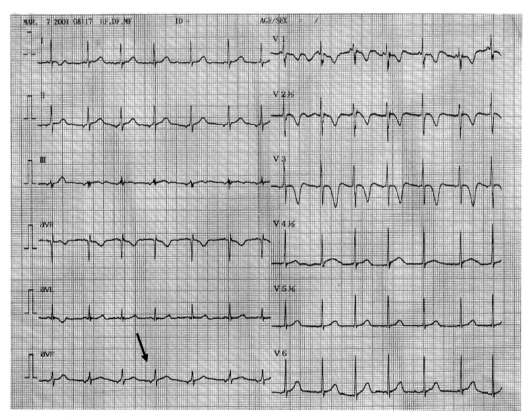

图 11-18　房室交界区心动过速。可见心动过速 QRS 波群前均可以清晰看见房室交界性逆向 P′波，表现为 II 导联 P 波倒置，aVR 导联 P 波直立

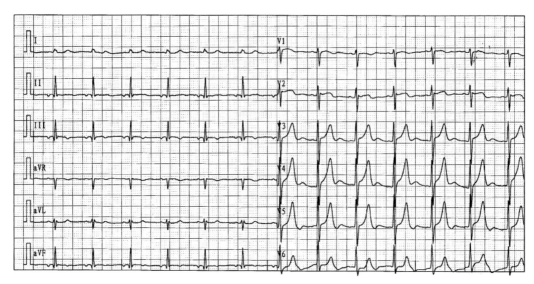

图 11-19　非阵发性交界区心动过速。下壁Ⅱ、Ⅲ、AVF 导联 P 波倒置，AVR 导联直立

关键点是在 12 导联心电图中仔细寻找 P 波，观察 P 波在不同导联的形态，厘清 P 波与 QRS 波的关系。

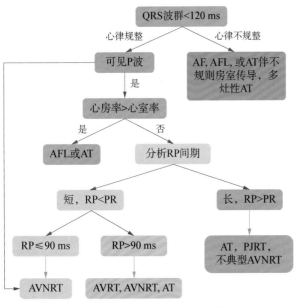

图 11-20　窄 QRS 波心动过速的鉴别诊断流程

三、宽 QRS 波心动过速的心电图诊断

（一）宽 QRS 波心动过速的心电图表现

宽 QRS 波心动过速是指体表心电图 QRS 波时长超过 0.12 s，心率＞100 次/min。宽 QRS 波心动过速占心动过速的 10% 左右，其中超过半数为室速，室上性心动过速在伴随差异性传导、束支传导阻滞、经房室旁路前传等情况下也可出现（图 11-21）。宽 QRS 波心动过速大部分为室性心动过速，少部分为室上速伴束支阻滞、旁道前传及束支差异传导。

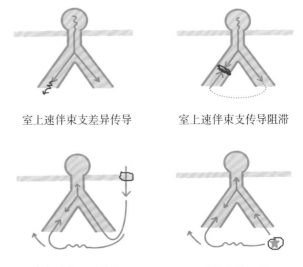

图 11-21　宽 QRS 波心动过速的常见 4 种机制

1.　室性心动过速　室性心动过速起源于心室，由连续 3 个或 3 个以上的宽大畸形的 QRS 波组成，具有以下心电图特征。

（1）3 个以上室性早搏连续出现。QRS 波群宽大畸形，时限＞0.12 s，常有继发性 ST-T 波改变。

（2）心室频率 100～250 次/min，基本匀齐，心房活动与 QRS 波无固定关系，室房分离（图 11-22）。

（3）偶见逆传 P 波或窦性夺获（图 11-23）。

（4）可见窦性 P 波下传，形成室性融合波（图 11-24）。

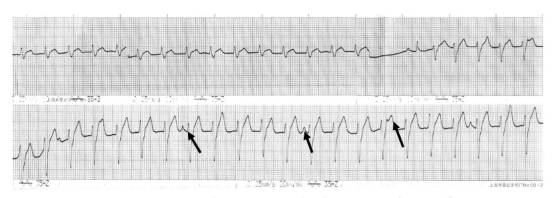

图 11-22　室性心动过速的房室分离。心动过速发作时可见缓慢的窦性 P 波（箭头处）

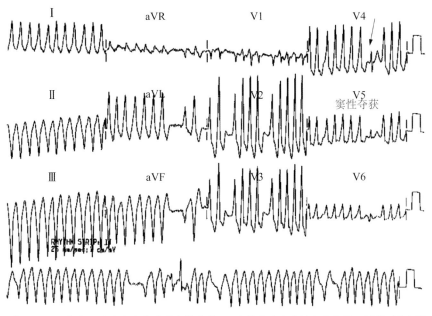

图 11-23　室性心动过速发作时的窦性夺获，可见箭头处有窦性夺获的 P-QRS-T 波群

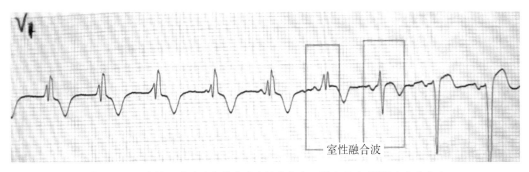

图 11-24　室性心动过速发作中的室性融合波。第 6、7 个 QRS 波为融合波

　　室性心动过速可以有多种类型，有些室速发作频率在 70～100 次/min，称为非阵发性室性心动过速，常见于急性心肌梗死再灌注性心律失常中。

　　描述室性心动过速（室速）有 3 个主要的概念：①单形性及多形性室速。QRS 波群形态一致的为单形性室速，指室速 QRS 波在同一个导联上形态一样；多形性室速指同一个导联上 QRS 波群形态多样，存在 3 种以上的 QRS 波形态；多形性室速中包括尖端扭转型室速、伴有极短联律间期室速等特殊类型；通常多形性室速危险程度大。②短阵室速及持续性室速。室速发作时间超过 30 s 者为持续性室速，常造成血流动力学紊乱，短阵室速危害性相对较小（图 11 - 25，图 11 - 26）。③血流动力学稳定性及不稳定室速。指室速发作时是否伴有血流动力学障碍，表现为晕厥、低血压、心力衰竭者为不稳定室速，临床危害性大。

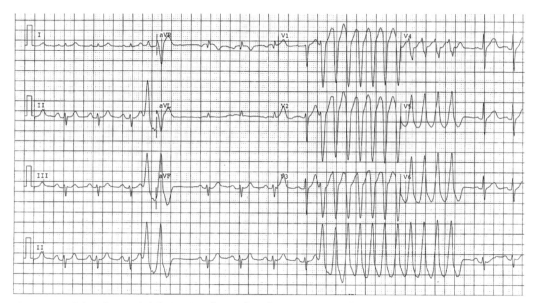

图 11 - 25　阵发性室性心动过速的心电图表现。宽大畸形 QRS 波的室速短阵发作，另可见窦性心律，成对出现的室性早搏

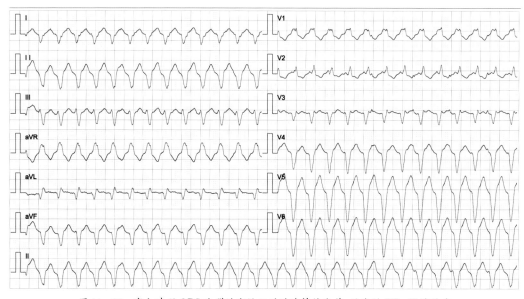

图 11 - 26　宽大畸形 QRS 波群的室性心动过速持续发作，继发性 ST - T 波改变

2. 室上性心动过速合并一侧束支阻滞　如果病人心动过速发病以前已经存在左或右束支传导阻滞，其本身 QRS 波就＞120 ms，此时如果出现室上性心动过速或房颤，心动过速的电冲动下传心室时就会表现类似室速的心电图。通常要在心动过速终止后、收集窦性心律下的心电图进行鉴别（图 11 - 27，图 11 - 28）。

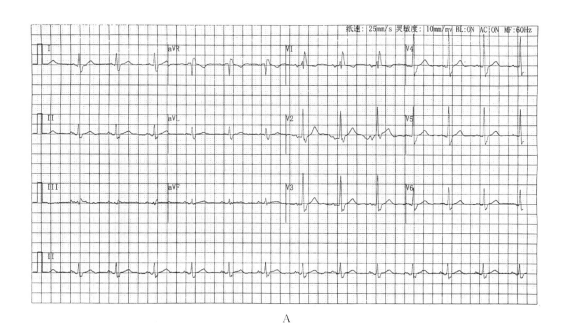

A

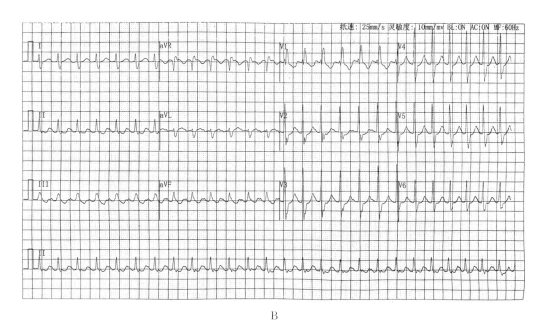

B

图 11-27 室上速发作前后的心电图。A. 窦性心律,完全性右束支传导阻滞图形;B. 室上速发作时,表现为宽 QRS 波心动过速

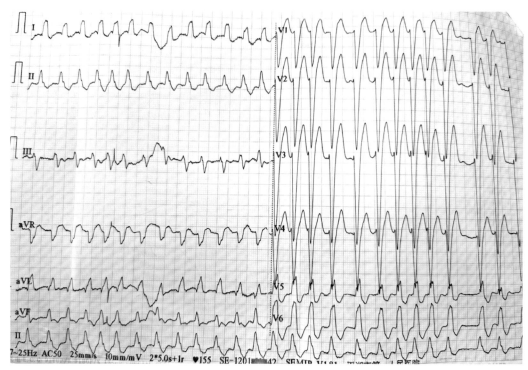

图 11-28　左束支传导阻滞合并房颤的心电图。可见宽 QRS 波心动过速,RR 间期绝对不齐

3. 室上性心动过速伴室内差异性传导　室上速伴有差异性束支传导,多为快速性室上性节律下传心室时,冲动落在了一侧束支的有效不应期内,导致功能性束支传导阻滞,出现一过性宽大畸形的 QRS 波群。室上性心动过速伴差异传导的心电图具有以下特点:①心动过速发生均由 P 波触发;②P 波与 QRS 相关,1∶1 或 2∶1,QRS 形态与室上性冲动下传相同;③刺激迷走神经可减慢或终止心动过速心动过速;④长-短序列(长 R-R 间期后跟随短 RR)后容易呈现差异传导;⑤宽 QRS 波群、心律明显不齐(房颤伴旁道下传可能)(图 11-29);⑥有条件需要参考心动过速终止后心电图表现(图 11-30)。

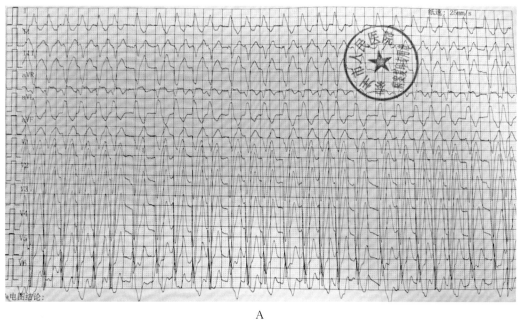

A

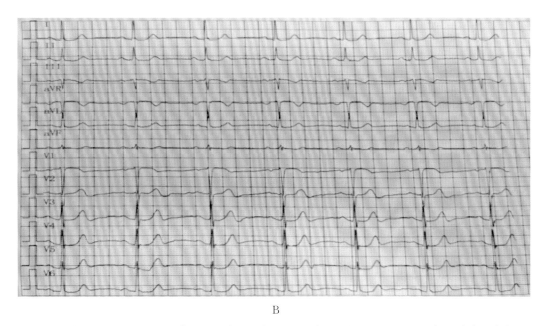

图 11-29 房颤发作前后的心电图表现。A. 房颤发作时出现右束支差异传导，QRS 波变宽；B. 患者恢复窦性心律后传导阻滞消失，QRS 波时限正常

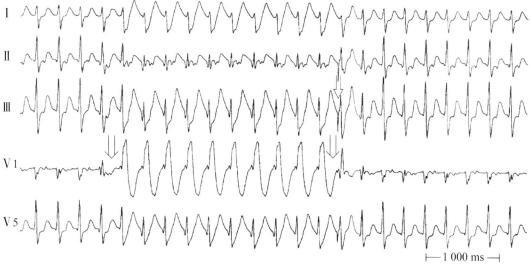

图 11-30 室上性心动过速发作伴间歇性、功能性右束支传导阻滞，中间一段为差异传导导致的宽 QRS 波心动过速

4. 室上性心律失常伴旁道下传心室　当室上性心动过速合并预激综合征，心动过速发作时，折返的电冲动通过旁道前传时就会出现宽 QRS 波心动过速，应注意收集窦性心律下的心电图进行鉴别（图 11-31）。有时房颤发作时，快速的心房颤动波通过旁道下传心室，也会导致 RR 间期绝对不齐的宽 QRS 波心动过速（图 11-32）。

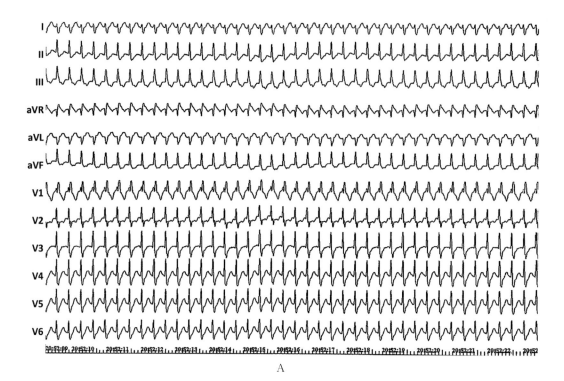

A

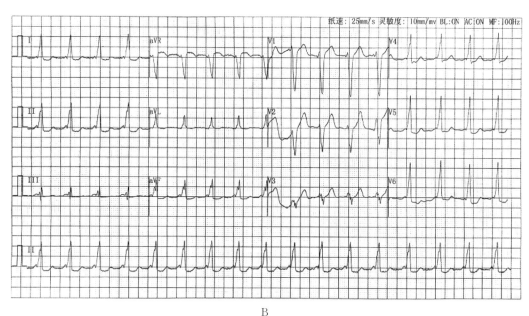

B

图 11-31　B 型预激综合征发作室上性心动过速发作前后的心电图。A. 可见心动过速发作时 QRS 波宽大畸形；B. 窦律状态下表现为预激综合征，QRS 波前有预激波

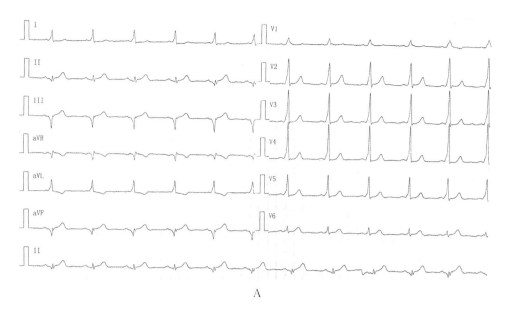

A

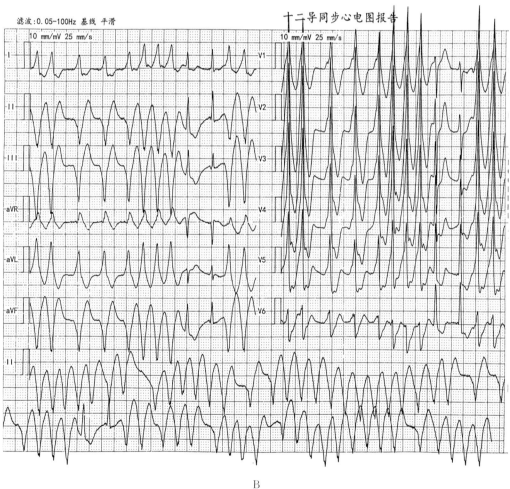

B

图 11-32 A 型预激综合征房颤发作前后的心电图。A. 可见房颤波通过旁道下传心室导致宽大畸形心动过速、RR 间期绝对不齐;B. 房颤终止后心电图可见预激波

5. 起搏器介导的心动过速、频率适应性心室起搏(VVIR、DDDR、VDDR) 当病人植入心脏起搏器后,在快频率起搏的情况下或发生起搏器介导的心动过速,可表现为宽大畸形的 QRS 波心动过速(图 11－33)。有植入起搏器病史、每个心室波前均有起搏脉冲容易鉴别。

(二) 宽 QRS 波心动过速的鉴别诊断

用于鉴别宽 QRS 波心动过速是 VT 还是 SVT 的标准很多。欧洲心脏病学会推荐的鉴别诊断方法见图 11－34。临床上最常使用的是 Brugada 四步法和 Vereckei 四步法,下面简单介绍。

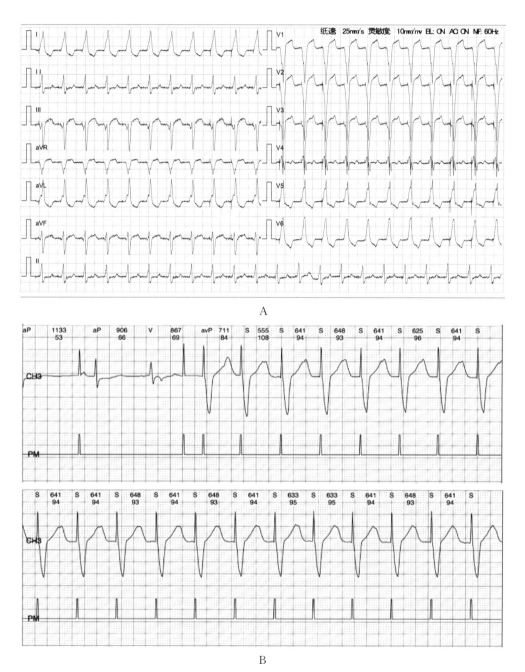

图 11－33 双腔起搏器患者发生起搏器介导心动过速(PMT)时的心电图。A. PMT 发作标准 12 导联心电图,可见 QRS 波前有明显的起搏脉冲,频率为起搏器的最大示踪频率 130 次/min;B. 起搏器腔内心电图记录,可见第二个心跳未感知,出现房室起搏,第三个心动周期的逆向 P 波被感知,诱发 PMT

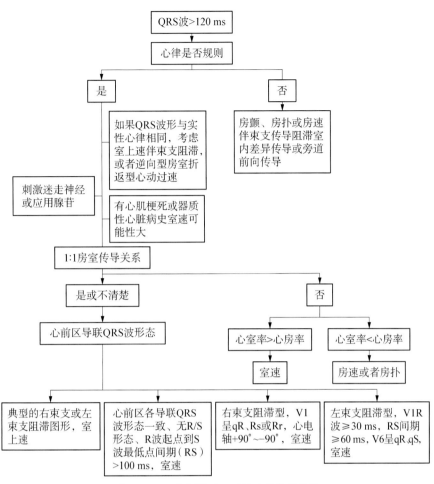

图 11-34 宽 QRS 波心动过速的诊断步骤

1. Brugada 四步法简介

（1）胸前导联同向性：如所有胸前导联均呈 R 波或均为 QS 波，考虑 VT，否则进入下一步。

（2）前宽后窄：在存在 RS 图形的胸导联中，测量 R 波起点到 S 波最深处的距离，定义为 RS 间期，任一 RS 间期≥100 ms 考虑 VT，否则进入下一步。

（3）室房分离：QRS 波和 P 波分离，窦性夺获和室性融合波支持 VT，否则进入下一步。

（4）特征性 QRS 形态：QRS 呈右束支阻滞形态时，V1 呈 R、qR、Rr′ 和 RS，V6 R/S<1 支持 VT；呈左束支阻滞形态时，V1 起始 r 波≥0.04 s，

V6 起始部有 q 波支持 VT。

以上均不符合的，支持 SVT。

2. Vereckei 四步法简介

（1）室房分离支持 VT。

（2）aVR 导联起始向量为正向支持 VT。

（3）特征性 QRS 形态：QRS 呈右束支阻滞形态时，V1 呈 R、qR、Rr′ 和 RS，V6 R/S<1 支持 VT；呈左束支阻滞形态时，V1 起始 r 波≥0.04 s，V6 起始部有 q 波支持 VT。

（4）QRS 终末段斜率较大支持 VT，斜率较小支持 SVT。

第四节 早搏的心电图诊断

一、早搏的心电诊断

早搏又称为过早搏动或期前收缩。顾名思义，早搏是心脏异位兴奋点自律性增高所致，心脏某一

异位起搏点提前发放电脉冲，在窦性或异位节律的基础上，提前引起心脏除极。按照其在心脏内起源解剖部位的不同，分类为房性早搏、房室交界性早搏及室性早搏三类。

（一）房性早搏的心电图诊断

房性早搏的心电图诊断主要依据 P 波形态。心电图上表现为提前出现的 P'（出现时间太早、在房室结有效不应期内,不能传导到心室形成 QRS 波群）或 P'- QRS - T 波群。依据其起源于心房内的解剖部位不同,P'波与窦性 P 波形态差异不同,其后的 QRS 波多与窦性相同,有时电脉冲落在右束支的有效不应期内会产生差异性传导,表现为右束支传导阻滞形状的 QRS 波群,这时 QRS 波群形态与窦性心律有差异;其 P'R 间期通常＞0.12 s,早搏后的代偿间期多不完全(图 11 - 35)。

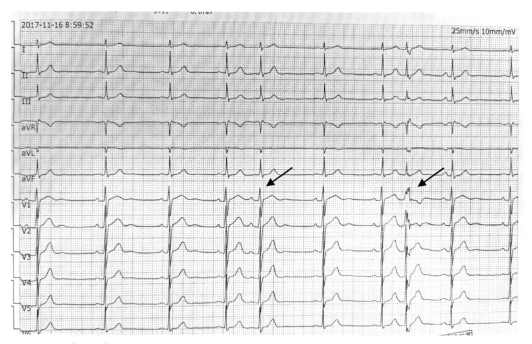

图 11 - 35　房性早搏标准 12 导联心电图。第 5 个心动周期为房早,其 P 波形态不同于其前的窦性 P 波,其后代偿间期不完全。第 8 个心跳为房早伴差异传导,QRS 波群有别于窦性激动,呈现右束支传导阻滞形态,其后代偿间期不完全

（二）交界区早搏的心电图诊断

交界区早搏的诊断主要依据提前出现的室上性 QRS 波群或倒置的 P 波。提前出现的 QRS - T 波群应该与窦性相同,QRS - T 波群其前无相关 P'波,或有倒置的 P'波,它可出现在 QRS - T 波群前、中、后,倒置 P 波如果出现在 QRS 波前,通常 PR 间期＜0.20 s,如果出现在其中,心电图上就只见 QRS 波群了,出现在其后倒置 P 波就出现在 ST 段上,交界区早搏后的代偿间期多不完全(图 11 - 36,图 11 - 37)。

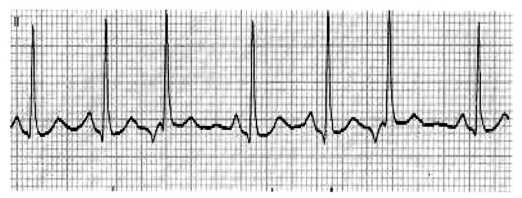

图 11 - 36　房室交界区早搏,第 3、6 个 QRS 波群为交界性早搏

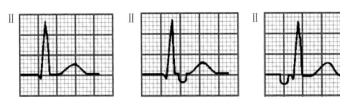

图 11-37　交界区早搏的倒置 P 波形态及其与 QRS 波群的关系,左图为倒置 P 波藏在 QRS 波中,中图为倒置 P 波在 QRS 后的 ST 段上,右图为倒置 P 波在 QRS 波前

(三) 室性早搏的心电图诊断

室性早搏的诊断主要依据宽大畸形的 QRS 波群。在心电图上出现提早出现的 QRS-T 波群增宽变形,QRS 时限常 >0.12 s,T 波方向多与主波相反;有完全性代偿间歇(早搏前后两个窦性 PP 波之间的间隔等于正常 P-P 间隔的 2 倍)(图 11-38);提早出现的 QRS 波前无 P 波,而窦性 P 波可巧合于早搏波的任意位置上(图 11-39)。

二、早搏的相关心电学定义

在早搏的心电图诊断中,常涉及一些专用名词用来描述早搏的特性及其与窦性心律的关系,下面分别叙述。

(一) 偶发或频发早搏

一般定义每分钟≤5 次,每小时≤30 次,24 h<720 次为偶发早搏;每小时 >5 次为频发早搏。

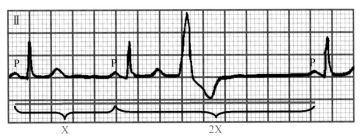

图 11-38　第三个心动周期室早宽大畸形 QRS 波群提前出现,包含室早的两个窦性心动周期长度为正常的 2 倍(2X),表现为完全性代偿间期

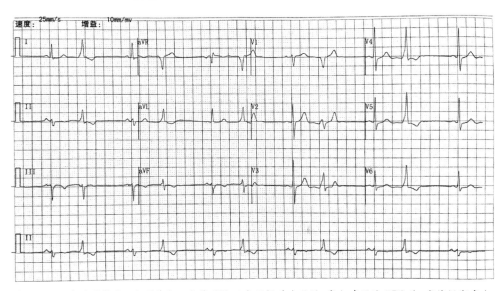

图 11-39　室性早搏的心电图诊断。各导联均可出现提前出现的、宽大畸形的 QRS 波,代偿间期完全;室性早搏二联律出现

(二) 二联律,三联律,四联律

用于描述早搏与窦性心律的关系。二联律指每

一次窦性心跳后均出现一次早搏,与窦性律呈 1:1 的关系。三联律有真伪之分。真三联律指两次窦性

心跳后规律出现一次早搏,2∶1关系;伪三联律是指一次窦性心跳后出现两次早搏1∶2关系。四联律指3次窦性心跳后出现一次早搏,3∶1关系(图11-40)。临床上二联律、三联律多见。

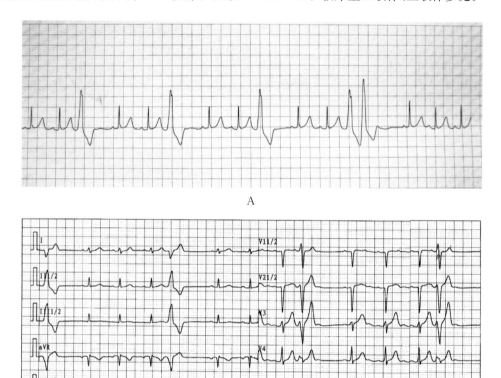

A

B

图11-40 频发室早三、四联律。A.三联律,在1～9跳心跳中,每2个窦性激动后均有一个室早出现;B.室早四联律,每3个窦性激动后均有一个室早出现

(三) 联律间期

联律间期亦称早搏配对间期(图11-41),指早搏的起始处离基础心律P波或QRS波起始部的长短,房性及交界区早搏以前以心动周期P波起始部计算,室性早搏以前以心动周期QRS波起始部计算。

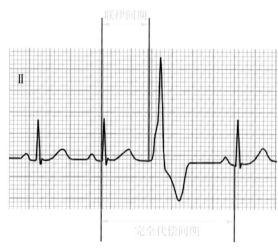

图11-41 室性早搏的联律间期及完全性代偿间期

(四) 代偿间期

指包含早搏的两次窦性心跳之间的长短,如果其长度等于两个窦性心动周期为完全性代偿间期(图 11-42),多见于室早;其长度小于两个窦性心动周期之和称不完全性代偿间期,多见于房早。

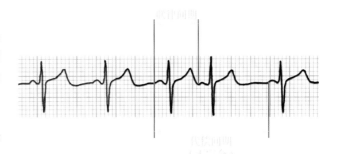

图 11-42　房性早搏后的不完全代偿间期

(五) 插入性早搏

早搏插入在窦性心律中间,且不影响窦性节律基本周期(图 11-43)。

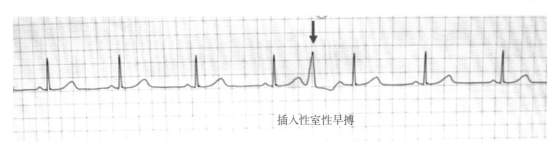

插入性室性早搏

图 11-43　插入性室性早搏,不影响窦性节律

(六) 单源性早搏

早搏的 P 波或 QRS 波形态相同,来源于一个异位起搏点(图 11-44)。

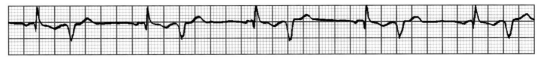

图 11-44　单源性室性早搏,二联律,每个室早的形态均相似,提示其同一个来源

(七) 多源性早搏

早搏的 P 波或 QRS 波形态不同,来源于 3 个以上的异位起搏点(图 11-45)。

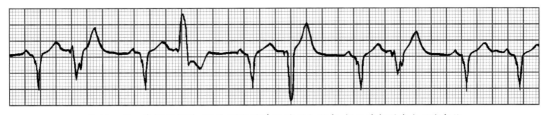

图 11-45　多源性室早,室早 QRS 波有 3 种以上形态,提示其起源多个心室部位

(八) 成对出现的早搏

心电图上看到成对出现早搏(图 11-46)。

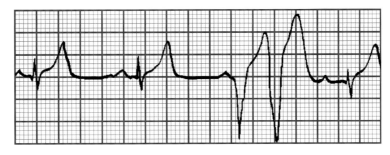

图 11-46　成对出现的室早。第 3、4 个心动周期为室早成对出现

（九）R on T 现象

指早搏过于提前出现，或者 QT 间期延长，致使早搏落在前一个心动周期的 T 波上，此时心肌部分复极、细胞内电位接近阈电位，容易引起了心律失常发生（图 11-47）。

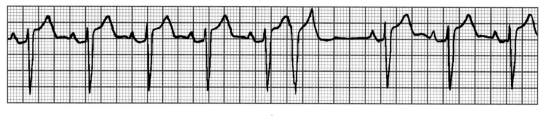

A

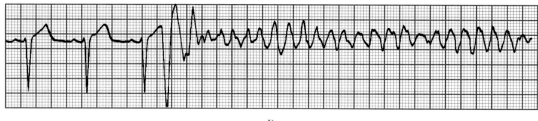

B

图 11-47　室早 R on T 现象。A.第 6 个心动周期室早落在前一心动周期的 T 波上；B.第 4 个室早同样 R on T 现象，诱发心室颤动

（十）室性并行心律

心室的异位起搏点规律地自行发放冲动，并能防止窦房结冲动入侵干扰，其心电图表现为：①室性早搏与窦性搏动的联律间期不断变化；②各个早搏之间有整倍数关系；③当窦性心律的冲动下传与早搏的冲动几乎同时抵达心室，产生室性融合波（图 11-48，A 图 b 点处），同一导联有 3 种形态的 QRS 波群。

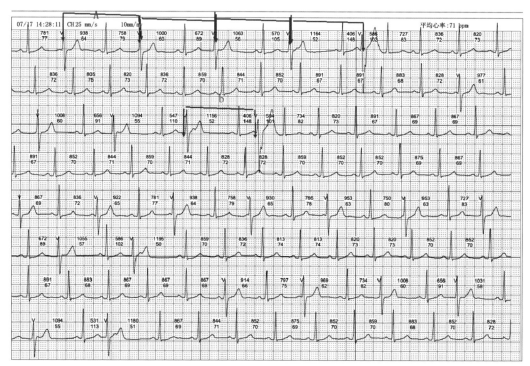

A

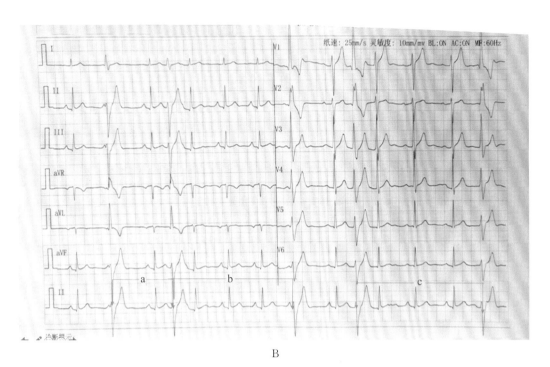

B

图 11-48　室性并行心律心电图。A. 单体心电图记录,示室早之间有倍数关系(a 处),出现室性融合波(b 处);
　　　　　　B. 标准 12 导联心电图记录。可见室早联律间期变化不定;QRS 波群有多种形态,提示存在室性融
　　　　　　合波;室早长短间期有倍数关系,2a＝b＝c

第十二章

病态窦房结综合征的心电图表现

一、概述

缓慢型心律失常包括病态窦房结综合征、房室传导阻滞、束支传导阻滞等多种,其中以病态窦房结综合征(SSS)最为常见,又称窦房结功能障碍。窦房结功能减退常为窦房结及其周围心房肌组织退行性病变、纤维化所致。由于受自主神经系统的影响,当迷走神经功能亢进时,也可抑制窦房结电活动,产生心动过缓,还有另一重要的原因就是药物性电解质紊乱的影响。

病因包括生理性及器质性心脏病两大类。生理性因素包括运动、迷走神经张力过高等;器质性心脏病中以冠心病、老年退行性改变、高血压、心肌病、心肌炎多见。临床仍需要排除各种继发性病因,如心脏抑制性药物,包括 β 受体阻滞剂、胺碘酮、非二氢吡啶类钙拮抗剂、维拉帕米等,也可造成心动过缓。

SSS 患者临床表现为心动过缓、组织供血不足的症状,>3 s 的停搏可以出现黑矇,5 s 以上停搏表现晕厥,10 s 以上停搏可出现阿-斯综合征。症状严重程度有赖于原有心率的快慢及发生心动过缓的速度,原来心率快、突然发生心动过缓的患者由于代偿功能差而临床症状严重;长期心动过缓者已适应、症状相对轻微。症状通常呈间歇性,发作频率和严重程度逐渐加重,但部分患者可能在初诊时就表现为严重而持久的心动过缓症状,SSS 亦可能无症状,仅通过常规心电图或动态心电图监测发现。

病态窦房结综合征的诊断需要结合心电图异常和临床症状。单独心电图异常,特别是窦性心动过缓,不一定为 SSS,如适应大量训练的运动员在静息时迷走神经张力往往明显增强,表现为心动过缓,其心率远低于 50 次/min 却无症状,但运动后窦性心律可高达 150 次/min 以上。如果有提示 SSS 的症状,一般需要结合体表心电图诊断。

二、病态窦房结综合征的心电图表现

病态窦房结综合征的心电图通常有 4 种类型:持续性的窦性心动过缓,心率<50 次/min;窦性静止(长间歇>3 s 停搏)或窦房阻滞;窦房和房室传导阻滞并存;心动过缓(窦性)-心动过速(房颤、房扑)综合征。

(一) 窦性心动过缓

窦性心动过缓的心电图表现为 12 导联主导心律均为窦性激动,P 波在 Ⅱ、aVF、V5 导联直立,aVR 导联倒置,心率<60 次/min(图 12 - 1)。

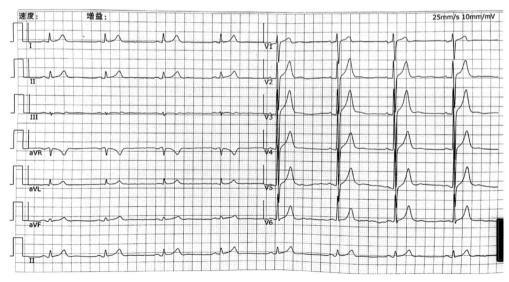

A

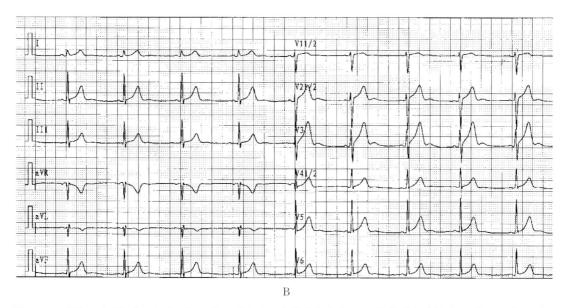

B

图 12-1　窦性心动过缓的心电图。A.心率 49 次/min，Ⅱ导联 P 波直立，aVR 导联 P 波倒置；B.窦性心律、心动过缓，55 次/min

（二）窦性心律长间歇/窦性停搏

窦性心律长间歇或窦性停搏是由于窦房结间歇性地无法产生冲动或者窦性激动不能传出到心房所致，可伴有相应的房性和交界性逸搏心律，逸搏失败可能导致晕厥等症状。常见于急性心肌梗死、心肌变性及纤维化病变、洋地黄中毒、卒中、迷走神经张力高等情况。

窦性心律长间歇、窦性停搏体表心电图上表现为：相比于之前的 PP 间期，在预期的时间间隔处 P 波消失。如果只是下一个 P 波延迟出现，即为窦性长间歇；如果是 P 波完全消失后出现逸搏心律，即为窦性停搏。长间歇的时间与前面的 PP 间期无关，提示窦性停搏，与 PP 间期有倍数关系提示窦房传导阻滞（图 12-2）。

（三）窦房传导阻滞或窦性静止

窦房传导阻滞最常见的原因是窦房结周围组织电生理特征改变，导致周围组织无法对窦房结冲动作出应激反应或无法将冲动传至心房。迷走神经张力过高、急性心肌炎、累及心房的心肌梗死以及药物均可引起窦房传导阻滞。窦房阻滞常为暂时性，若阻滞时间较长且未及时出现逸搏，可至晕厥。

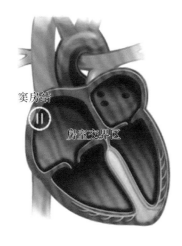

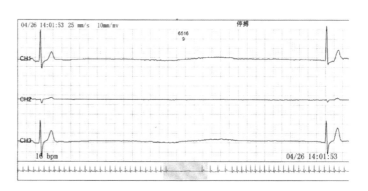

A

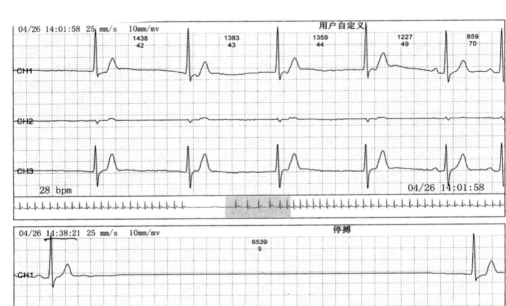

B

图 12-2 窦性心动过缓心电图表现。窦性心动过缓及窦性停搏。A. 窦性停搏,长间歇后有交界区逸搏。
B. 63 岁,男性,因"反复晕厥 2 个月余"入院,入院 ECG Ⅱ导联示窦性停搏,交界区逸搏心律,偶有
窦性夺获,6.5 s 长间歇

类似房室传导阻滞,窦房传导阻滞也可分为一度、二度和三度。

1. 一度窦房传导阻滞　表现为冲动传出减慢,但仍是 1∶1 传导,体表心电图无法识别,P-QRS-T 波群正常。

2. 二度窦房传导阻滞　有两种类型:Ⅰ型(文氏型)的特点是 PP 间期逐渐缩短,直至一个 P 波脱落引起一次长间歇;间歇时间<PP 周期的 2 倍。Ⅱ型窦房结传出阻滞时,PP 的传出阻滞导致的长间歇是窦性起搏传入的整倍数,故间歇前后两个 P 波之间的周期长度与正常 PP 间期有整倍数关系(图 12-3)。一度和二度窦房传导阻滞的 P 波起源于窦房结,形态正常。

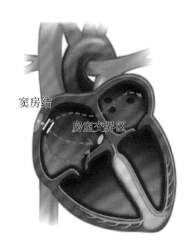

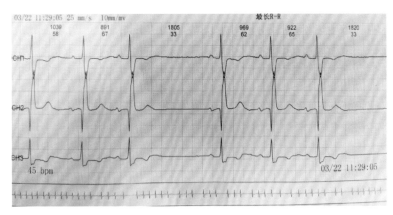

A

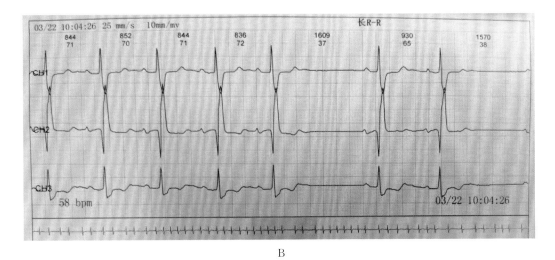

B

图 12-3　窦房传导阻滞。A. 窦房传导阻滞部位示意图及二度Ⅱ型窦房传出阻滞。B. 65 岁女性，因"反复胸闷半年余"入院，外院行冠脉 CTA 示冠状动脉无明显狭窄，入院 ECG 示间歇前后两个 P 波之间的周期长度是正常 PP 间期的 2 倍。心电图诊断：二度Ⅱ型窦房传导阻滞

3. 三度窦房传导阻滞　三度窦房传导阻滞导致起搏冲动无法传至右心房，从而表现为长时间的窦性停搏，也称为窦性静止（即心电图上无 P 波），临床上根据心电图很难区别窦性静止与三度窦房传导阻滞；其心电图的共同表现为 P 波消失，心脏搏动由下位逸搏节律点控制，如房性逸搏心律（图 12-4）、交界性或室性逸搏心律（图 12-5，图 12-6）。如果存在 P 波，其形态明显不同于窦性 P 波或 P 波消失。

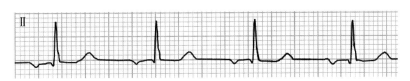

图 12-4　窦性静止，心房下部逸搏心律，Ⅱ导联 P 波倒置

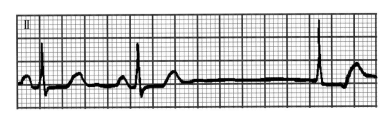

图 12-5　窦性停搏，交界区逸搏心律（第 3 个 QRS 波无相关 P 波）

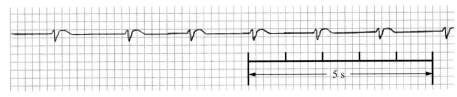

图 12-6　窦性静止，心室缓慢逸搏心律，此为临终前状态

（四）快-慢/慢-快综合征现象

1. 快-慢综合征　心动过速通常是房性心律失常，常见的是房颤、房扑或房性心动过速，它们在窦性心动过缓的基础上发生；快速心房率过度超速抑制窦房结、加上窦房结本身的病变，导致房性快速性心律失常终止后出现窦性停搏，长 RR 间歇及缓慢逸搏心律，经不同程度的延迟后窦房结才能恢复功能，再次产生冲动（图 12-7）。心电图上最常见的特

点是突发房性快速性心律失常(房颤最常见),房颤自发终止、随后出现长间歇,病人表现症状性心动过缓。

如果长间歇过长,可能伴有房室结病变,不能及时发生交界性逸搏心律(图12-8),患者出现黑矇或晕厥。

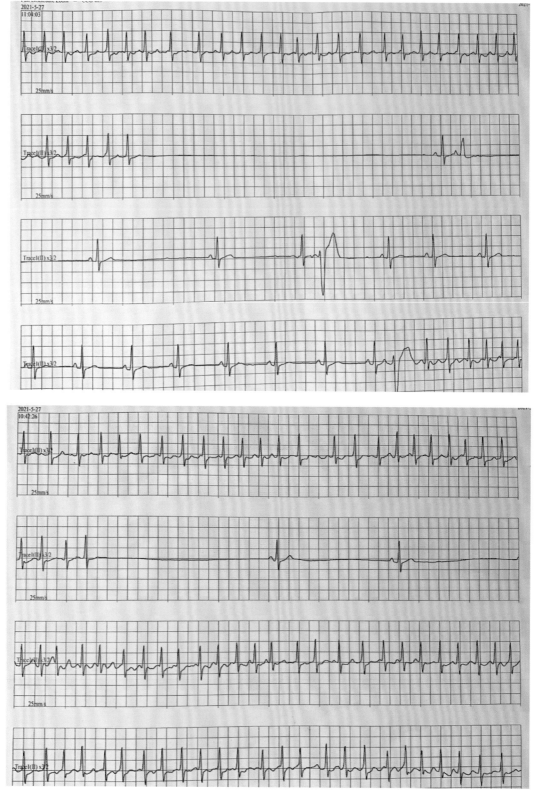

图12-7 快-慢综合征。34岁女性患者,因阵发性心悸伴胸闷3个月,反复黑矇、晕厥入院,既往有脑梗死个人史,入院心电图示心房颤动后长间歇,房颤发作后出现窦性停搏,长RR间歇

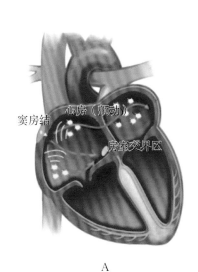

A

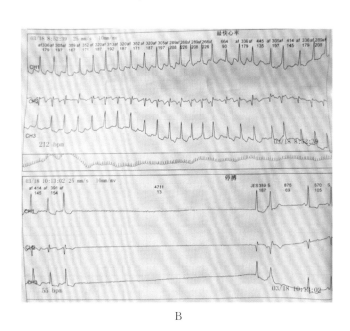

B

图 12-8　快-慢综合征、窦房结及房室结双结病变的心电图表现。A.心律失常的发生部位;B.房颤终止后出现长间歇,4.7 s后才出现交界区逸搏

2. 慢-快综合征　这种窦房结功能障碍的心电图常常表现为:基础心律是窦性心动过缓,在此基础上发生快速性心律失常,可以是房速、房扑或者房颤。房性心律失常终止后出现长 RR 间歇、窦性停搏。通常伴有黑矇、晕厥等症状,需要植入起搏器治疗(图 12-9)。

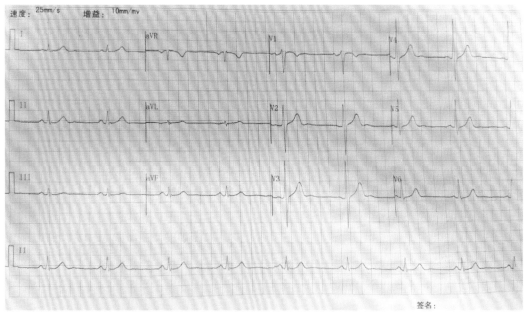

A

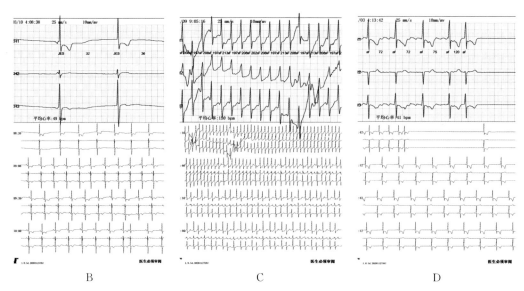

图 12-9 慢-快综合征心电图表现。男性,56 岁患者,因乏力、心悸、黑矇半年入院。A. 基础心电图见窦
性心动过缓;B. 动态心电图记录出现窦性停搏,交界区逸搏心律;C. 动态心电图记录,在心动过
缓的基础上出现快心室率心房颤动;D. 房颤终止后出现窦性停搏

第十三章

房性早搏及房性心动过速的解剖基础与心电图表现

一、房性早搏及房性心动过速的解剖基础

房性心律失常包括房性早搏、房性心动过速、心房扑动、心房颤动等类型。除房扑、房颤外，其他房性心律失常均可通过体表心电图 P 波形态进行定位诊断。

房性早搏又称期前收缩，是起源于窦房结以外、心房内提前出现的电活动。可由自律性增高、触发活动或折返形成。3 个以上连续出现的早搏称为房性心动过速（房速）。房性早搏和房性心动过速可以出现在心脏结构正常的患者，也可出现在结构性心脏病患者。根据解剖学位置不同，可以在心电图上产生不同形态的 P 波。但由于 P 波振幅较心电图其他波群较小，常隐藏在前一个心搏复极化形成的 T 波中，故单纯依赖形态判断解剖部位有一定困难，临床上明确判断常需借助心腔内电生理三维标测技术，但术前根据心电图 P 波形态进行心律失常初步定位也有重要价值。

局灶性房性心律失常的机制有自律性机制、触发机制和微折返机制。由于局灶性激动由单一兴奋灶呈放射状、圆形或向心性向外传播，并不存在电活动跨越整个折返环的情况，所以在局部最早心房激动部位进行点射频消融可以成功消除房速。其起源点主要位于心房内一些特殊的解剖部位，如肺静脉口、界嵴、心房近三尖瓣环和二尖瓣环的部位、冠状窦口、上下腔静脉与右心房的交接处、左右心耳等部位（图 13 - 1）。从中可以看到，发生在右心房的房速多于左心房，界嵴、三尖瓣环、肺静脉口多发。通过体表心电图 P 波形态的分析大致可以定位房性心律失常的起源部位，对射频消融时术前准备和靶点的快速标测有一定的帮助。

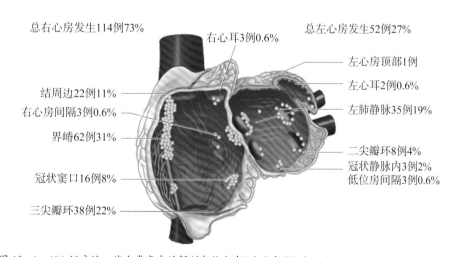

总右心房发生114例73%　　　右心耳3例0.6%　　总左心房发生52例27%

结周边22例11%　　　　　　　　　　　　左心房顶部1例
右心房间隔3例0.6%　　　　　　　　　　左心耳2例0.6%
界嵴62例31%　　　　　　　　　　　　　左肺静脉35例19%
冠状窦口16例8%　　　　　　　　　　　　二尖瓣环8例4%
三尖瓣环38例22%　　　　　　　　　　　冠状静脉内3例2%
　　　　　　　　　　　　　　　　　　　低位房间隔3例0.6%

图 13 - 1　196 例房性心律失常患者的解剖部位分布（改编自 Kistler. JACC，2006，48：1010 - 1017）

（一）通过 P 波形态定位房性心律失常的原则

1. 来源于左心房还是右心房　首先可通过 P 波形态决定心律失常来源于左心房还是右心房。在心电图周期中，P 波代表心房除极。左心房位于胸椎的正前方，在心脏的最后方，右心房位于左心房的右前方。因此，正常的除极方向是从右后向左前，从上方到下方。因此，在体表心电图中，P 波在 II 导联、aVL 向上，V1 导联先正后负，通过体表 aVL 导联心电图 P 波形态定位房性心律失常的步骤见图 13 - 2。

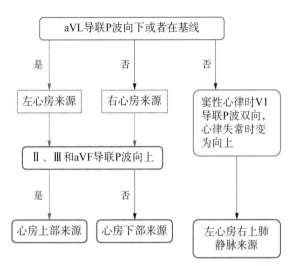

图 13-2 通过 aVL 导联 P 波形态的判断房性心律失常来源

体表心电图中,常通过 V1 和 aVL 导联的 P 波形态来判断左、右起源。V1 导联位于心房的右前壁,正常的图形为正负双向,向下部分代表左房除极。房性心律失常时,P 波在 V1 导联均向上提示左心房来源的激动,V1 导联的正向 P 波预测左心房房速的特异度和敏感度均较高。aVL 导联位于左心房的高侧壁,与左心房房速激动时产生的除极向量相反,左心房来源的心律失常在 aVL 导联可观察到负向 P 波,而右心房来源的房速 aVL 导联的 P 波则呈正向或双向。Ⅰ 导联正向 P 波预测左心房房速的特异度高,但不敏感。

2. 来源于心房上部还是下部 可通过下壁Ⅱ、Ⅲ、aVF 导联的 P 波形态来判断心房上部和下部起源(图 13-2)。Ⅱ、Ⅲ 和 aVF 导联的 P 波为正向,提示房速起源于心房的上部,如右心耳、右心房高侧壁、上腔静脉、左心房的上肺静脉或左心耳,如果 P 波为负向,则提示房速起源于心房的下部,如冠状窦口、右心房后间隔或左房下侧壁。

(二) 右房来源的房性心律失常的诊断

房性心律失常的右心房部位常见的有界嵴、上下腔静脉、冠状静脉窦口、右心耳及三尖瓣环附近。可通过 aVR 导联、下壁导联及侧壁导联的 P 波形态,对右心房心律失常进行定位诊断(图 13-3)。

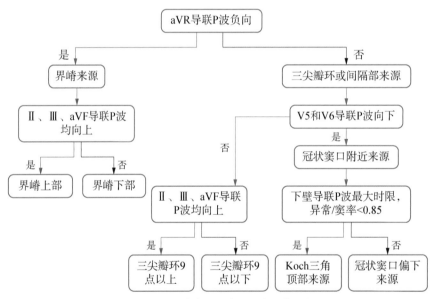

图 13-3 右心房来源的房性心律失常的定位

Tada 等按照右心房在左前斜位 45°的影像,分别以经过希氏束的水平线和上、下腔静脉口正中连线作为横轴和纵轴,将右心房的激动来源大体分为 4 个区,分别为界嵴、三尖瓣环区域、冠状窦口区域(间隔部)和上腔静脉区域。房性心动过速的发生部位变化很大,最常见的部位在右心房界嵴、冠状静脉窦口、左心房、上肺静脉等(图 13-4)。

1. 界嵴起源的房速定位 界嵴在右心房内膜面,起始于房间隔上部,经过上腔静脉开口的前侧,向下延续并跨越整个右心房后侧游离壁,在下腔静脉开口的前缘形成欧氏瓣和欧氏嵴(图 13-5)。这一区域内细胞与细胞间的横向偶联较差,加上可能含有自律性细胞团,因此是右心房来源房性心律失常的高发区。

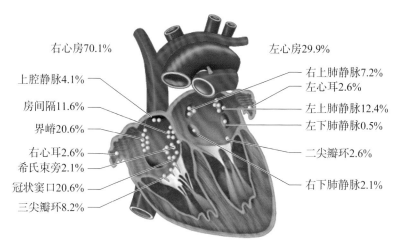

图 13-4 房性心律失常的常见解剖部位（改编自 Europace，2014，16：1061-1068）

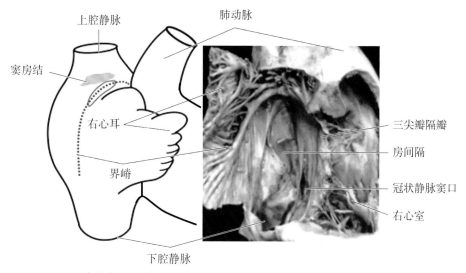

图 13-5 右心房内外观：界嵴与右心耳，上下腔静脉的解剖关系。界嵴前为梳状肌，容易发生
心律失常；后方为光滑的右心房后壁，为腔静脉血管组织的延伸，此处基本不发生心
律失常

aVL 导联的 P 波呈正向，同时，Ⅱ、Ⅲ、aVF 导联的 P 波向上，可考虑房性心律失常来源于右心房的上部，界嵴发生可能。aVR 导联负向 P 波可除外三尖瓣环和间隔部房速，初步定位在界嵴，此时通常 V1 导联呈正负双向或窦律下及房速时 V1 导联均为正向。如果在窦性心律时 V1 导联的 P 波为双向，在房速时变为正向，可判定为右上肺静脉口部起源的房速，而并非在界嵴起源。下壁导联的正向 P 波的幅度还可进一步区分高位界嵴和低位界嵴，高位 P 波正向成分多，低位 P 波负向成分多。

2. 三尖瓣环起源的房速 aVL 导联 P 波正向，或位于等电位线同时 V1 导联 P 波负向伴切迹，预测房速起源于三尖瓣环的特异度和敏感度均较高。三尖瓣来源的房速部位多见于瓣环的前下方，且三尖瓣环位置相对靠下，故三尖瓣环起源的房速中 P 波至少在一个下壁导联为负向，尤其多见于Ⅲ导联。

3. 间隔部和冠状窦口起源的房速 aVL 导联 P 波正向，V5、V6 导联的 P 波向下提示房速起源于间隔部和冠状窦口部位。随着起源部位由前间隔向后间隔过渡，下壁导联 P 波随之由正向负变化，V1 导联 P 波由负向正变化。由于冠状窦口位置较低，所以冠状窦口起源的房速 P 波在Ⅱ、Ⅲ、aVF 导联深倒，且Ⅱ、Ⅲ导联 P 波倒置程度较 aVF 导联明显加深，aVR 导联 P 波呈正向。

4. 上腔静脉起源的房速 上腔静脉与右房相连，存在肌袖样结构，为肌袖性心律失常的重要起源部位。由于解剖位置接近窦房结，房速时 P 波形态与窦律相似。在心律失常发作时，下壁导联 P 波均

195

正向,aVR 导联 P 波负向,大多数 I 导联 P 波正向,aVL 导联 P 波极性不确定。下壁导联 P 波振幅比窦律高,以 II 导联为著;I 导联 P 波正向但低平。由于上腔静脉和右上肺静脉解剖位置接近,根据体表心电图 P 波形态鉴别上腔静脉和右上肺静脉起源的房速较困难,V1 导联 P 波向上者多为右上肺静脉起源。

(三) 左心房来源的房性心律失常的定位

由于肺静脉和左心房的结构以及肺静脉口和二尖瓣环部位解剖结构复杂,心肌纤维走行多样,易形成缓慢传导,因此,左心房来源的心律失常多见于肺静脉口、二尖瓣环部位、左心耳、左心房顶部等部位(图 13-4),下面就常见左心房部位的心电图定位进行介绍。

1. 肺静脉起源的房速 残留于肺静脉中的心肌组织发放单个或连续、有序或无序的快速电激动,触发或驱动心房肌,可导致房性心律失常,是常见的肌袖性房性心律失常,其中包括肌袖性房性早搏及房性心动过速。肌袖性房性心动过速可以起源于上、下、左、右四条肺静脉,多见于上肺静脉,特别是左上肺静脉。不同肺静脉起源产生的 P 波形态存在差异,可以通过体表心电图各导联 P 波形态特征初步推断起源部位。

I 导联 P 波正、负向可区分左、右肺静脉起源,右肺静脉起源时 P 波正向,左肺静脉负向 P 波多见。aVL 导联的 P 波正向,I 导联 P 波振幅≥0.05 mV 预测右肺静脉的特异度均较高(100%、99%),II 导联 P 波切迹,V1 导联 P 波正向时限≥80 ms 或 P 波振幅在 III/II≥0.8 预测左肺静脉的特异度为 95% 和 75%。

窦性心律时 V1 导联的 P 波为双向,而在房速时变为正向,I 导联 P 波负向或等电位线,并且 II 导联和(或)V1 导联 P 波正向伴切迹可以判断为左肺静脉来源。由于同侧上、下肺静脉间距离较左右静脉间距离近,且同侧上、下肺静脉间可能存在电连接,所以依据体表心电图 P 波形态鉴别上下肺静脉较鉴别左右肺静脉更困难。II、III、aVF 导联的 P 波振幅和>0.3 mV 提示上肺静脉起源,而 II、III、aVF 导联 P 波有切迹则提示下肺静脉起源。

因此,V1、aVL、I、II 导联的 P 波形态对于鉴别肺静脉起源房速的意义较大。aVL 导联的 P 波正向,I 导联 P 波正向振幅≥0.05mV,窦性心律时 V1 导联的 P 波为双相,房速时变为正向均提示右肺静脉起源;I 导联 P 波负向或等电位线,II 导联 P 波切迹,V1 导联 P 波正向时限≥80 ms 或 P 波振幅在 III/II≥0.8 预测左肺静脉起源;下壁导联 P 波切迹提示下肺静脉起源,II 导联 P 波振幅≥0.1 mV 提示上肺静脉起源。

2. 左心耳起源 左心耳起源的房速发生率低,占全部局灶性房速的 3% 左右。由于左心耳位于左心房上部,更接近左心房前壁,激动时产生的除极向量背离胸前导联(V2～V6 导联),导致房速时 V2～V6 导联的 P 波位于等电位线,I 导联 P 波向下。

3. 二尖瓣环附近起源 二尖瓣环起源的房速多起源于二尖瓣环上部,接近左纤维三角和二尖瓣与主动脉连接处。心电图上 V1 导联正向成分明显,aVL 导联 P 波位于等电位线或呈负向。V1 导联 P 波形态有助于鉴别二尖瓣环和肺静脉起源的房速。由于二尖瓣环相对肺静脉来说位于前方,二尖瓣环上部激动产生的初始向量指向后方背离胸前导联,而后左心房激动向量指向胸前导联,因此,胸前导联 P 波呈负正双向。二尖瓣环的解剖位置较左心耳低,下壁导联 P 波在二尖瓣环起源的房速多位于等电位线或正向,而在左心耳起源的房速为典型正向且振幅较高。

房性心律失常的体表心电图 P 波形态定位起源,尽管精确性一般,但是可以在术前指导房速定位和射频消融。由于心脏结构复杂多变,最好同时提供心律失常和窦性心律的图形进行比较,还可以采用压迫颈动脉窦、静脉注射三磷酸腺苷或维拉帕米等方法引起房室阻滞,使部分 P 波脱离 T 波或 QRS 波群,来明确 P 波特征,提高精确性。

二、不同解剖部位房性早搏和房性心动过速心电图表现

(一) 右房界嵴起源的房早及房速

由于界嵴在解剖上从高位右房侧壁,腔静脉前方延续到低位右房侧壁,所以向整个心房传导过程中所形成的 P 波形态有所不同。根据前文所述心电图向量形成原理分析,总体来说 V1 导联可呈正负双向或单正向,I 导联和 II 导联呈正向,aVR 负向。因为界嵴偏向右心房的游离壁区域,所以含有向左成分的 II 导联高于含向右成分的 III 导联。III 导联在高位界嵴房速呈正向波,在低位界嵴房速呈负向波。图 13-6 中所示的房速起源于高位界嵴(局部有双电位,箭头所指蓝点),局部放电消融成功(红点)(图 13-7)。

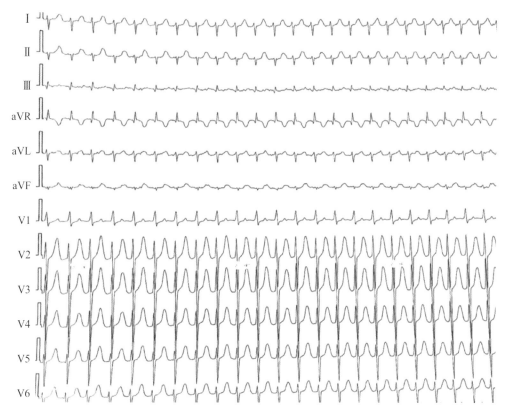

图 13-6 右心房界嵴起源房速的心电图表现。由于这位患者的心律失常来源于界嵴上部,所以除极向量指向左下。在心电图上表现为 P 波 aVR 负向,Ⅱ 导联正向,Ⅰ、aVL 导联也是正向但Ⅰ高于 aVL 导联

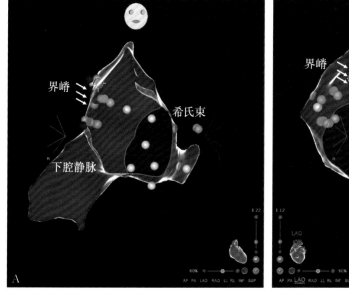
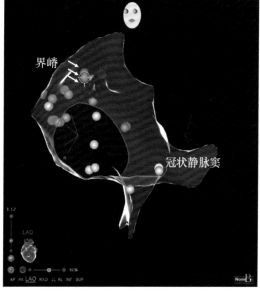

图 13-7 图 13-6 病例的房速起源部位的三维 Carto 电磁解剖图。A. 右前斜位(RAO)投影;B. 左前斜位(LAO),红点为心律失常起源位置(高位界嵴)

(二)冠状窦口起源的房速

由于冠状窦口位于右心房较低位置,而右心房相对于左心房位置更低,所以冠状窦口起源的房速额面电轴指向左上,在心电图上的突出表现为下壁导联一致负向,而 aVL 导联明显正向。V1 导联可以表现为负正双向,或前半部分为等电位线而后半部分正向(图 13-8)。图示病例的房速起源于冠状窦口的底部(蓝点),也是射频消融的靶点(图 13-9)。

197

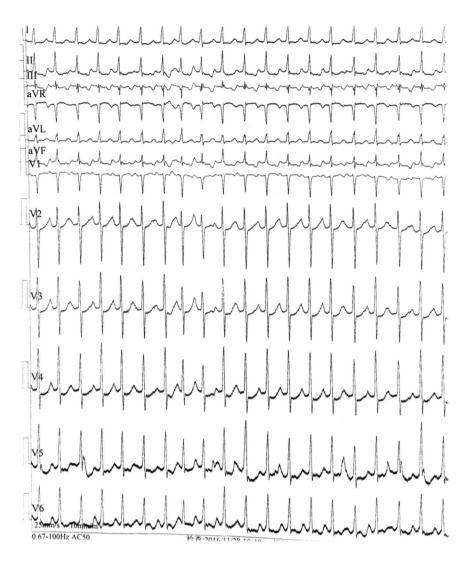

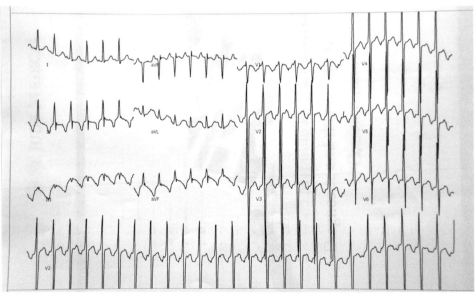

图 13-8　冠状窦口起源的房速。由于冠状窦口位于右心房较低区域,所以下壁导联一致负向而以Ⅲ
导联更为显著,而 aVL 导联明显正向

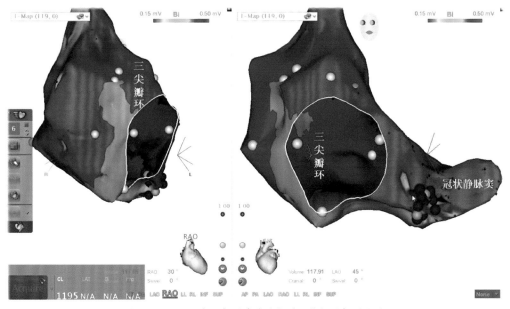

图 13-9 冠状窦口起源房速的电磁三维标测解剖位置

（三）上腔静脉起源的房速和房颤

上腔静脉与窦房结位置相邻，上腔静脉起源的房速在 P 波形态上与窦性心律有相似之处，表现为 V1 导联正向或正负双向，aVR 导联负向，Ⅱ、Ⅲ、aVF 导联正向，但可能更高。常与上腔静脉内的高频电活动相关。图 13-10、图 13-11 为一例可诱发房颤的上腔静脉房速。多极导管在上腔静脉内标测到提前出现的局部电位，证实为上腔静脉来源。行上腔静脉隔离后房速中止。

（四）右心耳起源的房早及房速

右心耳起源的房速少见，其心电图形态与起源与心耳内的具体部位也有关系。多数心耳房速 V1 导联呈负向波，下壁导联、Ⅰ、aVL 及 V5、V6 导联呈正向波（图 13-12）。图 13-13 中所示病例为心耳基底部起源的房速（蓝点）。

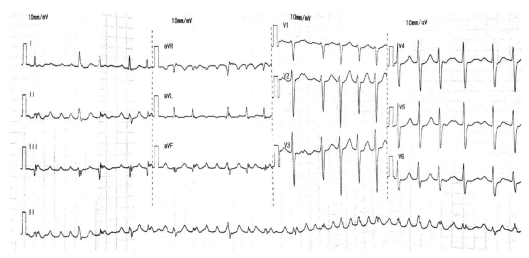

图 13-10 上腔静脉起源的房速 12 导联心电图。由于上腔静脉位置高，下壁导联 P 波均为正向，以 Ⅱ 导联显著。由于位置在右心房偏后，所以胸前导联呈正向

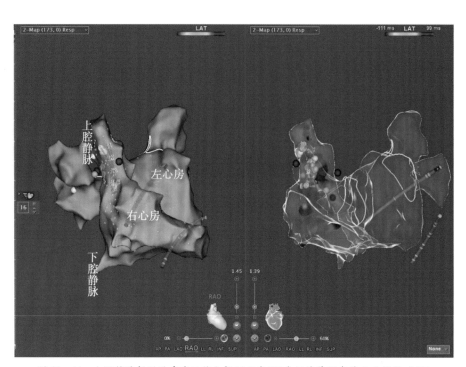

图 13-11　上腔静脉起源的房速三维电解剖示意图（多极导管所在蓝点位置为病灶）

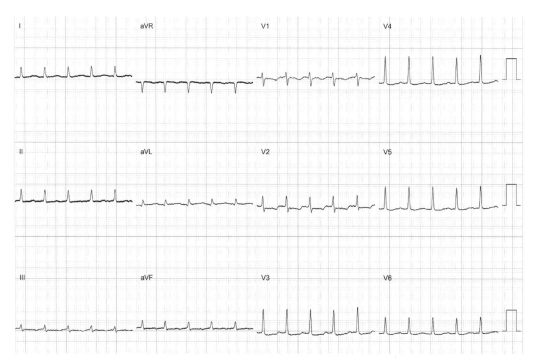

图 13-12　右心耳起源房性心动过速的标准 12 导联心电图。起源位于右心耳基底部，所以 V1 导联呈负相 P
　　　　　波，下壁导联和 I 导表现为轻度的正向 P 波

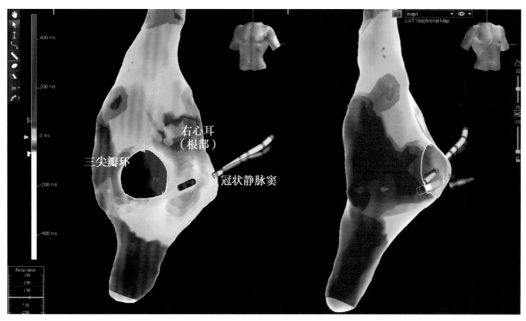

图 13-13　右心耳根部的三维电磁标测解剖位置

(五)肺静脉起源的房早房速

肺静脉来源的房速常是导致房颤和房扑的来源。其 P 波形态通常与起源于哪一根肺静脉相关,且受起源在肺静脉内的位置和深度,以及肺静脉解剖变异影响。总体上肺静脉位于整个心脏的偏后位置,导致综合除极向量大致向前,造成 P 波在胸导联多为一致正向,I 导联一般在右肺静脉房速呈正向,而在左肺静脉房速呈负向。下壁导联形态在不同肺静脉区别较大,左上肺静脉通常高于右上肺静脉,且靠近心房整体的最左侧,造成双心房总激动时间延长,故下壁导联常可见特征性的双峰正向波。图 13-14 为频率很高(>300 次/min)的右上肺静脉来源房性心动过速。隔离右上肺静脉(图 13-15 中多极导管所在位置)可中止心动过速。图 13-16～图 13-21 为肺静脉起源的病例心电图及定位。

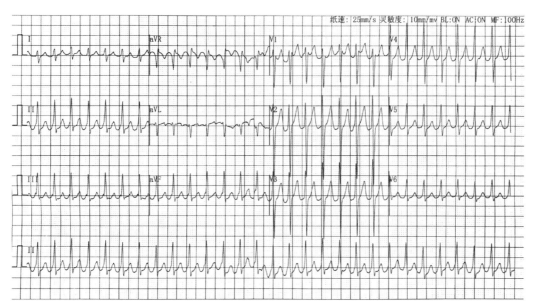

图 13-14　右上肺静脉起源的房速心电图。P 波在 V1 正向,下壁导联正向单峰,提示右上肺静脉来源

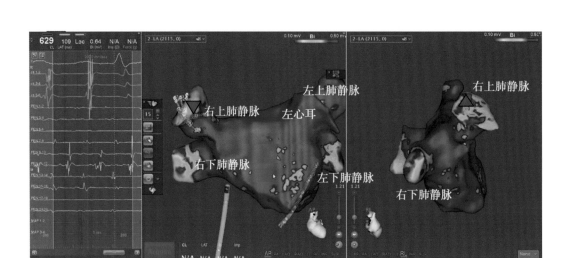

图 13-15　右上肺静脉起源的房速三维电磁标测解剖定位,病灶位于右上肺静脉内红三角处

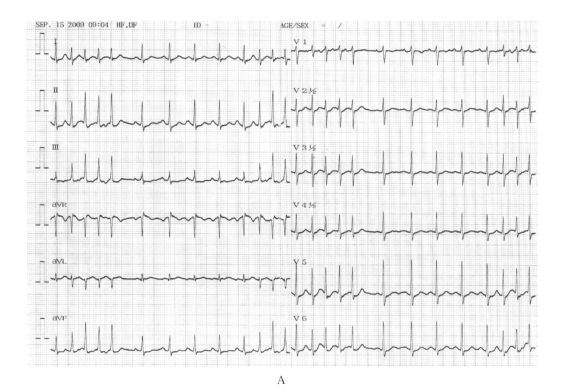

A

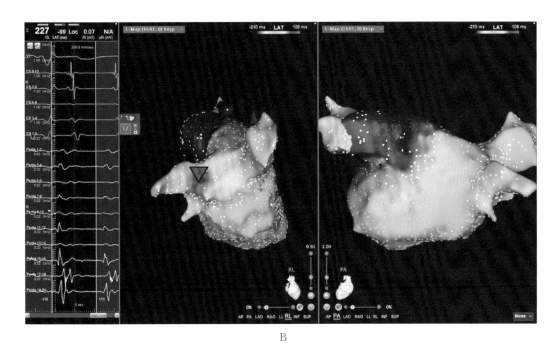

图 13-16 右下肺静脉起源局灶紊乱性房速三维电磁解剖图及心电图。A. 各导联起始的 5 个 P-QRS-T 波为房速,下壁导联 P 波倒置,V1 直立;B. 红色区域及红三角为右下肺静脉心律失常起源处

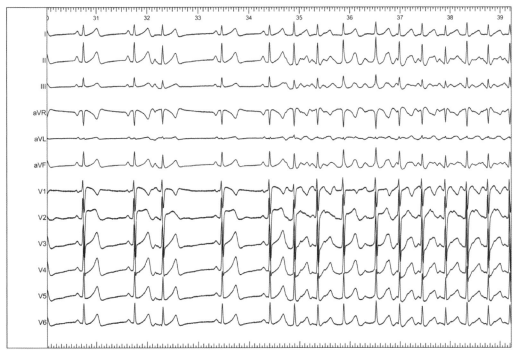

A

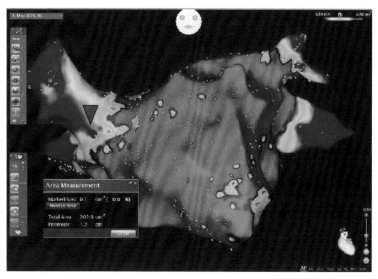

B

图 13-17　左上肺静脉起源的房速三维电磁标测解剖定位。A. 房早及房速的心电图,可见 P 波较宽,Ⅱ、Ⅲ、aVF 导联 P 波直立,V1～V5 导联 P 波正向;B.三维解剖标测,红三角处处为房速起源点

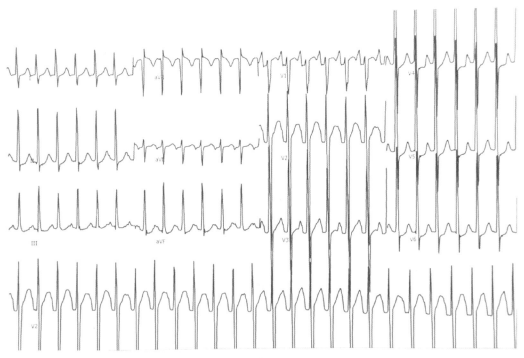

A

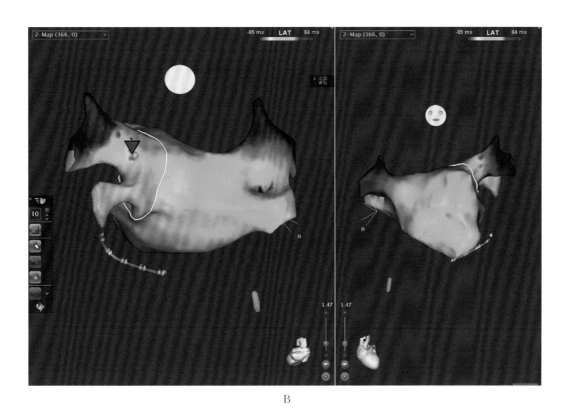

B

图 13-18　左上肺静脉后壁下缘起源的房速心电图及三维电磁标测解剖定位。A.12 导联心电图,P 波节律规整,下壁导联较低平(来源下缘),可见双峰;胸前导联均正向;B.心律失常起源部位的三维电磁标测图,房速起源于红三角处,左上肺静脉内

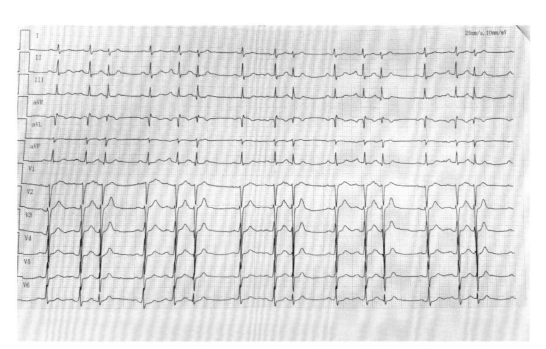

图 13-19　左上肺静脉起源房早,可见Ⅱ、V1 导联 P 波有切迹,胸前导联 P 波直立、时限较长

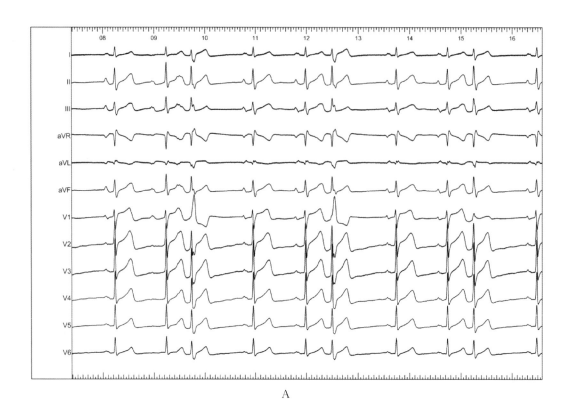

A

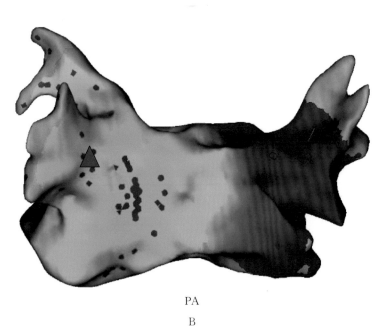

PA

B

图 13-20 左下肺静脉起源房早的三维电磁解剖图及心电图。A.房早心电图,下壁导联 P 波低平,胸前
导联直立;B.后前位,示左下肺静脉心律失常起源部位(红三角处)

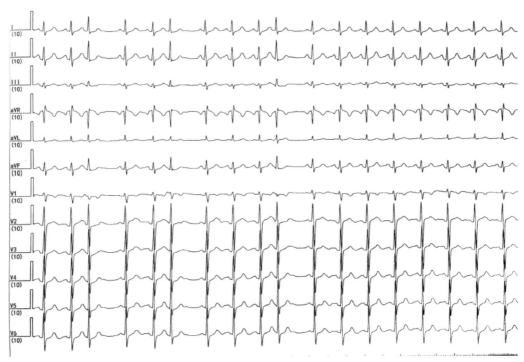

图 13-21 男性,15 岁患者,左下肺静脉起源房速的 12 导联心电图。特点为各导联 P 波振幅低,胸前导联均为正向,且 P 波时限较长

(六) 左心耳起源的房速

左心耳起源的房速比较少见,文献报道占房速发生的 0.6%~2.6%,多发生在心耳根部。此处结构复杂,部分肌小梁间心肌组织菲薄,射频消融时容易穿孔。

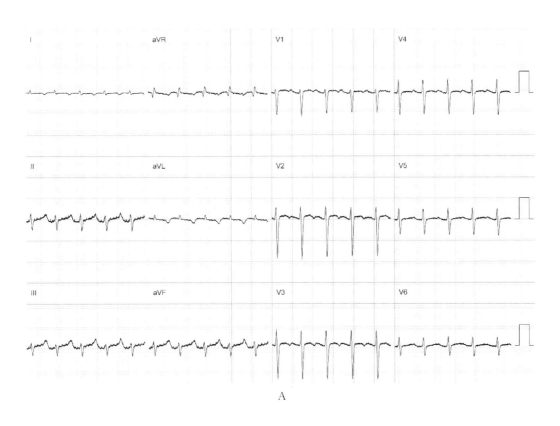

A

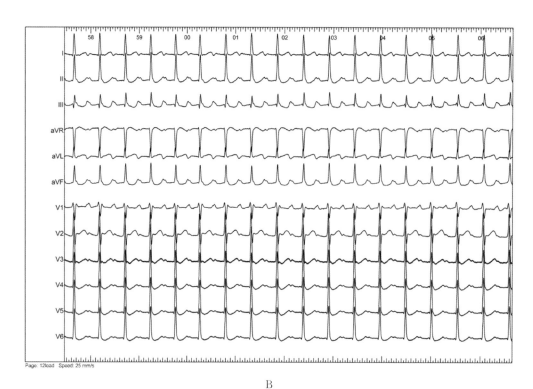

图 13-22　左心耳起源的房速 12 导联心电图,可见下壁导联 P 波为正向,胸导联 P 波直立

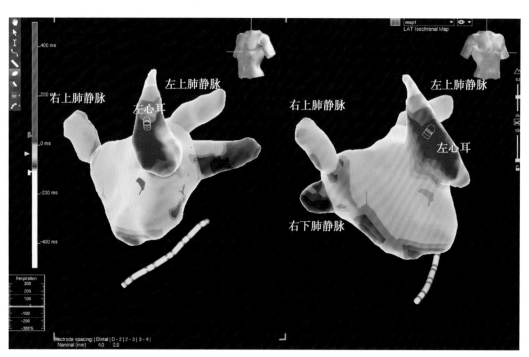

图 13-23　左心耳起源的房速电磁三维标测解剖定位,红色区域为心律失常起源部位

左心耳起源的房速与左上肺静脉房速由于解剖位置毗邻,有很大的相似性,表现为胸前导联和下壁导联正向,尤以下壁导联正向显著。Ⅰ、aVL 导联呈负向。由于位置较肺静脉偏前,V5、V6 导联的正向波可能不如肺静脉房速显著。图 13-22、图 13-23 所示病例为起源于左心耳尖部的房速(图中导管头

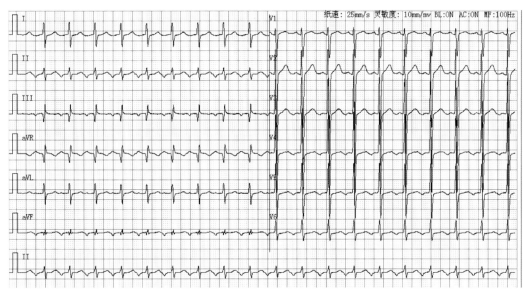

图 13-24 二尖瓣环附近起源房速的 12 导联心电图

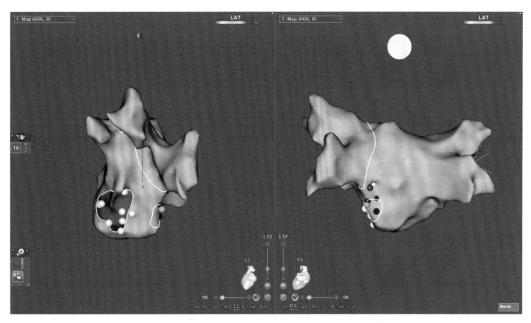

图 13-25 二尖瓣附近起源的房速电磁三维标测解剖定位,红色点为病灶部位

端所在位置)。

(七) 二尖瓣环来源房性心动过速

二尖瓣环在心房中的整体位置比较偏前(距离胸壁近),在三尖瓣环左侧但位置比三尖瓣环低。这导致二尖瓣环起源的房速一般在 V1 导联为正向波,V3~V6 导联一般转为负向至等电位线,Ⅰ、aVL 和下壁导联的形态受起源在二尖瓣环的位置影响。图 13-24、图 13-25 所示病例为二尖瓣环 5 点附近房速,Ⅰ导轻度负向,而Ⅱ导显著负向,深于Ⅲ导联。

(八) Marshall 韧带附近起源的房早及房速

Marshall 静脉又称左房斜静脉,是位于心外膜的冠状静脉窦的分支,走行与左心耳和左上肺静脉之间的心肌表面,其肌袖成分可参与房性心动过速和房颤的发生。基于解剖位置,体表心电图与左心耳房速和左肺静脉房速相似,明确诊断依赖心腔内标测。图 13-26、图 13-27 所示病例心腔内标测提示 Marshall 静脉来源的局灶性房速,可以诱发房颤。冠状静脉窦内选择性酒精灌注消融可终止心动过速。

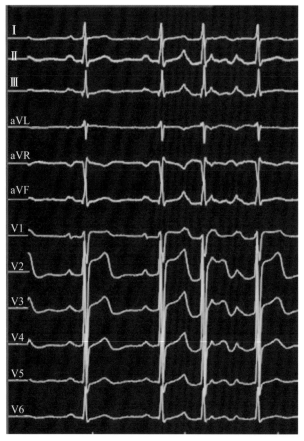

图 13-26 Marshall 韧带起源房性早搏标准 12 导联心电图

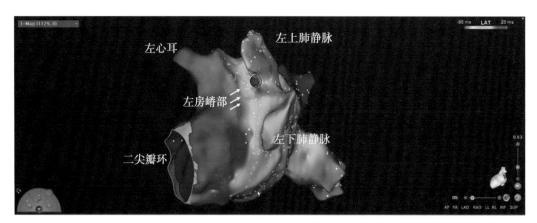

图 13-27 Marshall 韧带起源的房速电磁三维标测解剖定位,红色点为心律失常起源部位

第十四章

心房颤动与心房扑动的解剖基础及心电图表现

第一节 心房颤动的解剖学特征及心电图表现

一、心房颤动的解剖学特征

心房颤动(房颤)因不断增加的发病率及其引起的卒中与心力衰竭,成为威胁人民健康的重大疾病,房颤的规范化治疗有赖于正确的诊断。1998年,法国学者 Haissaguerre 等发现心房及肺静脉内的异位兴奋灶发放的快速冲动可以导致房颤的发生,而消融这些异位兴奋灶可使房颤得到根治。以此为基础的环肺静脉隔离术成为目前房颤治疗的基石。肺静脉-左心房连接部是房颤发生和发展的物质基础,其具体机制至今不清楚,考虑与下列的解剖学异常有关。

(1) 肌袖:心肌组织延伸至肺静脉开口内1～3 cm,在开口部位的厚度1.0～1.5 mm,由开口部向内延伸移行渐薄,称为肌袖。肌袖内含有起搏细胞,后者可自发产生电活动,这些电活动可以以很快的频率(可高达每分钟几百次)传入心房触发或驱动维持心房的电活动,在某些特定情况下便形成房颤。

(2) 左心房和肺静脉间的电连接是不连续的,存在着数量不等的电突破点,这些电学突破点可以成为房颤的触发因素。据此提出了"种子"及"土壤"假说(图14-1),"种子"是指肺静脉口肌袖、上腔静脉口等解剖部位的异常兴奋灶,它们作为种子,触发房颤发生;"土壤"是指缺血、炎症等因素导致心房肌解剖及电重构,心房内瘢痕形成,传导异常,成为房颤维持的"土壤"。因此,房颤发生及维持中肺静脉-左心房交界区在房颤发生中有重要作用;房颤的发生与左心房扩大也密切相关。这些解剖重构引起的左心房血流动力学异常会进一步加剧左心房扩张、肺静脉前庭区域解剖重构,最后导致房颤持续发生及维持。

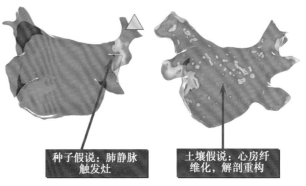

图 14-1 房颤发生的"种子"及"土壤"假说

二、心房颤动的分类

按照欧洲心脏学会2020年房颤防治指南,房颤分类见表14-1。

表 14-1 房颤分类

分类	定 义
初发房颤	房颤以前没有诊断过,初次发生并有相关症状
阵发性房颤	7 d 以内的阵发性、间歇性发作的房颤
持续性房颤	持续>7 d 或电复律/药物复律等干预后方可终止的房颤
长程持续性房颤	持续>1 年的房颤
永久性房颤	不能终止或终止后又复发,不能或不打算转复为窦性心律的房颤

三、心房颤动的心电图表现与诊断

房颤的心电图特征为:窦性 P 波消失,代之以形态不一,大小不等的颤动(f)波,其中 f 波以 V1、Ⅱ、Ⅲ、aVF 导联明显;由于房室结不规则的下传心室,导致 RR 间期绝对不整齐,在 f 波不显或由于心室率过快 f 波观察不清时,可结合 P 波消失而作出此诊断,特别是在永久性房颤的患者中。房颤发作时的心房频率为 350～600 次/min,心室频率根据传导情况,可快可慢,慢的有 70 次/min,快的可以达到 200 次/min。由于房颤时心房的频率极快且十分紊乱,此时心房的机械活动几近消失,成为肉眼几乎不可见的蠕动。

房颤心电图的表现:

(1)P 波消失,代之以小而不规则的基线波动,形态与振幅均变化不定,称为 f 波;频率约 350～600 次/min。

(2)心室绝对不规则。

(3)QRS 波群形态通常正常,当心室率过快,发生室内差异性传导,QRS 波群增宽变形。

四、心房颤动的解剖重构及心电图

(一)阵发性房颤

阵发性房颤可短暂发作,与窦性心律交替出现(图 14－2,图 14－3)。

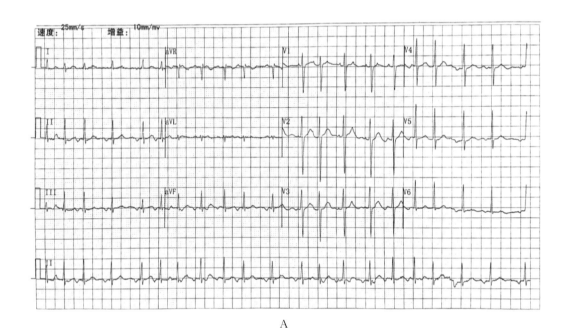

A

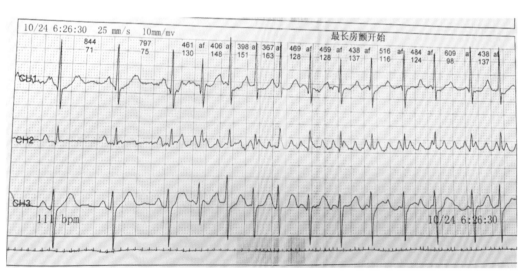

B

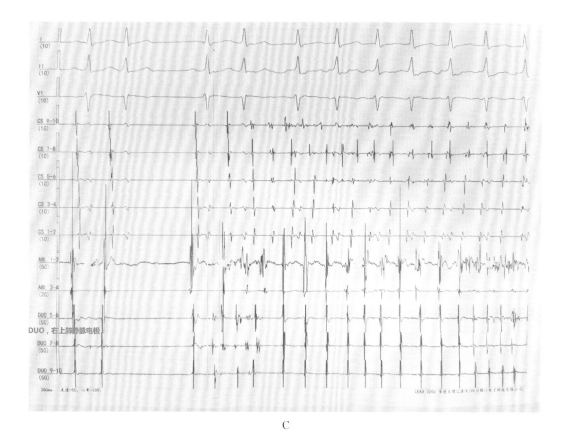

C

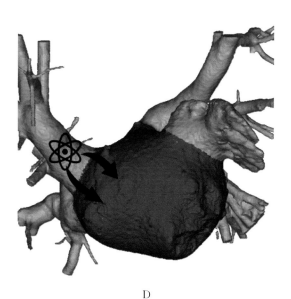

D

图 14-2 阵发性房颤的心电图记录及发生部位示意图。A.阵发性房颤发作标准 12 导联心电图记录,可见窦性节律后
出现折返性房颤发作;B.动态心电图记录的阵发性房颤;C.心腔内多道电生理记录图,证实心律失常发作起始
部位,黄色方框内见右上肺静脉内的电极(DUO5,6)最早出现电活动;D.房颤起源部位示意图,可见房颤高频
电冲动来源于右上肺静脉内

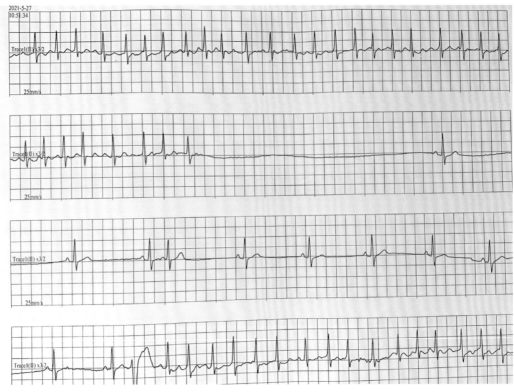

图 14-3 女性,35 岁,病窦综合征、阵发性房颤患者的心电图,可见房颤阵发性发作,伴有窦性停搏

(二) 持续性房颤

持续性房颤是指发作持续时间＞7 d,或可以通过电复律、药物复律等手段终止的房颤。由于房颤的发作时间不长,心肌纤维化不严重,通常房颤颤动波振幅相对较大(图 14-4),心超检查左心房扩大也不明显,房颤消融治疗的效果相对较好。持续性房颤也可合并室性早搏、传导阻滞等心律失常,心电图出现相应的表现(图 14-5)。

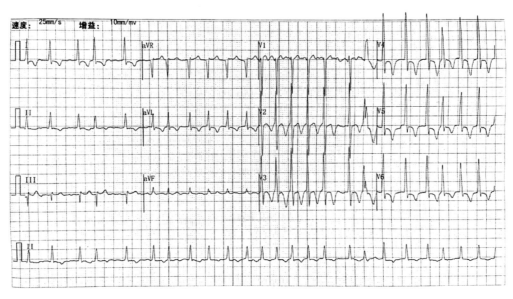

A

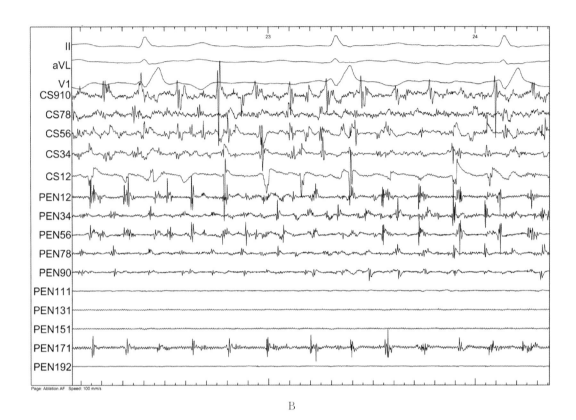

B

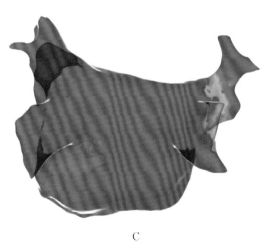

C

图 14-4　持续性房颤的心电图及左房三维电磁标测图。A. 房颤发作时心电图,可见 V1 导联 f 波振幅大,病人有左心室肥厚,前壁导联 ST 压低伴 T 波倒置;B. 左心房内左上肺静脉内标测多导电生理图,可见冠状静脉内(CS1-10)紊乱、高大、快频率的颤动波;C. 腔内电压标测见左心房电压正常,未见明显纤维化

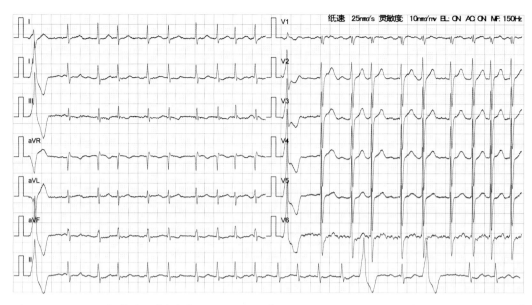

图14-5 男性,77岁,持续性房颤患者的心电图。V1导联f波细小,RR间期绝对不齐,肢体导联可见宽大畸形的室性早搏

（三）长程持续性房颤

长程持续性房颤是指持续>1年的房颤患者,由于长期房颤、左心房解剖及电重构,左心房扩大、心房纤维化发生,心腔内电压标测多少有低电压区域,反映出心房纤维化程度;其程度因人而异,有些患者纤维化程度重,有的较轻,也与病因密切相关(图14-6)。房颤的f波通常振幅减小,心室率不等(图14-6)。

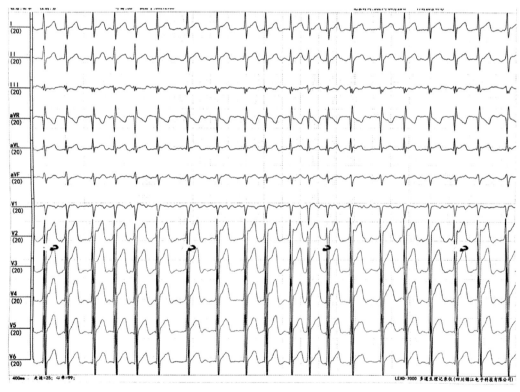

A

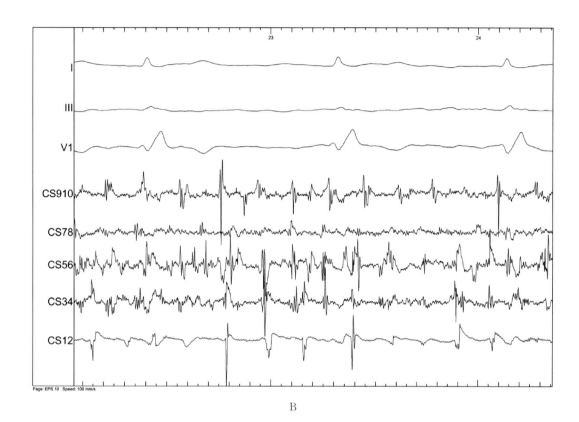

B

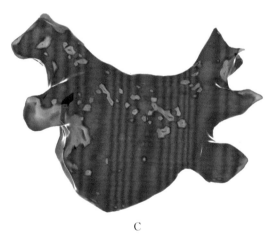

C

图 14-6　长程持续性房颤患者的 12 导联心电图及腔内心电图。A. 可见 f 波振幅低平；B. 可见心房内冠状静脉
　　　　窦电极记录到紊乱、碎裂的颤动波；C. 长程持续性房颤的左心房三维电磁标测图，示左心房轻度扩大，
　　　　少量纤维化发生

（四）永久性房颤

永久性房颤由于房颤长期发作，心房肌纤维化明显，左心房扩大，二尖瓣反流，电磁三维电压标测可见左心房大量低电压区域（图 14-7，色彩斑斓区域），反映心肌纤维化明显。房颤颤动波振幅小，心电图上难以发现，RR 间期绝对不齐是其心电图特点（图 14-8）。

（五）房颤伴三度房室传导阻滞

房颤伴三度房室传导阻滞时，由于房室结以下逸搏节律的规律出现，心电图上可以表现为缓慢、宽大畸形的 QRS 波，RR 间期可以规整（图 14-9）。

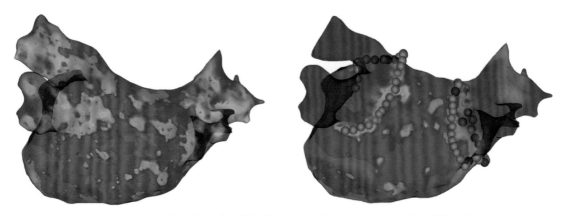

图 14-7　永久性房颤的左心房三维电磁标测图。彩色区域示左心房扩大,纤维化明显

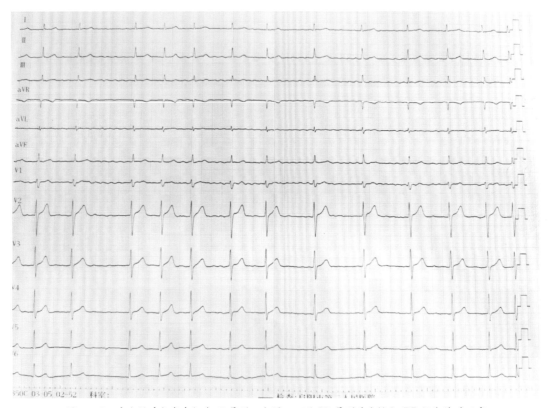

图 14-8　永久性房颤患者标准 12 导联心电图。可见 V1 导联 f 波低小,RR 间期绝对不齐

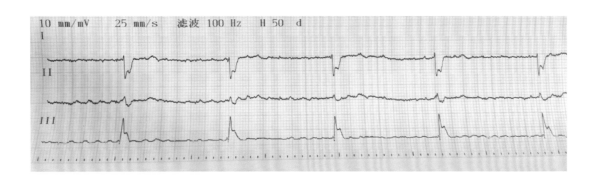

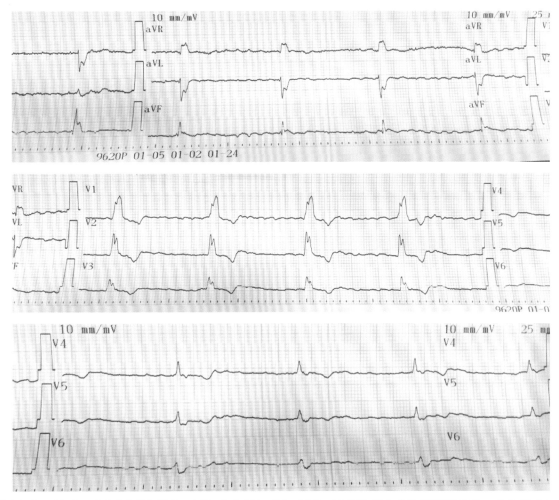

图 14-9　房颤伴三度房室传导阻滞的心电图。P 波消失，代之以 f 波，RR 规整、宽大畸形、CRBBB 图形，心室率 40 次/min

第二节　心房扑动的解剖特征及心电图表现

一、心房扑动的解剖学特征

心房扑动时，心房存在快速、规则的心房电活动。其频率介于阵发性房性心动过速与心房颤动之间，在心电图上主要表现为大小相等、频率快而规则（心房率一般在 250～350 次/min）、无等电位线的心房扑动波。

心房扑动大多数为阵发性，常突然发作、突然终止，每次发作可持续数秒、数小时或数天。若持续时间超过 2 周即为持续性心房扑动。

（一）右心房房扑

来源右心房的房扑通常有 2 种情况：①三尖瓣峡部解剖或者电重构，发生传导延迟，这样来自右心房上部的激动沿右心房侧壁下传，通过三尖瓣峡部逆向传导回房间隔，再通过右心房上部心肌传导到右房侧壁，完成逆时针折返（图 14-10）。②心脏手术后瘢痕依赖大折返环，该类患者有心脏外科手术史，在右心房侧壁有瘢痕形成，右心房上部的激动沿瘢痕下传，可以通过三尖瓣峡部逆向传导，也可通过三尖瓣峡部正向传导，也可围绕右心房侧壁的瘢痕折返，形成瘢痕依赖性房扑以及复杂右心房房扑。房间隔缺损外科修补术后的瘢痕型房扑临床上常见，由于界嵴、手术瘢痕及三尖瓣环形成多条纵向解剖屏障，心房的激动在这些通道中间传播、环绕右心房切口瘢痕折返形成房扑，其折返途经多变，房扑的周长变化不定（图 14-10）。

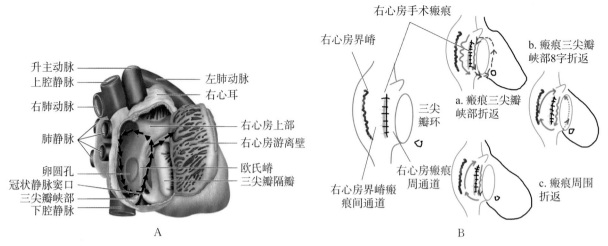

图 14-10 右心房房扑的折返环路。A.典型房扑,三尖瓣峡部依赖逆时针折返;B.手术瘢痕相关性房扑的折返途径。界嵴及手术瘢痕是重要的解剖屏障,激动沿着其间的通道传播。a.激动沿瘢痕周围下传,三尖瓣峡部逆传,逆时针折返;b.激动沿瘢痕,三尖瓣峡部"8"字形折返;c.为激动沿瘢痕区域顺时针折返

（二）左心房房扑

左心房房扑的形成机制复杂,大部分病因不明,一部分与房颤射频消融手术后来瘢痕有关,折返途径多变,如图 14-11 所示,患者可出现左、右心房参与的大"8"字形折返,临床上多见于房颤射频消融手术后。

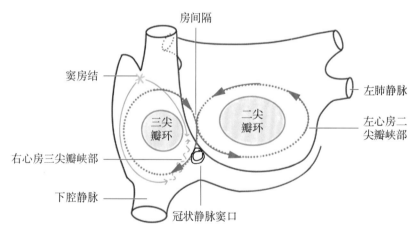

图 14-11 左、右心房"8"字形大折返导致非典型房扑,红色虚线为折返环路

左心房参与折返房扑常见的类型有:①二尖瓣峡部依赖性左心房房扑,激动通过二尖瓣峡部,在左心房后壁、左心房顶部、左心房间隔、左心房前壁折返;也可与右心房峡部一道形成"8"字形大折返。②不规则折返,可以围绕肺静脉周围折返,冠状窦左心房或者左心房局部瘢痕区域内折返,需要仔细标测,为最复杂的心律失常之一。

二、心房扑动心电图表现

(1) 心电图上各导联的 P 波消失,代之以形态、振幅相同、间距相等,频率为 250～350 次/min 的心房扑动波(f 波),呈锯齿状或波浪状(在 Ⅱ、Ⅲ、aVF 导联较为明显),f 波之间无等电线。

(2) QRS 波:心房扑动时的 QRS 波形态大多数与窦性心律 QRS 波相同。但波幅与形态可受重叠的扑动波的影响而改变,QRS 波群形态可稍有差异。

(3) 常见房室传导比例为 2∶1,也可呈 3∶1、4∶1,房室传导比例不固定者心室律可不规则。

(4) 有时 f 波频率和形态不是绝对规则,称不纯性心房扑动或心房扑动-颤动。在房颤和房扑的鉴别诊断中,频率较形态更为重要,如果 f 波的频率超过 350 次/min 且不规律,f 波之间无等电位线,则无论形态是否规整,要诊断为心房颤动。

(5) ST 段以及 T 波:ST 段一般无明显变化,T 波直立,f 波与 ST - T 波重叠。

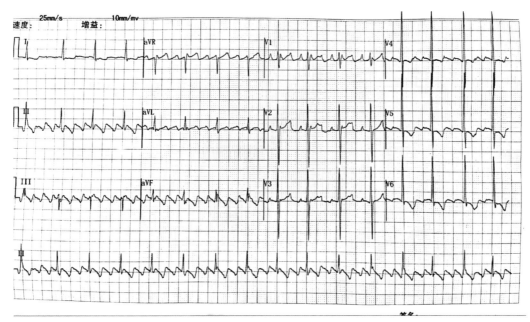

图 14 - 12 心房扑动的心电图表现。下壁导联可见明显的心房扑动波(f 波),3 : 1 下传心室

三、心房扑动的心电图分类

临床上,心房扑动心电图主要分为典型房扑和不典型房扑。典型房扑折返环在右心房内,依赖三尖瓣峡部折返,折返环规则且较为稳定,行三尖瓣峡部消融可以根治。不典型房扑折返部位变化多端,f 波形态也不相同,需要通过三维电磁心腔内仔细标测才能确定折返通路。

(一) 典型心房扑动(又称 I 型房扑)

心电图特点为:心房扑动 f 波的频率为 250 ~ 350 次/min;在 II、III、aVF 导联上 f 波倒置,呈锐角较多。F 波前半部分反映右心房心肌的激动,后半部分反映左心房心肌的激动;如果相应的 F 波振幅降低,提示该部分心房心肌纤维化明显(图 14 - 12,图 14 - 13)。

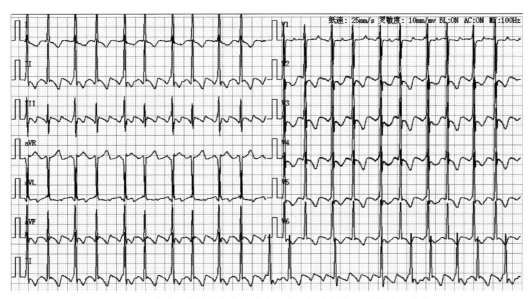

图 14 - 13 典型三尖瓣峡部依赖性房扑的心电图表现,下壁导联 F 波向下

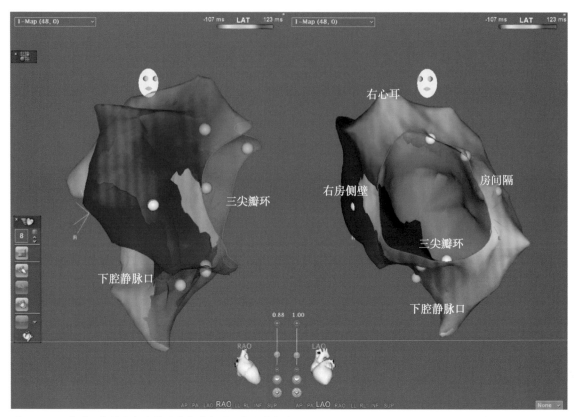

图 14-14　典型三尖瓣峡部依赖性房扑的电磁三维右房激动标测图,可见激动沿三尖瓣环逆钟向传导,最早激动波(红色)与最晚激动波(紫色)首尾相连

(二)非典型心房扑动

非典型心房扑动亦称Ⅱ型心房扑动(图 14-15~图 14-18)。主要心电图特点为:①心房扑动 F 波的频率更快,可以大于 400 次/min,且不稳定。②F 波形态变化很大,在Ⅱ、Ⅲ、aVF 导联上 f 波直立,呈现圆凸向上(直立、圆凸)的 f 波较多。

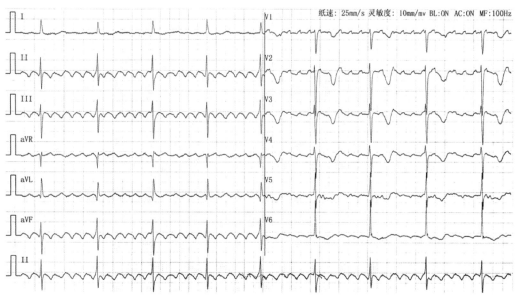

图 14-15　典型瘢痕依赖性折返房扑的心电图

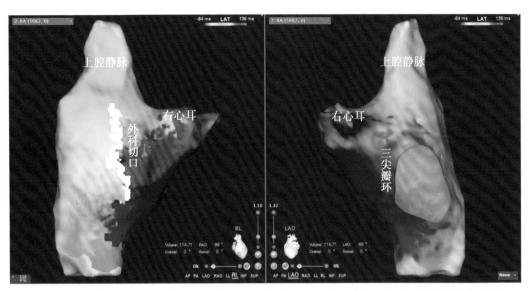

图 14-16 非典型瘢痕依赖性折返房扑的右房电磁三维标测,白色为手术瘢痕,激动沿瘢痕逆时针折返

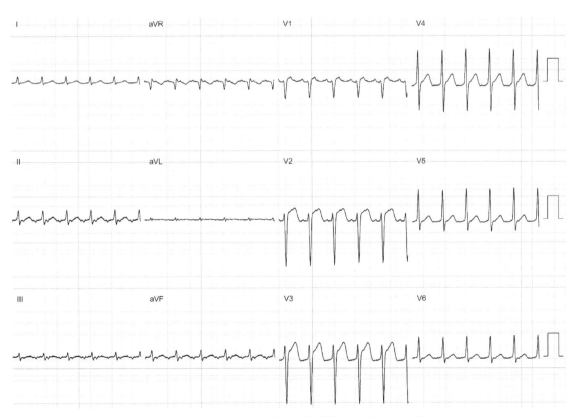

图 14-17 非典型二尖瓣峡部依赖性折返房扑的心电图

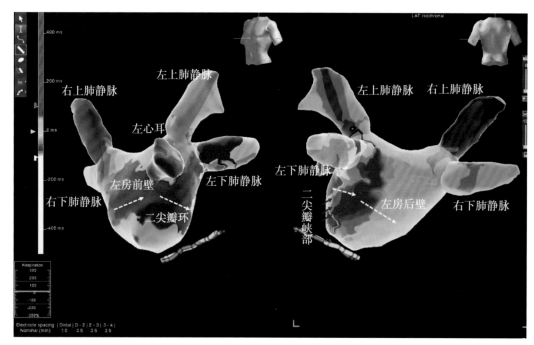

图 14-18　非典型二尖瓣峡部依赖性折返房扑的三维电磁标测左心房激动图,可见激动沿二尖瓣峡部折返,红色及紫色激动在峡部首尾连接

　　非典型心房扑动的病因多为心脏外科手术后瘢痕导致,或者心房心肌病、心房肌内纤维化后发生。近年来,随着房颤射频消融的兴起,在心房内射频消融可产生瘢痕,形成心房内电传导的解剖屏障,诱发不同部位的房内折返,产生复杂的非典型房扑,是房颤消融手术后复发最常见的心律失常之一,复杂多变。临床上要依靠三维电磁标测系统,仔细标测,找出折返通路,进行拖带验证,确定有效的消融径线,达到根治房扑的目的。

第十五章

房室交界区折返性心动过速的
解剖基础及心电图表现

在室上性心动过速中,折返性心动过速约占90%以上,其中包括房室结内折返性心动过速、房室旁路参与房室折返性心动过速和折返性房速。由于前两者折返环依赖于房室交界区组织,所以统一划分为房室交界区相关的折返性心动过速。

第一节　房室交界区组织解剖学特征及发生机制

房室交界区又称为房室结区,泛指围绕冠状静脉窦口的左、右心房下部区域,以及在 Koch 三角内的房室结、三尖瓣隔瓣附着部的房室间中央区域。其间组织种类众多,包括心房肌、心室肌、传导组织、纤维瓣膜组织、静脉及动脉组织,解剖屏障众多,为电传导异常提供了物质基础。根据解剖以及电生理特点将房室交界区划分为房室结、房室结的心房扩展部以及希氏束的近侧部三大段。房室交界区重要的解剖学标记为 Koch 三角(图 15 - 1),由前上方的 Todaro 腱、后方的冠状静脉窦口、下方的三尖瓣环隔瓣的附着缘构成。房室结是最重要的房室交界区中心结构,位于 Koch 三角深部,传导并延迟心房电激动到心室,保证房室的顺序收缩。

房室交界区从组织学上可以分为三类。①移行细胞区域:心房和房室结之间的移行区域,Becker 和 Anderson 将该区域进一步分类为表浅区、深区和后区,表浅区汇入房室结前上部,后区汇入房室结的后下部分,深区连接左房和房室结深部;②真房室结;③穿过间隔的束区。

房室交界区有冠状静脉窦、心脏纤维环、心房肌、心室肌、房室结传导组织等众多成分,电传导的速度存在差异。对于房室结组织,由于发育的异常,可以存在房室结内不同传导束的差异,传导速度快的部分称为房室结快径,相对传导缓慢的称为慢径。在解剖上快径区域(A 区)位于房室结后上方,慢径区域通常位于冠状静脉窦口前下方为(C,D,E 区)。有时慢径不止一条,可以有 2~3 条,称为房室

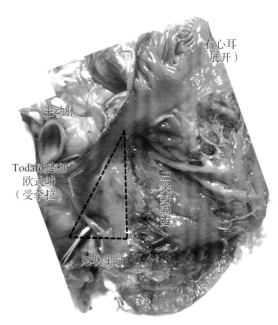

图 15 - 1　房室交界区解剖结构及 Koch 三角(猪心)

传导多径路(图 15 - 2)。这些传导差异的房室双径路可以通过电生理检查的心房程序刺激发现,心电图上也可以表现同一导联 PR 间期的长短交替现象。

房室结近端的心房组织、慢径、远端心室组织、房室结快径构成了解剖上折返环路。当电激动在折返环路中循环激动,就产生了不同类型的房室结内折返性心动过速(AVNRT)(图 15 - 3)。按照折返前传的径路不同,可以分为慢-快型、快-慢型、慢-慢型几种类型,临床上慢-快型多见,又名典型的 AVNRT。

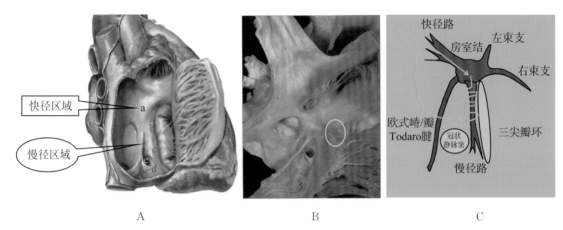

图 15-2　房室结双径路的快慢径的解剖位置。A. 冠状静脉窦口前下方为慢径区域（c、d、e 区）；B. 心脏交界区的解剖标本，黄环区域为慢径所在；C. 房室结双径折返环的解剖示意图，CS 为冠状静脉窦口，红色为心脏传导组织

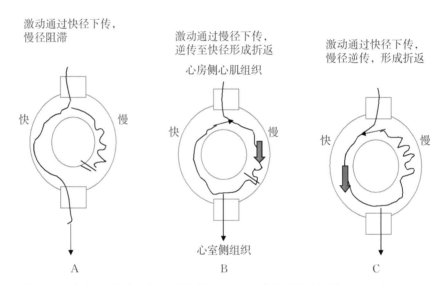

图 15-3　房室结双径路致快-慢型房室折返性心动过速的发生机制。A. 激动通快径下传，慢径传导受阻，不发生心动过速；B. 慢-快型折返活动；C. 快-慢型折返，心动过速发生

第二节　房室结内折返性心动过速的心电图表现

一、典型房室结内折返性心动过速

　　典型的房室结内折返性心动过速依赖房室结快径路逆传，慢径路前传。其体表心电图具有如下特点：①短 RP′，逆传 P 波紧邻 QRS 波，RP′<70 ms；②在 V1 导联可以出现伪"r"波，在下壁导联 Ⅱ、Ⅲ、aVF 出现假性 S 波。图 15-4 所示病例为一周长 360 ms 的室上速，在下壁导联可见假性"S"波。三维

电标测描记 Koch 三角区域，在慢径区域成功消融（图 15-5）。图 15-6 为典型 AVNRT 的心电图及通过三维标测系统建立的交界区模型。

二、不典型房室结折返性心动过速

　　不典型的房室结折返性心动过速依赖房室结两条慢径路分别担任逆传和前传功能，由于在两条慢径的下交汇处至希氏束之间存在共同通路，上交汇

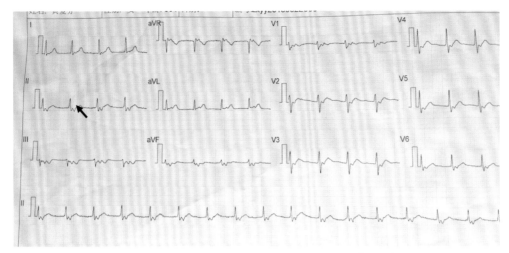

图 15-4　房室结双径路 AVNRT 的标准 12 导联心电图,可见各导联上出现的假性 S 波

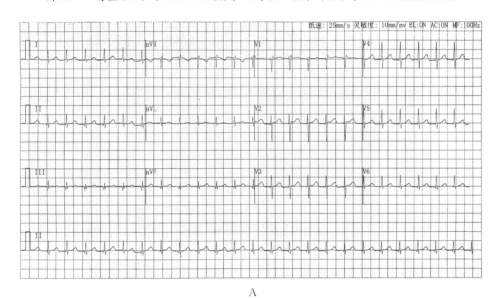

A

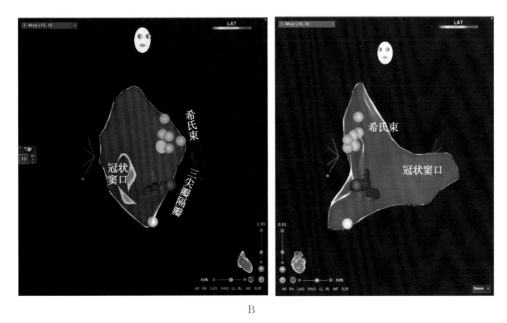

B

图 15-5　房室结双径路。A. 典型 AVNRT 发作时心电图,心电图中逆向 P 波不明显;B. 三维电磁标测的慢径解
剖部位,红色点为慢径区域

227

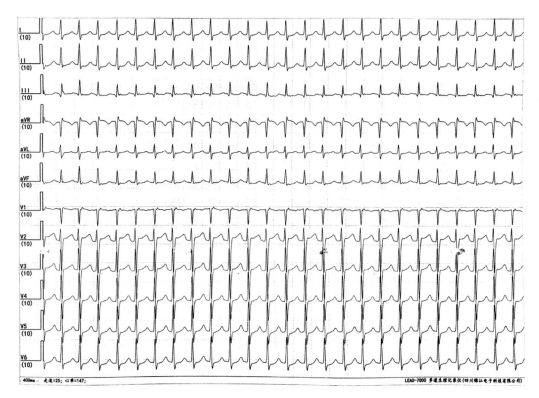

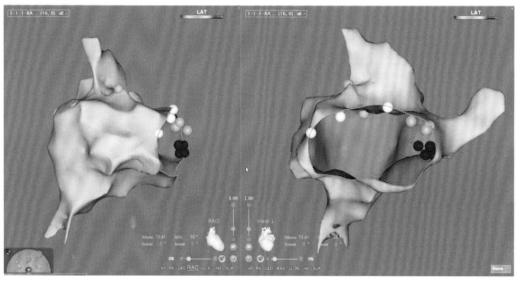

图 15-6　典型 AVNRT 的心电图及通过三维标测系统建立的交界区模型,在 Koch 三角低位用消融导管实施慢径消融成功(红点处),黄色点为 His 束

处与心房之间也存在共同通路,故前传造成的 QRS 波和逆传形成 P 波出现的时间关系受上下共同通路传导的影响,也受快径是否以"旁观者"的身份激动心房的影响。换言之,心电图上逆 P 和 QRS 的相对位置关系可以是任意的。明确诊断依赖仔细的电生理检查和心腔内标测。可能参与的慢径包括低位 Koch 三角区(常规慢径区,又称右后延伸)、左心房低位间隔邻近冠状窦顶部(左后延伸)、左侧壁慢径和前上慢径(罕见)。图 15-7 所示病例为 RP′>P′R, P 波在下壁导联负向,V1 导联正向。在常规慢径区域成功消融。图 15-8 所示病例为右后延伸区域消融无效,经房间隔途径在左后延伸区域消融成功(病例由 UCSF 提供)。图 15-9 所示病例为逆向 P 波隐藏在 QRS 波群中。

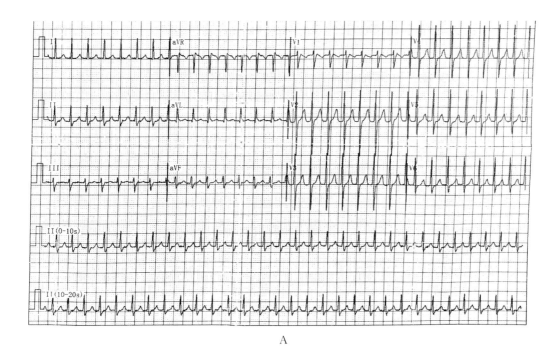

A

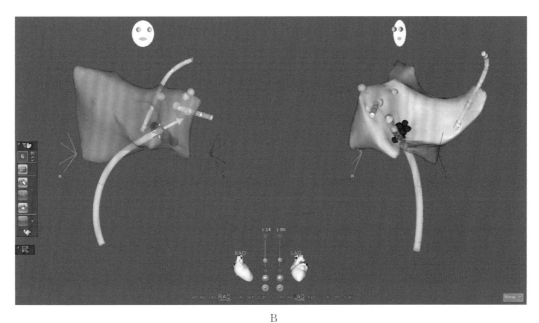

B

图 15-7　A. 非典型房室结双径路 AVNRT 的心电图,电生理诊断为慢-慢型 AVNRT;B. 非典型 AVNRT 三维电磁标测的消融靶点,红色为慢径区域,在冠状静脉窦口内,黄色为 His 束

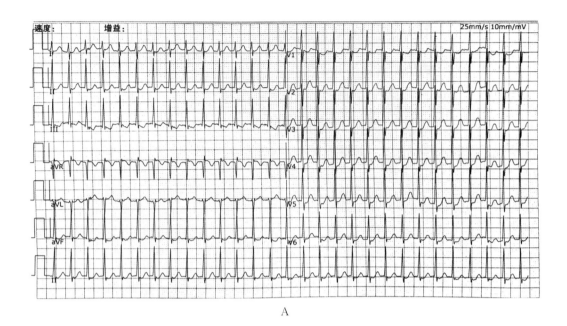

A

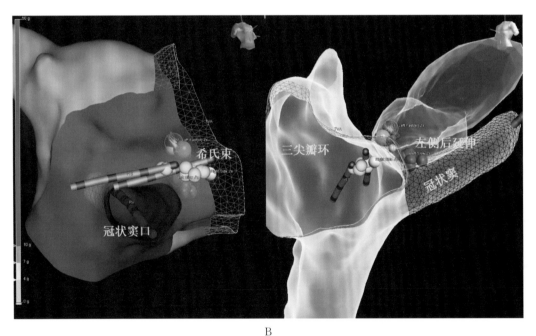

B

图 15-8 A.非典型房室结双径路 AVNRT 的心电图,P 波大致位于两个 QRS 波群中间,电生理诊断为慢-慢型 AVNRT;B.非典型 AVNRT 消融部位(左后延伸支,红点处),黄色点为 His 束

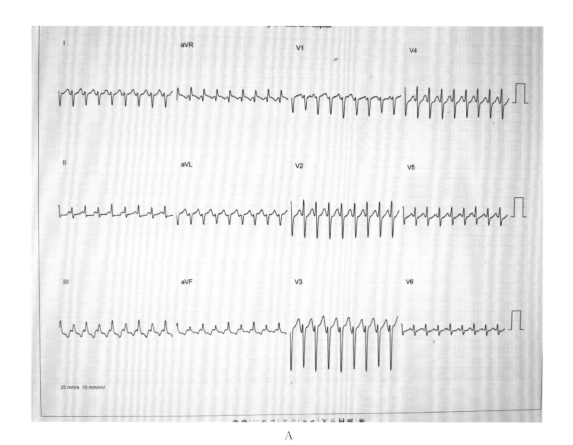

A

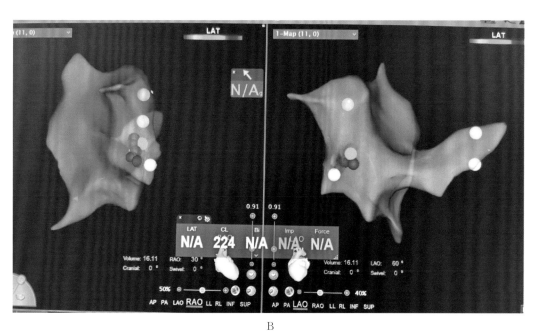

B

图 15-9 A.非典型 AVNRT 患者心动过速发作时的心电图,QRS 波附近未见逆向 P 波;B.该例患者房室结慢径的位置电磁标测图。黄点为 His 束,红点为慢径部位

第十六章

房室旁道及房室折返性心动过速的心电图表现及解剖定位

第一节　房室旁道的发生机制、解剖基础与心电图表现

一、房室旁道的发生机制及相关概念

在胚胎期心肌传导组织的发育中，房室结未发育成熟前房室间的电传导是通过贯通左、右房室环上的心肌组织束替代的，随着房室结的发育完成，这种临时替代的心肌束逐步凋亡，由瓣环纤维组织所替代，失去导电性能。由于基因突变、蛋白质表达等众多不明原因，这一过程受到干扰，部分房室间的心肌得以保留，形成房室旁道。

正常情况下，窦房结的电冲动只能通过房室结这一唯一的途径下传到心室。为了保持心房、心室射血的顺序性，房室结电传导生理情况下存在缓慢延迟，以实现心房收缩后的心室充分充盈，提高心室排血量；病理情况下，部分房室间的异常旁道具有从心房向心室传导电冲动的能力（前向传导），但房室旁道的传导没有电延迟，而是较房室结传导提前激动心室。由于房室旁道的存在，导致窦性激动下传心室的过程中一部分心室肌组织通过房室旁道下传提前激动，另一部分心肌通过正常房室结传导激动，预先激动的心肌导致 PR 间期<0.20 s，QRS 波起始部出现顿挫的预激波，合并继发性 ST－T 波改变，称为预激综合征。以下是一些与房室旁道相关的概念。

1. **房室旁道**　除房室结以外的房室间电传导束。正常人房室环是绝缘体，房室间的电传导只有房室结一条途径。病理状态下，由于房室间电传导组织的发育异常，部分人群除房室结传导外，房室间还存在导电的连接组织，这种在房室结传导以外房室间电传导统称为房室旁道。

2. **显性预激**　指房室旁道始终表现房室间前向传导功能，预激心电图波形始终存在。

3. **间歇性预激**　房室旁道前向传导能力有限，时传时不传，导致预激波心电图间断出现。

4. **隐匿性预激**　房室旁道始终无前向传导能力，但可从心室侧逆传电活动到心房，参与顺向型房室折返性心动过速的发生。

5. **顺向型房室折返性心动过速**　激动通过正常的房室结前向传导，激动心室，然后通过旁道逆传到心房，再通过房室结前传心室，完成折返，心动过速的 QRS 波时限正常。

6. **逆向型房室折返性心动过速**　激动通过旁道前向传导，激动心室，然后通过房室结逆传到心房，再通过旁道前传心室，完成折返，心动过速的 QRS 波时限>0.12 s，宽大畸形。

二、房室旁道的分类

（一）解剖部位分类

如图 16－1 所示，按照旁道在心脏的左右位置可分为：左侧房室旁道（左前、左侧游离壁、左后等）、右侧房室旁道（右前、右侧壁、右侧间隔等）、间隔旁道。

（二）传导特性分类

1. **显性旁道**　旁道一直具有前向传导能力，心电图始终存在预激波（δ 波）。

2. **间歇性旁道**　旁道前传能力有限，间断保持前向传导能力，部分时间表现预激图形，部分时间正常心电图表现。

3. **隐匿性旁道**　旁道不具有前向传导能力，但具有逆向传导（从心室传导冲动到心房）的能力，心电图上观察不到预激波。

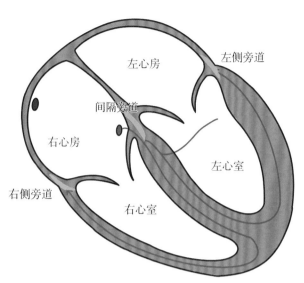

图 16-1　旁道解剖分类,绿色图形表示旁道位置。按照发生位置,大体上可分为左侧、右侧及间隔旁道三种

(三) 上下连接部位分类

1. **房室旁道**　连接心房、心室肌肉的旁道。

2. **递减型房束/房室旁道**　连接右侧游离壁心房肌和心室肌/右束支的旁道。

3. **结室旁道**　连接房室结与心室肌的旁道。

4. **束室旁道**　连接希氏束与心室肌的旁道。

三、房室旁道的心电图表现

房室旁道的心电图表现主要在两个方面。

(1) 旁道前向传导,出现预激波图形。

● 旁道具有前向传导能力,部分提前激动心室肌,出现 PR 间期缩短,<0.12 s。

● QRS 起始部出现明显的顿挫,提前激动的心室波,成称为 δ 波(图 16-2)。

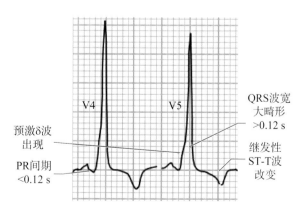

图 16-2　预激综合征的心电图特征。表现为 PR 间期缩短,PJ 间期正常,δ 波形成,继发性 ST-T 波改变

● 同时 QRS 波由于增加了预激部分,使其变宽,>0.12 s;随预激成分的不同,QRS 波时限可以宽窄不一。

● 继发性 ST-T 波改变。

(2) 旁道具有前向、逆向传导能力,出现房室折返性心动过速,心电图表现为室上性心动过速。

四、房室显性旁道的解剖基础及心电图表现

心电图只有显性旁道、旁道前传、出现预激波时才能定位。间歇性预激综合征的患者有时可以根据心动过速的频率估计旁道是在房室间隔部还是在房室环游离壁,如果心动过速频率低,提示折返环途径远,游离壁旁道的可能性大;反之频率快间隔部可能性大。

对于旁道的部位,通常是采取左前斜 45° 透视心脏,将左右房室环充分展开如 8 字状,参照钟表盘的位置进行定位。

如图 16-3 所示。①三尖瓣环:12～6 点为右间隔旁道,6～9 点为右下游离壁旁道,9～12 点为右上游离壁旁道。②二尖瓣环:通常在冠状静脉窦内插入 10 极电极,使 9、10 极位于冠状窦口。此时游离壁为 1、2 极,间隔部为 9、10 极。二尖瓣前瓣根部一般不存在旁道,通常按照冠状静脉窦电极的位置,将 9、10 极附近的旁道称为左后间隔旁道,3、4、5、6 极位置称为左后侧旁道,1、2 极附近称为左游离壁旁道,1 极远端称为左前游离壁旁道。

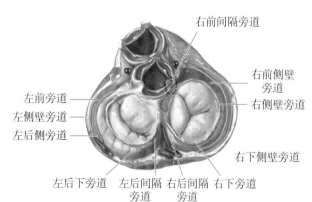

图 16-3　从上向下观二尖瓣(左)、三尖瓣环(右),示旁道的位置分类及名称

(一) 显性房室旁道定位的原则

1. **确定有无旁道存在**　观察有无预激波,PR 间期是否<0.12 s,QRS 波是否>0.12 s,有无继发性 ST-T 波改变。

2. **确定左、右房室环**　重点看 V1、V2 导联

QRS波形态,如果主波、预激波向上,提示左侧旁道(又名A型预激综合征);反之,如果主波、预激波向下,提示右侧旁道(B型预激综合征)。不典型的,间隔部旁道可能性大。

3. 确定房室环上下　依据Ⅱ、Ⅲ、aVF导联的预激波方向,如果为正向,提示旁道位于房室环水平线以上;如果为负向,提示旁道位于房室环水平线以下。

4. 左侧旁道越靠近游离壁,V1～V5导联的R波就越正向,预激波向上就越明显;越靠近间隔部,V1、V2、V3导联的R波同向性就越差,出现转折变化的可能性就越大。

(二)显性房室旁道定位的具体步骤

1. 判断左侧还是右侧　根据V1导联QRS波和预激波确定左右。

(1) QRS呈rS,r波宽大,预激波向上,或者QRS呈QS型,预激波向下,提示旁道在右侧。

(2) QRS呈rS,r波窄,预激波±,旁道可能在左侧;QRS波主波向上,预激波向上,则旁道在左侧。

2. 判断在游离壁还是在间隔侧。

3. 判断游离壁或间隔侧的前、中、后　右侧旁道判断游离壁和间隔侧,再判断前、中、后。

(1) 游离壁:QRS呈rS,r波宽大,预激波向上。①Ⅱ、aVF导联δ波向上,胸前导联R波移行在V3、V4导联,旁道在右前侧,三尖瓣环的12点附近;②Ⅱ导联δ波向上或者低平,aVF导联的预激波近似向下或者向下,胸前导联R波移行在V3导联,提示旁道在正右侧,三尖瓣环的9点附近;③Ⅱ、aVF导联预激波均向下,胸前导联R波移行在V2导联,提示旁道在三尖瓣环6点附近。

(2) 间隔侧:QRS呈QS型,预激波向下。①Ⅱ、aVF导联δ波向上,胸前导联R波移行在V2～V4导联,或者aVL导联呈QS但Ⅰ导联呈R型,提示旁道在右侧希氏束旁;②Ⅱ导联预激波向上或者低平,aVF导联的预激波近似向下或者向下,胸前导联R波移行在V2、V3导联,提示旁道在右侧中间隔;③Ⅱ、aVF导联预激波均向下,胸前导联R波移行在V2导联,提示旁道在右后间隔。

第二节　房室折返性心动过速的心电图表现

房室折返性心动过速分为顺向型、逆向型两大类,其中顺向型房室折返性心动过速占多数。依赖隐匿/显性房室旁路逆传导的为顺向性房室折返性心动过速,心电图表现为窄QRS心动过速。心动过速发作中,激动从心房经房室结前传至心室,再经旁道逆传至心房,在没有束支阻滞的情况下QRS波一般<0.12 s。心动过速时ST段上出现逆向P波。有时心动过速时心房的激动P波可以在QRS波后的ST段上发现,通常R波到逆传P波的时间(RP间期)>90 ms。

依赖显性房室旁路前向传导的为逆向型房室折返性心动过速,心电图表现为宽QRS心动过速,其发生率低,很难单一针对发作时体表心电图判断旁道来源。逆向型房室折返性心动过速发作时旁道前向传导,心动过速时房室结逆传,QRS波宽大畸形,>0.12 s。此时可根据最大心室预激时的QRS形态判断房室旁路的位置。

一、左侧游离壁旁道

图16-4所示病例为间歇心室预激。V1导联呈RS型,预激波正向,Ⅱ、Ⅲ、aVF导联主波以及预激波正向,Ⅰ、aVL导联预激波负向,考虑为左侧游离壁旁道。术中诱发顺向性房室折返性心动过速,心电图表现为窄QRS波心动过速(图16-5),RP'>90 ms,逆P波在下壁导联正向,Ⅰ、aVL导联负向。在二尖瓣环前侧壁发现旁道的心房插入点(图16-6),局部消融成功。

二、左后间隔旁道

图16-7所示病例为心室预激。胸前导联转折在V1导联,预激波轻度正向;胸导联呈RS型,Ⅱ、Ⅲ、aVF导联呈rS型,预激波等电位线,Ⅰ、aVL导联主波以及δ波正向,考虑左后间隔壁旁道。术中在二尖瓣环后间隔侧发现旁道心房插入点(图16-8),局部消融成功。

三、双左侧旁道

图16-9所示病例为术前评估基线心电图。可见心室预激波,V1导联呈Rs型,预激波正向,Ⅱ、Ⅲ、aVF导联主波以及预激波正向,Ⅰ、aVL导联

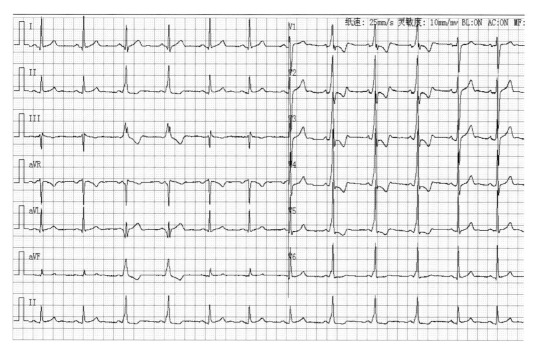

图 16-4　左侧游离壁旁道的体表心电图。预激波呈间歇出现,预激波在包括 V1 导联在内的胸导联一致正向,下壁导联正向,Ⅰ导联和 aVL 导联负向,提示通过旁道最早激动的心室在二尖瓣环的高侧壁区域

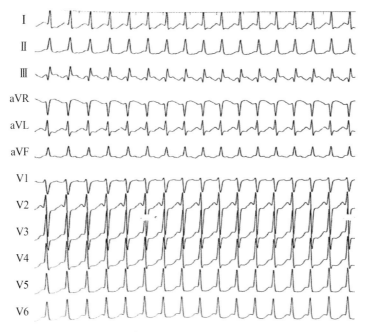

图 16-5　左侧游离壁旁道参与 AVRT 发作时的心电图,为窄 QRS 心动过速

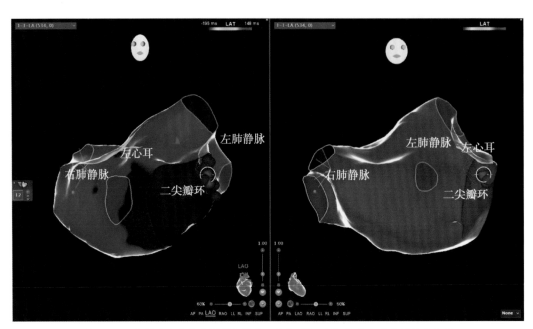

图 16-6 左侧游离壁旁道解剖部位的三维电磁标测图,蓝点处为旁道所在位置

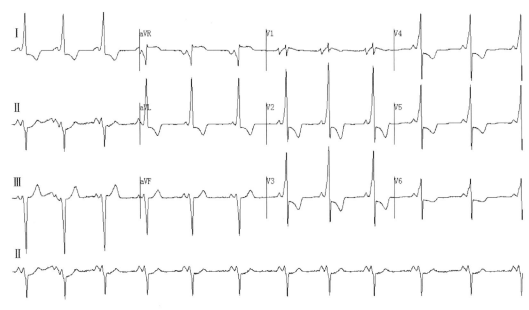

图 16-7 左后间隔旁道的体表心电图。可见预激波在 V1 导联接近等电位线,余胸前导联不同程度正向,而下壁导联 QRS 波群以负向为主,而 I 导联正向,提示心室最早激动位于后间隔

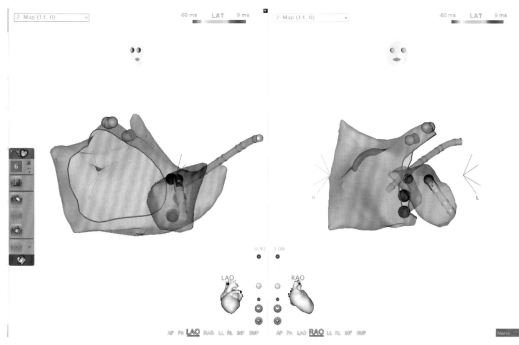

图 16-8　左后间隔旁道的三维电解剖示意图,红点为旁道解剖位置

预激波负向,考虑左侧游离壁旁道。术中于二尖瓣环前侧壁发现显性旁道,并在左后间隔侧发现另一条隐匿性旁道(图 16-10),分别消融成功。

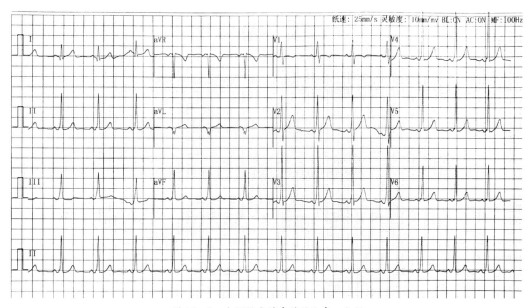

图 16-9　左侧游离壁旁道的体表心电图

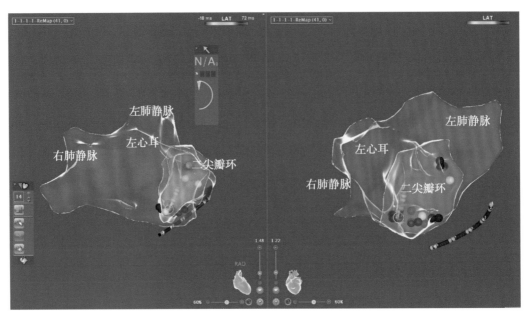

图 16-10 左侧游离壁＋左后间隔旁道解剖部位的三维电磁标测图，红色点为旁道位置

四、左侧旁道介导的逆向性房室折返性心动过速

图 16-11 所示病例为外科术后，基础窦性心律下 QRS 波呈右束支阻滞图形合并心室预激。心房起搏下 V3～V6 导联 QRS 主波以及预激波正向，Ⅰ、aVL 导联预激波负向，Ⅱ、Ⅲ、aVF 导联预激波正向，提示左侧游离壁旁道；同时 QRS 时限＞120 ms，V1～V2 导联呈宽大 R 波，Ⅰ、Ⅱ、aVL 导联 S 波增宽，心动过速呈宽 QRS 波，未见室房分离、心室融合波以及心室夺获。QRS 波形态符合心房起搏下左侧旁道最大预激形态，考虑逆向型室上性心动过速。术中于二尖瓣环游离壁发现旁道电位（图 16-12、图 16-13），局部成功消融。

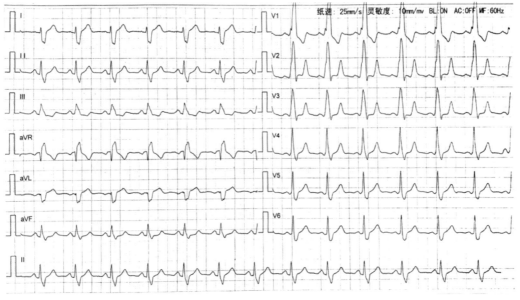

图 16-11 外科术后预激综合征合并完全性右束支传导阻滞病人的体表心电图

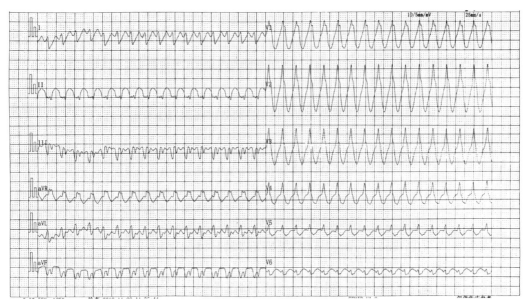

图 16-12　左侧旁道参与的逆向型房室折返性心动过速，QRS波宽大畸形，V1导联呈不典型右束支阻滞形态

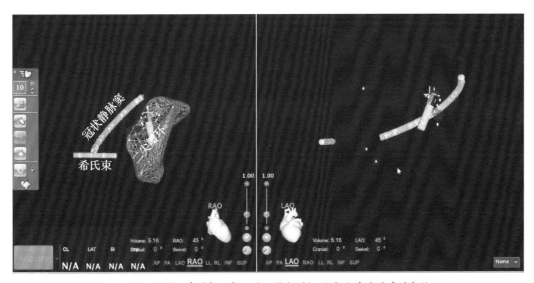

图 16-13　左侧旁道解剖部位的三维电磁标测图，红色点为旁道部位

五、右后间隔旁道

图 16-14 所示病例为心室预激波。V1 导联呈 rS 型，预激波负向，胸导联移行在 V2 导联，Ⅱ、Ⅲ、aVF 导联主波以及 δ 波负向，Ⅰ、aVL 导联预激波正向，考虑右后间隔旁道。术中于三尖瓣环 4～5 点钟方向发现旁道的心房插入点（图 16-15），局部消融成功。

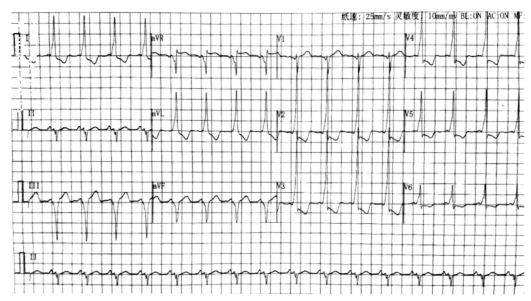

图 16-14　预激综合征、右后间隔旁道的体表 12 导联心电图。预激波在 V1 导联呈负向,转折发生于 V2 导联,提示间隔部旁道,下壁导联负向,提示右后间隔旁道

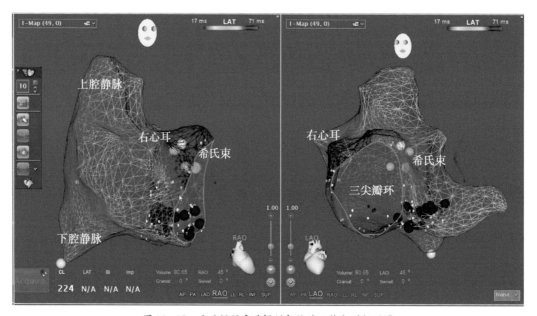

图 16-15　右后间隔旁道解剖部位的三维电磁标测图

六、右前间隔旁道(希氏束旁旁道)

图 16-16 所示病例为阵发性心悸,术前基线心电图示轻度预激,V1 导联呈 rS 型,预激波接近等电位线,胸导联移行在 V2 导联,Ⅱ 导联主波正向而 Ⅲ 导联负向,Ⅰ、aVL 导联预激波正向,考虑右前间隔旁道;术中诱发窄 QRS 波心动过速(图 16-17),体表心电图未见逆行 P 波。结合电生理检查以及激动标测,考虑顺向型房室折返性心动过速,在希氏束上方发现旁道心房插入点(图 16-18),从主动脉根部消融成功。

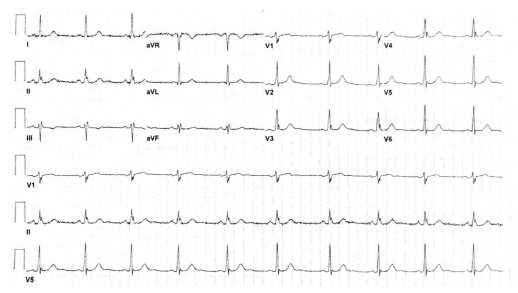

图 16-16　右前间隔旁道(His 束旁)体表 12 导联心电图

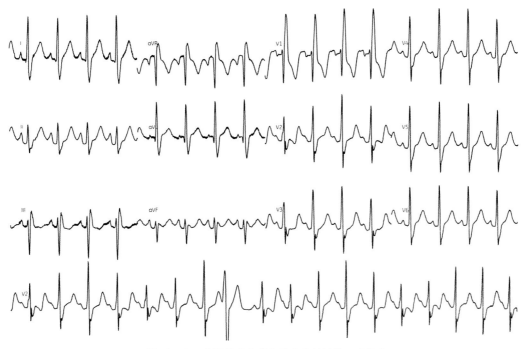

图 16-17　右间隔旁道参与的房室折返性心动过速

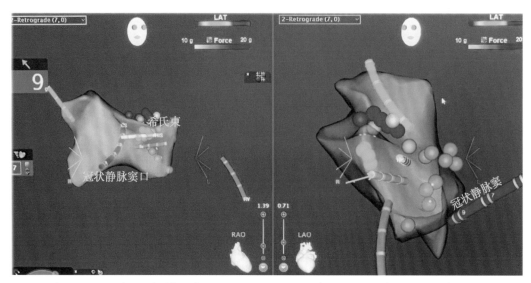

图 16-18　右前间隔旁道解剖部位的三维电磁标测图,绿色小球为 His 束,红点点为旁道位置

七、右侧游离壁旁道

图 16-19 所示病例为心室预激。V1 导联呈 rS 型,预激波正向,胸导联移行在 V3 导联,Ⅱ、Ⅲ、aVF 导联主波以及预激波正向,Ⅰ、aVL 导联预激波正向,考虑右侧游离壁旁道。术中于三尖瓣环 12 点钟方向发现旁道的心房插入点(图 16-19),局部消融成功。

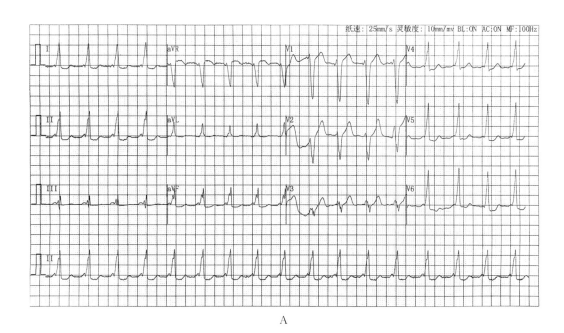

A

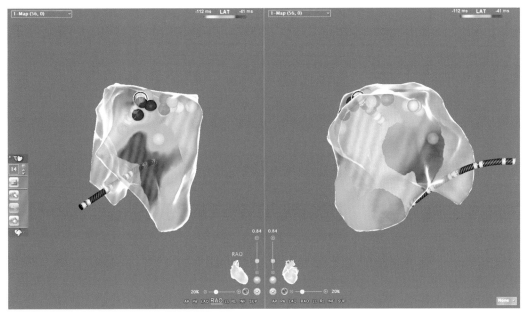

B

图 16-19 A. 右侧游离壁旁道的体表心电图,胸导联 QRS 波在 V4 移行,提示与间隔部有距离,预激波在下壁导联正向,Ⅱ>Ⅲ,Ⅰ导联正向,提示右侧游离壁旁道;B. 右侧旁道解剖部位的三维电磁标测图,红色点为旁道位置

图 16-20 所示病例为体表心电图示新预激综合征,心腔内标测发现旁道位于 9 点钟部位。

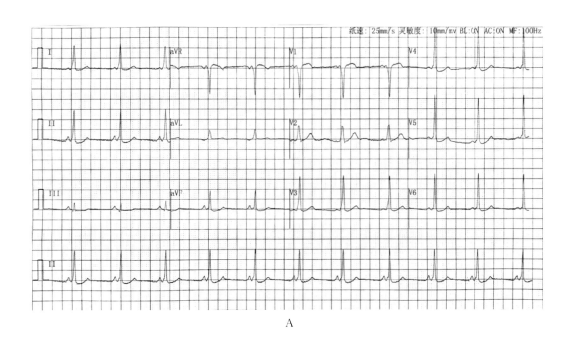

A

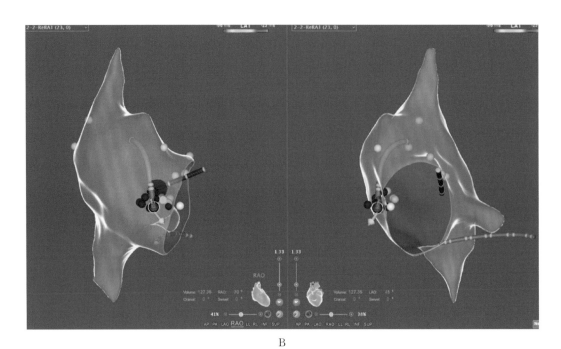

B

图 16-20　A.右侧游离壁旁道 9 点处旁道的心电图;B.心腔内解剖定位的三维电磁图

八、双右侧旁路

图 16-21 所示病例为心室预激波,术前基线心电图呈两种预激形态。图 16-21A 心电图 V1 导联呈 rS 型,预激波正负双向,胸导联转折在 V2、V3 导联,Ⅱ、Ⅲ、aVF 导联 QRS 主波以及预激波负向,Ⅰ、aVL 导联主波以及预激波正向,考虑右侧后间隔旁道。图 16-21B 心电图 V1 导联呈 QS 型,预激波负向,胸导联转折在 V1、V2 导联,Ⅱ、Ⅲ、aVF 导联 QRS 主波以及 δ 波负向,Ⅰ、aVL 导联主波以及预激波正向,考虑右侧游离壁旁道。分别于三尖瓣环 8~9 点钟方向以及 4~5 点钟方向发现旁道心房插入点(图 16-22),局部消融成功。

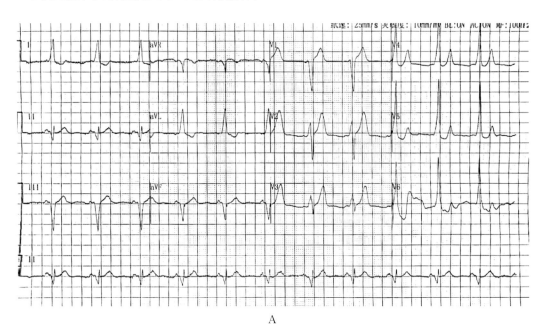

A

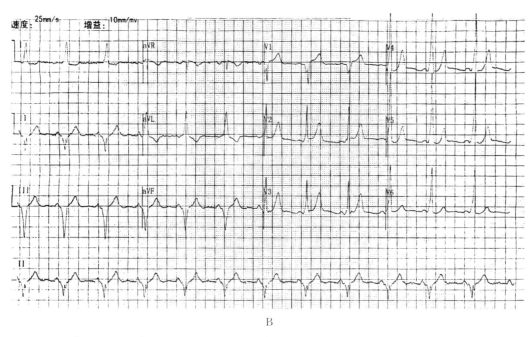

图 16-21 双右侧旁道的两份体表 12 导联心电图。预激波在胸导联上 A 图较 B 图心电图转折晚，提示位置更偏向游离壁

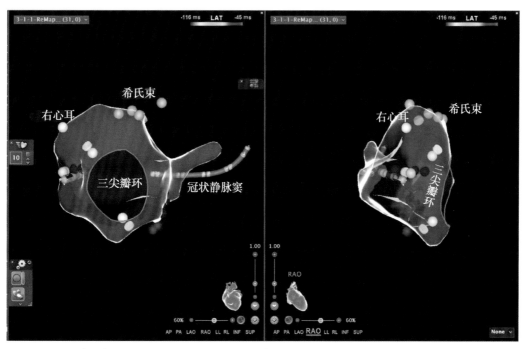

图 16-22 右侧双旁道解剖部位的三维电磁标测图，两条旁道分别出现在三尖瓣环 5 点和 9 点处，红色点为旁道位置

第十七章

室性心律失常的心电图表现及解剖定位

室性心律失常包括室性早搏和室性心动过速，按病因可以分为两大类。一是在结构性心脏病基础上的，比如心肌梗死、扩张型心肌病、致心律失常型右室心肌病、结节病、心肌炎等疾病基础上的室性心律失常。二是无结构性心脏病基础的，称为特发性室性心律失常，占绝大多数，而且好发部位固定，我们可以通过观察 QRS 波的形态来了解它的来源。通过对 QRS 波的形态进行分析，可以对室性早搏和室性心动过速的来源进行定位，为进一步的射频消融治疗做好准备。通过这一过程，也可了解基本的 QRS 波形成原理，对于所有心电图的 QRS 形态差异的形成原因有举一反三的作用。

室性早搏（室早）是指来源于心室，提前出现的异位心律，也就是心室的一些心肌细胞脱离了心脏传导系统的控制，自行提早激动除极，并将激动传播到整个心室的过程。在这一过程中，如果同时有来源于窦房结，经过房室结下传的窦性激动常不能够夺获心室，这是由于心室肌已经被早搏来源的电活动除极过，短时间内处于有效不应期内。因此，在心电图上常表现为提前出现的心室来源的 QRS 波群，并伴有完全性代偿间期。连续出现 3 个以上的室性早搏称为室性心动过速（室速），和房性心动过速一样，可由心肌的自律性异常升高、触发活动和折返导致。

第一节 室性心律失常的心电图定位

QRS 波代表整个心室的除极过程，QRS 波的振幅及形态是同一时刻所有正在除极的心肌细胞激动的综合向量在心电图各导联上的投影。这里有两个要点：第一，"心肌综合除极向量"既然是一个"向量"，那就存在"大小"和"方向"两个因素，"大小"就是同一时间除极心肌细胞的多少。这也就解释了为什么正常心室激动时，左、右心室一起除极，综合向量却偏左的原因。而"方向"可以粗略地看作与病灶在心脏里的位置相反，比如位于心室位置很高的区域——流出道来源的早搏，除极向量大致是向下的；而位于最前方的区域心尖部，综合除极向量指向后方。第二，12 导联当中某一个导联 QRS 波的真正形态，反映的是这一向量在这一导联所指方向上的投影。如果把 12 导联想象成一个个箭头，综合除极向量与某个箭头指向相近，就在这个导联上表现为正向波，而且向量大小越大，QRS 振幅越高。如果与箭头相反，就表现为负向波，如果与箭头方向接近垂直，就表现为低振幅的 QRS 波群。

（一）室性心律失常心电图定位的基本原则

（1）左束支图形起源于右心室，右束支图形起源于左心室。

（2）Ⅰ 导联 QRS 波群主波向上在右侧，QRS 波群主波向下在左侧，正负双向在左、右流出道靠近间隔部。

（3）Ⅱ、Ⅲ、aVF 导联 QRS 波形高大直立在心脏底部（心室流出道附近），QRS 波群负向倒置在下（心室流入道、心尖部、间隔基底部）。

（4）QRS 波特别宽大畸形、时限延长 ＞160 ms 偏心外膜，相对较窄起源于心内膜侧，或起源于束支、分支等传导系统内。

通常一个固定来源的室早、室速表现为固定的 QRS 波形态，因此可以通过形态来倒推它的来源。在不同的维度上，有几个通用的判断方法：第一是 V1 导联。V1 导联是横面导联（胸导联）上唯一指向右的导联。如果 V1 导联主波向上，为右束支阻滞（RBBB）形态，提示早搏来源于左心室。如果主波向下，可称为左束支阻滞（LBBB）形态。室早、室速来源于右心室或室间隔。第二是下壁导联，即 Ⅱ、Ⅲ、aVF 导联。因为这些导联都指向下方，所以这些导联上出现正向的 QRS 波提示早搏的位置高，反之则提示较低位置来源早搏。第三是注意胸前导联的"移行"。比如,LBBB 形态的早搏在 V1 导联为负向波,在 V6 导联为正向波,那么从 V2 导联到 V6 导联,第一个出现的主波正向的导联称为移行导联。如果这一移行晚于 V4 导联,提示大多数的胸导联都是负向波。请注意胸导联是"散射"指向前方的,越多的胸导联负向,提示早搏位置越靠前,即贴近胸骨方向;反之,如果转折很早,比如发生在 V3 导联之前,则大多数胸前导联为正向,提示早搏处在靠后的位置(图 17-1)。对于 RBBB 形态的早搏,由于移行规律相反,所以转折越早越靠前。如果将 LBBB 和 RBBB 总结在一起看,还有更简便的规律,就是看 V3 导联和 V4 导联两个位于中间的胸前导联,若 V3、V4 导联主波一致向下,提示靠心尖节段,若一致向上,提示靠基底部节段(靠近二尖瓣环和三尖瓣

环),若一上一下,推测位于当中的节段。第四是注意 QRS 波的宽窄,这里必须了解窦性和室上性心律的 QRS 波窄而室性心律 QRS 波宽的原因。窦性心律经过房室交界区下传后,在心室里面先通过左、右束支进入浦肯野纤维网,通过这一快速通道网络使各处心肌的激动时间接近,然后才是心肌之间的电传导,所以总的心室激动时间不长,QRS 波时限较短。而室性早搏通常起源于普通心肌,没有传导束可以进行快速传导,而是通过心肌细胞间的电活动将激动扩散出去,直到可以通过浦肯野纤维进入传导系统。这一个过程激动整个心室所需的时间要明显长于前者,所以 QRS 波是宽的。但是,少数靠近传导系统分支来源的,或者靠近传导系统的早搏,由于能够短时间内夺获传导系统分支,可以获得快速传导的机会,QRS 波要相对窄。

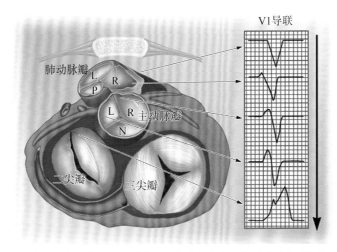

图 17-1 心底部不同部位起源的室早在 V1 导联的移动规律,越靠左侧,V1 导联 R 波越高

(二) 不同部位室性心律失常的心电图特点

1. 右心室流出道起源的室性心律失常的心电图特点

(1) Ⅰ导联 QRS 波低平,或 r、m 型,有时呈 QS 型。如 QRS 低幅多相,RVOT 间隔部。R 型,RVOT 游离壁处。

(2) Ⅱ、Ⅲ、aVF 导联主波向上,高大振幅。

(3) aVR、aVL 导联均为 QS 型。QS 振幅 aVR＞aVL——偏向游离壁。QS 振幅 aVR＜aVL——偏向间隔部。

(4) 典型 CLBBB 图形,V1、V2 导联主波均向下,V3、V4 导联突然转为 R 型,V5、V6 导联主波向上,为 R 型。

2. 右心室流入道起源室速、室早的心电图特点

(1) Ⅰ导联 QRS 波为 R 型。

(2) Ⅱ、Ⅲ、aVF 导联主波向下,振幅低。

(3) aVR、aVL 导联均为 R 型。R 波振幅 aVR＞aVL——偏向间隔部。R 波振幅 aVR＜aVL——偏向游离壁。

(4) 典型 CLBBB 图形,V1、V2 导联主波均向下,V5、V6 导联主波向上,为 R 型。V2、V3 导联主波突然转折为 R 波为主——间隔部。V4 导联后缓慢移行为 R 型——游离壁。

3. 右室游离壁室性心律失常心电图特点

(1) Ⅰ导联主波向上,QRS 波振幅高,CLBBB 图形。

(2) Ⅱ、Ⅲ、aVF 导联主波向下。

(3) aVR 导联为负向波,aVL 导联均为正向波。

(4) V1～V4 导联主波均向下,QS 型,V5、V6 导联主波均向上,R 型。

4. 右心室间隔中下部的室性心律失常的心电图特点

(1) Ⅰ导联主波向上,以 R 波为主,CLBBB 图形。

（2）Ⅱ、Ⅲ、aVF 导联主波向下，多呈 rS 型，起源点高低与下壁导联 R 波振幅呈正相关，而与 S 波振幅呈负相关。

（3）aVL 导联多数呈 R 型，少数呈 m、r 或 qR 型；aVR 导联可呈 Qs、qs 或 qR 形。

（4）V1～V3 导联主波多向下，QS 型，V5、V6 导联主波均向上，R 型，移行多在 V3 导联以后。

5. 左心室流出道起源的室性心律失常的心电图特点

（1）Ⅰ导联主波通常向下，右束支阻滞（RBBB）。

（2）Ⅱ、Ⅲ、aVF 导联主波向上，高大 R 波。

（3）aVR、aVL 导联均为负向波，呈 QS 型。

（4）V1、V2 导联多有 r 波，胸导联 R＞S 转换多在 V1、V2 导联，少见 V3 导联以后（LVOT 间隔内起源）。

（5）起源点越偏向左后，V1 导联的 R 波就越大、越宽；通常 V1、V2 导联 R 波时限指数≥50%（R 波时限指数＝R 波时限/总 QRS 波时限×100%），V1、V2 导联 R/S 波幅指数≥30%（R 波波幅指数＝R 波振幅/S 波振幅×100%）。

6. 左心室二尖瓣环附近起源室性心律失常的心电图特点

（1）Ⅰ导联主波向下，但 QRS 波振幅低，可有小 r 波，主波负向越大越靠近左侧。

（2）Ⅱ、Ⅲ、aVF 导联主波向上，多相振幅、主波小靠近间隔。

（3）aVR、aVL 导联均为负向波。

7. 主动脉窦起源的室性心律失常心电图特点

（1）左冠状窦（LCC）：Ⅰ导联 RS 或 rs 波，下壁导联 R 波幅度高，Ⅲ导联与Ⅱ导联振幅比（Ⅲ/Ⅱ）＞0.9，胸导联 QRS 波移行较早，V1、V2 导联 R 波宽大，V5、V6 导联 S 波消失。研究发现在 V1、V2 导联中，R 波持续时间占总 QRS 波群持续时间的 50% 以上，或 R/S 振幅比值＞0.3%，则强烈提示起源于主动脉瓣（尤其是 LCC 起源）。

（2）右冠状窦（RCC）：Ⅰ导联呈较大振幅的正向波，但其形态可变，QRS 波群更宽，通常移行在 V2、V3 导联，其Ⅱ、Ⅲ、aVF 导联也是直立呈单向 R 型，且 RⅡ＞RⅢ，QS 波形 aVL＜aVR，V2 导联 R 波较宽、振幅低。

（3）无冠窦（NCC）：无冠窦起源较罕见，见于年轻人。呈左束支传导阻滞，电轴偏左上或下，但其 QRS 波持续时间更短，Ⅲ、Ⅱ导联的 R 波振幅比值更小，aVL 呈 R 波。

（4）左冠状窦/右冠状窦（LCC/RCC）连接处：

在 V1～V3 导联至少有一个呈 qrS 型，具有较大的预测价值。V1 导联 QRS 波也可呈 QS 形态，并伴有降支切迹，一般在 V3 导联移行。

8. 主动脉与二尖瓣环之间（AMC）起源的室性心律失常的心电图特点　QS 波形 aVL＞aVR；下壁导联正向波为主伴降支切迹。表现为右束支阻滞形态，V1～V5 导联主波向上，R 波单向直立，常有顿挫，无 S 波。有时胸导联呈现反向移行模式，即 V1、V3 导联 QRS 波主波向上，而 V2 导联呈 RS 型，提示 AMC 中部起源；胸导联较早移行模式，即 V1 导联 QRS 波呈 rS 或 qr 型，而 V2 导联呈 RS 型，提示 AMC 前端起源。

9. LVOT 主动脉窦下、室间隔肌壁内起源　由于解剖位置的邻近，其心电图可表现出左心室或右心室流出道起源较为相似的特征，关键取决于心律失常的出口位置。心电图特点介于 AMC 和左心室顶部之间，更类似与 AMC，有时难以鉴别。Ⅰ导联 S 波更深、更长，下壁导联 R 波振幅高，aVL/aVR QS 波电压比值＞1.45，V5、V6 导联 S 波消失。

10. 二尖瓣瓣环来源室性早搏的心电图定位特征

（1）多为 RBBB 形态。

（2）下壁导联正负可以判断高低。

（3）胸导联多为一致正向，依靠Ⅰ、aVL 导联区分间隔部和游离壁。

（4）游离壁室早 QRS 波宽于间隔部室早。

11. 左心室室间隔基底部室性心律失常的心电图特点

（1）Ⅰ导联主波多负向，可出现 RS 形。

（2）Ⅱ、Ⅲ、aVF 导联 R 波向下，其正负向及幅度，反映病灶在间隔部位置的高低；越靠近 His 束，R 波越高。

（3）aVR、aVL 导联多为正向波。

（4）90%～95% 心电图 V1 导联呈 RBBB 伴左前分支阻滞图形，5%～10% 呈 RBBB 伴左后分支阻滞；可伴有室房逆传，容易与室上速混淆。V1～V6 导联 R 波移行早，病灶偏前间隔部位，移行晚则偏心底部。

（5）病灶在左心室间隔部位的高低决定 QRS 波的宽度。位置越高、越靠近 His 束，R 波越窄；越靠近心底部，QRS 波越宽。通常室速时 QRS 波≤140 ms，多在 100～110 ms。

12. 左心室心尖部起源室性心律失常心电图特点

（1）Ⅰ导联主波方向变化不定，QRS 主波多正向；有时起源点偏左侧，则产生负向 QS 波。同一病人可出现 CRBBB 图形，也可出现 CLBBB 图形，有时变化不定。

（2）Ⅱ、Ⅲ、aVF 导联主波向下。

（3）aVR、aVL 导联均为正向波，aVR 导联 R＞s 波。

（4）CRBBB 的患者 V1 导联呈大 R 波；CLBBB 患者 V1 导联多为 QS 型，V2 导联图形转换，多呈现 R＞S 波，V3～V4 导联 QRS 主波方向多正向；V5、V6 导联主波均向下，多呈 rS 型。

13. 左心室乳头肌起源室性心律失常的心电图特点

（1）心电轴多右偏，Ⅰ 导联主波方向变化不定。

（2）Ⅱ、Ⅲ、aVF 导联 QRS 主波方向均向下。

（3）aVR 导联呈 qR 或 qr 形，aVF 导联 QS、或 rS 形。

（4）V1、V2 导联呈 RBBB 图形，且 rSR 前的 r 波缺失，呈 qR 或 R 型；QRS 波宽大，多在 150 ms 以上；V5、V6 导联呈 rS 形。

（5）起源于前组乳头肌心电轴偏向右下，QRS 波 R＞S 移行较早，多在 V4 导联前；后组乳头肌起源心电轴偏向左上，QRS 波 R＞S 移行较晚，多在 V4 导联以后。

第二节　室性心律失常的心电图表现与定位的关系

一、右心室流出道区域起源的室早、室速

右心室流出道室早和室速是最常见的特发性室性心律失常。常位于右心室-肺动脉瓣移形处。由于右心室流出道在左心室流出道前方，位置在整个心室最高处，所以 QRS 波表现为左束支阻滞图形，电轴指向下方。即下壁导联单向高 R 波。因为右心室流出道位于间隔高位靠近胸骨，与体表 V1 导联位置接近，所以 V1 导联一般为 QS 形态或 rS 形态，r 波较细小，在 V3～V5 导联之间移行为 Rs 形态，即"体表转折"位于 V3～V5 导联，通常移行越早，越偏间隔面（后方），移行越晚越偏前（图 17‑1）。病例 1

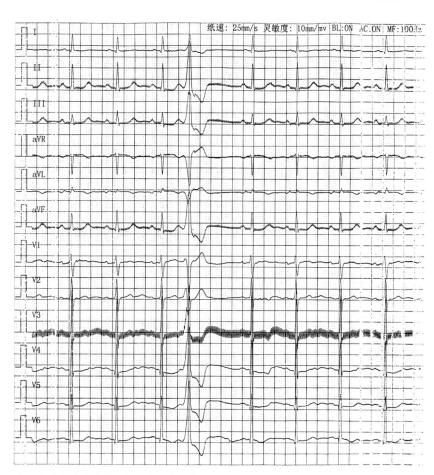

图 17‑2　右心室流出道室早（RVOT）的心电图表现，V1 导联室早的 R 波低于窦性心律，R/S 转折在 V4 导联

患者(图 17-2,图 17-3)标测到最早激动位于流出道间隔面(粉点),消融过程中室早、室速消失。有时病灶的高度超过瓣叶而处在肺动脉窦内,如图 17-4 所示病例 2,此时需要进入肺动脉窦内寻找病灶。图 17-4、图 17-5 示 RVOT 室早,图 17-6、图 17-7 示 RVOT 起源室速心电图及解剖位置。

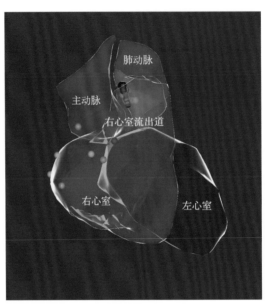

图 17-3　RVOT 室早解剖部位的三维电磁标测图,红色点为心律失常起源部位

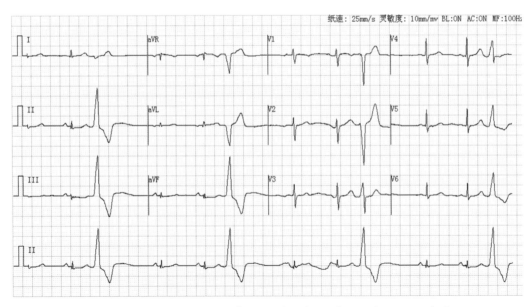

图 17-4　RVOT 室早的心电图表现。胸导联移行较早(V3),提示间隔面来源

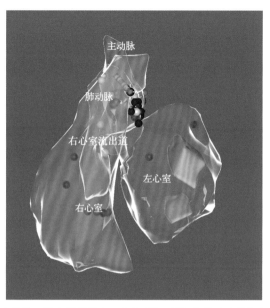

图 17-5　RVOT 室早的心腔内超声结合三维电磁标测图,在肺动脉窦内发现病灶并消融成功

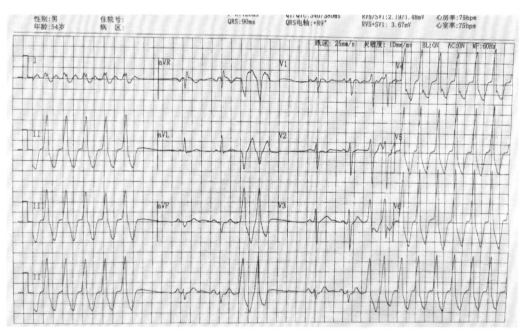

图 17-6　RVOT 室性心动过速的心电图表现。心动过速为短阵发作,胸导联转折位于 V3

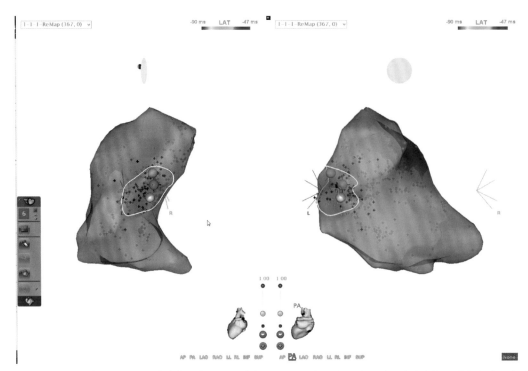

图 17-7　RVOT 起源室性心动过速解剖部位的三维电磁标测图,在粉点处寻找到心动过速起源并射频消融成功

二、三尖瓣环附近起源的室早及室速

三尖瓣环位于右心房、右心室之间,相关室性心律失常的心电图形态受不同部位影响较大。Ⅰ 导联和 aVL 一般为正向,靠近间隔侧还是游离壁主要靠移行导联来提示,靠近三尖瓣环 3 点钟的室早移行较早,而靠近 9 点钟的室早,由于位置非常靠右,所以除极产生了很大的向左综合向量,导致移行会晚于间隔侧。同样,瓣环由于远离束支和分支,所以 QRS 波也偏宽,但偏间隔部的室早由于同时向两侧除极,相对要比偏游离壁的室早要窄。

三尖瓣环来源室性早搏的心电图定位特征(图17-8,图 17-9):①LBBB 形态;②下壁导联正负可以判断高低;③三尖瓣环室早胸导联的移行用于区分间隔部和游离壁;④游离壁室早 QRS 波宽于间隔部室早。

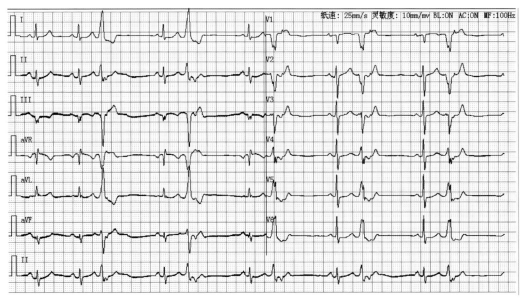

图 17-8　三尖瓣环附近起源的室早心电图。V1 导联呈 LBBB 形态,胸导联在 V4 转折,Ⅱ 导联正向而Ⅲ 导联负向,提示起源于三尖瓣环

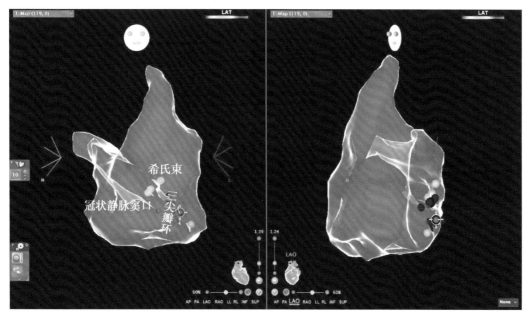

图 17-9 三尖瓣附近起源部位的电磁三维标测图。红点为起源部位,位于三尖瓣环 5 点钟位置

三、右心室室间隔部室性心动过速心电图

右心室室间隔中部有右束支的分支、三尖瓣隔瓣乳头肌附着处等结构,是右心室心律失常的常见部位,图 17-10 示该处起源的室性心动过速心电图特点,胸前导联 V1~V4 均主波向下。随着起源部位的下移,下壁导联的 R 波消失(图 17-11)。

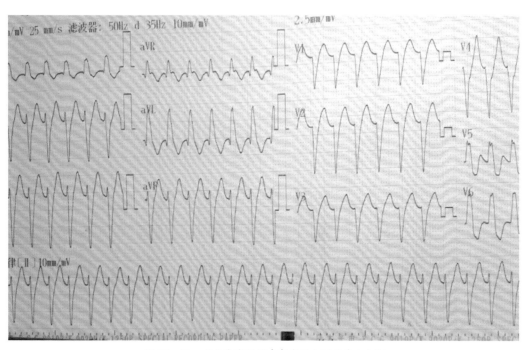

图 17-10 右心室室间隔中部室性心动过速心电图

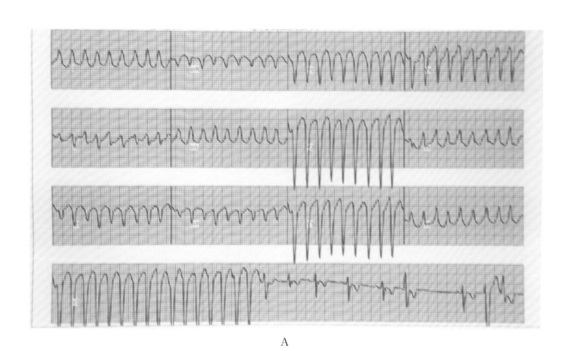

A

上腔静脉　　　　肺动脉

窦房结

右心室流
出道

右心耳

界嵴

右心室间隔
下部室速起
源部位

右心室

下腔静脉

B

图 17-11　右心室间隔下部室速的起源部位及心电图表现。A.Ⅰ导联 QRS 波正向,V1~V4 导联负向,
QS 形;B.心律失常起源于右心室间隔下部区域

四、希氏束旁室早室速

希氏束旁室早室速在解剖上位于三尖瓣前瓣和间隔瓣交界处,大约位于瓣环 1 点附近,右心室流出道和流入道之间。因此,心电图表现为左束支阻滞图形,额面电轴向下,但下壁导联振幅大多不如右室流出道高,Ⅱ导联振幅高于Ⅲ导联。胸导联转折大多在 V2、V3。Ⅰ导联一般正向。aVL 导联正向是希氏束旁室早区别于流出道室早的一个特点,但也可为负向但振幅偏低。需要注意的是,希氏束旁区域在解剖上毗邻主动脉根部,图 17-12、图 17-13 展示了希氏束旁室早在主动脉窦内标测和消融,各个 Valsalva 窦的轮廓用心腔内超声标记,在右冠状窦靠近无冠窦处消融成功(图 17-12、图 17-13 由 UCSF 的 H. Hsia 教授提供)。图 17-14 展示了希氏束下方室性早搏,在右心室内经反 C 法标测寻找到位于三尖瓣环隔瓣后方心室肌的早搏病灶,此处消融成功(图 17-14,由上海交通大学附属新华医院孙健教授提供)。

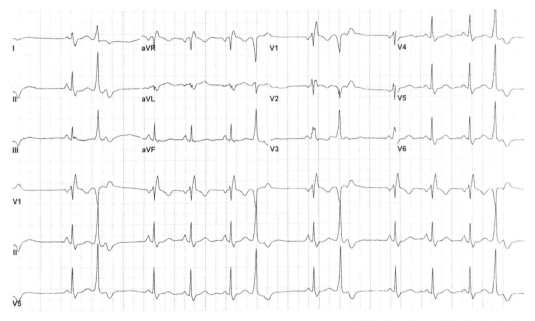

图 17-12 His 束旁室早的心电图特征。V1 导联呈现 LBBB 形态,胸导联转折位于 V3,下壁导联正向而 aVL 导联可见向上的初始向量,提示位于 His 旁 RCC 区域

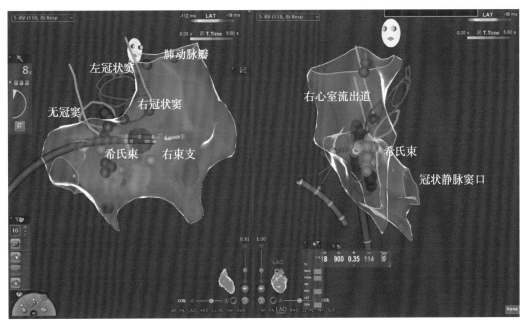

图 17-13 His 束旁室早的三维电磁标测的解剖位置,红色点为心律失常病灶

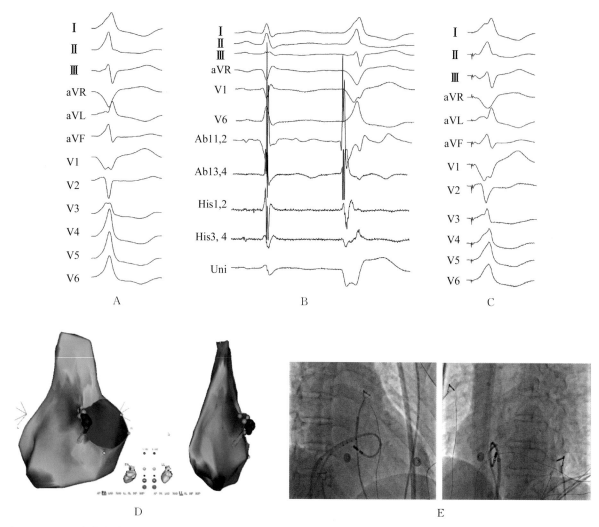

图 17-14 His 束旁室早的三维电磁标测及射频消融时的起搏标测定位。A. 早搏 12 导联心电图；B. 早搏与窦性 QRS 波的比较；C. 起搏标测可见起搏信号后的 QRS 波群与室早一致；D. 室早发生部位的三维电磁标测，黄色点为 His 束，红色点为病灶，紧邻 His 束；E. 为 X 线透视下的病灶部位，位于间隔中部

五、右心室心尖部室早及室速

起源于右心室心尖部的室早，从心尖部向后上方向除极，心电向量投影在 V1～V5 导联的负侧，产生 QS 波形，同时下壁导联也产生负向 QRS 波群，右心室心尖部室速通常发生于结构性心脏病患者。由于解剖位置低且靠近胸壁，心电图表现为左束支阻滞图形，电轴左上，下壁导联一致 QS 形态，胸导联主波均向下。Ⅰ、aVL 导联一般为正向，aVL 导联高于Ⅰ导联。图 17-15、图 17-16 为先天性心脏病（肺动脉狭窄）外科术后，在扩大的右心室尖部发生的室速。

六、右心室乳头肌起源的室早及室速

右心室乳头肌分前组、后组、间隔组乳头肌，根据位置不同，心电图形态也有所差别。图 17-17 可见左束支阻滞图形，电轴左上，QRS 波偏窄，胸导联移行在 V6，提示右心室游离壁前组乳头肌起源的室早，此处与调节束相连接，调节束内有右束支通过，局部激动可通过右束支-希氏束迅速扩布至双心室肌，故 QRS 波较一般游离壁来源窄（图 17-18）。

七、主动脉根部起源的室早及室速

左心室流出道室早一般位于主动脉窦内，解剖上紧邻右室流出道的后方。故体表心电图一般表现为右束支阻滞图形，电轴向下，与右心室流出道类似。但因位置偏后，所以胸导联转折偏早，在 V2～V3 之间（以正向波为主的导联较多），即使 V1 导联呈 rS 图形，r 波也较圆钝。目前有多种心电图算法

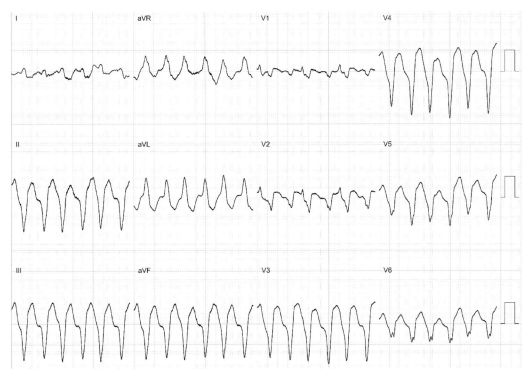

图 17-15　右心室心尖部起源室性心动过速的心电图表现。心前区导联和下壁导联均为负向 QS 图形

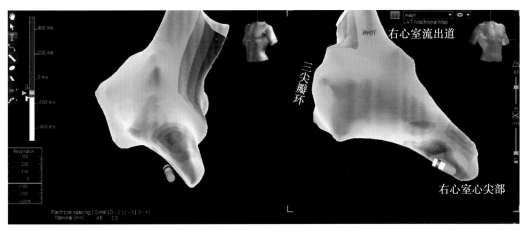

图 17-16　右心室心尖部室性心动过速的电磁三维标测解剖位置,红色区域为心律失常起源部位

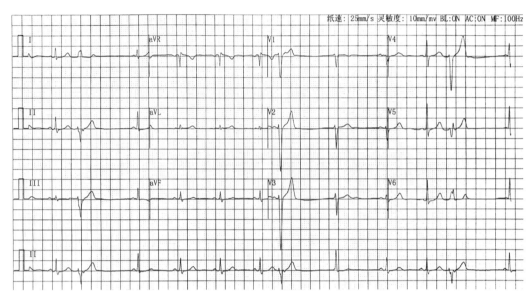

图 17-17 右心室乳头肌起源的室早心电图表现。V1 导联呈 LBBB 形态,胸导转折很晚(V6),下壁导联负向为主,但起始部可见锐利向量,提示传导系统激动

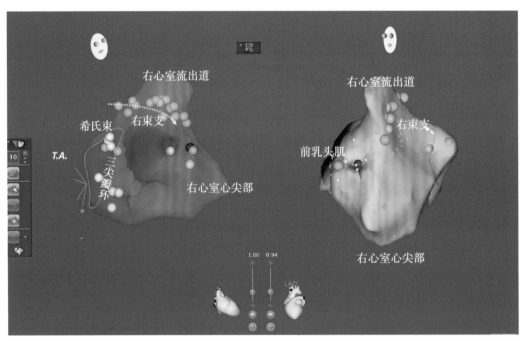

图 17-18 右心室乳头肌起源的室早电磁三维标测解剖部位,红色为心律失常起源部位

可用于区分左、右心室流出道,但预测准确性有限。临床上仍依赖导管在心腔内的标测。图 17-19～图 17-23 所示病例为左冠状动脉窦来源室性早搏。三维图形上 3 个冠状动脉窦模型构建清楚,并经过造影确认,最后在左冠状窦内寻找到提前的局部电活动,并消融成功。

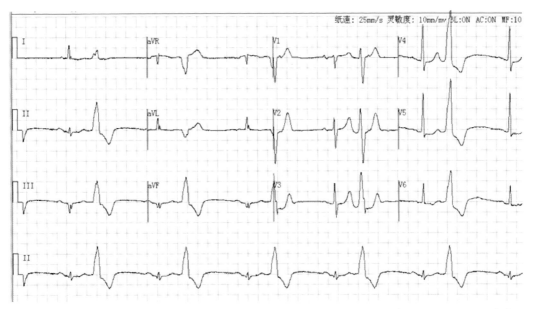

图 17-19 主动脉根部起源室早的心电图表现。V1 导联可见明显的起始 r 波,胸导联转折位于 V3,下壁导联
一致向上

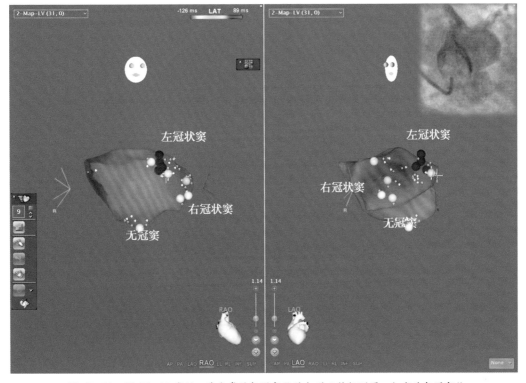

图 17-20 图 17-19 病例心律失常的起源部位的电磁三维标测图。红点为起源部位

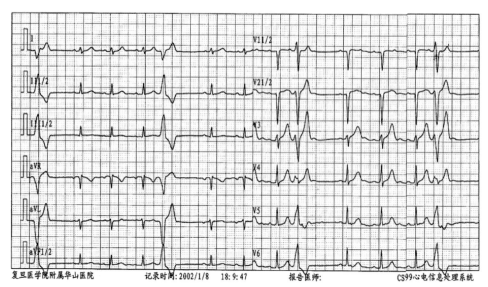

图 17-21　主动脉根部室早心电图表现。V1 导联可见起始部的明显 r 波，V2、V3 导联出现反向移行（即 r 波振幅减低），提示位置在主动脉窦偏左区域

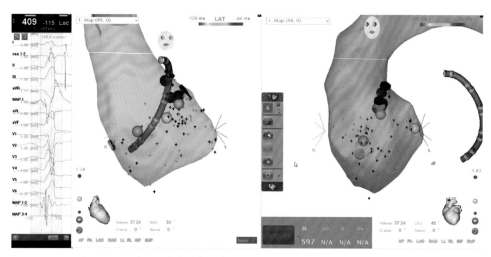

图 17-22　左冠状窦室早起源部位的电磁三维标测图。红点为起源部位

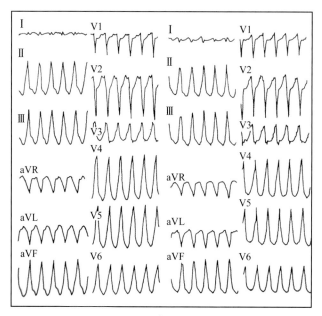

A

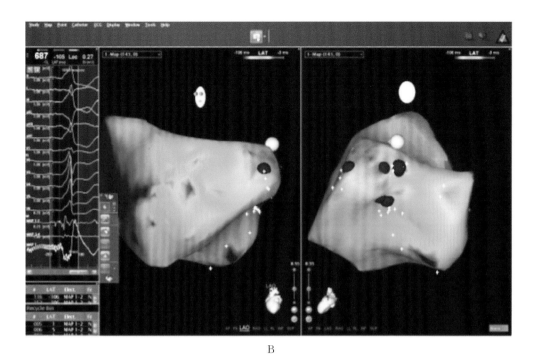

图 17-23 A.主动脉左冠状窦内起源室性心动过速的心电图表现;B.左冠状窦室速起源部位的电磁三维标测图;红点为起源部位

八、左心室特发性室速——左后分支型

左心室特发性室速是发生在左心室间隔部浦肯野纤维之间发生的大折返性心动过速。一般发生于心脏结构正常的患者,分为左后分支型、左前分支型和左上间隔分支型室速,以左后分支型为绝大多数。

心电图表现为右束支阻滞图形,电轴指向左上,QRS波大多较窄(传导系统起源)。图 17-24、图 17-25所示病例为左后分支型室速,在室间隔左后分支区域标测到浦肯野纤维的电位和左后分支电位,在此区域消融成功。

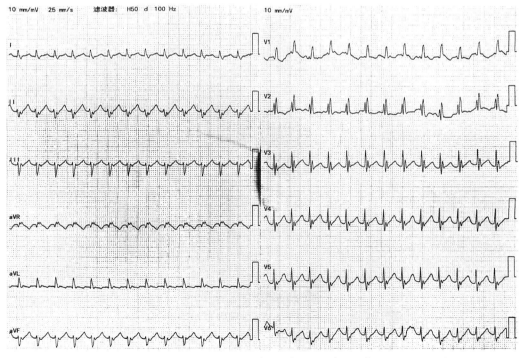

图 17-24 左心室左后分支起源室速的心电图特征。表现为偏窄的右束支阻滞图形合并电轴左偏

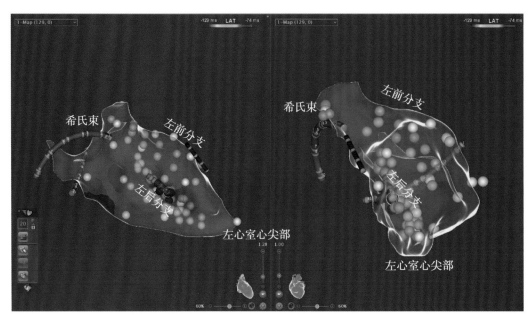

图 17-25 左心室左后分支起源室速的电磁三维标测图。红点为起源部位

九、左心室特发性室速——左前分支型

左前分支型室速相对少见，与左后分支型相比，心电图同样表现为右束支阻滞图形，但电轴从左上指向右下。图 17-26 所示病例为心动过速时在左前分支区域标测到提前的左前分支电位，此区域消融成功。

十、二尖瓣环附近的室早及室速

二尖瓣环是心室最靠后的部位，也是常见的特发性室性早搏的来源。首先从 V1 导联来看，二尖瓣环室早位于左心室，少数位于间隔，心电图以 RBBB 形态为主下壁导联的形态不固定，假设从心尖部往心房的方向观察，可以将瓣环想象成钟面，而

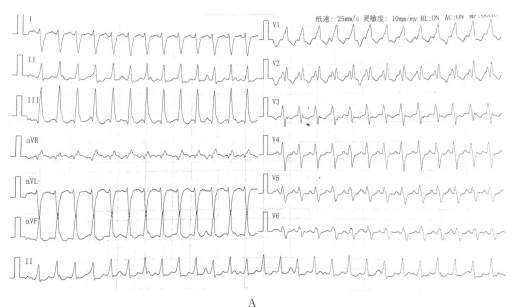

A

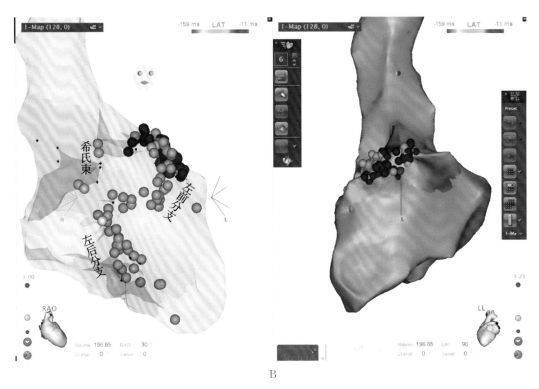

B

图 17-26　A.左心室左前分支起源室速的心电图特征,表现为右束支阻滞图形合并电轴右偏;B.左心室左前分支起源室速的电磁三维标测图。黄点为左右束支标测的走向,红点为起源部位

病灶可位于钟面的任何一点。病灶越接近高处(12点),下壁导联越表现为直立,越接近6点越表现为负向。在各下壁导联之间比较,位置越偏右Ⅱ导联越高,越偏左则Ⅲ导联越高。对于二尖瓣环室早来说,由于位置最靠后,多数患者胸前导联主波一致向上,

但在V6导联出现S波,少数患者V6导联主波向下。区分间隔部还是游离壁主要依赖Ⅰ和aVL导联,如果位于侧壁,也就是3点钟方向,那么除极向右,Ⅰ和aVL导联应该表现为负向波;反之,在间隔部靠9点钟则以正向波为主(图17-27,图17-28)。

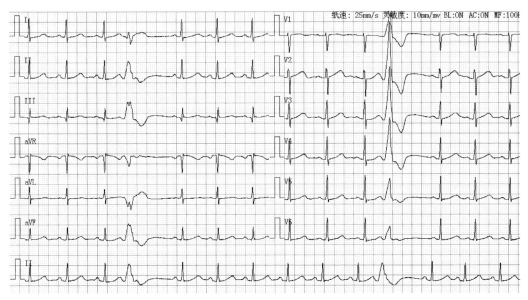

图 17-27　二尖瓣环附近起源室早的心电图特征,胸导联一致呈单向R波,下壁导联亦向上,提示左心室二尖瓣环侧壁起源室早

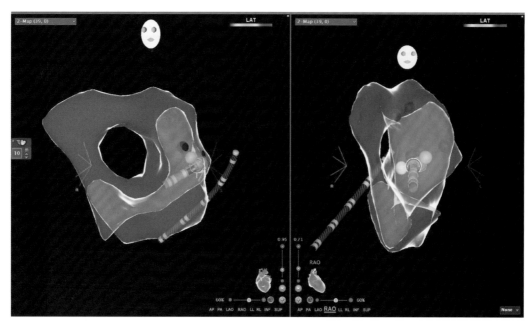

图 17-28　二尖瓣环 2～3 点来源的室性早搏,在心内膜和冠状窦内标测后,心内膜面蓝点处消融成功

十一、左心室乳头肌室早室速

左心室乳头肌来源早搏也是常见的特发性早搏,可分为前侧乳头肌和后间隔乳头肌来源的室早,由于其大多起源于普通心肌,所以 QRS 波较分支型心律失常的 QRS 波偏宽。左心室乳头肌室早均为右束支阻滞形态,前侧乳头肌室早电轴指向右下,而后间隔乳头肌室早电轴指向右上或左上。需要注意的是,由于乳头肌上也有浦肯野纤维的分布,所以部分与分支型具有重叠性,部分 QRS 波偏窄的乳头肌室早,同时也是分支型室早。由于乳头肌为凸向空腔内的结构,所以明确诊断需要依靠心腔内超声辅助下的导管标测。图 17-29、图 17-30 病例为后间隔乳头肌室早,图 17-31、图 17-32 病例为前侧乳头肌室早,均在心腔内超声指导下消融成功(图 17-31、图 17-32 病例由 UCSF H. Hsia 教授提供)。

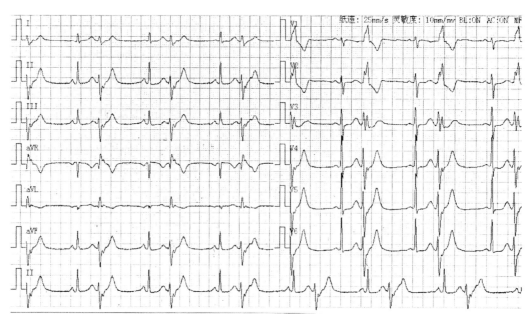

图 17-29　左心室后组乳头肌起源室早的心电图特征。V1 呈 RBBB 图形,提示左心室来源,额面电轴指向左上方,提示间隔下部区域的起源

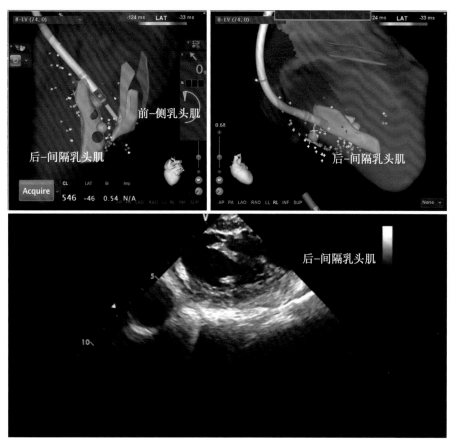

图 17-30　左心室乳头肌室早起源部位的电磁三维标测图。红点为起源部位。下图为心腔内
　　　　　超声（ICE）图像，证实为后组乳头肌

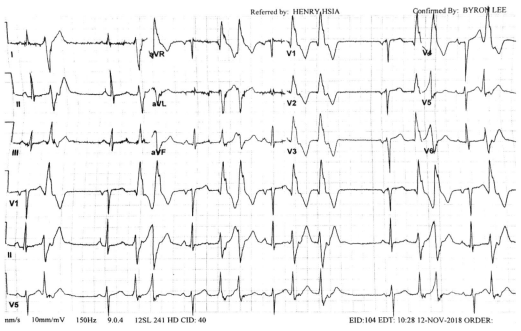

图 17-31　左心室前组乳头肌起源室早的心电图。V1 导联呈 RBBB 图形，提示左心室起源，额面电轴指向右
　　　　　下，提示侧壁起源

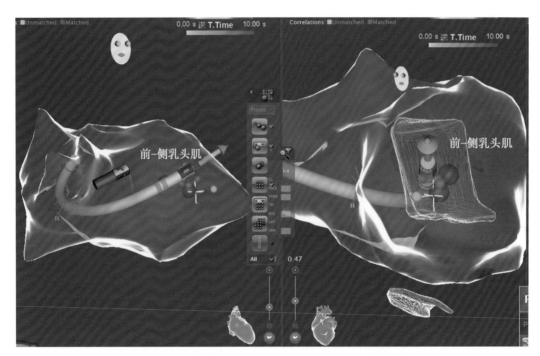

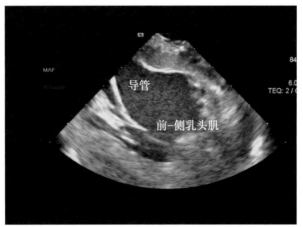

图 17-32　左心室前组乳头肌室早起源部位的电磁三维标测图。红点为起源部位,下图为 ICE 证实为前组乳头肌

十二、左心室前壁瘢痕性室速

　　器质性心脏疾病相关的室性心动过速多为环绕瘢痕的大折返机制。体表 12 导联心电图通常用于判断心动过速折返环的出口,而不能反映整个折返环的结构。瘢痕性室速按瘢痕形成原因可分为缺血性心肌病室速(陈旧性心梗相关瘢痕性室速)和非缺血性心肌病室速(包括扩张型心肌病、致心律失常型右室心肌病、肥厚型心肌病、结节病等)。出口部位根据受瘢痕的位置影响。对缺血性心肌病而言,一般出口位于左心室,故 V1 导联呈右束支阻滞形态。如前文所述,下壁导联方向、额面电轴及胸导转折由出口位于左心室的不同部位而定。图 17-33、图 17-34 所示病例为缺血性心肌病室速,V1 导联呈右束支阻滞形态,下壁导联呈 RS 图形,胸导 R/S 转折在 V4 导联,提示出口位于左心室前壁,基底段和心尖段之间的区域。心腔内标测在此处可见大片瘢痕区,对折返环成分的准确分析、标测需结合起搏、拖带等多种手段。

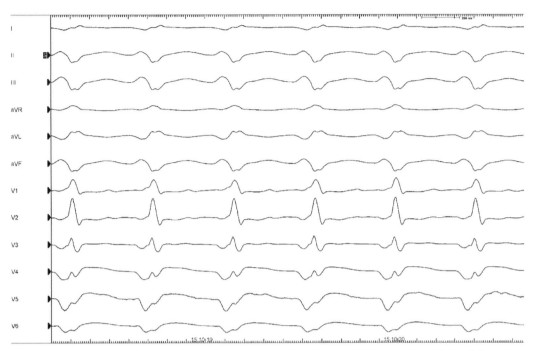

图 17-33　起源于左心室前壁瘢痕性室速的心电图。V1 导联为 RBBB 形态,提示左心室出口,下壁导联 Rs 形态,胸导联转折在 V4 导联,提示出口在左心室前壁中间段

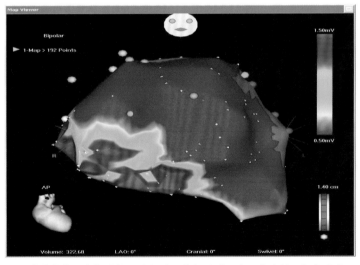

图 17-34　左心室前壁瘢痕性室起源部位的电磁三维标测图。左心室建模。红色区域心肌梗死后左心室瘢痕区

十三、左心室尖部起源的室早及室速

图 17-35 所示病例为心肌梗死后的缺血性心肌病室速。V1 导联呈右束支阻滞形态,下壁导联呈 QS 图形,胸导联 R/S 转折在 V3 导联,提示出口位于左心室心尖段偏下壁的区域。心腔内标测在此处可见瘢痕区(图 17-36)。

十四、左心室下壁起源的瘢痕性室速

图 17-37 所示病例为下壁心肌梗死,ICD 植入术后的缺血性心肌病室速。V1 导联呈右束支阻滞形态,下壁导联呈 QS 图形,胸导 R/S 转折在 V3 导联,提示出口位于左心室心尖段偏下壁的区域。心腔内标测在此处可见瘢痕区(图 17-38)。

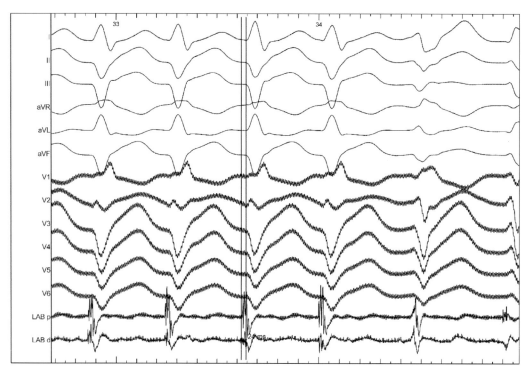

图 17-35　左心室心尖部起源室性心动过速的心电图。V1 导联呈 RBBB 形态,而其余胸导联以负向波为主,
　　　　　下壁导联亦为负向波,提示出口在左心室心尖部

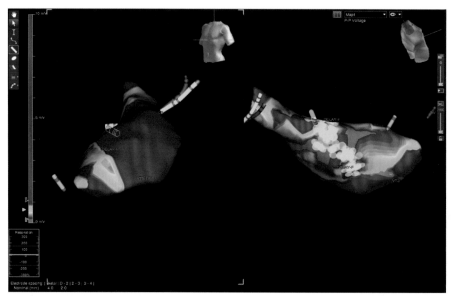

图 17-36　左心室心尖部起源室速的电磁三维标测图。灰色为瘢痕区、红色为起源部位、紫色
　　　　　为正常心肌组织

十五、双向性室性心动过速

　　双向性室性心动过速为心肌细胞弥漫性炎症、广泛缺血改变或洋地黄中毒等导致,室速主要起源于左心室,心电图特征为同一导联上宽大畸形的 QRS 波群方向交替出现,心室率偏慢(图 17-39)。

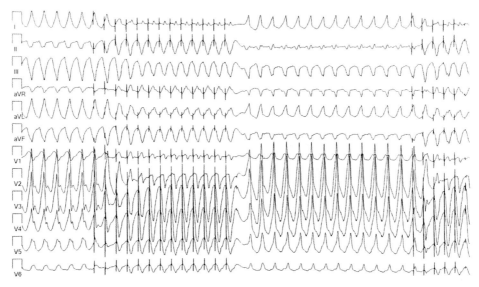

图 17-37　左心室下壁心肌梗死后瘢痕性室速的心电图。V1 导联呈 RBBB 图形,胸导联主波均向上,提示出口位于左心室基底段,下壁导联均为负向波,提示出口位于左心室下壁

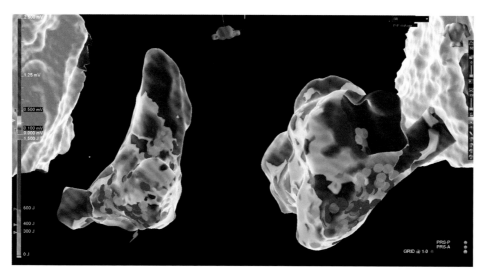

图 17-38　心肌梗死后下壁瘢痕性室速的电磁三维标测图。灰色为瘢痕区,红色为消融部位,紫色为正常心肌组织

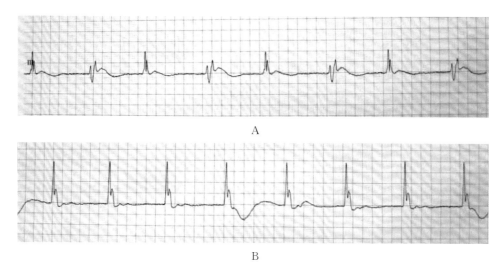

A

B

图 17-39　双向性室性心动过速的心电图。A. 可见 QRS 波形态为 2 种,主波方向上下变化、转换;B. 患者病情好转后心律失常转换为另一种形态的室速

十六、R on T 诱发室速

临床上在心肌缺血、电解质紊乱、心脏急性炎症等情况下可出现室早 R on T 现象，早搏发生过早，落在前一个心动周期 T 波的顶部，此时心肌细胞大部分已经复极，膜电位距离阈电位很近，容易诱发局部折返，发生室速或室颤（图 17-40）。

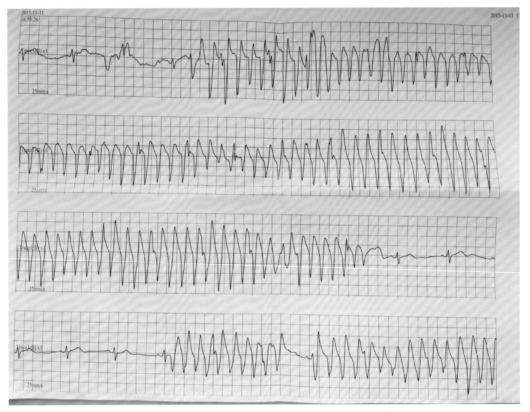

图 17-40　早期后除极，室早 R on T 诱发室性心动过速

十七、心室扑动及心室颤动

心室扑动（室扑）及心室颤动（室颤）是心跳骤停的一种心电图表现，需要紧急心肺复苏处理。临床表现为阿-斯综合征发作，意识丧失、抽搐、呼吸停止、死亡。室性心动过速、心室扑动、心室颤动多联合出现，迅速演变，要重视室性心动过速的识别及及时处理，防治其演变为心室扑动、颤动，挽救病人生命。

（一）分类

1. 原发性室颤　为猝死的常见表现形式，以室颤为初发临床表现，常见于冠心病和药物中毒。

2. 继发性室颤　继发于心力衰竭、呼吸衰竭、多器官功能衰竭等危重症之后，多为临终前状态。

（二）心电图特征（图 17-41～图 17-44）

1. 心室扑动　QRS-T 波群消失，代之以正弦波，频率 150～300 次/min（图 17-41）。

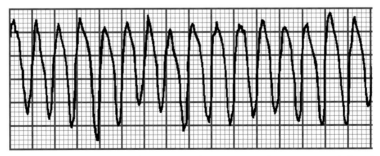

图 17-41　心室扑动的心电图表现，QRS 波表现为正弦波样波动，心脏不能有效收缩

2. 心室颤动　QRS-T波群消失,代之以形态、频率、振幅细小(<0.2 mV,存活机会小)不规则的蠕动波(图17-42)。

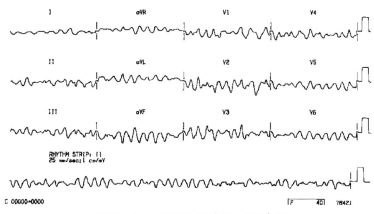

图17-42　心室颤动12导联心电图表现

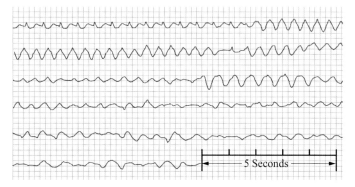

图17-43　临终前心电图演变,开始第一行为室性心动过速,第二行演变为心室扑动,第三行出现心室颤动心电图表现,可见室性心律失常可互相转换、瞬间多变

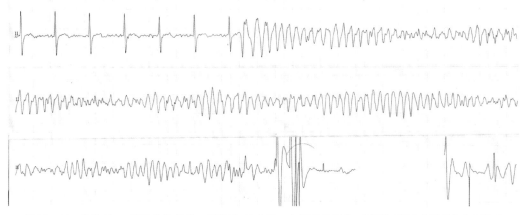

图17-44　室早R on T诱发特发性心室颤动,Ⅱ导联心电图连续记录,室颤被200 J非同步电除颤终止

第十八章

心脏传导阻滞相关解剖及心电图表现

第一节　心脏传导阻滞分类

一、概述

自律性是心肌细胞的固有特性,自律性最强的组织是优势起搏点,大多数情况下为窦房结。电活动从窦房结传到心房,心电图上表现为 P 波。心房激动后,冲动传导至房室结,进一步下传心室,电流传导在此处相对缓慢,出现延迟,以利于心房、心室顺序收缩。通过房室结后电冲动动首先激动希氏束的近端部分,再依次希氏束远端,传导到心室内。从心房到心室的传导发生在 PR 段,PR 间期包括了心房传导的部分。之后左、右心室的不同部位相继激动,产生特征性的 QRS 波群。左心室的心肌质量远大于右心室,因此构成 QRS 波群的主要成分。在这之后体表心电图回到基线,即 ST 段时期。随后心室肌开始复极产生 T 波,有时会有 U 波的伴随。

在上述电脉冲从窦房结传导到心室的过程中,各种原因引起的传导系统障碍,称为心脏传导阻滞。根据传导阻滞的部位不同可分为窦房传出阻滞、心房内传导阻滞、房室传导阻滞及室内阻滞四个水平(图 18-1)。根据传导阻滞的严重程度一般可分为三个级别:①一度传导阻滞,其每个冲动的传导时间均延长,但全部冲动仍能传导到心室。②二度传导阻滞,分为两型:莫氏(Mobitz)Ⅰ型和Ⅱ型。Ⅰ型阻滞表现为传导时间进行性延长,直至一次冲动不能传导;Ⅱ型阻滞表现为间歇出现的传导阻滞,常见 2:1 传导,但能传导的 PR 间期一样,正常或者延长。③三度传导阻滞,又称完全性传导阻滞,此时全部冲动不能顺序传导到心室,出现房室分离,心室由异位逸搏节律点控制。

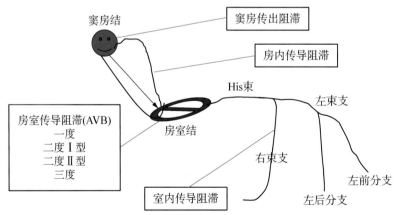

图 18-1　心脏传导阻滞的发生部位

二、心脏传导阻滞的分类

1. 窦房传出阻滞

2. 心房内传导阻滞

3. 房室传导阻滞

(1)一度房室传导阻滞。

272

（2）二度房室传导阻滞

1）二度Ⅰ型房室传导阻滞（文氏型房室传导阻滞）。

2）二度Ⅱ型房室传导阻滞（莫氏型房室传导阻滞）。

（3）三度房室传导阻滞。

4．束支传导阻滞

（1）左束支传导阻滞

1）左前分支传导阻滞。

2）左后分支传导阻滞。

（2）右束支传导阻滞。

5．心室内传导阻滞

第二节　心房内传导阻滞解剖定位及心电图表现

　　心房内传导阻滞指发生在心房内结间束、房间束或心房肌内的传导障碍。病理基础在于心房肥大、心房内压力升高、心房内传导组织及心房肌缺血、纤维化及电解质异常等，常见于器质性心脏病。需与窦房结内游走心律、房性逸搏心律等相鉴别。

　　不完全性心房内传导阻滞常引起P波形态及振幅发生改变，其改变不能用心房肥大或房性异位搏动来解释。如图18-2所示，右心房内不完全性传导阻滞表现为"肺型P波"，Ⅱ、V1导联上P波高尖，V1导联末端的左心房成分较小。如图18-3所示，左心房内不完全性传导阻滞表现为"二尖瓣型P波"，Ⅱ导联上P波双峰，V1导联上P波正负双向，P波末端的左心房成分增加。两者同时存在时表现为P波既宽且尖。

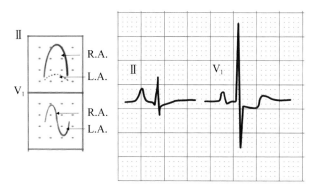

图18-2　右心房肥大、肺型P波心电图表现，主要表现在Ⅱ、V1导联上，P波由右心房（RA）及左心房（LA）两个部分重叠形成

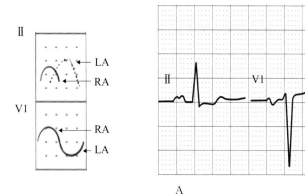

A

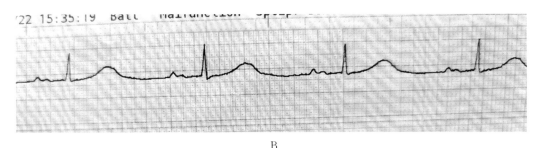

B

图18-3　左心房内传导阻滞、二尖瓣型P波心电图表现。主要表现在Ⅱ及V1导联（A）上，P波由右心房（RA）及左心房（LA）两个部分重叠形成，双峰P波峰距>0.04 s。B，73岁女性，阵发性房颤患者Ⅱ导联心电图。可见左心房内传导阻滞，二尖瓣型P波，同时合并一度房室传导阻滞，PR间期280 ms

完全性心房肌阻滞又称为窦-室传导,窦性激动可经结间束及心房内传导组织至房室结再传入心室,心电图上表现为 P 波振幅降低乃至消失(窦-室传导),多见于高钾血症;而 QRS 波群逐渐增宽,需与室性异位节律相鉴别。图 18-4~图 18-6 所示为高血钾患者血钾浓度变化时的相应心电图表现,当血钾浓度变化时,P-QRS-T 波明显变化,P 波低振幅。

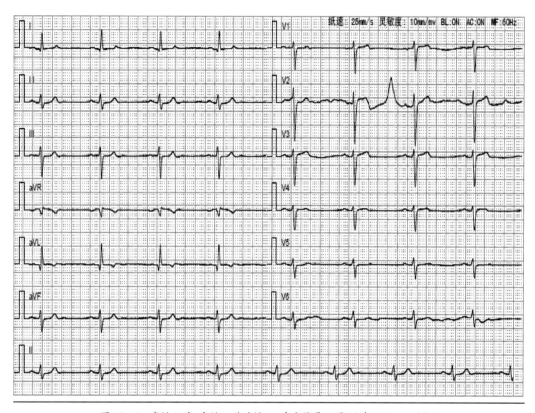

图 18-4 窦性心律,窦性心动过缓,心房内传导阻滞(血钾 7.4 mmol/L)

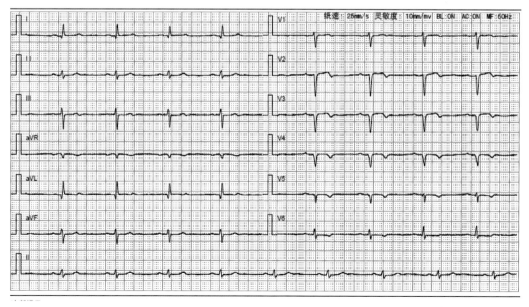

图 18-5 窦性心动过缓,前壁异常 Q 波,房内传导阻滞,T 波改变(血钾 6.4 mmol/L)

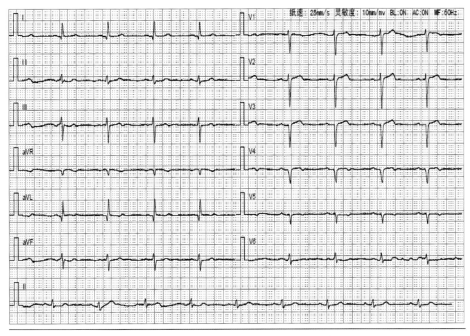

图 18-6　窦性心律,窦性心动过缓,前壁异常 Q 波(血钾 4.4 mmol/L)

——第三节　房室结传导阻滞解剖定位及心电图表现——

房室传导时间包括冲动在心房、房室结、希氏束及束支、浦肯野分支直至心室肌开始除极所需的时间,正常情况下其时限在 0.12 s 以内。病理状态下,该传导系统中的任何位置发生传导延迟均可导致房室传导阻滞;其中房室结属慢反应细胞,最易出现传导延迟或受阻,下面介绍其表现及

分类。

一、一度房室传导阻滞的心电图表现

经典的一度房室传导阻滞的诊断标准为:成人 PR 间期≥0.20 s,儿童 PR 间期≥0.19 s,且所有冲动均能下传心室(图 18-7,图 18-8)。一度房室传

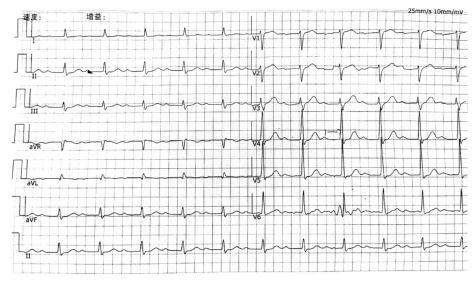

图 18-7　一度房室传导阻滞心电图。其中每一个窦性 P 波均可下传心室形成一个 QRS 波,PR 间期延长至 391 ms

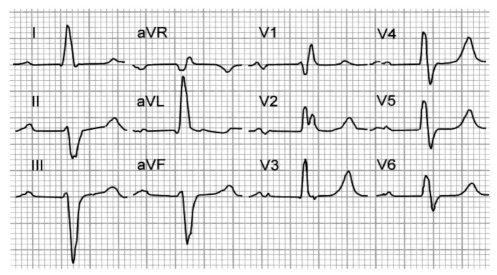

图 18-8　一度房室传导阻滞伴有完全性右束支传导阻滞心电图。提示房室传导系统广泛、双束支病变可能，预后不良，通常需要起搏器治疗

导阻滞的 QRS 波可以形态正常，也可以宽大畸形；如果一度房室传导阻滞与束支传导阻滞同时出现，提示传导系统病变严重、广泛，以后发生三度房室传导阻滞的可能性大。

二、二度房室传导阻滞的定位及心电图表现

（一）二度Ⅰ型房室传导阻滞心电图表现

二度Ⅰ型房室传导阻滞又称为文氏型房室传导阻滞，病变部位大多发生在房室结内，少部分发生在束支或分支内（图 18-9）。心电图特点为：

（1）PR 间期逐渐延长，直至 P 波受阻。

（2）RR 间期逐渐缩短，直至 P 波受阻。

（3）包含受阻 P 波的 RR 间期小于 2 个 PP 间期之和（图 18-10）。

（二）二度Ⅱ型房室传导阻滞心电图表现

二度Ⅱ型房室传导又称为莫氏型房室传导阻滞，阻滞部位多发生在希氏束、双侧束支内（图 18-1），也可以发生在房室结。心电图特点为：有间歇受阻的 P 波不能传导到心室，发生脱漏，P 波后无 QRS 波群；在可以下传的搏动中，PR 间期恒定，可正常或延长；发生阻滞前后 PR 间期总是相等的（图 18-11）。图 18-12、图 18-13 所示病例为心房起搏下出现希氏束下阻滞，基础心律为窦性心律合并右束支传导阻滞，心房起搏下希氏束-心室肌传导时间延长（HV72 ms），提示左束支传导速度也减慢。起搏第四跳出现 QRS 波脱落，腔内图提示阻断部位在希氏束和心室肌之间。明确为二度Ⅱ型房室传导阻滞，且阻滞部位位于希氏束下（束支水平）。患者因此植入了永久起搏器。

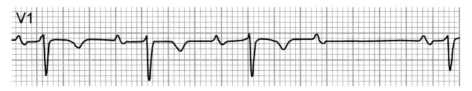

图 18-9　二度Ⅰ型房室传导阻滞心电图，PR 间期逐渐延长，最终脱落 QRS 波

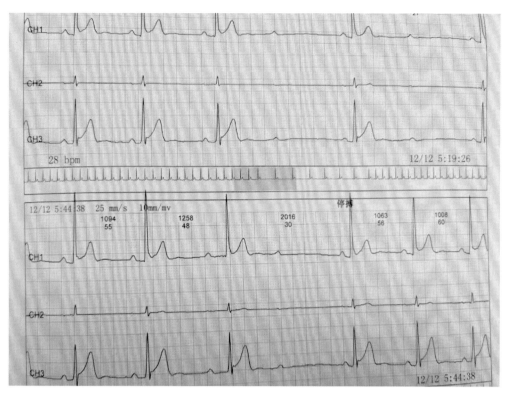

图 18-10　窦性心律,二度 I 型房室传导阻滞心电图表现。第 4 个 P 波不能下传心室,其后 QRS 波缺失,包含这个 P 波的 RR 间期小于 2 个 PP 间期之和

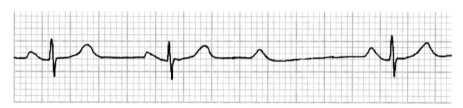

图 18-11　二度 II 型房室传导阻滞,第 3 个 P 波后无 QRS 波群,前后可下传心室激动的 PR 间期恒定

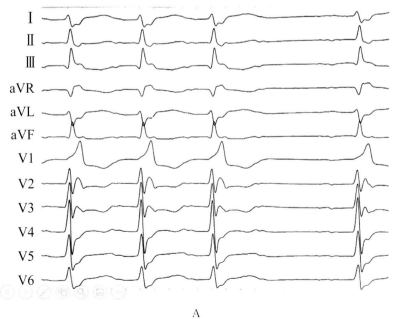

A

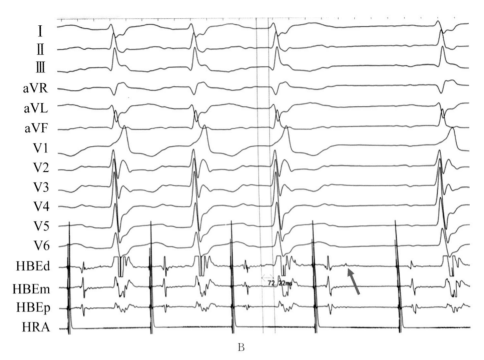

图 18-12　2：1 房室传导阻滞心电图及腔内传导阻滞部位定位。A. 第 4 个 P 波后 QRS 波群脱落，PR 间期恒定。B. 心腔内希氏束电图（HBE）标测可见心电图前 3 个 P 波规律下传心室，HV 间期延长到 72 ms，第 4 个 P 波后有希氏束电位（箭头处），其后无 QRS 波，说明传导阻滞部位在希氏束以下

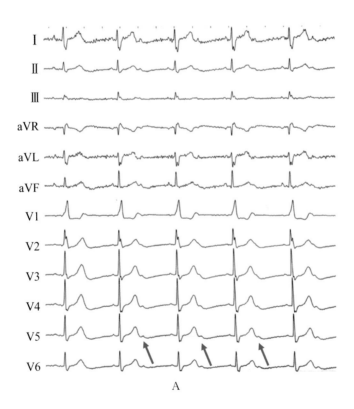

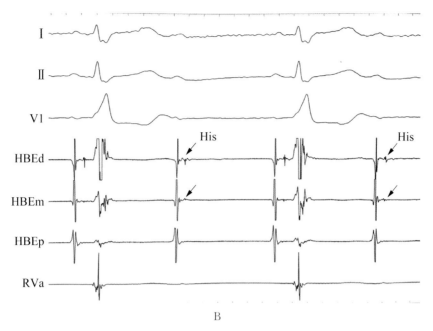

B

图 18-13　双束支内阻滞的定位及心电图。A. 右束支传导阻滞合并 2 ∶ 1 房室传导阻滞,箭头处为 2 ∶ 1 不能下传心室的 P 波。B. 腔内电图,希氏束电图提示阻滞位于希氏束和心室之间,也就是持续的右束支阻滞和合并的 2 ∶ 1 左束支阻滞,此时 P 波不能下传是因为双束支共同阻滞,即间歇性双束支传导阻滞。患者植入了永久起搏器

(三) 高度房室传导阻滞心电图

高度房室传导阻滞定义为连续 2 个或以上 P 波不能下传心室。可以是二度 Ⅰ 型或 Ⅱ 型房室传导阻滞,但由于逸搏或逸搏心律出现,难以区分是 Ⅰ 或 Ⅱ 型。若发生阻滞时窦性和逸搏 QRS 波形均正常,则阻滞部位发生在房室结或希氏束以上;若窦性 QRS 波形正常而逸搏 QRS 波群宽大畸形,则阻滞部位发生在双侧束支内。图 18-14 所示病例房室传导比例≥4 ∶ 1,逸搏频率<45 次/min。图 18-15 所示病例为静脉使用普罗帕酮后高度房室传导阻滞。

(四) 三度房室传导阻滞的心电图表现

三度房室传导病变部位可发生在房室结、希氏束或双侧束支的任何部位,或同时发生几个部位的阻滞。阻滞部位的确定根据窦性和逸搏 QRS 波形确定,判断方法同高度房室传导阻滞。如果逸搏心律为窄 QRS 波,频率在 45 次/min 以上,发生在房室

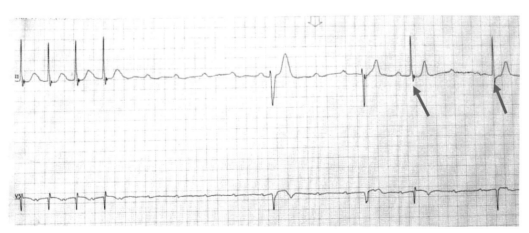

图 18-14　高度房室传导阻滞的心电图表现。连续 9 个 P 波不能正常下传心室,逸搏 QRS 波群宽大畸形,其后房室结恢复传导(箭头处)

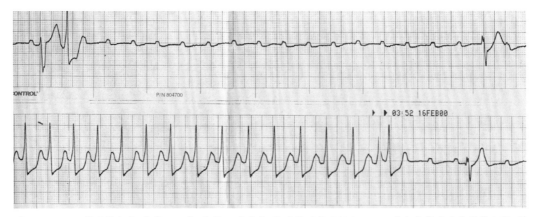

图 18-15　12 岁男性患者,急性心肌炎,窦性心动过速,静脉使用普罗帕酮70mg后发生高度房室传导阻滞,第3 个 P 波开始间断不能下传心室,出现心室停搏、阿-斯综合征,第 2 条心电图有间歇性恢复房室传导功能,表现为室上速心电图

结可能性大;如果为缓慢的、宽大畸形的 QRS 波群,频率<45 次/min,发生在希氏束以下、心室的可能性大。心电图特点为完全性房室分离,P 波与 QRS 波群无关,房室分离,心房率大于心室率,QRS 时限正常或延长;逸搏的 RR 间期≥2 个 PP 间期或频率足够慢(<45 次/min)。

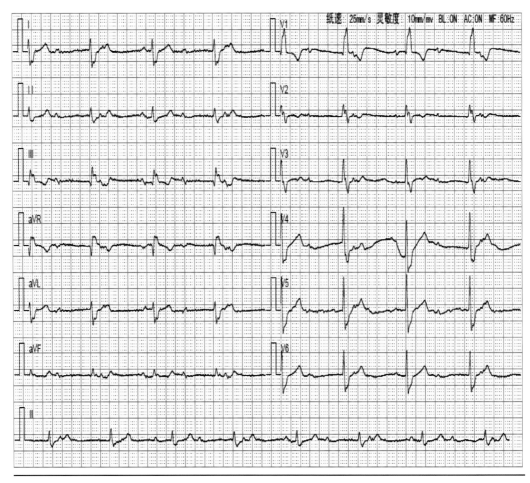

A

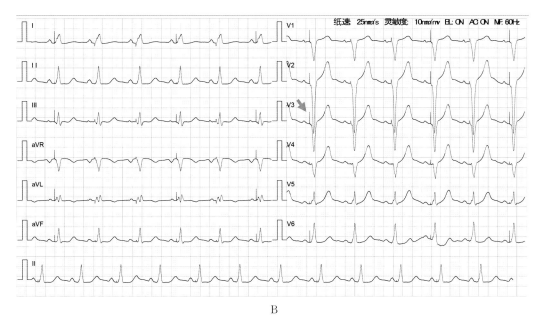

B

图 18-16　窦性心律(71 次/min),三度房室传导阻滞,室性逸搏心律(46 次/min),安装 DDD 起搏器前后的心电图表现。A. 三度房室传导阻滞,房室分离;B. DDD 起搏器术后 VAT 起搏,起搏电极位于交界区,每个 QRS 波群前面均有起搏脉冲(箭头处)

第四节　束支阻滞解剖定位及心电图表现

一、概述

在心脏传导阻滞中,束支、分支阻滞的临床意义及预后有较大差别。由于右束支主干细长,且为单一血管供血,其阻滞的发生率远高于左束支。右束支阻滞可发生于正常人,也可见于有右心室肥大的病例,如风湿性心脏病、肺源性心脏病及其他心脏疾病如冠心病等,其预后通常较好,一般不需要特殊处理。左束支主干较短粗,其阻滞多由器质性心脏病引起,因其可以造成左、右心室收缩不同步,诱发心力衰竭,但伴有心功能不全时,通常要采用三腔起搏或者左束支起搏进行干预。左前分支细长,跨过左心室流出道,易受血流冲击影响发生阻滞。左后分支位于左心室流入道,其阻滞一旦出现,常提示有广泛而严重的病变。发生双束支或三分支阻滞时心电图表现为三度房室传导阻滞,由于逸搏位置低,往往需安装起搏器。

二、左束支传导阻滞

左束支传导阻滞是指左室内束支的某一段发生

病变,出现电脉冲的传导阻滞(图 18-17),左心室的除极活动延迟,先通过右束支激动右心室,再通过右心室心尖部激动左心室,左心室上侧壁的激动最晚。左束支传导阻滞通常伴有器质性心脏病,单纯的左束支传导阻滞也可造成左、右心室激动、收缩的不同

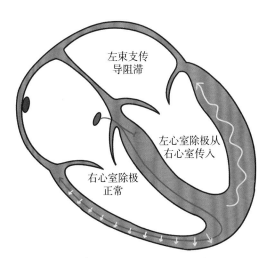

图 18-17　左束支传导阻滞发生的心脏解剖部位及心室除极顺序,左心室上侧壁激动最晚

步,诱发心力衰竭发生。最常见的病因是心肌病、冠心病心肌缺血、退行性传导系统病变等。其心电图特征为:V1、V2 导联 QRS 波群呈 rS 型或 QS 型,V5、V6 导联呈 R 型,R 波有顿挫,ST - T 波方向与 QRS 波群主波相反,为继发性改变,根据 QRS 波群是否超过 0.12 s 分为完全性(图 18 - 18,图 18 - 19)和不完全性左束支传导阻滞(较少),差别是其 QRS 波时限<0.12 s。

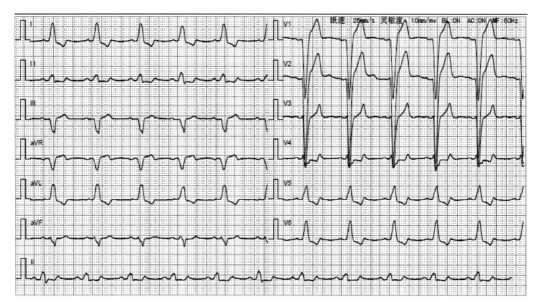

图 18 - 18　完全性左束支传导阻滞(CLBBB)心电图。V1、V2 导联 QRS 波群呈 rS 型或 QS 型,V5、V6 导联呈 R 型,R 波有顿挫,ST - T 波方向与 QRS 波群主波相反

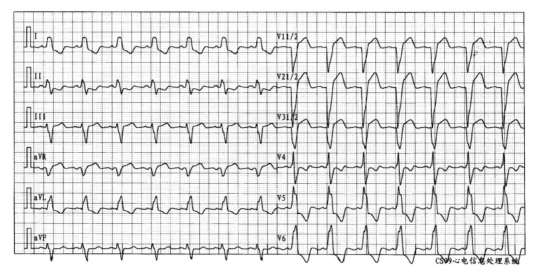

图 18 - 19　窦性心律,完全性左束支传导阻滞(QRS 158 ms)的心电图表现

　　当心脏传动系统广泛病变,左束支传导阻滞可以合并其分支传导阻滞,心电图表现为左束支传导阻滞的图形,加上分支传导阻滞的图形,可以是左束支传导阻滞 + 左前分支传导阻滞(图 18 - 20),或者左束支传导阻滞 + 左后分支阻滞,后者比较少见。

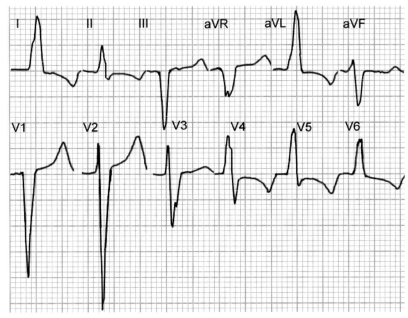

图 18-20 左束支传导阻滞合并左前分支传导阻滞的心电图。可见 V1、V2 导联 QRS 波群呈 rS 型或 QS 型,V5、V6 导联呈 R 型,R 波有顿挫外,心电轴明显左偏,Ⅲ、aVF 导联主波向下,QRS 波群明显增宽

三、右束支传导阻滞

右束支传导阻滞是指右心室内束支的某一段发生退行性病变或者手术损伤,导致的右束支传导阻滞。可以是先天性、发育不良导致;也可以后天获得性、间歇性出现(图 18-21)。其心电图特征为 V1 导联呈 rsR′ 或 rSR′ 型(兔子耳朵形态),ST 段压低,T 波倒置,其他导联终末 S 波或 R 波顿挫。根据 QRS 波群是否超过 0.12 s 分为完全性右束支传导阻滞(CRBBB)(图 18-22,图 18-23)和不完全性右束支传导阻滞(图 18-24),后者 QRS 波时限 < 0.12 s。

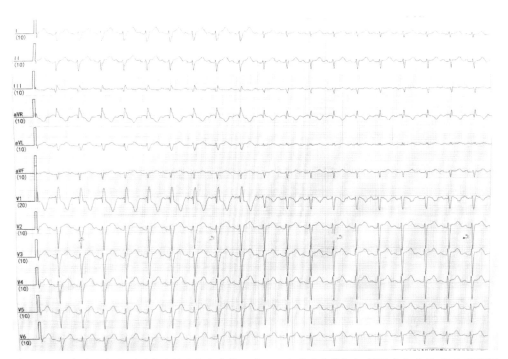

图 18-21 窦性心律,间歇性完全性右束支传导阻滞。心电图的前半部分 QRS 宽大畸形,呈现 CRBBB 图形;后半部分时限正常,CRBBB 消失

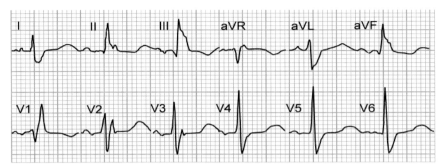

图 18-22　完全性右束支传导阻滞心电图。V1 导联呈 rsR′或 rSR′型(兔耳形)，ST 段压低，T 波倒置，V5、V6 导联终末 S 波增宽，aVF 导联 R 波顿挫

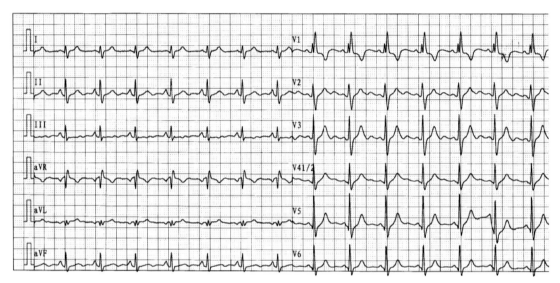

图 18-23　完全性右束支传导阻滞心电图。V1 导联呈 rSR′型，V5 导联终末 S 波增宽

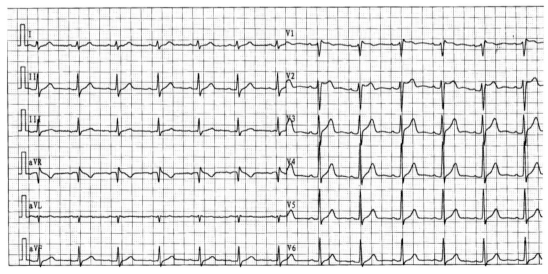

图 18-24　窦性心律，不完全性右束支传导阻滞(QRS 波群 116 ms)，除了 QRS 时限＜120 ms 外，其他心电图图形特征与完全性右束支传导阻滞类似

四、左前分支传导阻滞

左前分支传导阻滞临床上多见,对血流动力学通常不造成明显影响,多在心电图体检中发现。当左前分支传导阻滞发生后,QRS波综合向量向左后上象限偏移,心电轴左偏,投影在下壁导联形成负向波(图18-25)。其心电图特征为:Ⅰ和aVL导联QRS波群呈qR型,R aVL>R$_I$,Ⅱ、Ⅲ、aVF导联呈rS型,S$_Ⅲ$>S$_Ⅱ$;电轴左偏,V1~V6导联R波振幅降低(图18-26,图18-27)。

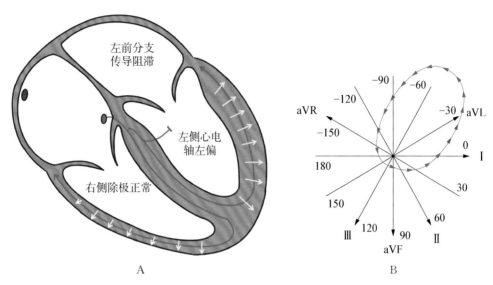

图18-25　左前分支传导阻滞的心室除极顺序及心电轴变化。A.心室除极从右向左;B.QRS综合向量向左后象限偏移,产生下壁导联相应的QRS波群主波向下的形态学改变

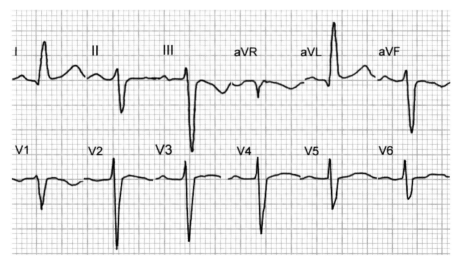

图18-26　左前分支传导阻滞的心电图改变,心电轴左偏>-30°,Ⅰ和aVL导联QRS波群呈qR型,R aVL>RⅠ,Ⅱ、Ⅲ、aVF导联呈rS型,SⅢ>SⅡ;电轴左偏,V1~V6导联R波振幅降低

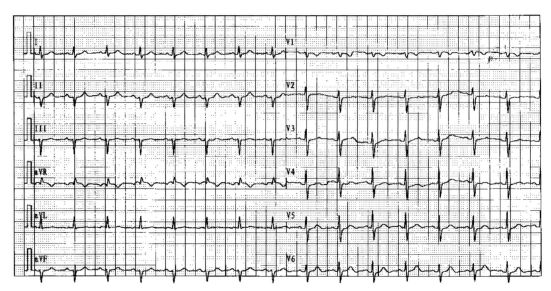

图 18-27　左前分支传导阻滞心电图改变，下壁导联 rS 型 QRS 波群，时限正常

五、左后分支传导阻滞

左后分支传导阻滞临床上少见，多伴有器质性心脏病。当左后分支传导阻滞发生后，QRS 波综合向量向左前下象限偏移，心电轴右偏，投影在下壁导联形成正向波（图 18-28）。心电图特征为：Ⅰ 和 aVL 导联 QRS 波群呈 rS 型，$S_{aVL} > S_I$，Ⅱ、Ⅲ、aVF 导联呈 qR 型，$R_Ⅲ > R_Ⅱ$；电轴 >110°，需排除右心室肥大、侧壁心肌梗死等（图 18-29）。

六、多部位束支传导阻滞

在冠心病心肌缺血、心肌梗死、心肌病、心肌炎等情况下，心脏传导系统发生广泛的损害，多个部位传导阻滞可以同时发生，心电图上可以同时出现几种传导阻滞的心电图表现。常见的是房室传导阻滞合并束支阻滞，也可表现为左前分支阻滞合并右束支阻滞。当多部位阻滞发生时，PR 间期延长，房室传导阻滞伴左束支传导阻滞或双分支、三分支阻滞同时出现（图 18-30），提示房室传导阻滞发生在希氏束或束支/分支内，预后不良，需要安装起搏器治疗。

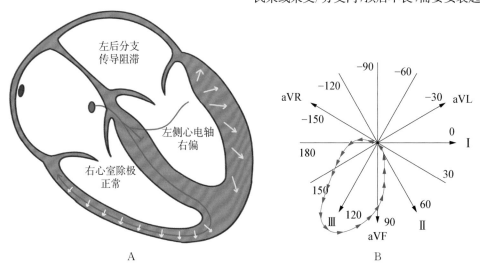

图 18-28　左后分支传导阻滞时的发生解剖部位及心电向量环向左前下移位，心电轴右偏 >110°

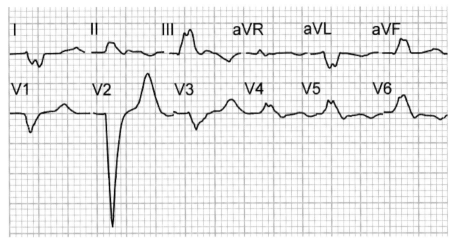

图 18-29　左后分支合并左束支传导阻滞的心电图变化。心电轴明显右偏；Ⅰ和 aVL 导联 QRS 波群呈 rS 型，$S_{aVL} > S_I$，Ⅱ、Ⅲ、aVF 导联呈 qR 型，$R_{III} > R_{II}$

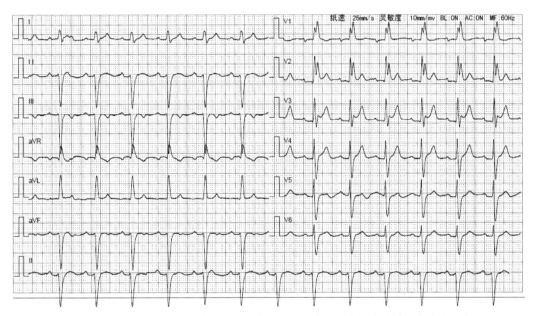

图 18-30　窦性心律，一度房室传导阻滞，完全性右束支传导阻滞，左前分支传导阻滞

第十九章

起搏部位的解剖位置及心电图表现

第一节 起搏器适应证、种类、电极解剖部位

1958年瑞典心外科医生给一位三度房室传导阻滞的患者植入了世界上第一台心脏起搏器,此后的60余年来起搏器技术飞速发展,治疗范围从最初的缓慢性心律失常(最常见的是病窦综合征和房室传导阻滞),到肥厚梗阻型心肌病的起搏治疗、发展到具有自动除颤功能的起搏器(ICD)治疗快速性心律失常,包括室性心动过速、心室颤动的 ICD 治疗;近年来又发展了心室同步化三腔起搏技术(CRT,CRTD)治疗心力衰竭、顽固性高血压的颈动脉窦电刺激治疗,治疗范围不断扩大。与此同时,起搏器的类型也在不断丰富,从单腔到双腔、三腔,直到近期的无导线起搏器。起搏器的植入量逐年增加,临床工作中遇到的起搏器患者和起搏器心电图也越来越多,掌握起搏器的适应证、了解起搏器的工作模式和电极植入的解剖部位,通过心电图图形推断电极位置,及时发现病处理起搏器故障是每一位临床医生应当具备的基本技能;同时,熟悉起搏部位与心电图形的关系也有助于在临床工作中确定室性心律失常的发生部位。

一、起搏器的适应证

ACC/AHA/HRS指南将心脏起搏器植入的适应证分为3类。①Ⅰ类适应证:永久性起搏肯定有益、有用且有效的疾病。对于这类非暂时性病因所致的疾病,有必要植入心脏起搏器。②Ⅱ类适应证:疾病可能需要永久性起搏,但证据存在矛盾和/或意见存在分歧;Ⅱa类是指证据或意见倾向于支持永久性起搏有用或有效的疾病,而Ⅱb类是指证据或意见未充分确认有用或有效的疾病。③Ⅲ类适应证:永久性起搏无作用或无效,且在某些情况下可能有害的疾病。

下面我们将按照需植入起搏器的不同心律失常类型分别讨论各自的起搏器植入适应证。

(一)窦房结功能障碍

窦房结功能障碍患者的起搏器植入指征主要取决于心动过缓与症状之间的相关性。

1. Ⅰ类适应证

(1)症状与心动过缓存在明确相关性的窦性心动过缓,通常为心率低于 40 次/min 或频发窦性停搏>3 s 以上的患者。

(2)有症状的心脏变时功能不全,窦房结对运动的心率反应受损。在正式或非正式负荷试验期间无法达到年龄预测最大心率的 85%,或者 90 次/min 以下;或日常生活活动期间无法达到适龄心率的平均水平。

2. Ⅱ类适应证

(1)患者存在窦性心动过缓(心率<40 次/min),但未明确证明心动过缓与症状之间的相关性。

(2)不明原因晕厥患者,伴有窦房结功能障碍。

(3)症状极轻微的患者,清醒状态下心率长期小于 40 次/min。

窦性心动过缓严重程度较低(心率>40 次/min)的患者,若自述有头晕或与心率较慢相关的其他症状(头晕、乏力、黑朦等),也可能适合接受起搏器治疗。因某些抗心律失常药物导致窦房结功能障碍(例如慢性心力衰竭需要长期应用 β 受体阻滞剂治疗),但又无法停药且没有替代治疗方案的患者,也可能需要植入永久起搏器。

(二)获得性房室传导阻滞

1. Ⅰ类适应证

(1)完全性(三度)房室传导阻滞,无论有无症状。

（2）重度二度房室传导阻滞（或者高度房室传导阻滞，两个或以上连续 P 波阻滞）。

（3）有症状的二度 Ⅱ 型房室传导阻滞。

（4）有症状的二度 Ⅰ 型（文氏型）房室传导阻滞。

（5）二度 Ⅱ 型房室传导阻滞伴 QRS 波群增宽或慢性双分支阻滞，无论有无症状。

（6）运动诱发性二度或三度房室传导阻滞，无心肌缺血。

ACC/AHA/HRS 指南认为，先天性完全性房室传导阻滞伴随因心动过缓、宽 QRS 节律、平均日间心率＜50 次/min，心室功能障碍而出现症状的高风险特征时，为植入起搏器的 Ⅰ 类适应证，非症状性完全性房室传导阻滞为 Ⅱ a 类适应证，而 ESC 指南未对各种程度的完全性房室传导阻滞进行区分。

2. Ⅱ 类适应证

（1）无症状的二度 Ⅱ 型房室传导阻滞伴窄 QRS 间期。

（2）一度房室传导阻滞，极长 PR 间期（PR 间期＞300 ms）继发房室分离，导致血流动力学损害。

（3）双分支或三分支阻滞伴一过性完全性心脏传导阻滞所致晕厥，排除其他可能引起晕厥的病因。

因某些抗心律失常药物导致房室结功能障碍，但又无法停药且没有替代治疗方案的患者，也可能需要植入永久起搏器。

（三）其他间歇性缓慢型心律失常

（1）有明确心电图记录的缓慢型心律失常

1）Ⅱ a 类适应证：①血管迷走性晕厥患者，若年龄大于 40 岁，反复发作无征兆的晕厥，并且记录到心脏停搏或房室传导阻滞；②既往有晕厥病史，记录到无症状心脏停搏＞3 s，心脏停搏由窦性停搏、窦房阻滞或房室传导阻滞引起。

2）Ⅲ 类适应证：可逆性病因导致的心动过缓，不建议植入永久起搏器。

（2）可疑缓慢型心率失常（无明确心电图记录）

1）束支阻滞合并不明原因晕厥患者：Ⅰ 类适应证：①对于晕厥、束支阻滞和心内电生理检查证实 Ⅱ 度或 Ⅲ 度希氏束-浦肯野纤维传导阻滞患者，推荐植入永久起搏器。②有症状或无症状的交替性束支阻滞患者均应植入永久起搏器。Ⅱ b 类适应证：部分不明原因晕厥合并束支阻滞的患者，可以考虑植入永久起搏器。Ⅲ 类适应证：无症状束支阻滞患者，不推荐植入永久起搏器。

2）无明确心电图记录的血管迷走性晕厥患者：①Ⅰ 类适应证：心脏抑制型颈动脉窦高敏综合征患

者，若无征兆晕厥反复发作，建议植入永久起搏器。②Ⅱ b 类适应证：对于直立倾斜试验诱发的心脏抑制型血管迷走性晕厥，晕厥反复发作且年龄＞40 岁，若其他治疗无效，可以考虑植入永久起搏器。Ⅲ 类适应证：非心脏抑制型血管迷走性晕厥不推荐植入永久起搏器。

3）对于不明原因晕厥的患者，若 ATP 试验阳性，可以考虑植入永久起搏器（Ⅱ b 类），否则均不推荐植入永久起搏器。

（四）肥厚型心肌病的起搏治疗

1. Ⅱ a 类适应证　对于有 ICD 植入指证的患者，主张双腔 ICD 治疗。

2. Ⅱ b 类适应证　对于静息或激发状态下有左心室流出道梗阻和药物难以控制症状的患者，在下列情况下，可以考虑进行房室顺序起搏治疗：①有室间隔化学消融或室间隔心肌切除的禁忌证；②室间隔化学消融或室间隔心肌切除后发生心脏传导阻滞的风险很高。

（五）心脏再同步化治疗

心室再同步化治疗（cardiac resynchronization therapy，CRT）是在右心房和右心室起搏的基础上，安置左心室电极，实现左、右心室的同步收缩，大大改善了充血性心衰患者的症状和预后。其中，左心室电极通常是经静脉植入冠状窦的静脉分支中。

1. Ⅰ 类适应证　①QRS 波时限＞150 ms，LBBB、LVEF≤35%，NYHA 心功能分级 Ⅱ～Ⅳ 级患者；②QRS 波时限 120～150 ms，LBBB、LVEF≤35%，NYHA 心功能分级 Ⅱ～Ⅳ 级患者。

2. Ⅱ a 类适应证　QRS 波时限＞150 ms，非左束支阻滞图形，LVEF≤35%，NYHA 心功能分级 Ⅱ～Ⅳ 级患者；LVEF≤35%，NYHA 心功能分级 Ⅲ～Ⅳ 级，QRS 波宽度≥120 ms 的房颤患者，可以植入 CRT，但必须满足以下任意一项条件：①起搏比例接近 100%；②植入 CRT 后行房室结消融，使双心室起搏比例达到 100%；③房颤患者行房室结消融，若同时存在 LVEF 降低，可以植入 CRT。

3. Ⅱ b 类适应证　QRS 波时限 120～150 ms，非左束支阻滞图形，LVEF≤35%，NYHA 心功能分级 Ⅱ～Ⅳ 级患者。

4. Ⅲ 类适应证　慢性心力衰竭患者 QRS 波时限＜120 ms，不推荐 CRT 治疗。

（六）埋藏式心脏转复除颤器（implantable cardioverter-defibrillator，ICD）

在既往存在持续性室性心动过速（VT）、心室颤动(VF),或 VT、VF 相关心源性猝死(SCD)得到复苏患者中,ICD 用于 SCD 二级预防;用于已接受最佳内科治疗(包括使用 β 受体阻滞剂和 ACEI)但仍存在危及生命的 SCD 高风险患者,因尖端扭转型室速、肥厚型心肌病或心律失常性右室心肌病、Brugada 综合征、儿茶酚感敏感性室速存在高 VT、VF 风险患者,ICD 作为一级预防。

二、起搏器的种类

心脏起搏器按照置入时间长短可分为临时起搏器和永久起搏器。临时起搏器多为单腔起搏,永久起搏器按照起搏的心腔数目可分为单腔、双腔和三腔起搏器。除起搏功能外,尚具有除颤功能的起搏器称为植入性心律转复除颤器。

(一)临时起搏器

临时起搏器按起搏路径可分为经胸壁起搏、经静脉心内膜起搏、心外膜起搏、经食管起搏;按起搏心腔的数目可分为单腔临时起搏、双腔临时起搏(适用于窦房结功能完好的高度房室传导阻滞患者)。目前心内科应用最广泛的是经静脉心内膜临时起搏。

(二)永久起搏器

1. 单腔起搏器　心房单腔起搏器的起搏电极大多植入于右心耳。最常用的起搏模式是 AAI(R),可应用于病窦综合征而房室传导功能良好的患者。但是 DANPACE 研究表明,AAIR 模式与阵发性房颤发生相关;Meta 分析提示 DDDR 模式可以减少病窦综合征患者卒中风险;而且病窦综合征患者每年有 0.6%~1.9% 发生房室传导阻滞,因此目前指南倾向于病窦综合征患者首选 DDD(R)模式。

心室单腔起搏器的起搏电极大多植入于右室心尖部或右室流出道(图 19-1)。常用 VVI 模式起

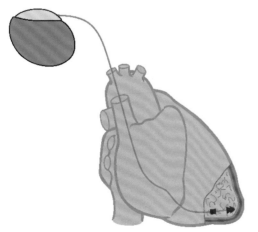

图 19-1　单腔起搏器在右心室尖部放置电极(VVI)位置

搏,主要适用于病窦综合征、房室传导阻滞、房颤(扑)伴心室停搏的患者。但 VVI 是一种非生理性起搏,房室收缩的不同步可导致起搏器综合征,少部分患者按起搏器后可引起头晕、心悸、呼吸困难等症状。

2. 双腔起搏器　是目前临床应用最多的起搏器。其心房起搏电极大多植入于右心耳,心室电极大多植入于右心室心尖部或右心室流出道(图 19-2),进行房室顺序起搏。目前常用 DDD 模式,起搏器可在每次心搏的基础上,调整起搏方式,以 DVI、VAT、VDD 等多种方式工作,始终保持房室同步性。与非同步起搏相比,双腔起搏可显著改善心输出量,减轻二尖瓣反流,降低右心房压和肺毛细血管楔压。

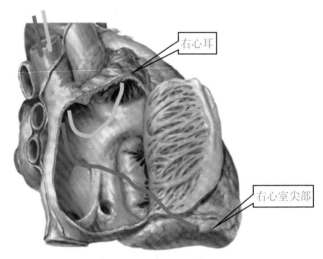

右心耳

右心室尖部

图 19-2　双腔起搏器电极的常用植入部位,右心耳及右心室尖部植入电极

双腔起搏器有 4 种工作状态:①心房/心室顺序起搏(ApVp);②心房起搏/心室感知(ApVs);③心房感知/心室起搏(AsVp);④心房感知/心室感知(AsVs)。理解 DDD 工作模式要注意:患者固有的心房率和固有的房室传导时间。当病人心房率低于设置的最低心率时,起搏器将发放心房脉冲;当病人的房室传导时间大于起搏器的 AV 间期(即心房起搏脉冲与心室起搏脉冲间的时间间隔,类似于生理性的 PR 间期),起搏器将发放心室刺激脉冲。

3. 三腔起搏器　三腔起搏器是右心房+右心室+左心室的三腔起搏,即心脏再同步化治疗(CRT),其左心室电极大多植入冠状静脉的侧静脉、侧后静脉或心后静脉,用于治疗顽固性心力衰竭、扩张型心肌病及肥厚型心肌病等。

CRT 治疗心力衰竭的机制主要包括:①调整

AV 间期,使心室有效舒张期延长,提高前负荷,从而改善心功能;②调整 VV 间期,可提高左、右心室收缩的同步性,获得左心室最大的每搏量及最佳的心室收缩功能;③纠正后乳头肌功能不全,减少二尖瓣反流;④减少室内分流,逆转左心室重构;⑤纠正电和机械功能延迟偶联的现象。

(三) 植入性心律转复除颤器(ICD)

ICD 具有电复律、电除颤和心脏起搏的功能。其可以储存心电图,提供关于心律失常波形和心率的详细信息。当检测到异常心脏节律时,可以通过抗心动过速起搏(ATP)、电复律或电除颤重整心脏节律。

ICD 通过内置程序分析以鉴别室颤和室速,其分析程序大致包括速率识别(当心房速率快于心室率时,ICD 通常会认为是良性事件而不进行治疗)、节律识别(室性心动过速通常节律规整)、形态识别(将心律失常时的心电图与正常心电图比较)。

当心律失常被 ICD 识别为室速时,将通过抗心动过速起搏(即以超过自身心室率的频率快速起搏,ATP)来终止室速;当抗心动过速起搏无效时,ICD 可以实行同步电复律;当心律失常被识别为室颤时,ICD 将发放高能量电击除颤。

ICD 同样可以分为单腔和双腔 ICD。双腔 ICD 的心房电极承担感知和起搏心房的功能,而心室电极除了感知和起搏心室外,还有监测室性快速性心律失常、抗心动过速起搏、电复律的功能。

部分 CRT 同时具备心律转复功能,称为 CRT-D。和单纯 ICD 相比,CRT-D 可进一步改善 LVEF≤35% 合并完全性左束支传导阻滞的慢性心衰患者的症状和心功能,提高活动耐量,减少住院天数。

(四) 无导线起搏器

无导线起搏器是近年来新研发上市的起搏器类型,其形态犹如一颗胶囊,体积和重量仅为传统起搏器的十分之一。无导线起搏器将脉冲发生器和起搏电极合为一体,以"微缩胶囊"的形式直接将起搏器植入患者心腔内,无需另外植入心内膜导线,也无需在皮下放置脉冲发生器,减少了创伤与感染的风险。适用于满足单腔起搏器植入适应证的患者,具有操作简单、微创美观、无囊袋及导线并发症等优势。

三、起搏电极放置的解剖部位

(一) 右心室电极

双腔起搏器植入时,通常先植入右心室电极。右心室电极可植入右心室流出道间隔部或右心室心尖部。

1. 右心室心尖部起搏　起搏电极于右心室心尖部起搏时(图 19-1),整体的心脏除极方向由右下向左上除极,因此向下的 Ⅱ、Ⅲ、aVF 导联表现为负向的 QS 波(可伴有相应的 ST-T 改变),胸前导联也以 QS 波为主。右心室心尖部起搏植入技术简单、电极易于固定、脱位率低,因此应用广泛,但其缺陷在于心室收缩不同步,心尖、心室和室间隔部位缺乏协调性,长此以往会影响左心室舒张功能,可能增加心力衰竭和心房颤动的风险。

2. 右室间隔部起搏　右室间隔部起搏多选择右心室流出道间隔部(图 19-3),此处距离左心室近,起搏可使心室除极同时向左、右心室扩布,获得接近生理状态的心室激动顺序和双心室同步,起搏的 QRS 波更短,且形态与生理 QRS 波相近。右室间隔部起搏能够有效改善血流动力学,对心室收缩有协调作用,减少起搏介导的细胞结构变化和心肌组织重构。

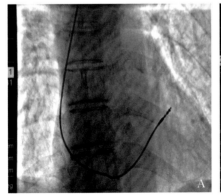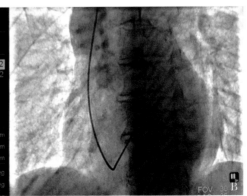

图 19-3　右心室流出道起搏 X 线透视图像。A. 右前斜 30° 电极尖端指向时钟 2~3 点方向;B. 左前斜透视 35°,起搏电极尖端指向高位室间隔

（二）右心房电极

使用心房电极导线系统的起搏器多数是双腔起搏器，常在心室电极植入后进行。心房电极的植入部位包括右心耳（图 19-4）、高位房间隔（Bachmann 束）、低位房间隔（Koch 三角）。

1. 右心耳起搏　最常见的右心房电极植入位置。

2. 高位房间隔起搏　位于右心耳延伸到左心耳基底的心肌束状结构，此区域起搏能借助

Bachmann 束超常的兴奋性和快速传导能力，使双心房激动相对同步。相对右心耳起搏，高位房间隔起搏能显著缩短 P 波的时程，延缓阵发性房颤向慢性房颤进展。

3. 低位房间隔（Koch 三角）起搏　起搏电极植入于冠状窦口上方，卵圆窝下方的区域。相比于传统的右心耳起搏，对减少心房颤动的发作也具有积极的治疗意义。

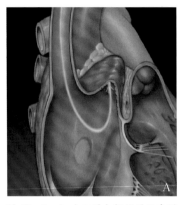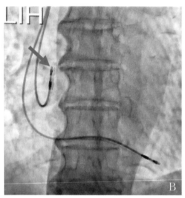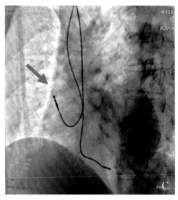

图 19-4　A. 右心耳电极位置示意图。B、C. 右心耳、右心室心尖部起搏电极定位在右心耳、右心室心尖部 X 线透视图（B 图为后前位，C 图为 LAO 40°），可见心房电极头端定位于右心耳尖部（箭头处）

（三）左心室电极

左心室电极的植入在临床上有 3 种途径：①左心室心外膜起搏。通过外科开胸或应用胸腔镜将起搏电极缝至左心室心外膜，优点是成功率高，可以放置在左心室的任何部位，脱位率低，但手术创伤较大，临床应用比较少。②冠状静脉起搏（图 19-5）。利用左心传送导管系统从冠状静脉窦（CS），将特殊电极送到靶静脉以起搏左心室。为了保证左心室起搏部位与延迟收缩部位的一致性，提高左心室起搏的应答率，可根据组织多普勒左心室延迟收缩的部

位选择左心室靶静脉，一般下壁和后间隔延迟选择左心室后静脉，侧壁和后壁延迟选择左心室后侧静脉或侧静脉。此外，还可在冠状静脉分支内应用电生理标测、指引左室导线植入在最延迟电激动处，以提高左心室起搏的应答率。③左心室心内膜起搏。经房间隔穿刺（也有少数病例通过室间隔穿刺）入左心系统，将电极线头端植入于左心室内膜面，适用于冠状静脉系统放置导线困难，存在导线相关并发症等情况，超声无导线左心室心内膜起搏（WiCS-LV）也是实现左心室心内膜起搏途径之一。

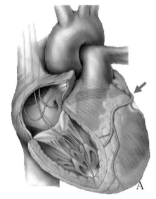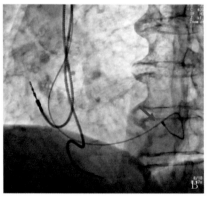

图 19-5　A. CRT 三根电极的固定部位，电极通过冠状静脉窦逆向进入左侧后静脉；B. CRT 起搏器植入后左前斜位 40°透视、左心室电极位置等 X 线片（箭头处）

（四）希氏束(His)区域起搏电极

希氏区起搏是指起搏脉冲直接刺激希氏束，电脉冲沿希氏束下传激动心室的一种起搏模式。通常将His起搏分为以下4种类型：选择性His起搏（起搏刺激电脉冲完全通过His下传激动心室且低电压起搏刺激下不激动His周围心内膜）、非选择性His起搏（起搏刺激电脉冲通过His束下传激动心室同时激动His周围心内膜）、希氏束旁起搏（一般刺激激动心内膜高强度刺激夺获His束）、左束支起搏（起搏电极穿过室间隔到达左室内膜面，起搏左束支）(图19-6)。

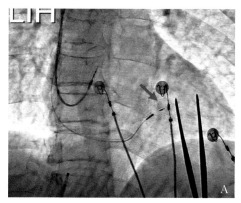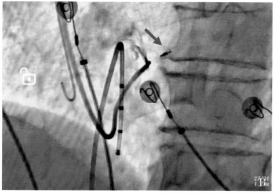

图19-6 左束支起搏的室间隔电极位置。A.右前斜位标测，左前斜位指向脊柱提示位于间隔区His附近；B.电极已穿透室间隔，尖端到达左心室心内膜面，左束支区域

第二节 右心房起搏（HRA、RAA、间隔部）心电图表现

一、窦房结下、高位右心房侧壁起搏心电图

窦房结下方的高位右心房侧壁理论上是最佳起搏部位，起搏脉冲的激动传导顺序接近窦房结激动，心电图P波接近窦房结冲动(图19-7)；但该处局部光滑，电极固定困难，起搏阈值变化不定，临床上少用。

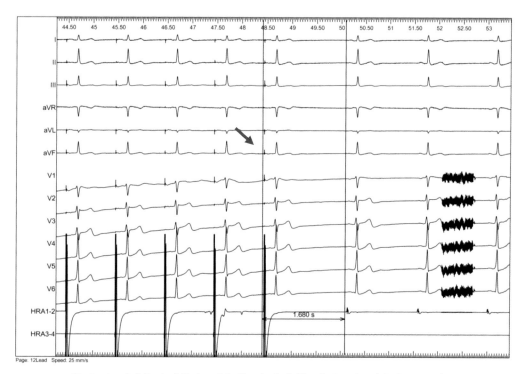

图19-7 窦房结下、高位右心房起搏心电图，起搏形成的P波形态与窦性P波相似

二、右心耳起搏

右心耳距窦房结较近,在此处起搏时心房激动顺序及时间与窦性心律接近,故起搏产生的 P 波在方向、形态及时间上均与窦性心律时相似。P 波在 Ⅱ、Ⅲ、aVF 导联直立,aVR 导联倒置,V1 导联倒置。心电图表现为起搏钉-P-QRS-T 波群。有时心房起搏的脉冲信号较小,有时需仔细辨认。

图 19-8 所示病例为 68 岁男性,因反复晕厥 1 年入院,Holter 提示窦性心动过缓,平均心率 40 次/min,有 5 个>2 s 的停搏,最长 RR 间期 4.2 s。后植入双腔起搏器。患者因病态窦房结综合征植入双腔起搏器,心房电极植入位置为右心耳,心室电极植入于右

心室心尖部。心电图记录到的起搏器工作模式为 AAI 模式,即心房起搏,感知心房自身电信号时抑制心房起搏脉冲发放的模式。在一个 P 波开始时,起搏电极开始计时,如果在设定底限频率之前起搏器感知到了心房自身的 P 波,则抑制起搏器发放冲动;如果设定的底限频率已到,心房仍未见 P 波,则发放起搏冲动,产生一个起搏 P 波,并下传产生一个窄 QRS 波群。在该图中,所有的搏动均可见起搏钉-P-QRS-T 波群,起搏后的 P 波在 Ⅱ、Ⅲ、aVF 导联直立,aVR 导联倒置,V1 导联倒置。此外,Ⅱ、Ⅲ、aVF 导联存在宽(超过 0.04 s)而深(超过 R 波的 1/4)的起始 Q 波,需要结合临床考虑是否存在陈旧性心肌缺血。

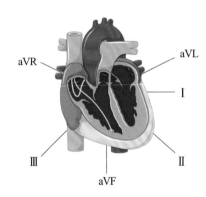

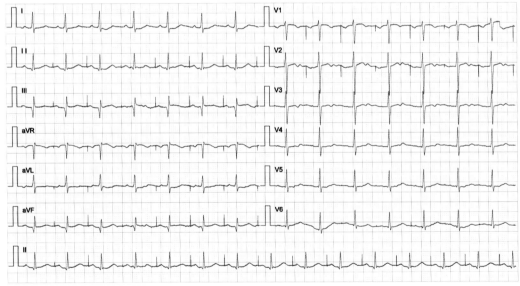

图 19-8 双腔起搏器示意图。黄线为电极线,分别植入于右心耳、右心室心尖部。心电图诊断:DDD 起搏器,呈 AAI 形式起搏,下壁导联 Q 波

三、房间隔起搏

起搏电极置于房间隔时,右心房和左心房可以同步除极,P 波时限较右心耳起搏时更短。房间隔

起搏与右心耳起搏相比,更容易使左、右心房在电生理及机械收缩上趋于同步(图 19-9)。有研究表明,在右心房间隔部采用主动固定电极起搏,在起搏参数上和右心耳起搏相比无明显差异,并且无严重不

良事件发生,此外,房间隔起搏有助于改善心房整体和区域的电机械收缩的同步性,对于合并阵发性房颤、左右心房传导延迟或阻滞的患者,低位房间隔起搏可能获益。房间隔起搏时的心电图规律仍为"起搏钉-P-QRS-T波群",但由于起搏点较低且偏间隔,P波在Ⅱ、Ⅲ、aVF导联倒置,在aVR导联直立,为逆行P波(图19-9)。

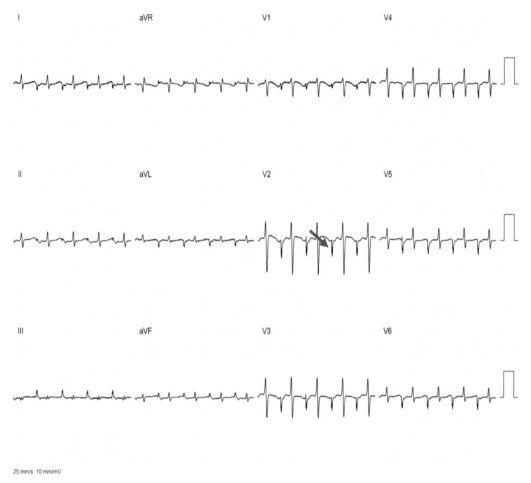

25 mm/s 10 mm/mV

图19-9 房间隔主动电极植入、起搏的心电图表现,每个P波前均有起搏脉冲

第三节 右心室起搏(心尖部、流出道)心电图表现

一、右心室心尖部起搏

起搏电极位于右心室心尖部的内膜面,右心室心内膜接受电脉冲刺激后,先兴奋右心室心肌,除极顺序自心尖部开始,向左扩散,心室的综合除极向量从心尖指向心底,产生类似左束支阻滞伴电轴左偏的波形(图19-1)。心室起搏的心电图图形呈"起搏钉-QRS-ST-T"形态,QRS波群宽大畸形(>0.12s),Ⅱ、Ⅲ、aVF导联的QRS主波向下,胸前导联QRS波呈左束支传导阻滞形态,T波与主波方向相反(图

19-10)。由于电极在右心室内位置不同,电轴可随电极的位置而变化,一般电轴左偏。

图19-11所示病例为85岁女性,因心房颤动伴长RR间歇(最长5.02s)植入单腔起搏器。心电图导联见图19-11。心电图中第2、4个心动周期心搏信号前可见起搏钉,其后紧跟宽大畸形的QRS波,Ⅱ、Ⅲ、aVF导联的QRS主波向下,胸前导联QRS波呈左束支传导阻滞形态,T波与主波方向相反。

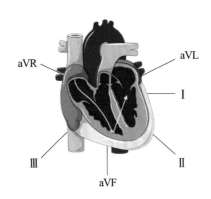

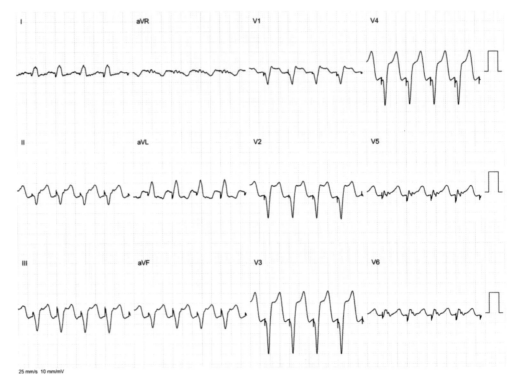

图 19-10　右心室心尖部起搏解剖位置及心电图表现

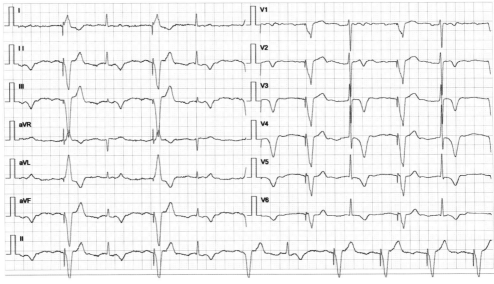

图 19-11　右室心尖部起搏心电图。心电图诊断：心房颤动，VVI 形式起搏

二、右心室流出道起搏

起搏电极位于右心室流出道,心室的综合除极向量从流出道指向心尖,Ⅱ、Ⅲ、aVF 导联的 QRS 主波向上,V1 导联呈 QS 型,QRS 波群宽大畸形(>0.12 s),产生类似左束支阻滞的图形,电轴正常或右偏(图 19 - 12)。

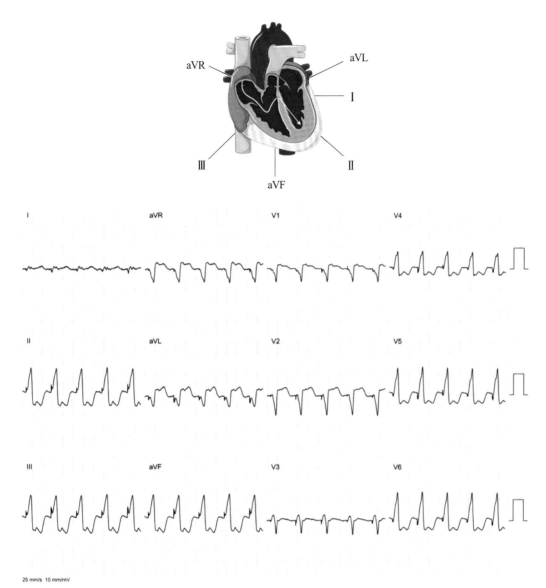

图 19 - 12 右心室流出道起搏部位示意及右心室间隔部起搏示意图。黄线为电极线,白色箭头为除极的综合向量方向

第四节 左心室起搏心电图表现

一、左心室侧壁 CRT

心脏再同步化起搏可以治疗因心电活动障碍引起的顽固性心力衰竭。合并真性完全性左束支传导阻滞、左心室射血分数明显降低、心功能降低的患者,在应用 CRT 治疗后、通过双心室同步化起搏,使得机械收缩趋于同步,心功能得以改善。CRT 起搏的基本心电图除了双腔起搏器的一些特点外,其 QRS 波还呈现多种变化,包括自身 QRS 波,单纯的右心室起搏 QRS 波,单纯左心室起搏 QRS 波,以及

双心室同步起搏所致的室性融合波。自身 QRS 波和右心室起搏的 QRS 特点在此不再赘述,主要介绍单纯左心室起搏的心电图特征和双心室起搏的心电图特征。

(一) 单纯左心室起搏心电图

左心室起搏的心电图根据左心室电极植入冠状静脉的不同位置而有所区别。常见的左心室起搏部位为左心室后侧支,整体的除极方向由左向右,因此 QRS 主波在 Ⅰ、aVL 导联向下,V1、aVR 导联向上,整体 QRS 类似右束支阻滞形态。

(二) 双心室起搏心电图

左心室和右心室各自从左右两个方向同步除极,所需的总体除极时间短于单侧心室起搏的时间,因此 CRT 起搏心电图的 QRS 波较窄,形态介于各自除极的 QRS 波之间。右心室和左心室除极心肌的多少,也决定着双心室起搏的心电图形态。如果左心室占主导,则电轴右偏,V1 导联 QRS 波正向;而如果右心室占主导,则电轴左偏,V1 导联 QRS 波负向。

分别记录单纯左心室和右心室起搏的心电图,双心室起搏心电图波形应为两者的融合波。如程控为双心室起搏后心电图的形态与右心室起搏的心电图形态接近、提示左心室电极起搏所起作用不大,此时可通过程控左心室起搏优先以增加其除极所占份额,进行起搏器参数优化,使 QRS 波时限缩短。若发现双心室起搏心电图与单纯左心室或右心室起搏心电图一致,则说明右心室电极或左心室电极起搏不良或 VV 间期的距离太大,应及时通过程控仪、X 线透视等方法明确诊断并作出相应的处理。

图 19 - 13～图 19 - 15 所示病例为 68 岁女性,因"反复胸闷气促 1 年余,加重 1 个月"入院,完善相关检查后诊断为心功能不全、扩张型心肌病、高血压病。ECG 示窦性心动过缓,完全性左束支传导阻滞,常规经胸心超示 LVEF 31%。后于局麻下行 CRT - P 植入术,3 根电极分别植入于右心耳、右心室心尖部、左心室电极沿冠状静脉窦进入心侧静脉。

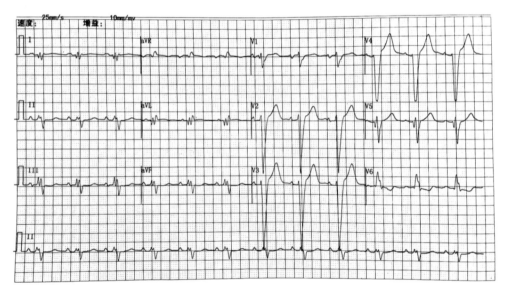

图 19 - 13　患者术前心电图的 CLBBB 图形

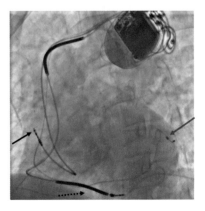

图 19 - 14　CRT 植入后 X 线透视检查导线位置(黑色实线箭头为右心房电极,黑色虚线箭头为右心室电极,红色箭头为左心室电极)

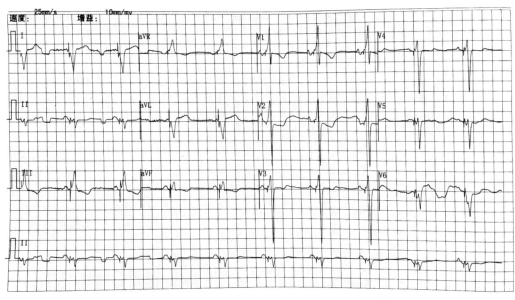

图 19-15　CRT 植入左心室电极后双室起搏的术后心电图，可见 QRS 明显变窄

患者 CRT 植入术前，心电图示完全性左束支阻滞，CRT 植入后，在左右心室同时起搏下，可见 QRS 前两个方向相反的起搏钉，左、右心室同步除极下的 QRS 时限较术前明显缩短，QRS 波＜120 ms。

二、左室心内膜起搏

经过冠状静脉植入左心室电极的方法有时会受冠状静脉解剖的影响，冠状静脉窦开口畸形、靶静脉缺如、血管严重迂曲或狭窄等都可能导致植入失败。故对于常规冠状静脉途径植入失败和左心室导线位置不佳的患者，可以尝试穿刺间隔到左心室心内膜起搏的方法，寻找最佳位点起搏。理论上导线可到达左心室壁任何区域，不受静脉分布限制，且能够避开瘢痕区域，获得更好的起搏阈值和血流动力学效应，实现最佳的左心室位点起搏。收缩力方向接近生理性跨壁梯度，由心内膜指向心外膜，故心内膜起搏时左心室心肌收缩力较心外膜起搏更强。而左心室心内膜起搏的不足之处在于增加血栓形成的风险，术后需要终生抗凝；穿刺房间隔通过二尖瓣进入左心室后导线可能影响瓣膜结构的完整性，诱发瓣膜反流。目前左心室心内膜起搏仅适用于经传统 CRT 植入失败或传统 CRT 无反应的患者，临床上少用。

第五节　希氏-浦肯野系统起搏的心电图表现

希氏-浦肯野系统（希-浦系统）起搏主要包括希氏束起搏（HBP）和左束支起搏（LBBP），是近年来起搏领域的重要进展之一。希-浦系统起搏与传统的心内膜或心外膜起搏不同，将起搏电极导线植入心脏传导系统——希氏束和左束支区域，通过起搏夺获希氏束和左束支。

一、希氏束起搏的心电图表现

（一）定义

广义地说存在两种形式的希氏束起搏：①选择性夺获，即起搏只夺获希氏束；②非选择性夺获，即融合了希氏束和希氏旁心室组织的夺获。因而，根据阈值和夺获形态给出如下定义：①选择性希氏束起搏的定义为输出电压只夺获了希氏浦肯野系统；②非选择性希氏束起搏的定义为起搏点局部的心肌以及希氏束同时被夺获。

（二）不同希氏束起搏的类型

希氏束起搏不仅适用于希浦系传导正常的患者，也适用于传导存在病变的患者，根据患者是否存在希氏-浦肯野纤维病变将希氏束起搏进一步分类（表 19-1）。

表 19-1　希氏束起搏的分类及标准

分型	正常 QRS 波	宽 QRS 波(束支传导阻滞)	
		夺获 His 束未纠正束支阻滞	纠正束支阻滞
选择性希氏束起搏(未夺获局部心肌)	S-QRSonset = H-QRSonset,存在等电位线	S-QRSonset≤H-QRSonset,存在等电位线	S-QRSonset≤H-QRSonset,存在等电位线
	QRS 波前无 △ 波	QRS 波前无 △ 波	QRS 波前无 △ 波
	起搏 QRSd = 自身 QRSd	起搏 QRSd = 自身 QRSd	起搏 QRSd < 自身 QRSd
	单一阈值:希氏束夺获阈值	单一阈值:希氏束夺获阈值	两个阈值:夺获阈值及纠正阈值
非选择性希氏束起搏(同时夺获局部心肌)	S-QRSonset<H-QRSonset,腔内有或无等电位线(通常无等电位线,但 S-QRSend = H-QRSend)	S-QRSonset<H-QRSonset,有或无等电位线(通常无等电位线)	S-QRSonset<H-QRSonset,有或无等电位线(通常无等电位线,S-QRSend<H-QRSend)
	QRS 波前可见 △ 波	QRS 波前可见 △ 波	QRS 波前可见 △ 波
	起搏 QRS>自身 QRS	起搏 QRS>自身 QRS	起搏 QRS≤自身 QRS
	两个阈值:希氏束夺获阈值,局部心肌阈值	两个阈值:希氏束夺获阈值,局部心肌阈值	3 个阈值:希氏束夺获阈值、束支传导阻滞纠正阈值及局部心肌夺获阈值

注:S=起搏信号(Stimulus);H=希氏束(His);△ 波 = 即 delta wave,预激波;QRSd = QRS 宽度;QRSonset = QRS 波起始;QRSend = QRS 波终末。

1. 希氏-浦肯野系统传导正常的希氏束起搏

(1) 选择性的希氏束起搏(S-HBP):心电图需符合以下标准。

1) 起搏刺激钉到 QRS 波起始点的间期(S-QRS)与自身希氏电位到 QRS 间期(H-QRS)相等;强调 S-QRS 间期是 12 导联体表心电图上从刺激方波的终末至 QRS 波的起点(S-QRS = H-QRS)。

2) 起搏后 QRS 波形态与自身 QRS 波形态一致(图 19-16),因为起搏和自身传导两种情况下正常的希氏束-浦肯野系统激动顺序和去极化顺序是一致的,心电图上的 QRS-T 波形态的一致性可以证明。

3) 能记录到单一的希氏夺获阈值(仅夺获希氏束),虽然在高输出时,右心室心肌的夺获可能会导致非选择性的起搏(心室和希氏束夺获融合)。在某些更高输出的情况下,除 S-HBP 以外可能还存在心房夺获,临床实践中该类型被认为是选择性 HBP(一旦有单纯的希氏束夺获即被确定)。回顾既往文献中 S-HBP 有被描述成直接希氏束起搏、纯希氏束起搏或选择性-直接希氏束起搏等不同概念。

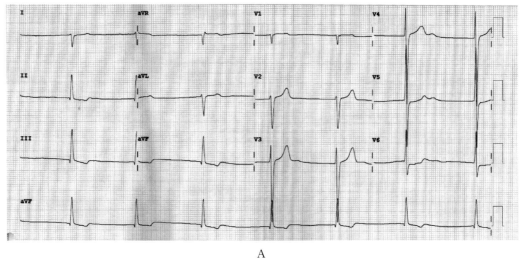

A

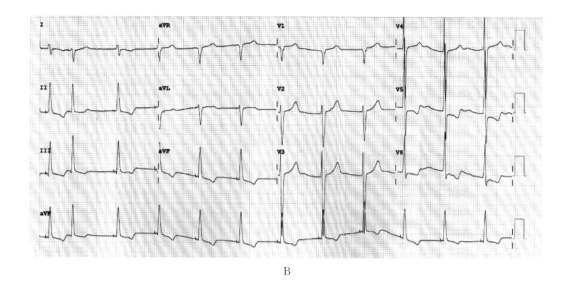

B

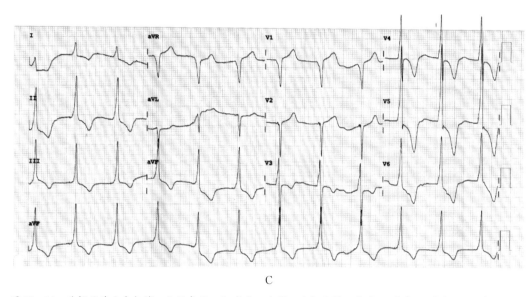

C

图 19-16 选择性希氏束起搏心电图表现。A. 术前心电图：房颤伴慢心室率，心室率 42 次/min；B. 术后输出
为 1.0 V/0.4 ms 时的心电图，起搏的 QRS 波形与术前自身一致，QRS 波前可见起搏钉及其后至
QRS 波起始的等电位线；C. 术后输出 1.25 V/0.4 ms 时的心电图，为非选择性的起搏（心室和希氏
束夺获融合），起搏点局部心肌的夺获出现 δ 波导致起搏刺激信号和 QRS 波之间等电位间期消失，
起搏的 QRS 波形较自身略宽

（2）非选择性希氏束起搏：心电图需符合以下
标准。

1）因为起搏点局部心肌的夺获出现 δ 波导致
S-QRS 间期常为 0，起搏刺激信号和 QRS 波之间
等电位间期消失。但起搏点局部心肌的夺获如果未
能产生提前的 δ 波，将可能出现 S-QRS＜H-QRS
情况。通常仔细分析 12 导联体表心电图还是可以
看到局部心肌的激活。

2）希氏束起搏的心电图形态由于被几乎同时

发生的局部心室起搏引起的全心室激动的心电图所
掩盖，难于看到希氏束夺获的特征。

3）起搏刺激钉到 QRS 波终末与希氏电位到
QRS 波终末间期相等。

4）起搏的 QRS 波宽度比自身 QRS 波宽度要宽。

5）起搏后 QRS 波的整体电轴与自身的 QRS 波
电轴一致，两者快速的 dV/dt 部分一致；因为心室夺
获及相关去极化改变，起搏后 T 波与自身 T 波去极
化部分形态会不一致。

6) 通常有两个独立的夺获阈值——右心室心肌和希氏束夺获阈值：高输出时因为右心室和希氏束夺获波融合出现较窄的 QRS 波；起搏脉冲低输出时因为失去了希氏束夺获出现较宽的 QRS 波。在某些情况下，右心室和希氏束夺获可能会出现夺获阈值非常接近而使形态改变难于分辨。非选择性希氏束起搏的判断标志就是在不同的起搏输出时会出现不同形态的 QRS 波，这是因为夺获的希氏束和局部心肌组织产生不同程度的融合造成（图 19 - 17）。

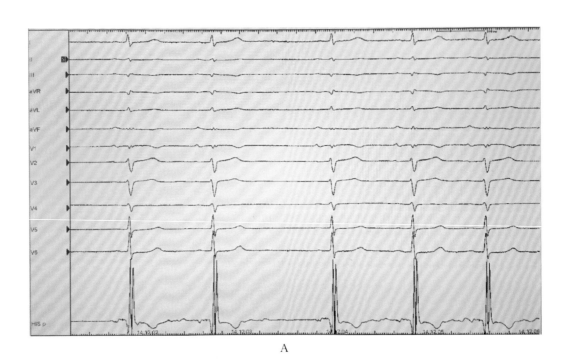

A

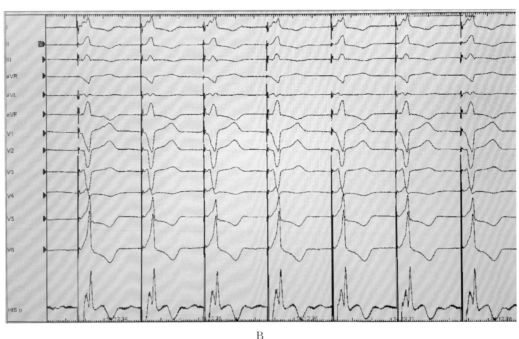

B

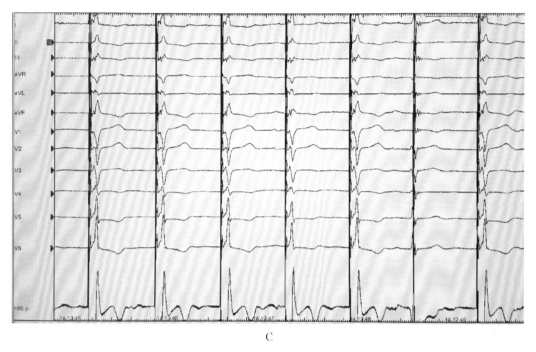

C

图 19-17　非选择性希氏束起搏心电图。A. 自身状态心电图;B. 低输出时(1.0 V/0.5 ms)夺获右心室未夺获
希氏束,QRS 波较宽;C. 高输出时(3.0 V/0.5 ms)右心室和希氏束均被夺获波融合出现较窄的 QRS
波,起搏刺激信号和 QRS 之间无等电位间期

2. 希氏-浦肯野纤维传导存在病变情况下的希氏束起搏　永久希氏束起搏在具有束支传导阻滞以及房室结内传导阻滞的患者中已经被临床研究证明是安全有效的。这些患者的 HV 间期可能是延长或消失的(在完全 HV 传导阻滞情况下)。患者希氏束起搏后的 QRS 波形态和间期可能与基线自身 QRS 波不一样,取决于希氏束起搏时束支被激活的程度与范围,以及逸搏点是否为束支或心室来源。刺激-心室激活(S-QRS)时间可能因为左束支近端的分支被激活明显缩短。心肌病患者存在广泛的心肌纤维化可能还合并外周传导阻滞以及希氏束病变,这种情况下起搏后 QRS 波完全正常化不太可能。以下是希氏束起搏在希浦系统传导有病变时的分类。

(1) 选择性希氏束起搏纠正希氏-浦肯野纤维传导病变

1) S-QRS≤H-QRS:HV 间期在束支传导阻滞患者中经常延长,希氏束起搏可通过输出依赖的潜在束支组织的夺获或虚拟电极极化效应缩短刺激-心室间期(SQ 间期)。在完全或 2:1 房室传导阻滞患者,选择性希氏束夺获可缩短刺激-心室间期,

尤其在希氏束起搏电极位置在希氏内部传导阻滞点以下或纠正了潜在的功能性传导障碍。

2) 对于束支传导阻滞患者起搏后 QRS 波比自身 QRS 波窄,束支传导阻滞可以部分或全部被纠正。在 HV 传导阻滞患者,起搏后 QRS 波比自身传导后的 QRS 波或逸搏更窄。

3) 起搏时心室腔内图不同于基线形态是因为纠正束支传导阻滞后局部激动传导方向改变所致。

4) 希氏束起搏会带来两个独立的夺获阈值:例如完全性左束支传导阻滞患者,2.5 V 起搏可能会纠正完全性左束支传导阻滞,继续降低到 1 V 还可以夺获希氏束合并完全性左束支传导阻滞(完全性左束支传导阻滞纠正阈值 2.5 V,希氏束夺获阈值 1 V 合并完全性左束支传导阻滞)。在随访中确认不同的阈值很重要,可以帮助程控最优化的输出电压参数,确保束支传导阻滞被起搏治疗纠正(图 19-18)。

(2) 非选择性希氏束起搏纠正希氏-浦肯野纤维传导病变

1) S-QRS 间期比 H-QRS 短:因为心室融合夺获而导致 δ 波的存在,起搏刺激点和 QRS 波之间

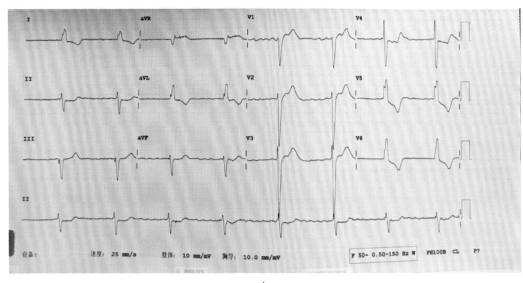

A

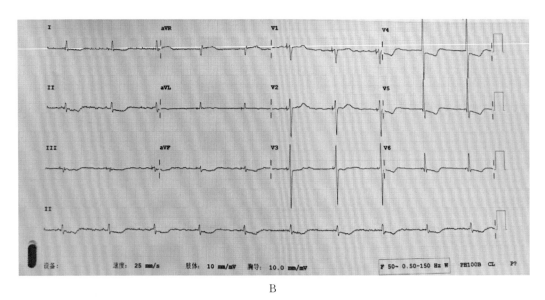

B

图 19-18　选择性希氏束起搏纠正左束支传导阻滞。A. 术前自身状态心电图：房颤伴三度 AVB，交界性逸搏，左束支传导阻滞，QRS 波时限 127 ms；B. 术后心电图：选择性希氏束起搏，纠正自身状态时的左束支传导阻滞，QRS 波时限 92 ms，起搏刺激信号和 QRS 波之间有等电位间期

等电位间期大部分情况下为 0。也有 S-QRS 间期比 H-QRS 短，在刺激和 QRS 波之间存在等电位间期的情况，原因同前。由于束支传导阻滞被纠正，刺激到 QRS 波终末的间期比希氏束到 QRS 波终末的间期短（图 19-19）。

2）起搏后 QRS 波宽度通常比自身 QRS 波窄，但是在某些 HV 延长的患者，心室融合夺获的间期可能会超越束支传导阻滞被纠正所缩短的间期，导致起搏后 QRS 波宽度与自身相等或更宽。

3）三个独立的夺获阈值经常会被观察到。例如完全性左束支传导阻滞患者，3 V 起搏可夺获心室，纠正完全性左束支传导阻滞，2 V 起搏可纠正完全性右束支传导阻滞但失去心室夺获，1 V 起搏夺获希氏束合并存在完全性左束支传导阻滞；心室夺获阈值可能高于或低于希氏束夺获阈值。

4）胸导联和肢体导联的电轴正常，当 RV 融合在 HV 间期中时在 QRS 波形的起始有一个相对快速的 dV/dt 成分。

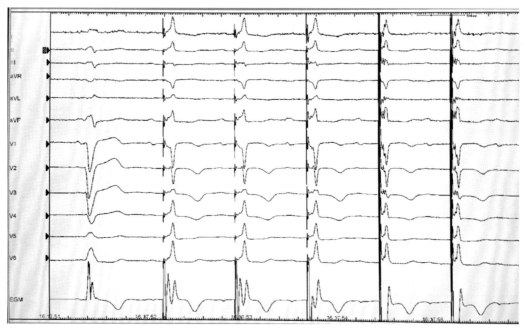

图 19-19　非选择性希氏束起搏纠正左束支传导阻滞。第 1 个 QRS 波为自身状态，左束支传导阻滞；第 2、3、4 个 QRS 波为低输出（1.4 V/0.5 ms）起搏夺获心室＋纠正左束支传导阻滞，QRS 波时限缩短，起搏刺激点和 QRS 之间无等电位间期；第 5、6 个 QRS 波为高输出（5.0 V/0.5 ms）起搏，QRS 波时限进一步缩短

（3）选择性希氏束起搏而不纠正束支传导阻滞

1）此情况下 S-QRS 间期通常等于 H-QRS 间期。不过，心电图特征也取决于希氏束电极与传导阻滞病变组织的相对位置以及夺获病变组织的特征，也有 S-QRS 间期大于或小于 H-QRS 间期。

2）起搏后 QRS 波宽度与自身 QRS 波宽度相等。

3）希氏束起搏电极的心室电极记录的局部腔内图不受起搏伪迹影响。刺激-心室间期与 HV 间期相当。

4）仅有单一的希氏束夺获阈值（希氏束合并存在束支传导阻滞）（图 19-20）。此时可通过希氏束起搏＋心室起搏融合来部分纠正其束支传导阻滞（图 19-20C）。

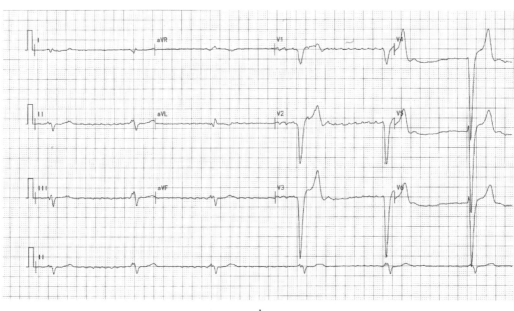

A

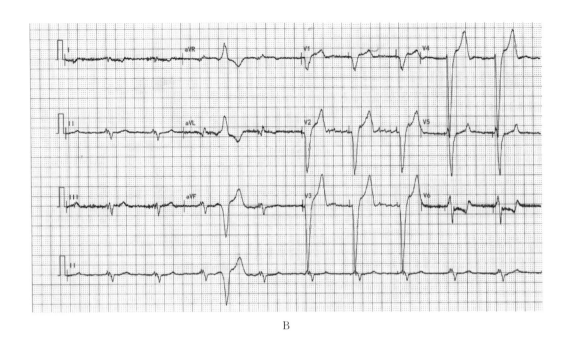

B

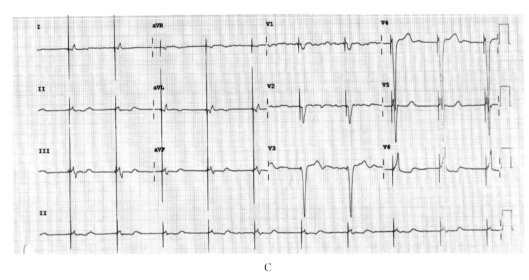

C

图 19-20　选择性希氏束起搏不纠正束支传导阻滞。A. 术前心电图：房颤伴三度房室传导阻滞，心室内阻滞，
QRS 波时限 200 ms，心室率 36 次/min；B. 术后心电图：房颤，偶发室早，心室率 60 次/min，起搏的
QRS 波形与术前自身一致，部分导联 QRS 波前可见起搏钉及其后至 QRS 波起始的等电位线；C. 术
后心电图（His 起搏电极插入脉冲发生器心房孔）：DDD 模式（His + Biv 起搏），AV 间期 30 ms，左心
室提前右心室 30 ms，起搏的 QRS 波时限 136 ms

（4）非选择性希氏束起搏而不纠正束支传导
阻滞

1）非选择性希氏束起搏而不纠正束支传导阻
滞时 S - QRS 间期≤H - QRS 间期或为 0，取决于预
先激动的程度。

2）起搏后 QRS 波宽度会比自身 QRS 宽度大。

3）希氏束起搏的 EGM 形态由于其被几乎同时
发生心室起搏所引起的心室起搏心电图所掩盖，在

多数情况下看不到。

4）通常可以观察到两个夺获阈值（希氏束合并
束支传导阻滞的阈值，只夺获右心室的阈值）。心室
夺获阈值可能会高于或低于希氏束夺获阈值。

二、左束支起搏的心电图表现

（一）左束支起搏的定义

指通过特殊的鞘管及起搏电极，经静脉系统在

右心室侧穿过室间隔、起搏夺获左侧传导系统,包括左束支主干或其近端分支,通常在较低输出下能同时夺获左侧心室间隔心肌。左束支位于希氏束远端的左室间隔面内膜下,相比希氏束起搏,左束支起搏能获得更低更稳定的起搏阈值(绝大部分低于 1.0 V/0.5 ms)和更高的感知参数(绝大部分高于 5 mV),从而很大程度上减少希氏束起搏的阈值高、感知低以及远期阈值升高等弊端。

(二)左束支起搏的临床诊断标准

起搏电极位于左束支区域,起搏的 QRS 波呈右束支阻滞图形,并符合下列两条之一:①Sti-LVAT 在高输出起搏时突然缩短和在不同输出时保持最短和恒定;②出现 S-LBBP,则临床上可确定为左束支起搏。

(三)左束支起搏的心电图特征

1. 选择性和非选择性 LBBP(S-LBBP/NS-LBBP)　S-LBBP 指起搏仅夺获左束支,可见腔内起搏脉冲与 V 波之间存在分离,起搏心电图为典型的 RBBB 图形,即 V1 导联呈"M"或 rsR′型,R′波宽且有切迹,同时 I、V5、V6 导联 S 波深宽伴有切迹。当输出电压增高时出现 NS-LBBP,即起搏同时夺获左束支和其周边的间隔内膜心肌,腔内电图起搏脉冲与 V 波之间不存在分离,起搏心电图 RBBB 图形不如上述 S-LBBP 典型,V1 导联呈 QR 型,R 波与 I、V5、V6 导联的 S 波变窄。虽然 S-LBBP 和 NS-LBBP 体表和腔内电图存在差异,但是其 Sti-LVAT 是相同的,在不同输出时保持最短和恒定(表 19-2)。

表 19-2　选择性 LBBP 与非选择性 LBBP 的电学特征

特征	S-LBBP	NS-LBBP
起搏夺获组织	近端左侧传导系统	近端左侧传导系统及局部心肌
起搏 QRS 形态	RBBB	RBBB
V1 导联	M 型或 rsR′,R′宽且有明显切迹	QR,R 相对窄小
I、V5、V6 导联	S 波深宽有明显切迹	S 波相对窄小
起搏脉冲与 V 波之间等电位线	有	无
脉冲-左室达峰时间(Sti-LVAT)	最短和恒定	最短和恒定

需要指出的是:S-LBBP 和 NS-LBBP 在不同输出电压下可以区分,有时仅为术中一过性出现,而术后常规工作电压(3.5 V/0.4 ms)下,大部分均为 NS-LBBP。

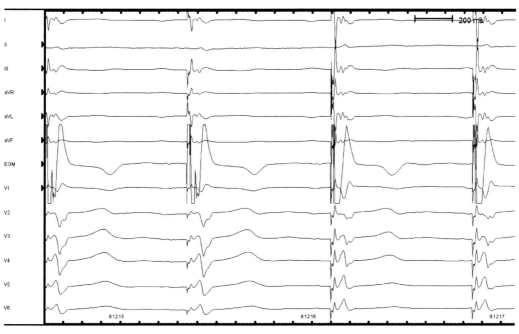

图 19-21　选择性和非选择性左束支起搏心电图

低输出电压(0.5 V/0.5 ms)时,出现选择性左束支起搏(第1、2个QRS波),起搏心电图为典型的RBBB图形,即V1导联呈"M"或rsR′型,R′波宽且有切迹,同时V5、V6导联S波深宽伴有切迹,腔内起搏脉冲与V波之间存在分离;当输出电压增高(1.0 V/0.5 ms)时出现非选择性左束支起搏(第3、4个QRS波),起搏心电图RBBB图形不如上述S-LBBP典型,V1导联呈QR型,V5、V6导联的S波变窄,腔内电图起搏脉冲与V波之间不存在分离。

2. **不同起搏极性对左束支起搏形态的影响**
左束支起搏导线在室间隔内的深度可达左侧间隔内膜下,故阳极环大多数情况下可接触或深入右侧间隔,与单极起搏不同的是,在双极较高输出电压起搏时可形成阳极夺获,有时可以部分或完全消除RBBB图形(图19-22)。术后在可接受的输出电压时(如3.5 V/0.4 ms)可以考虑使用双极起搏阳极夺获来部分补偿右室的延迟激动,但最终的起搏输出需衡量临床上是否需要阳极夺获及预防电池过早耗竭。

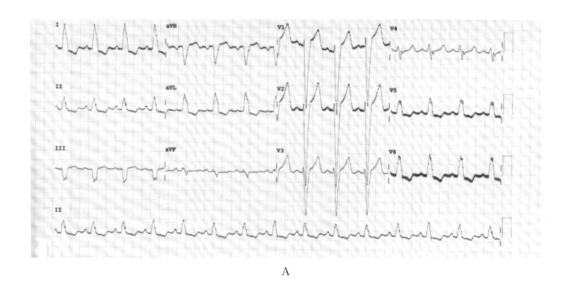

A

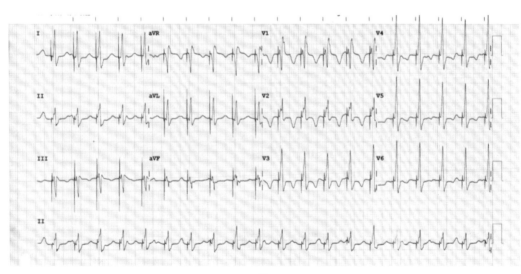

B

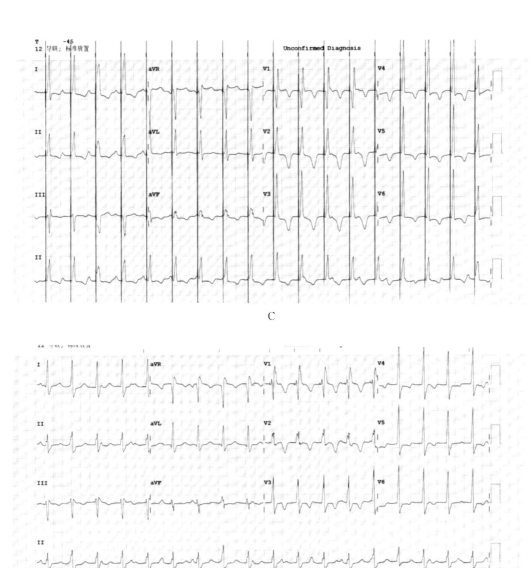

C

D

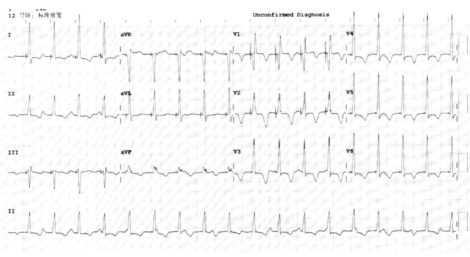

E

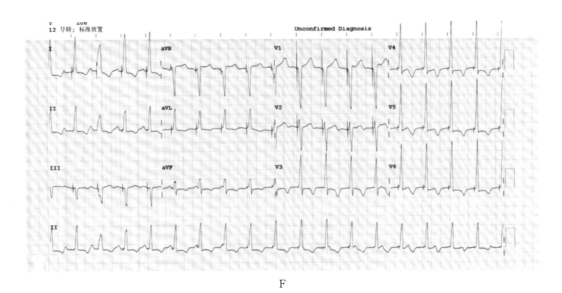

F

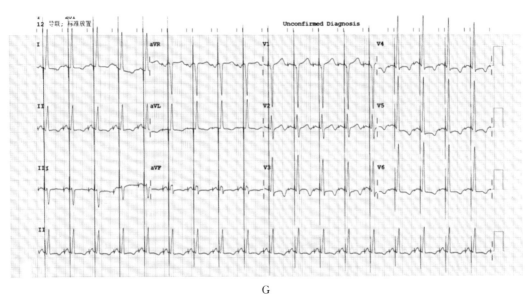

G

图 19-22　左束支阻滞患者不同输出电压不同起搏极性时左束支起搏心电图的变化。A. 自身为窦性心律完全性左束支传导阻滞；B. VVI 单极起搏输出电压 1.0 V/0.5 ms 时为 S-LBBP；C. VVI 单极起搏输出电压 7.5 V/0.5 ms 时为 NS-LBBP；D. VVI 双极起搏输出电压 1.0 V/0.5 ms 时为 S-LBBP；E. VVI 双极起搏输出电压 5 V/0.5 ms 时为 NS-LBBP；F. VVI 双极起搏输出电压 6 V/0.5 ms 时出现阳极夺获，消除 RBBB 图形；G. DDD 起搏 AV 间期调整为 130 ms 时，消除 RBBB 图形

3. 不同 AV 间期设置对左束支起搏形态的影响　左束支起搏时出现右束支阻滞形态，其左心室的电同步性并不受影响，仅是右心室收缩相比左心室延迟，此种延迟对于心功能或者预后的影响目前尚无定论。对于自身 PR 间期正常或可接受的 LBBB 患者可通过调整 AV 间期融合自身右束支下传来消除 RBBB 图形（图 19-22G，图 19-23）。需注意的是，此 AV 间期的优化是固定的，随着心率的变化融合的起搏图形会有差异。

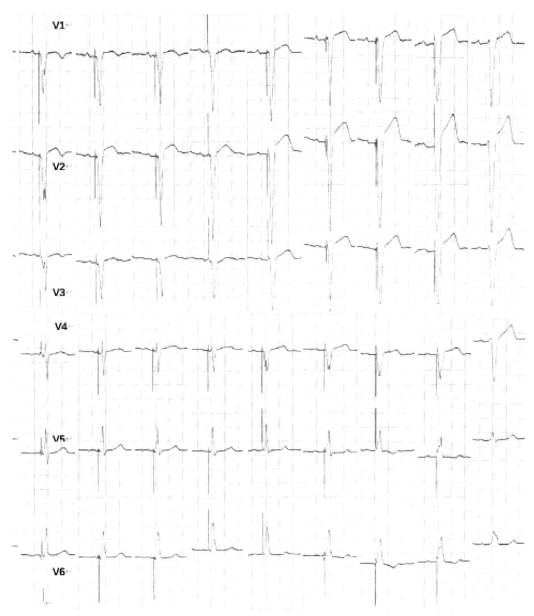

图 19-23 间歇性二~三度 AVB、CLBBB,左束支起搏术后不同 AV 间期的起搏心电图。自身 PR 间期 166 ms,QRS 波时限 140 ms,调整 AV 间期 80~160 ms,胸前导联 V1-6 QRS 波形态渐变过程。当 AV 间期为 100 ms 时,左束支起搏融合自身右束支下传,消除 RBBB 形态

第六节　常见的起搏器工作模式心电图解析

一、DDD 工作模式

心房和心室顺序起搏,P 波与 R 波双重感知,感知后反应方式为触发或抑制起搏脉冲发放,是一种双腔起搏器的常见工作模式。DDD 工作模式的心电图特点为:"心房起搏钉-P 波-心室起搏钉-宽大畸形 QRS 波"(图 19-24)。

二、VVI 模式

起搏和感知位置都在心室,当感知了自身心室电信号时,便抑制心室处的起搏脉冲发放,对自身心房的电活动不产生影响,为心室单腔按需起搏器。

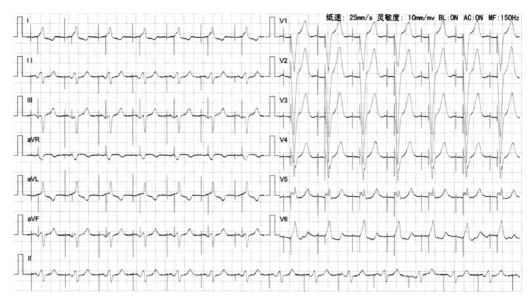

图 19-24　DDD 起搏心电图表现,房室顺序起搏。各导联各心搏信号均可看见 P'波前和宽大畸形的 QRS 波前各有一个起搏钉。频率为 82 次/min,这是典型 DDD 工作模式的起搏心电图,感知和起搏功能良好

心室单腔起搏器主要以 VVI 模式起搏,通常起搏电极固定于右心室心尖部,右心室室间隔区域也是常用起搏部位。VVI 工作模式适用于房室传导阻滞、房扑房颤伴心室停搏患者。缺点是非生理起搏,长期使用下房室收缩不同步,会导致起搏器综合征。

典型的 VVI 工作模式的心电图特点是起搏钉后紧跟一个由起搏脉冲发放的宽大畸形 QRS 波,T 波与 QRS 主波方向相反。根据电极在心室位置的不同(右心室心尖部、右心室流出道等),QRS 波形态具有各自特点(图 19-25)。

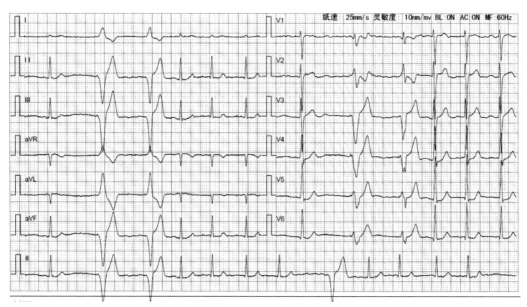

图 19-25　心房颤动,传导阻滞,起搏器术后心电图。基础心律为房颤心律,第 2、3(长 II 导联第 8)宽大畸形的 QRS 波群为起搏波形,起搏钉信号较小,但在 V4~V6 导联仍可辨认,第 2 个(及长导联第 8 个)搏动信号的起搏钉前与上一个自身心室起搏信号距离为 1s(低限频率),起搏钉后带动心室除极产生宽大畸形的 QRS 波,第 4 个与第 9 个 QRS 为自身心室起搏信号,起搏器感知了自身的心室起搏信号后抑制冲动发放,回到了自身的心室节律,这是典型 VVI 起搏的心电图特征;心房感知和起搏功能良好

三、VAT 模式

起搏在心室,感知在心房,心房感知后触发心室起搏脉冲发放,是一种双腔起搏器的工作模式。窦房结功能良好的三度房室传导阻滞患者,植入双腔起搏器后可以以这样的工作模式工作,典型的心电图特征为:自身 P 波-起搏钉-宽大畸形的 QRS 波群,T 波与 QRS 主波方向相反(图 19 - 26)。

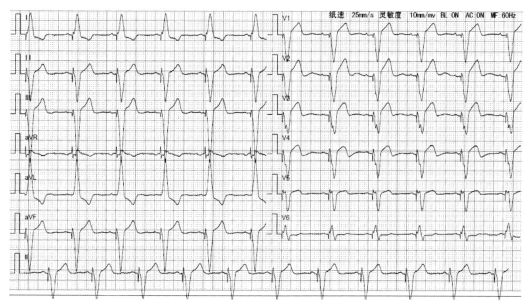

图 19 - 26 窦性心律,电轴左偏,VAT 形式起搏心电图。各导联各心搏信号均可见起搏钉,起搏钉前为自身 P 波,起搏钉后带动心室除极产生宽大畸形的 QRS 波群,这是典型 VAT 起搏的心电图特征,感知了心房信号后起搏心室。起搏感知和起搏功能良好

四、DDD 模式

心房和心室顺序起搏,P 波与 R 波双重感知,感知后反应方式为触发或抑制起搏脉冲发放,是一种双腔起搏器的常见工作模式。DDD 工作模式的心电图特点为:心房起搏钉-P′波-心室起搏钉-宽大畸形 QRS 波(图 19 - 27)。

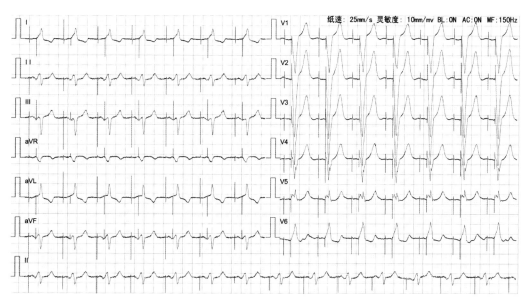

图 19 - 27 DDD 模式,房室顺序起搏心电图。各导联各心搏信号均可看见 P′波前和宽大畸形的 QRS 波前各有一个起搏钉。频率为 82 次/min,这是典型 DDD 工作模式的起搏心电图,起搏感知和起搏功能良好

五、起搏器介导性心动过速

起搏器介导性心动过速(PMT)是指发生由双腔起搏系统参与诱发和维持的环形运动心动过速。广义的概念是指因起搏脉冲发生器自身或感知异位心律、干扰信号或相互影响引起的起搏频率异常加快,除PMT外,还常见于快速心房频率时的心室起搏跟随(如没有自动模式转换功能的起搏器发生房性心律失常时的心室跟随)以及肌电位干扰引起快速心室起搏跟随。

PMT实质是一种折返性心动过速,满足折返性心动过速的三大要素:存在两条传导通路;其中一条发生单向阻滞;另一条出现缓慢传导。而双腔起搏器的植入即是人为地在房室之间增加了一条传导通路,起搏器可以作为前传支,心脏传导系统作为逆

传支。当各种诱因导致一个方向出现缓慢传导,如房室间期(AV间期)或室房间期(VA间期)较长时,逆传时间大于心室起搏后心房不应期就有利于PMT的诱发与维持。室早、肌电位干扰是诱发PMT的重要因素。

植入双腔起搏器的患者出现快速匀齐的心室起搏时应考虑PMT可能,其心电图特征(图19-28)如下:常由室性早搏诱发,也可由房性早搏、心房感知或起搏异常所诱发;宽QRS心动过速,无室房分离;如果P波能被识别,表现如同VAT起搏方式,呈"心室起搏-逆P-波-心室起搏"顺序反复;RR间期匀齐,频率较快,频率等于或低于起搏器程控的上限频率,其频率取决于室房逆传的速度和不应期,一般在90～130次/min。

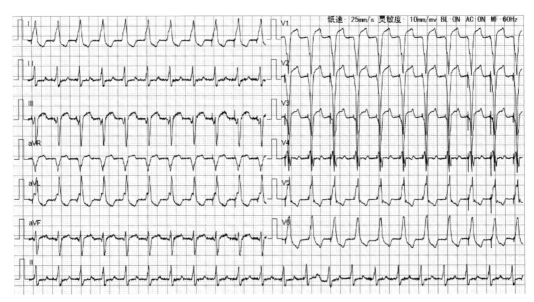

图19-28 DDD起搏器术后,起搏器介导的心动过速(PMT)心电图。可见宽大QRS波群前的起搏钉,提示起搏心律,心室起搏电激动逆传至心房,继而被心房电路感知,启动房室间期产生下一个心室起搏,该心室激动再经房室结逆传回心房而启动一个房室间期,如此反复形成心动过速

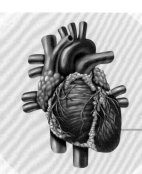

第四篇

其他心脏疾病的心电图表现及相关解剖
基础

第二十章

电解质紊乱及药物引起的心电图表现

——— 第一节 电解质紊乱的心电图改变 ———

临床上电解质紊乱多见,由于心肌的动作电位依赖钠、钾、钙离子流,因此,任何的电解质紊乱都可能导致心电活动出现改变。正常情况下,人体内的电解质浓度保持相对的稳定和平衡,当疾病引起电解质平衡紊乱时,将影响心肌细胞的电生理特性和心肌细胞的动作电位,心电图随之发生相应的改变,其中以血钾、血钙浓度变化对心电图影响最明显,心电图检查可为临床提供重要依据。血钾异常的心电图改变模式见图 20-1。轻度的电解质紊乱可能只导致一些非特异性的心电图变化,但是严重的电解质紊乱,特别是严重高钾、低钾、高钙和低钙都会导致典型的心电图改变。

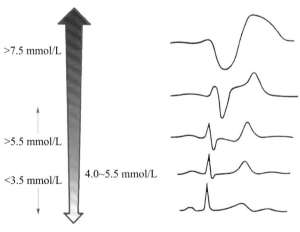

图 20-1 血钾浓度异常的心电图改变

一、高钾血症的心电图改变

钾离子(K^+)主要存在于细胞膜内,细胞内外K^+的浓度比约为 38:1,正常血钾浓度为 $3.5\sim$5.5 mmol/L,低于 3.5 mmoL/L 为低钾血症,高于

5.5 mmoL/L 为高钾血症。正常浓度的 K^+ 对维持心肌细胞的电生理特性有重要作用。细胞膜内外 K^+ 浓度的变化,特别是细胞膜外 K^+ 浓度的变化,可直接影响心肌的自律性、兴奋性、传导性和不应期,并使心电图发生改变。

高钾血症最早可表现为 T 波高尖。由于高钾导致动作电位时程缩短,心电图表现为 QT 间期明显缩短,严重高钾可使细胞静息膜电位减小,从而使钠通道失活除极减慢,QRS 波群因此增宽。同时,P 波平坦或消失,可出现房室传导阻滞,甚至是停搏,特别在 P 波消失的情况下,房室传导阻滞和交界性节律难以鉴别。部分患者还会出现 V1、V2 导联 ST 段抬高,可表现如 Brugada 综合征样改变,有时也需要与 ST 段抬高心肌梗死相鉴别(图 20-2)。

血钾>7.5~8.0 mmol/L 时,P 波消失,QRS 波变形;血钾达 10 mmol/L 时,QRS 波增宽(图 20-3)。

二、低钾血症的心电图改变

由于细胞膜外 K^+ 浓度降低而引起静息电位负值增大,使动作电位变为慢反应电位,出现异常自律性,导致各种严重心律失常,甚至死亡。临床上引起低钾血症的常病因,如呕吐、腹泻、食欲不振、营养不良、周期性麻痹、肾功能减退、碱中毒及长期使用利尿剂、肾上腺皮质激素、胰岛素等。血钾过低可促使心肌对洋地黄的敏感性增高,诱发或加重洋地黄及其有关的心律失常。

当血钾浓度低于 3.0 mmol/L 时,心电图 U 波增大,T 波低平、双向或倒置(图 20-4)。当血钾浓度低于 2.0 mmol/L 时,ST 段明显下降,T 波倒置明显,U 波振幅显著增高、增宽,T 波与 U 波融合在一起,QU 间期延长,严重低钾血症可出现巨大 U 波。

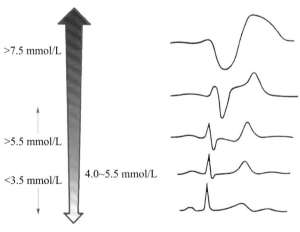图中标注:>7.5 mmol/L,>5.5 mmol/L,<3.5 mmol/L,4.0~5.5 mmol/L

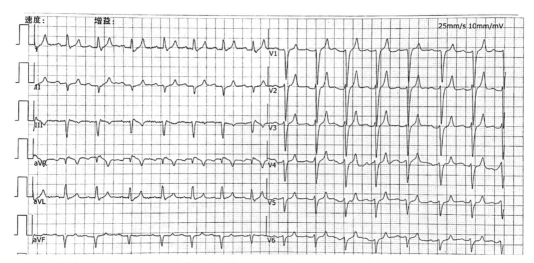

图 20-2　高钾血症心电图表现。患者,男,60 岁。因"胸闷 1 h"就诊。既往有外伤性蛛网膜下腔出血史。心电图:窦性心律,心率 89 次/min,可见 T 波高尖、对称、基底窄,QT 间期较短(QT 321 ms,QTc 390 ms),QRS 增宽(QRS 137 ms),PR 间期 191 ms,提示血钾异常。急诊查血钾为 10.2 mmol/L

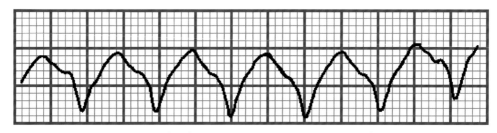

图 20-3　高血钾出现室内传导阻滞,室性心动过速样表现

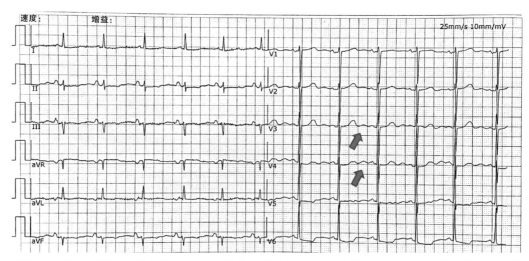

图 20-4　低钾血症的心电图表现。患者,女,62 岁,因肠息肉入院。心电图:窦性心律,Ⅱ、Ⅲ、aVF、V4～V6 导联轻度 ST 段压低,T 波低平或倒置,U 波直立明显,QT 间期稍延长(QT 412 ms,QTc 451 ms),提示血钾异常,血钾 2.8 mmol/L

　　需注意的是低钾血症的患者更容易发生洋地黄所致的快速性心律失常,而严重低钾血症患者可因获得性长 QT 而倾向于发生尖端扭转性室速(TDP)。

三、高钙血症和低钙血症的心电图改变

　　正常人血清钙为 2.25～2.75 mmol/L。血清钙<2.2 mmol/L,称为低钙血症;血清钙>2.75 mmol/L,称

为高钙血症。

高钙血症和低钙血症同样会影响动作电位时程。高钙血症可以加速钙内流缩短动作电位 2 期（平台期）时程，心电图表现为 QT 缩短，严重高钙血

症可见 T 波低平、T 波切迹或 T 波倒置，有时候高钙血症还会表现为 ST 段抬高，以 V1、V2 导联为主，需与心梗相鉴别（图 20 - 5、图 20 - 6）。相反低钙血症时，动作电位 2 期时程延长，QT 延长（图 20 - 7）。

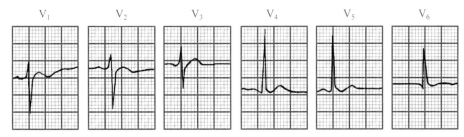

图 20 - 5　血钙浓度＞3.0 mmol/L 时，出现 QT 间期缩短心电图改变

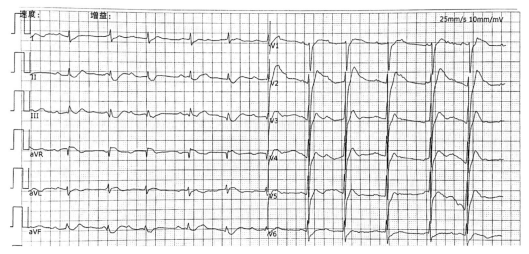

图 20 - 6　高钙血症的心电图表现。男，59 岁，因"乏力、纳差 1 个月，加重伴意识不清 3 天"入院，查 Scr 357 μmol/L，诊断为输尿管结石，肾积水，慢性肾功能不全，甲旁亢危象。心电图：窦性心律，二度房室传导阻滞，频发房室连接处异搏，ST - T 波改变，QT 间期缩短（QT 280 ms，QTc 304 ms），心电图提示存在高钙可能，血钙 5.2 mmol/L，诊断为高钙血症

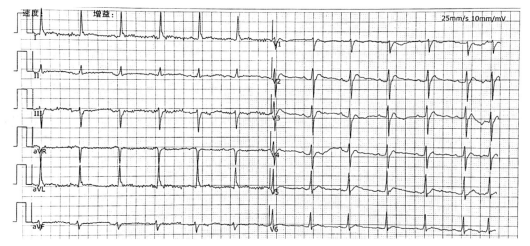

图 20 - 7　高钙血症的心电图表现。男，68 岁。因"发热伴恶心、呕吐 1 天"入院。既往双肾结石 6 年，肌酐进行性升高，诊断为肾结石，慢性肾功能不全，甲状旁腺功能亢进，高钙血症。心电图：窦性心律，偶发房早，肢体导联 T 波低平，QT 间期缩短（QT 250 ms，QTc 275 ms）。血钙 4.82 mmol/L，诊断为高钙血症

低血钙对心肌动作电位的影响是使 2 相延长，但是对动作电位 3 相无明显影响。心电图表现有：①ST 段平坦延长。②QT 间期延长，T 波时间不延长，可继发室速等心律失常，严重低钙血症患者可出现 T 波低平或倒置。③低钙血症可引起各种早搏，传导阻滞等心律失常；低血钙可使迷走神经兴奋性提高，发生心脏停搏。若伴有低钾血症，则 U 波明显增大；如伴有高钾血症，可有 T 波高尖。低钙血症被纠正以后，心电图上延长的 ST 段逐渐恢复正常（图 20-8，图 20-9）。

引起低钙血症的常见原因有维生素 D 代谢障碍，包括维生素 D 缺乏性软骨病、肠道吸收障碍、甲状旁腺功能减退、慢性肾功能衰竭等。

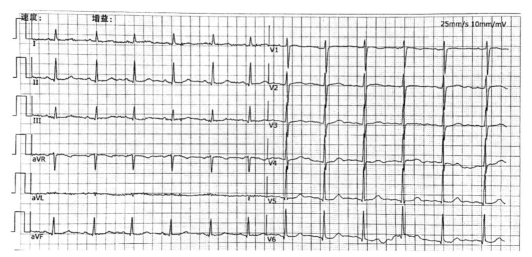

图 20-8　低钙血症的心电图表现。女，62 岁。因"胸闷心慌 1 个月"就诊。心电图：窦性心律，QT 间期延长（QT 445 ms，QTc 487 ms）。血钙 1.8 mmol/L，提示为低钙血症

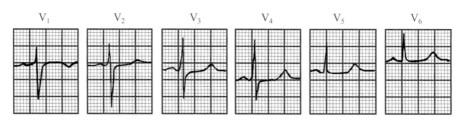

图 20-9　血钙浓度＜2.0 mmol/L 时，出现 QT 间期延长心电图变化

四、高钾血症合并低钙血症的心电图

此种心电图常见于慢性肾功能衰竭者，电解质紊乱。图 20-10 病例血钾浓度 6.0 mmol/L，血钙浓度 1.5 mmol/L，出现 QT 间期延长和高耸的 T 波。

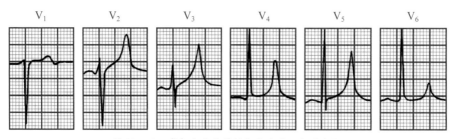

图 20-10　高钾血症合并低钙血症的心电图变化

第二节　药物导致的心电图变化

除了抗心律失常药物外,临床上多种药物均可影响心肌的除极、复极过程,特别是对复极过程的影响更明显,从而导致心电图的改变。一般来说,药物可以通过以下途径来影响心电图的波形变化:①直接作用于心房或者心室肌细胞的动作电位,因而改变 P 波或者 QRS 波群的形态;②作用于心脏传导组织的动作电位,从而影响心率、心律以及心脏激动的传导;③影响血流动力学及心肌代谢过程,间接使心电图发生改变;④药物引起心肌炎、心肌器质性损害,从而影响心电图。临床常见对心电图有影响的药物包括洋地黄类药物及化疗药物等。在肿瘤高发、化疗药物广泛使用的年代,了解药物的心电图变化有重要意义。

一、洋地黄类药物

临床上使用的地高辛能抑制心肌细胞膜上 $Na^+ - K^+ - ATP$ 酶,使心肌细胞的 $Na^+ - K^+$ 偶联性跨膜离子转运活动降低,增强 $Na^+ - Ca^{2+}$ 离子转运,使心肌内游离 Ca^{2+} 浓度增高,激活兴奋-收缩偶联,使心肌收缩性增强,从而产生强心作用。其致心律失常机制可能如下:①使迷走神经兴奋增强而形成窦性心动过缓和房室传导阻滞。②使传导性降低而有效不应期显著缩短。传导减慢和不应期缩短利于产生兴奋折返而形成折返性心律失常。如室早二联律、室性心动过速的形成。③使膜电位显著减小,不仅自律组织的自律性显著增高,而且非自律组织也可出现舒张期自动除极而产生自律活动。如房性心动过速、非阵发性交界性及非阵发性室性心动过速的形成。④触发活动,因细胞内 Ca^{2+} 浓度升高,易产生延迟后除极电位引起触发活动产生心律失常。

临床上可以通过检查地高辛血浓度的方法来检测洋地黄中毒,通常当地高辛血浓度≥20 ng/L 时提示洋地黄中毒可能性大。

洋地黄对心电图的影响:①在以 R 波为主的导联上,ST-T 呈"鱼钩型"下移的改变;②QT 间期缩短;③T 波低平、P 波振幅降低或出现切迹,U 波振幅轻度增高(图 20-11,图 20-12)。

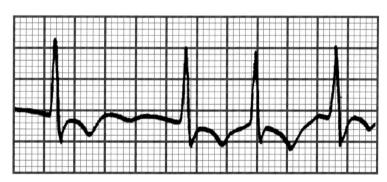

图 20-11　洋地黄效应的心电图变化,在 R 波直立的导联可见 T 波倒置,ST 段斜行压低呈鱼钩状,QT 间期缩短

二、肿瘤化疗药物

临床上使用的抗肿瘤药物种类广泛,随着科技的进步,新的药物不断应用,例如肺癌的 VEGF 受体靶向药物等,所引起的心电图改变千变万化,需要仔细观察、不断总结积累。已知常用的抗肿瘤药物中,阿霉素、紫杉醇、曲妥单抗及环磷酰胺、氟尿嘧啶等都有心脏毒性,其中阿霉素对心脏的影响在临床上最为常见。

(一)阿霉素

可能通过以下机制影响心脏:①在线粒体内膜与心肌磷脂相结合并阻碍 ATP 的合成;②通过阿霉素产生的活性氧簇、阿霉素-心磷脂复合物促进电子转移;③产生的超氧化物导致线粒体膜的破坏;④铁-阿霉素复合物能使生肌网破裂;⑤阿霉素还能妨碍钙离子的转运。

阿霉素对心电图的影响多为窦性心动过速,室速、室颤及传导阻滞较为少见(图 20-13)。

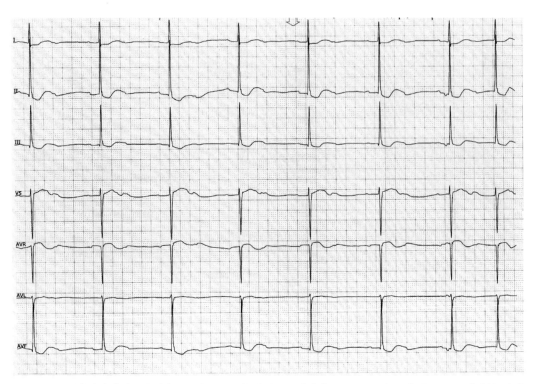

图 20-12　地高辛中毒的心电图表现。女性,98 岁,平时口服地高辛 0.125 mg qd,因出现呕吐、心动过缓,地高辛浓度为 3.67 ng/ml。房室传导阻滞,ST 段斜行压低呈鱼钩状

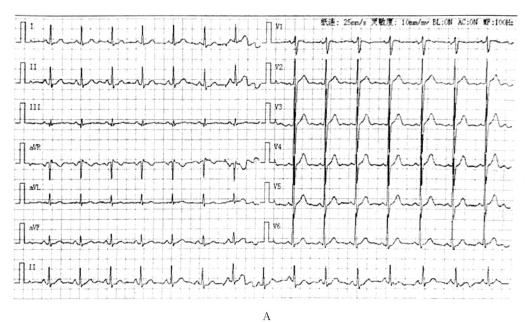

A

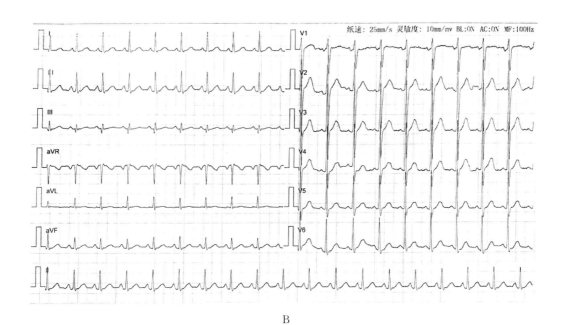

B

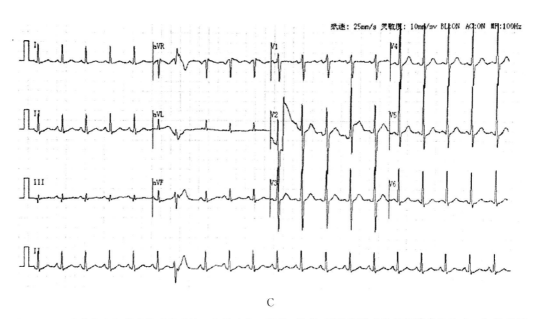

C

图 20-13　肿瘤患者阿霉素使用前后的心电图改变。男性，49 岁，因腹膜肿瘤使用阿霉素行化疗。A. 化疗前正常心电图；B. 第二次化疗前心电图，提示窦性心动过速；C. 第三次化疗前心电图，提示窦性心动过速、偶发室性早搏

（二）信迪利单抗注射液（JMT103）

患者女，60 岁，急性病程。因心电图发现频发多源性室性早搏及室性心动过速至急诊，追问病史，患者直肠腺癌，曾接受放射治疗、化疗、直肠癌根治术、靶向治疗。近期入组免疫抗肿瘤治疗（信迪利单抗注射液），患者接受用药 120 mg 皮下注射 1 次后略有心悸，未重视。常规随访心电图提示：①窦性心律；②频发多源性室性早搏，部分见反复发作短阵

室性心动过速不能除外；③不完全性右束支传导阻滞；④ST-T 波改变，V1、V2、V3、V4 导联 ST 段弓背抬高 0.5～2.0 mm；V6 导联 T 波低直立。

信迪利单抗注射液使用前后心电图改变见图20-14、图 20-15。

三、抗心律失常药物

抗心律失常药物的致心律失常作用已经得到充

分的证明,临床常用的抗心律失常药物在过量时都会导致相应的心电图变化,这些变化可能是抗心律失常作用的表现,也可能是致心律失常的心电图变化,应该仔细甄别。抗心律失常药物的心电图变化多缺乏特异性,比如窦性心动过缓、房室传导阻滞、室内传导阻滞、QT 间期延长等,这些变化在快速静脉用药更容易出现,临床上应予以警惕(图 20-16~图 20-18)。

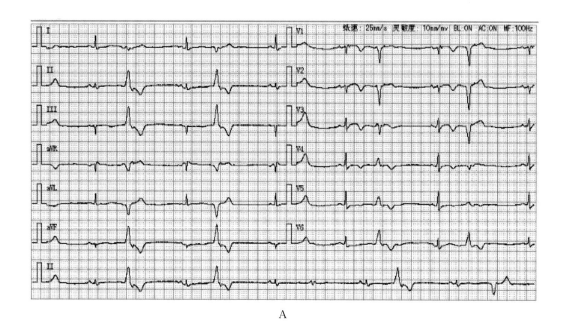

A

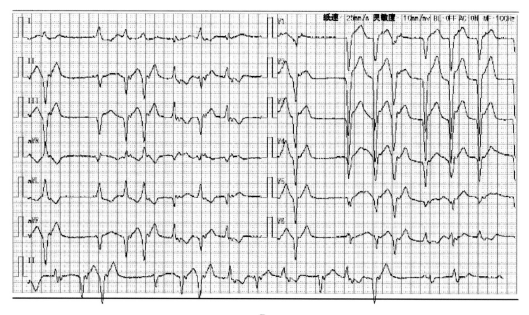

B

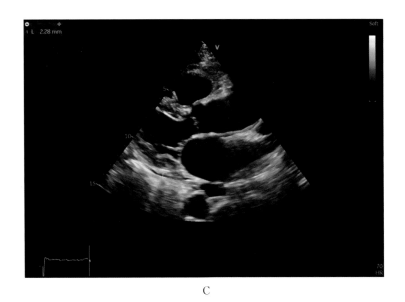

C

图 20-14 直肠腺癌患者靶向药物使用后 1 周的心电图变化。患者女,60 岁,急性病程。因心电图发现频发多源性室性早搏及室性心动过速至急诊,追问病史,患者直肠腺癌,曾接受放射治疗、化疗、直肠癌根治术、靶向治疗。近期入组免疫抗肿瘤治疗(信迪利单抗注射液),患者接受用药 120 mg 皮下注射 1 次后略有心悸,未重视。常规随访心电图提示:①窦性心律;②频发多源性室性早搏,部分见反复发作短阵室性心动过速不能除外;③不完全性右束支传导阻滞;④ST-T 波改变,V1、V2、V3、V4 导联 ST 段弓背抬高 0.5~2.0 mm;V6 导联 T 波低直立。A.用药 1 周后心电图,频发室早;B.用药 2 周后心电图,短阵室速;C.患者心超图像,左心房、左心室扩大,心功能异常

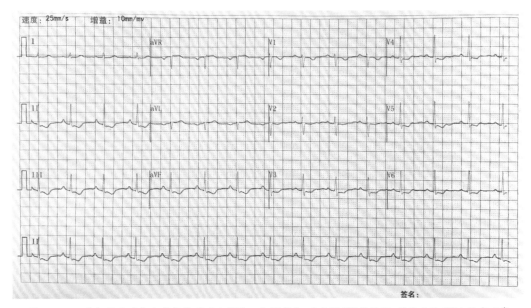

图 20-15 神经胶质瘤靶向药物使用后 1 周的心电图变化,示广泛 ST 段压低,冠状动脉 CTA 检查正常

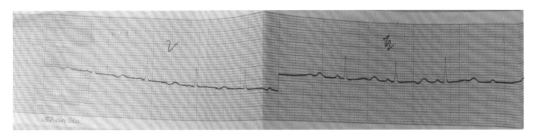

图 20-16 65 岁,男性,阵发性房颤患者使用胺碘酮 35 d 后的心电图,图示药物性 QT 延长

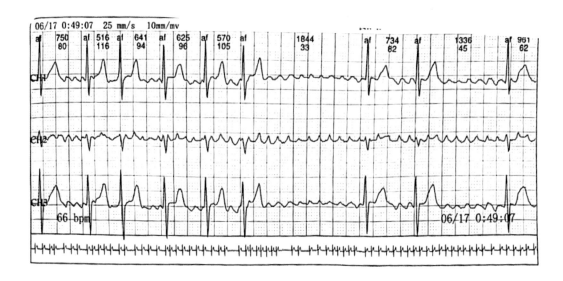

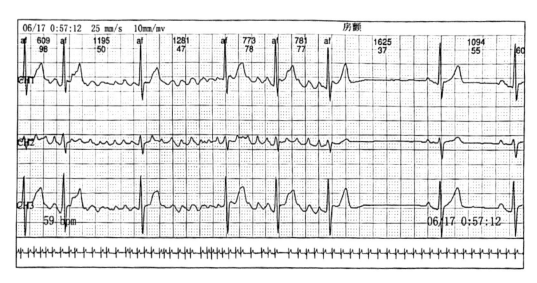

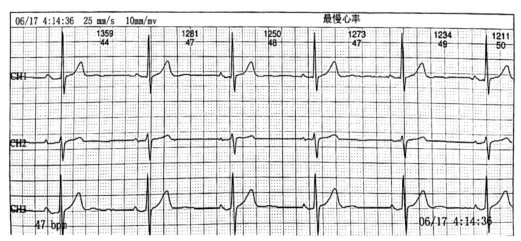

图 20-17 75 岁,女性,阵发性房颤患者,为控制房颤发作,使用普罗帕酮片 150 mg,一天 3 次治疗 2 周,出现缓慢性心律失常,窦性停搏。患者用药前阵发性房颤的心电图记录,未发现窦性停搏

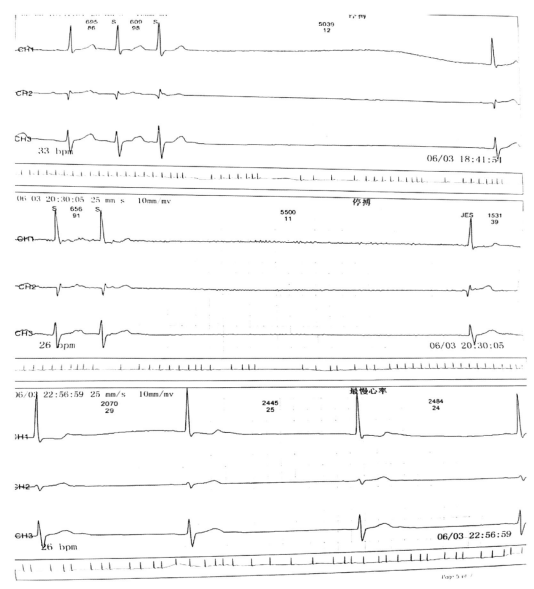

图 20-18 同一患者使用普罗帕酮片 150 mg tid 治疗后，再次心电图检查，提示窦性停搏

第二十一章

心肌炎、心包炎的心电图表现

—— 第一节　急性心肌炎的心电图表现 ——

心肌炎是心肌的炎症性疾病,由多种感染和非感染性原因引起,可呈急性、亚急性或慢性,心肌受累可为局灶性或弥漫性。根据已确定的 Dallas 标准,心肌组织学证据为心肌炎性细胞浸润,并伴有邻近的心肌细胞变性和坏死。1991 年 Lieberman 根据心肌活检的组织学改变与临床表现,将心肌炎分为暴发性心肌炎、急性心肌炎、慢性活动性心肌炎和慢性迁延性心肌炎。心肌炎的临床表现差异很大,可为亚临床疾病,也可出现乏力、胸痛、心衰、心源性休克、心律失常和猝死;临床表现不同反映了病因、疾病组织学严重程度就诊时疾病阶段不同。心内膜心肌组织活检是心肌炎确诊的"金标准",心肌炎的治疗主要是对症辅助支持处理,包括积极治疗休克、心力衰竭及心律失常等综合治疗。

心肌炎的发生机制至今尚未阐明,病毒损伤和病毒感染后自身免疫应答是病毒性心肌炎发生发展的主要机制。无论有无病毒诱发,自身免疫机制都参与了心肌炎的发生。自身免疫性心肌炎可单独发生,也可发生于具有心脏外自身免疫性疾病(如 SLE)时。心肌炎病变较重者肉眼见心肌松弛,呈灰色或黄色,心腔扩大(图 21-1)。病变较轻者大体检查无改变,或在显微镜下表现为心肌纤维之间与血管四周的结缔组织中单核细胞浸润。心肌细胞可有变性、溶解或坏死。病变如在心包下则可合并心包炎,成为病毒性心包心肌炎。心肌炎根据组织病理学可以分为淋巴细胞性心肌炎、嗜酸细胞性心肌炎、巨细胞性心肌炎和肉芽肿性心肌炎,临床上最多见的是淋巴细胞性心肌炎。核素心肌灌注显像、PET 扫描以及心脏 MRI 均可用于评估心肌炎心肌损伤部位和程度,是心肌炎诊断和预后判断重要的检查手段。心肌炎时,心脏 MRI T1 加权像局部心肌组织早期强化提示充血及毛细血管渗出,T2 加权像局部或整体心肌信号强度增加提示心肌组织水肿,而非缺血区域心肌组织钆剂延迟增强(LGE)提示坏死或瘢痕形成及心肌纤维化。

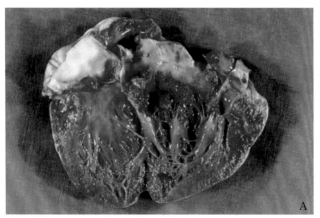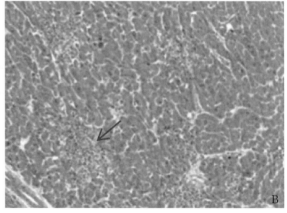

图 21-1　病毒性心肌炎患者尸检心脏标本(A)和组织 HE 染色炎症细胞浸润(B,箭头所示),可见心肌肿胀充血明显,间质水肿,心肌内大量炎症细胞浸润

心肌炎的心电图异常包括心律失常、传导障碍、ST-T异常以及QRS波群形态、振幅和时限的异常等，均为非特异性改变。最常见的是非特异性T波改变（图21-2），ST段改变次之。患者可出现ST段压低、PR段压低和病理性Q波，PR段压低及同时伴随的ST段抬高提示病变累及心外膜和心包。心肌炎患者最常见的心律失常是窦性心动过速。有研究报道新发生的室上性心动过速和室性心律失常可以高达55%，这些心动过速常常是非持续性的，多不伴有血流动力学异常。房性、室性、房室交界性期前收缩均可出现，约2/3患者以室性期前收缩为主要表现（图21-3）。大多数期间收缩无固定的联律间距，部分符合并行收缩，可能来自局灶性病变。其间收缩可为单源性，也可为多源性，室上性或室性心

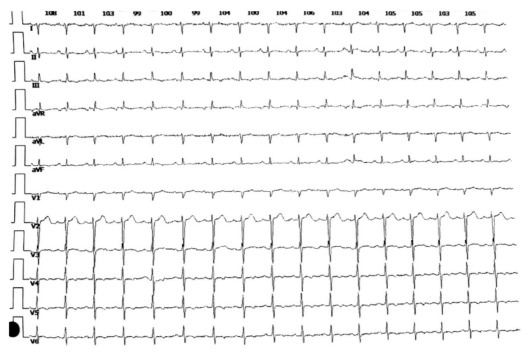

图21-2 16岁，男性，病毒性心肌炎，心电图示广泛T波低平浅倒改变

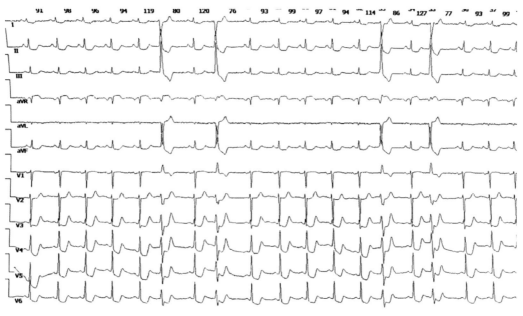

图21-3 18岁，男性，病毒性心肌炎，心电图示频发室性早搏

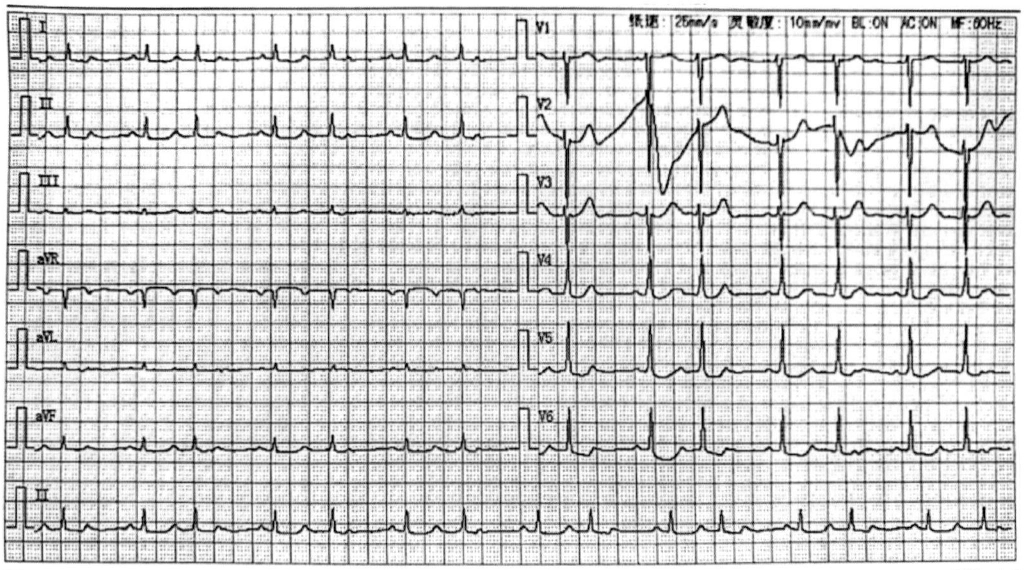

图 21-4 23 岁,男性,暴发性心肌炎,心电图示二度Ⅰ型房室传导阻滞,ST 段改变

动过速比较少见,但可能引起晕厥。心房颤动与心房扑动也可见。心室颤动较少见,为猝死的原因,见于重症心肌炎病人。各种传导阻滞在心肌炎的急性期常见(图 21-4),完全性房室传导阻滞发生率在 15.5%～60%,束支传导阻滞发生率在 11.7%～31%,但房室阻滞大多数可以在数日内恢复,很少需要植入永久心脏起搏器。高度房室传导阻滞在淋巴细胞性心肌炎中不常见,但在莱姆病、心脏结节病和特发性巨细胞性心肌炎中常见。心肌炎中少见的心电图改变还有 T 波倒置、异常 QRS-T 波电轴、QTc>460 ms、QRS 波时程大于 120 ms 以及 QRS-T 波成角等。

心肌炎性损伤是心电图改变的基础,最常见的 ST-T 波改变往往是心肌损伤所致。在心肌炎患者中,有研究发现心脏磁共振 LGE 或 T2 信号异常和心电图异常改变明显相关。有研究表明急性心肌炎患者 QRS 波时限增宽与心肌间质水肿有关,随着心肌间质水肿的改善,QRS 波时限可以恢复。心电图出现肢体导联低电压是心肌细胞功能严重受损、心肌丢失或被非心肌组织替代的表现。有研究观察了 LGE 在侧壁和间隔部的患者,发现侧壁 LGE 主要集中在下侧壁心外膜,而间隔部 LGE 主要位于室间隔中层。这两个部位发生 ST-T 波改变总的比例无统计学差异,而间隔部 LGE 者心电图 ST-T 波改变更多位于前壁导联(Ⅰ、Ⅱ、aVL、V3～V5),侧壁 LGE 患者心电图 ST-T 波改变更多位于下壁导联(Ⅱ、Ⅲ、aVF、V4～V6)。此外,心电图 ST段抬高更多见于侧壁 LGE 患者,而 ST 段压低、T 波倒置在两部位之间无统计学差异。束支阻滞也多见于间隔部 LGE 患者,但无明显统计学差异。病理性 Q 波大多发生于侧壁 LGE 患者,因 LGE 严重异常至透壁损伤大多位于侧壁。这说明心肌炎患者的心肌损伤可以是局灶性的,心电图 ST-T 波改变有一定的定位诊断价值。

病毒性心肌炎患者 5 年病死率高达 20%,评估此类患者预后困难但又意义重大。有文献报道,心电图异常的患者与心电图正常的患者相比,心电图异常的患者心功能差、预后差。研究表明,QRS-T 角增宽、QTc 间期增加、QRS 波低电压是心肌炎发生心力衰竭和病死率独立的预测因素,结合心脏 MRI T2、LGE 改变可更加精准地对心肌炎患者进行危险分层(图 21-5)。出现 Q 波往往提示预后不良,QRS 波时限增宽与心力衰竭、射血分数低相关,也预示着高的病死率。

心肌炎心肌损伤可涉及心肌与间质,也可涉及心脏的起搏与传导系统,是心律失常的发病基础,不同类型、不同表现心肌炎的心电图改变差异较大。心肌炎的诊断既要重视临床表现,也要重视辅助检查。心肌活检尽管被视为心肌炎诊断的"金标准",但目前仅建议在特定的患者中应用,心脏 MRI 是一种重要的检查手段。深刻理解心肌炎的组织解剖异常以及心电图改变,可以对心肌炎的诊断和预后判断提供重要线索,但也要注意心肌炎中心电图的非特异性,防止心电图对心肌炎诊断的误导。

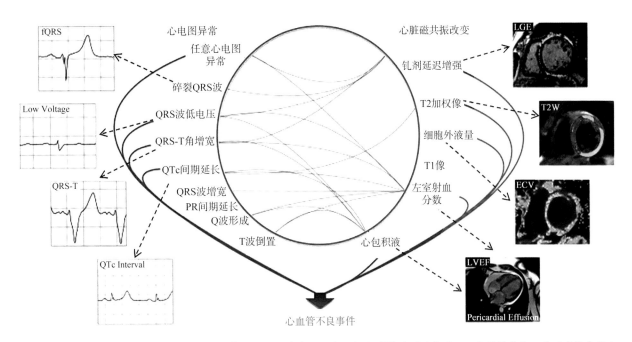

图 21-5　心肌炎中异常心电图和心脏 MRI 参数之间的关系以及对 MACE 事件的预测作用。心电图异常和心脏磁共振参数之间棕色连线代表参数之间相关性具有统计学差异($P<0.05$)，提示心肌炎过程中心电图出现异常改变后，更加可能出现心脏核磁共振检测 LGE、心肌组织水肿、心包积液以及心功能 LVEF 下降等改变；红色连线代表心电图异常参数、心脏核磁共振参数和 MACE 事件具有统计学差异($P<0.05$)。fQRS：碎裂 QRS 波；low voltage：QRS 波低电压；LGE：钆剂延迟增强；T2W：T2 加权像；ECV：细胞外液量，LVEF：左室射血分数；pericardial effusion：心包积液；MACE：心血管不良事件

第二节　急性心包炎的心电图表现

一、概述

心包炎是指心包因细菌、病毒、自身免疫、物理、化学等因素而发生急性炎性反应和渗液，以及心包粘连、增厚、缩窄、钙化等慢性病变。临床上主要有急性心包炎和慢性缩窄性心包炎。

正常心包是由脏层、壁层组成的纤维弹性囊，两层之间有一定腔隙，即心包腔。正常人的心包腔含有 15～50 ml 的液体。心包炎炎症反应的范围和特征随病因而异，可为局限性或弥漫性。病理变化有纤维蛋白性（干性）和渗出性（湿性）两种，前者可发展成为后者。炎症开始时，壁层和脏层心包出现纤维蛋白、白细胞和内皮细胞组成的渗出物。以后渗出物中的液体增加，则成为浆液纤维蛋白性渗液，积液量可达 2～3 L，渗出液多在 2～3 周内吸收。炎症反应常累及心包下的表层心肌，少数严重者可累及深部心肌，甚至扩散到纵隔、膈肌和胸膜。心包炎愈合后可残存局部细小瘢痕，也可出现普遍的心包增厚，遗留不同程度的粘连。急性纤维素性心包炎的炎症渗出物常可完全溶解而吸收，也可长期存在，抑或机化而被结缔组织取代形成瘢痕，甚至引起心包钙化，最终发展成为缩窄性心包炎。

二、心包炎的心电图表现

约 60%～80% 的心包炎患者有心电图异常，多数在胸痛后数小时至数日内出现，其原因是急性心包炎时，由于炎症常波及心外膜下浅层心肌，产生损伤电流，导致心电图异常。急性心包炎的心电图是动态演变的（图 21-6）。

（1）心律失常：以窦速多见，部分为房性心律失常，如房性期前收缩、房速、房扑或房颤。在风湿性心包炎中可出现不同程度的房室传导阻滞。

（2）P-R 段偏移：是急性心包炎早期心电图的特征性改变，其特异性较 ST-T 波改变高。其机制可能与心肌损伤电流有关。当心外膜下心房损伤产生损伤电流导致心房复极异常时引起 PR 段偏移。心房肌较薄，较易损伤，而心室肌较厚，心包炎早期炎症反应局限于表层心肌，故 PR 段偏移的出现可

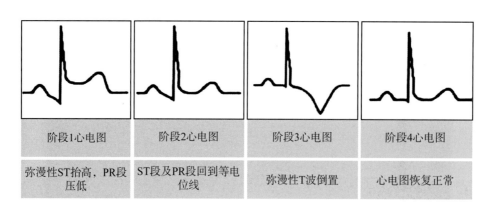

阶段1心电图	阶段2心电图	阶段3心电图	阶段4心电图
弥漫性ST抬高，PR段压低	ST段及PR段回到等电位线	弥漫性T波倒置	心电图恢复正常

图 21-6　急性心包炎四个阶段的心电图表现

早于 ST 段抬高，甚至是唯一的表现。PR 段偏移与 ST 段抬高常发生于疾病的数天至 2 周；在患者症状出现后，心电图记录的越早越易见到 PR 段偏移。PR 段偏移的心电图特征包括：①PR 段偏移向量朝向右上，因此 aVR 导联 PR 段总是向上抬高而多数导联 PR 段压低。②以 TP 段为基线，偏移范围为 0.05～0.15 mV。③不论是抬高还是压低，偏移形态多是水平型。④PR 段偏移方向与 ST 段向量相反（图 21-7）。

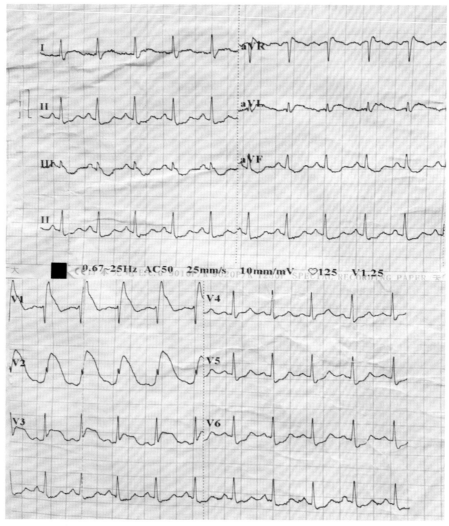

图 21-7　女性，急性心肌炎、心包炎，发病第 5 天出现 PR 段升高、广泛 ST 段压低，V1～V3 导联 ST 段抬高。心超见少量心包积液

(3) ST 段呈弓背向下形抬高。

(4) ST 段恢复到基线,T 波减低变平。

(5) T 波倒置并达最大深度(除 aVR 和 V1 导联直立外),常可持续数周、数月或长期存在。

(6) T 波恢复直立,一般在 3 个月内。在以上变化中,深层心肌无损伤,故 ST-T 改变幅度较小,ST 段抬高一般不超过 0.5 mV(图 21-8)。

(7) TP 段压低,通常在 Ⅱ 导联和心前区侧壁导联中最明显,此改变称为 Spodick 征(图 21-9),通常提示急性心包炎,约 80% 的急性心包炎患者的心电图存在这种改变,但在急性冠状动脉综合征患者中不常见。

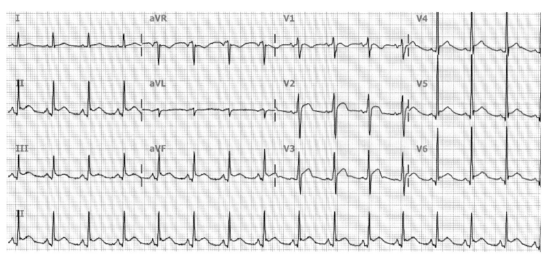

图 21-8　急性心包炎的心电图表现,广泛 ST 段呈弓背向下形抬高

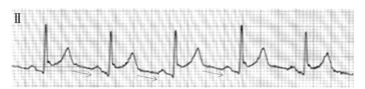

图 21-9　急性心包炎的 Spodick 征(箭头处)

在某些急性心包炎患者的心电图中可能见不到以上典型表现,这可能与心外膜下心肌炎较轻有关,比如尿毒症性心包炎并不影响心肌,因此无上述心电图改变。

急性心包炎时,由于心房、心室除极不受影响,故 P 波与 QRS 波群正常,不出现异常 Q 波或 QS 波。除了广泛导联 PR 段偏移、ST 段抬高及 T 波倒置外,低电压和电交替现象提示明显的心包积液。P、QRS、T 波全部电交替为心脏压塞的特征性心电图表现。当大量心包积液时,心脏似悬浮于液体中,摆动幅度明显增大,如心脏以心率一半的频率左逆钟向转位然后回复的反复规律性运动,引起心脏电轴的交替改变。但这并不是唯一的特征,冠心病、肺心病也可出现心脏电交替。大量心包积液时,肢体导联 R 波振幅<5 mm,心前区导联 R 波振幅<10 mm 时称为 QRS 波低电压。如抽去心包渗液仍有低电压,应考虑与心包炎症纤维素的绝缘作用和周围组织水肿有关。

缩窄性心包炎是炎症累及心包的终末期疾病,指心包发生了纤维化、增厚、钙化、粘连,限制了心脏的舒张充盈。缩窄性心包炎没有具有诊断意义的心电图表现。常见非特异性 ST 段、T 波改变和心动过速,有时存在低电压。低电压和 T 波改变同时存在是诊断缩窄性心包炎的强力佐证,仅有 T 波改变而无低电压对临床诊断有帮助,仅有低电压而无 T 波改变则无意义。

心电图改变常可提示心肌受累的范围和程度。由于慢性左心房压力高,50% 左右有 P 波增宽且有切迹,可有右心室肥大或者右束支传导阻滞,有广泛心包钙化时可见宽大 Q 波,约 1/3 的患者可以合并有心房颤动,尤其在久病和年龄较大患者中。PtfV1 值是指心电图 V1P 波呈正负双向时,终末负向 P 波振幅与时间的乘积,被认为与左心房异常及左心功能不全有关。研究表明在 64.2% 的缩窄性心包炎患者中有 PtfV1 异常，而只有 9.4% 的渗出性心包炎患者 PtfV1 异常。

此外，急性心包炎的心电图表现需与心肌炎、脑梗死、脑血管意外、高钾血症、心外膜血肿及室壁瘤、气胸相鉴别，尤其需与早期复极综合征及心肌梗死鉴别(表 21 - 1 和表 21 - 2)。

表 21 - 1　急性心包炎和急性心肌梗死心电图鉴别

心电图表现	急性心包炎	急性心肌梗死
ST 段抬高形态	J 点开始，很少超过 5 mm，凹面向上	J 点开始，通常超过 5 mm，凸面向上
分布导联	广泛(下侧壁导联明显)	梗死相应导联
镜像导联改变	无	ST 段压低
ST 段抬高和 T 波倒置是否同时发生	一般不，除非出现心包心肌炎	常见
PR 段改变	aVR 导联抬高，其他导联压低	少见
其他心电图改变		
超急性 T 波	少见	常见
Q 波	少见	透壁心梗后期
QT 间期延长	少见	可见

表 21 - 2　急性心包炎和早期复极综合征心电图鉴别

心电图表现	急性心包炎	早期复极综合征
ST 段抬高形态	凹面向上	凹面向上(J 点切迹或顿挫)
PR 段改变	有	无
T 波倒置	ST 段正常化后出现	无
是否动态改变	有	无
分布导联	广泛	多见于前壁和侧壁导联
V6 导联　ST/T 比值	>0.24	<0.24

约 60%～80% 的急性心包炎患者心电图具有特征性改变，其余表现为心电图正常或非特异性改变，其中以弥漫性 ST 段抬高最敏感，而以 PR 段偏移最特异性，往往标志着心包层罹患炎症，为最早期的心电图变化。但在首次检查心电图时，要结合临床症状、体征及心脏超声、心脏 MRI 和(或)CT 等加以分析，从而提高心电图对急性心包炎诊断的准确性，避免误诊。

第二十二章

心肌病的超声心动图及心电图表现

心肌病是指心肌出现病理学改变,导致其结构和功能异常的一类心脏疾病,包括结构和功能表型各异的多种心肌病变,常为遗传性。心肌病分为原发性和继发性。原发性心肌病是指原因不明的心肌病,已知病因或与系统疾病有关的心肌病称为继发性心肌病。根据解剖学和生理学特点,原发性心肌病包括扩张型心肌病(DCM)、肥厚型心肌病(HCM)、致心律失常性右心室心肌病(ARVC)、限制型心肌病(RCM)和未定型心肌病。

随着心脏分子遗传学的迅速进展,对心肌病的发病机制认识不断深入,上述分类已不能满足临床需要,2006 年美国心脏病协会(AHA)将心肌病分为原发性心肌病和继发性心肌病。其中原发性心肌病又分为遗传性、混合性和获得性三种。遗传性心肌病包括肥厚型心肌病、致心律失常型心肌病等;混合性心肌病包括扩张型心肌病和限制型心肌病;获得性心肌病包括炎症性心肌病、应激性心肌病、围生期心肌病、酒精性心肌病等。

心肌病可引起机械和/或电功能障碍,当机械功能发生障碍时,临床可通过超声心动图确诊,而电活动障碍则可以通过心电图发现。一般情况下,心肌病患者早期可无症状,临床出现电学障碍常早于机械功能障碍。临床上,心肌病的心电图改变多种多样,其中有些心肌病的心电图改变具有一定的特异性,对临床诊断有重要的辅助作用。

第一节 扩张型心肌病

扩张型心肌病是一种异质性心肌病,以心室扩大和心肌收缩功能降低为特征。DCM 的临床表现为:心脏逐渐扩大、心室收缩功能降低、心衰、室性和室上性心律失常、传导系统异常、血栓栓塞和猝死。据文献报道,1985 年美国 Olmsted 县的流行病学调查 DCM 患病率为 36.5/10 万。2002 年中国分层整群抽样调查 9 个地区 8 080 例正常人群,DCM 患病率约为 19/10 万。1990 年欧洲报道 DCM 的 5 年病死率为 15%~50%。2014 年中国一项报道显示,767 例 DCM 随访 52 个月病死率为 42.24%。

超声心动图是诊断和评估 DCM 常用重要检查方法,根据国内最新指南 DCM 的临床诊断标准为具有心室扩大和心肌收缩功能降低的客观证据:①左心室舒张末内径(LVEDd)>5.0 cm(女性)和 LVEDd>5.5 cm(男性)(或大于年龄和体表面积预测值的 117%,即预测值的 2 倍 SD+5%);②LVEF<45%(Simpsons 法),LVFS<25%;③发病时除外高血压、心脏瓣膜病、先天性心脏病或缺血性心肌病。心脏磁共振是诊断和鉴别心肌疾病的重要检测手段,心内膜心肌活检和组织病例学检查有助于心肌病的病因诊断和鉴别诊断;冠脉造影检查和心脏放射性核素扫描检查可用于排除冠脉疾病引起的缺血性心肌病。

心电图是 DCM 的常用检查方法。患者的心电图可表现为多种心电异常(如各类期前收缩、心房颤动、传导阻滞及室性心动过速等);此外还有 ST-T 改变、低电压、R 波递增不良,少数可见病理性 Q 波,多系心肌广泛纤维化所致。传统观念认为,DCM 患者得心电图异常为非特异性,近年来随着对基因表型相关性的进一步认识,发现某些特定的心电图改变是某些遗传性或获得性 DCM 的典型表现(表 22-1、表 22-2,图 22-1~图 22-8)。

表 22 - 1　遗传性扩张型心肌病的心电图危险信号

危险信号	基因型	发生率
窦房结病变		
窦性心动过缓或窦性停搏	LMNA	13%
	SCN5A	—
各种房室传导阻滞	LMNA	45%～77%
	EMD	—
	DES	—
	SCN5A	—
传导系统疾病		
短 PR 间期	DMD	35%
右束支传导阻滞	DMD	
	DES	
去极化异常		
低电压	FLNC	36%
	DSP	
	PLN	46%
下侧壁 Q 波	DMD	13%
复极化异常		
T 波倒置	FLNC	62%
	DSP	
室上性心律失常		
心房颤动	LMNA	36%～76%
	EMD	—
	DES	—
	SCN5A	—
心房扑动	LMNA	—
	EMD	—
房性心动过速	LMNA	—
	EMD	—
窦性心动过速	DMD	—

（续表）

危险信号	基因型	发生率
室性心律失常		
频发室早	LMNA	—
	FLNC	70%
	DES	—
	DSP	—
	SCN5A	—
非持续性室速	LMNA	37%
	FLNC	83%
	DES	—
	DSP	—
	SCN5A	—

表 22 - 2　非遗传性扩张型心肌病患者的心电图特征

类型	心电图特征
炎症性扩张型心肌病	低电压 T 波倒置（尤其出现在侧壁导联） QRS 波时限延长 频发的室性早搏及非持续性室速 右束支传导阻滞及左前分支传导阻滞或高位房室传导阻滞（美洲锥虫病）
心脏结节病	高位房室传导阻滞 右束支传导阻滞 频发的室性早搏及非持续性室速
心动过速性扩张型心肌病	心房颤动 频发室性早搏
化疗相关性扩张型心肌病	非特异性表现：QRS 波低电压以及与疾病预后相关的 QTc 间期延长
毒物相关性扩张型心肌病	非特异性表现：左束支传导阻滞、不同水平的房室传导阻滞、非特异性 ST 段改变

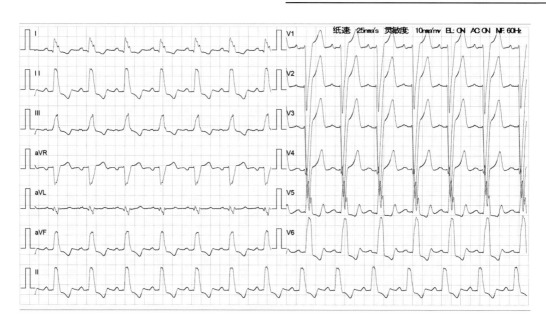

纸速　25mm/s　灵敏度　10mm/mv　EL:ON　AC:ON　NF:60Hz

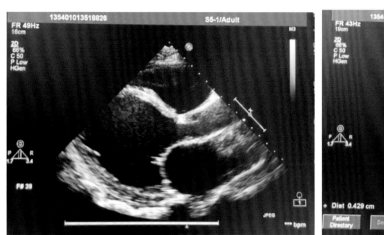
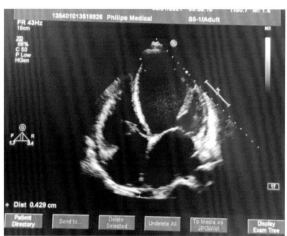

图 22-1 43 岁,男性,扩张型心肌病患者的心电图及心超表现。体表心电图显示窦性心律、完全性左束支传导阻滞;心超提示:左心室收缩功能中度减退(LVEF = 35%),左心室增大(LVEDd = 71 mm),左心房增大(LA = 42 mm)

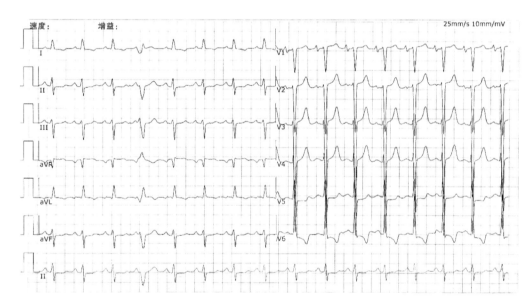

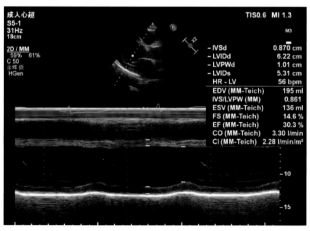
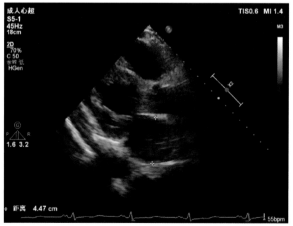

图 22-2 51 岁,男性,扩张型心肌病患者的心电图及心超表现。体表心电图显示窦性心律、左前分支传导阻滞、室性早搏及 ST-T 改变(V5、V6 导联 ST 段压低 0.75～1.5 mm,T 波浅倒);心超提示:左心室收缩功能减退(LVEF = 30%),左心室增大(LVEDd = 62 mm),左心房增大(LA = 45 mm)

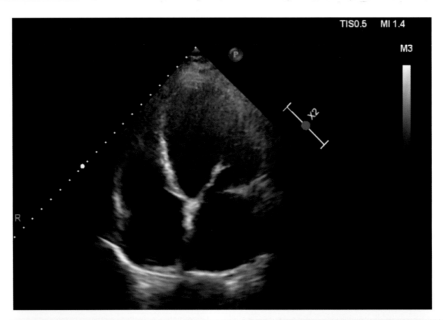

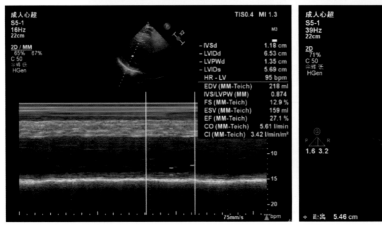
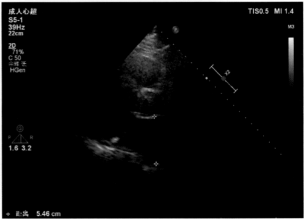

图 22-3　76岁，女性，扩张型心肌病患者的心电图及心超表现。体表心电图显示窦性心律及 ST-T 改变（Ⅰ、Ⅱ、V5、V6 导联 ST 段压低 0.5～0.75 mm，Ⅰ、Ⅱ、V5、V6 导联 T 波浅倒及双向）；心超提示：左心室整体收缩活动重度减退（LVEF＝27%），左心房及左心室明显增大（LA＝55 mm、LVEDd＝65 mm）

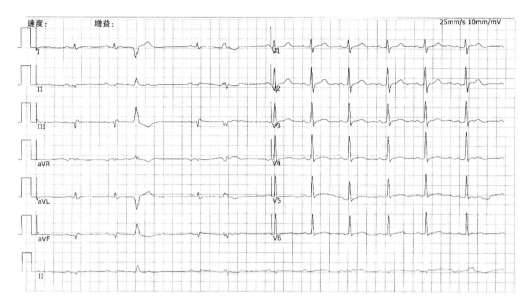

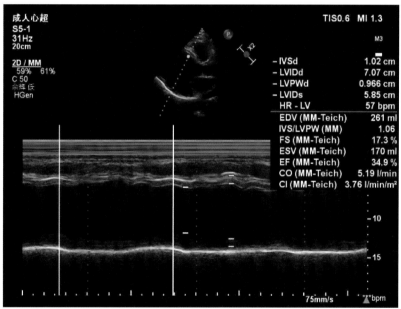

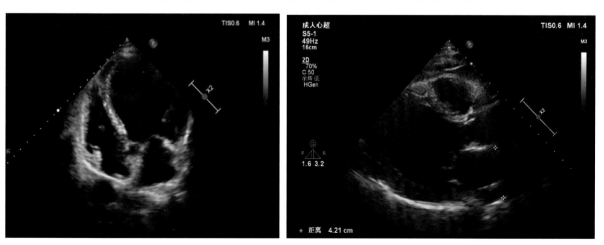

图 22-4　50 岁,女性,扩张型心肌病患者的心电图及心超表现。体表心电图显示窦性心律、室性早搏、肢体导联低电压、病理性 Q 波(Ⅱ、Ⅲ、aVF 导联)及 T 波改变(V3~V6 导联 T 波平坦);心超提示:左心室整体收缩活动减弱(LVEF = 34.9%),左心室增大(LVEDd = 70 mm)

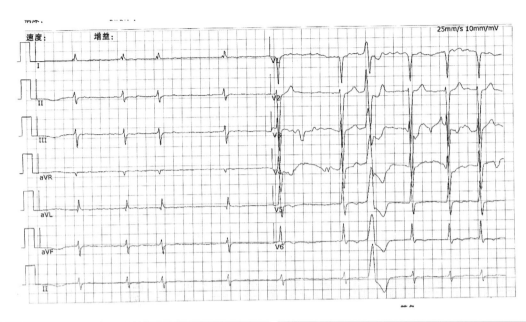

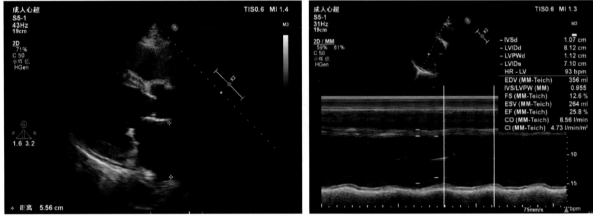

图 22 - 5 65 岁,男性,扩张型心肌病患者的心电图及心超表现。体表心电图显示心房颤动、室性早搏、T 波改变(Ⅰ、aVL、Ⅱ、Ⅲ、aVF 导联 T 波平坦)及前间隔深 Q 波;心超提示:左心室整体收缩活动重度减弱(LVEF = 26%),全心增大(LVEDd = 81 mm、LA = 56 mm)

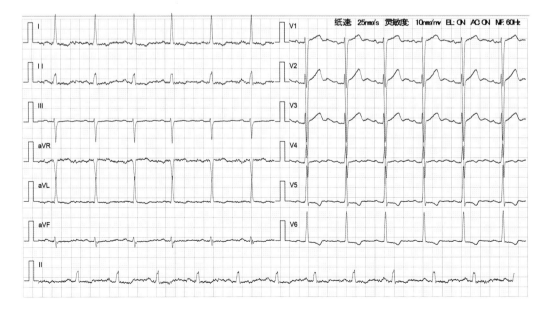

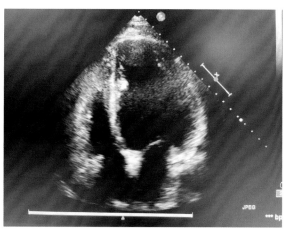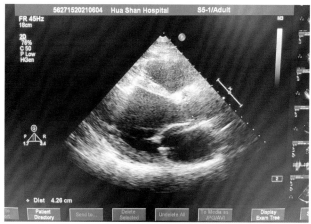

图 22-6　42 岁，男性，扩张型心肌病患者的心电图及心超表现。体表心电图显示窦性心律，Ⅰ、aVL、Ⅱ、Ⅲ、aVF、V4～V6 导联 T 波浅倒。心超提示：全心扩大，左心室整体收缩活动减弱，LVEF = 26%

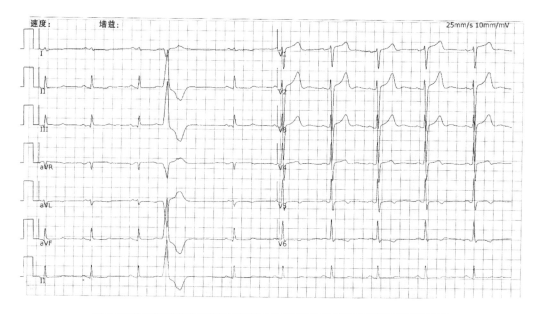

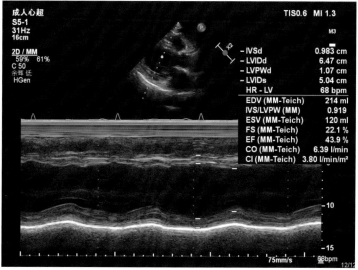

图 22-7　64 岁，男性，扩张型心肌病患者的心电图及心超表现。体表心电图显示窦性心动
过缓，室性早搏，T 波改变（Ⅰ、aVL、V5、V6 导联 T 波浅倒）。心超提示：左心室
扩大（LVIDd = 65 mm），左心室整体收缩活动减弱，LVEF = 44%

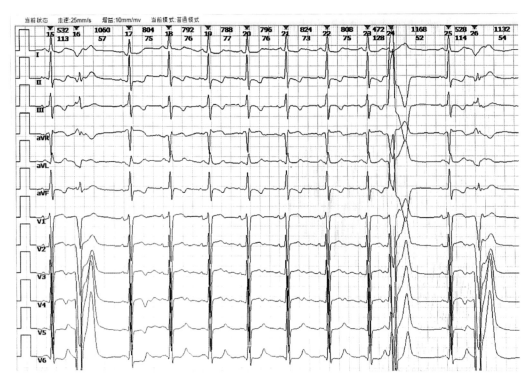

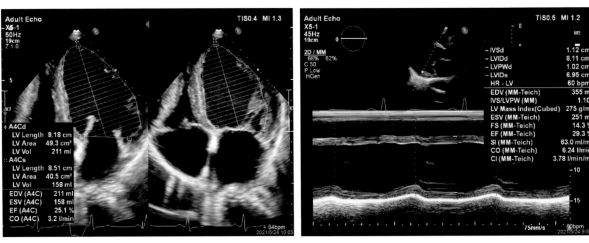

图 22-8　64 岁，女性，扩张型心肌病患者的心电图及心超表现。体表心电图显示窦性心律，频发室性早搏，ST-T 波改变。心超提示：全心扩大，左心室整体收缩活动减弱，LVEF = 29%

第二节　肥厚型心肌病

　　肥厚型心肌病（HCM）是一种原发性心肌病，主要由基因突变引起，临床表现为左心室明显肥厚，通常不伴有左心室腔的扩大（正常或缩小），需除外其他可引起心室壁增厚的生理因素、心血管疾病或者全身性疾病。中国 HCM 患病率为 80/10 万，粗略估算中国成人 HCM 患者超过 100 万。HCM 是青少年和运动员猝死的主要原因之一。

　　绝大部分 HCM 呈常染色体显性遗传，约 60% 的成年 HCM 患者可检测到明确的致病基因突变，目前分子遗传学研究证实 40%~60% 为编码肌小节结构蛋白的基因突变，已经发现 27 个致病基因与 HCM 相关（表 22-3）。这些基因编码粗肌丝、细肌丝、Z 盘结构蛋白或钙调控相关蛋白。然而，目前基因突变引起 HCM 的发病机制仍不明确。

表 22 - 3　肥厚型心肌病肌小节相关致病基因

基因	编码蛋白	检出频率（%）	遗传模式
粗肌丝			
MYH7	肌球蛋白重链 7	15～30	AD
MYH6	肌球蛋白重链 6	<1	AD
MYL2	肌球蛋白轻链 2	<1	AD
MYL3	肌球蛋白轻链 3	<1	AD，AR
MYLK2	肌球蛋白轻链激酶 2	<1	AD
TTN	肌联蛋白	<1	AD
中间丝			
MYBPC3	心脏型肌球蛋白结合蛋白 C	15～30	AD，AR
细肌丝			
TNNT2	心肌肌钙蛋白 T2	1～5	AD
TNNI3	心肌肌钙蛋白 I3	1～5	AD
TPM1	原肌球蛋白 1	1～5	AD
ACTC1	α 肌动蛋白 1	<1	AD
TNNC1	肌钙蛋白 C1	<1	AD
Z 盘结构蛋白			
ACTN2	辅肌动蛋白 α2	<1	AD
ANKRD1	锚蛋白重复域 1	<1	AD
CSRP3	半胱氨酸和甘氨酸富集蛋白 3	<1	AD
LDB3	LIM 结合域 3	<1	AD
MYOZ2	Myozenin 2	<1	AD
MYPN	肌钯蛋白	<1	AD
NEXN	结合蛋白 F 肌动蛋白结合蛋白	<1	AD
TCAP	肌联蛋白帽	<1	AD
VCL	黏着斑蛋白	<1	AD
钙调控相关蛋白			
JPH2	亲联蛋白 2	<1	AD
PLN	受磷蛋白	<1	AD，AR
CALR3	钙网膜蛋白 3	<1	AD
其他			
CAV3	小窝蛋白 3	<1	AD
DES	结蛋白	<1	AD
FLNC	细丝蛋白 C	<1	AD

注：AD 为常染色体显性遗传，AR 为常染色体隐性遗传

　　HCM 的病理表现为心脏质量增加，可达正常心脏的 2 倍（约 600 g），甚至 1 000 g 以上。大体病理可见心脏肥大、心壁不规则增厚、心腔狭小，一般左心室壁肥厚程度重于右心室。90% 为非对称性肥厚，其他表现为左心室向心性肥厚、左心室后壁肥厚、心尖部肥厚等。组织病理可见心肌纤维排列

紊乱及形态异常，也称为心肌细胞紊乱或无序排列。其他表现包括心肌细胞肥大、间质纤维化和心肌间质小冠状动脉异常（管壁增厚、管腔严重缩小）。HCM 患者心肌亚微结构改变包括肌小节结构异常、肌原纤维排列紊乱和多种细胞器数量增多等。

　　成人左心室壁厚度正常上限为 12 mm，右心室壁厚度上限为 4 mm。心室壁增厚是诊断 HCM 的必备条件。成人 HCM 的诊断标准：定义为并非完全因心脏负荷异常引起的心室壁增厚，任意心脏影像学检查发现一个或多个左心室心肌节段室壁厚度 ≥15 mm。右心室肥厚诊断标准为右心室壁最大厚度 ≥8 mm。其中，左心室壁最大厚度 ≥30 mm 称为极度左心室肥厚，右心室壁最大厚度 ≥10 mm 称为极度右心室肥厚。亲属 HCM 的诊断标准：确诊患者的一级亲属临床诊断 HCM 的标准是存在不能用其他原因解释的左心室壁增厚，任意心脏影像学检查发现一个或多个左心室心肌节段室壁厚度 ≥13 mm。儿童 HCM 的诊断标准为左心室壁厚度增加超过同年龄、性别或体表面积儿童左心室壁厚度平均值 2 倍以上标准差。家族性 HCM 的诊断标准指除先证者外，三代直系亲属中有两个或以上成员被诊断为 HCM，或者存在与先证者相同的基因突变位点，伴或不伴有心电图及超声心动图异常者。

　　根据超声心动图检查时测定的左心室流出道与主动脉峰值压力阶差（LVOTG），可将 HCM 患者分为梗阻性、非梗阻性及隐匿梗阻性 3 种类型。安静时 LVOTG ≥30 mmHg（1 mmHg = 0.133 kPa）为梗阻性；安静时 LVOTG 正常，负荷运动时 LVOTG ≥30 mmHg 为隐匿梗阻性；安静或负荷时 LVOTG 均 <30 mmHg 为非梗阻性。上述分型有利于指导治疗方案选择，是目前临床最常用的分型方法。此外根据肥厚部位，也可分为心尖肥厚、右心室肥厚和孤立性乳头肌肥厚的 HCM。

　　心电图是 HCM 的最常用检查方法之一，该检查灵敏度高，有助于协助诊断并提供病因线索，因此建议所有 HCM 患者应行 12 导联心电图检查。研究显示，HCM 首次就诊时 94% 存在心电图异常，其中包括左心室高电压、异常 P 波、电轴左偏、病理性 Q 波（尤其是下壁导联和侧壁导联）、ST - T 波改变（心尖肥厚者常见 V2～V4 导联 T 波深倒置）以及各种房性及室性心律失常，其中 Holter 监测结果显示约 20%～30% 的 HCM 患者存在非持续性室性心动过速（图 22 - 9～图 22 - 15）。

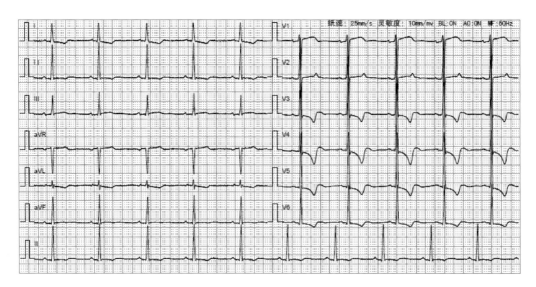

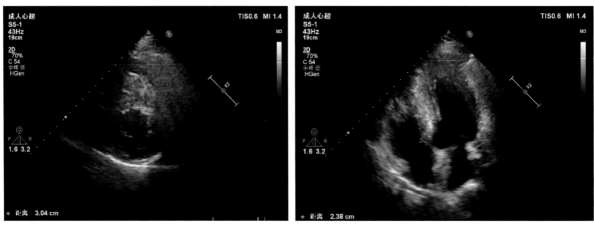

图 22-9　56 岁,男性,肥厚型心肌病患者的心电图及心超表现。体表心电图显示 ST-T 波改变(Ⅰ、Ⅱ、aVF、V3~V6 导联 T 波倒置,Ⅱ、Ⅲ、aVF、V4~V6 导联 ST 段压低);心超提示:左心室非对称性肥厚,以室间隔、前壁、侧壁中间段及心尖部为著;最厚处约 30 mm,心肌回声不均,乳头肌粗大

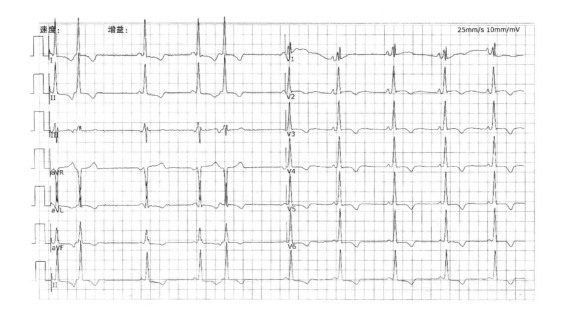

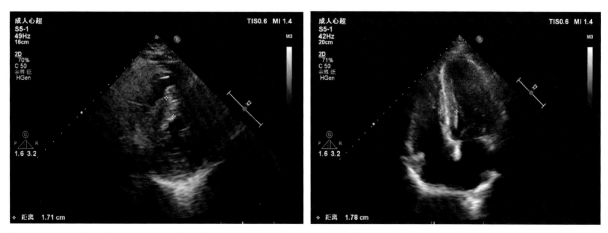

图 22-10　52 岁,女性,肥厚型心肌病患者的心电图及心超表现。体表心电图显示:窦性心动过缓、频发室性早搏、不完全性右
　　　　束支传导阻滞、ST-T 波改变(Ⅰ、Ⅱ、aVL、aVF、V2~V6 导联 T 波倒置,Ⅰ、V5、V6 导联 ST 段压低);心超提示:
　　　　左心室壁肥厚,以心尖部为著,心尖部最厚处约 18 mm

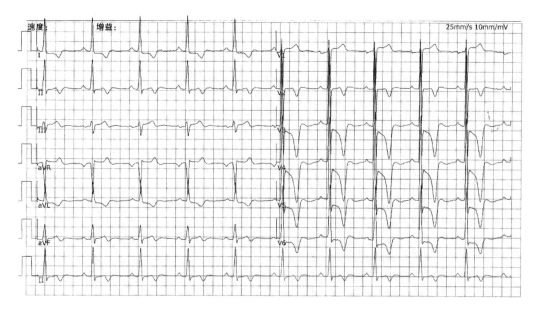

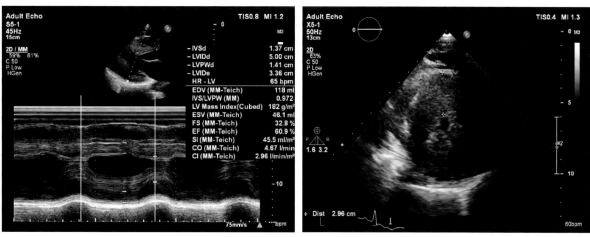

图 22-11　46 岁,男性,肥厚型心肌病患者的心电图及心超表现。体表心电图显示:窦性心动过缓、左室高电压、ST-T 波改变
　　　　(Ⅰ、Ⅱ、aVL、aVF、V2~V6 导联 ST 段压低伴 T 波双向倒置);心超提示:左心室壁明显肥厚,以中间段至心尖部
　　　　为著,心尖部最厚处约 30 mm

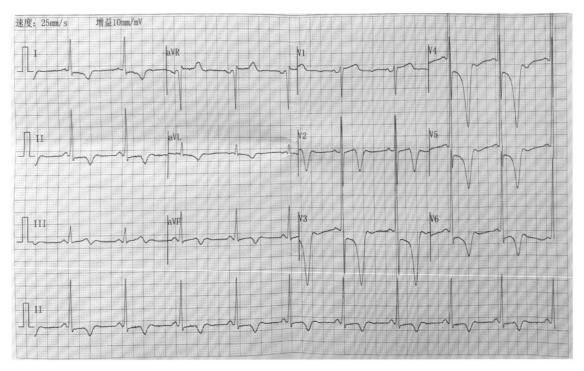

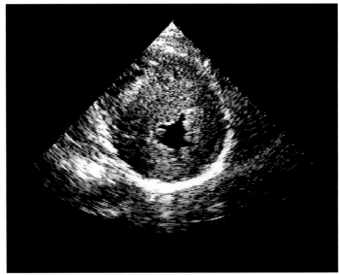

图 22-12 64 岁，男性，肥厚型心肌病患者的心电图及心超表现。体表心电图显示：窦性心动过缓、左心室高电压、ST-T 波改变（Ⅰ、Ⅱ、aVL、aVF、V2～V6 导联 ST 段压低伴 T 波双向倒置）；心超提示：左心室明显肥厚

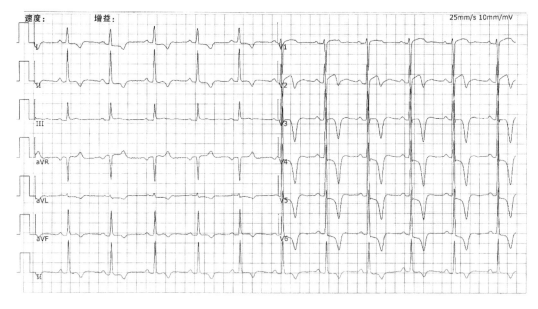

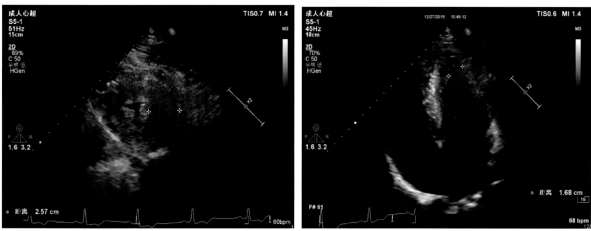

图 22-13 41岁,男性,心尖部肥厚型心肌病患者的心电图及心超表现。体表心电图显示窦性心律,左心室高电压,ST-T波改变(Ⅰ、Ⅱ、aVL、aVF、V3～V6导联ST段压低、T波倒置);心超提示:左心室壁增厚,左心室心尖部肥厚以侧壁为甚,心尖部短轴切面最厚处约26 mm

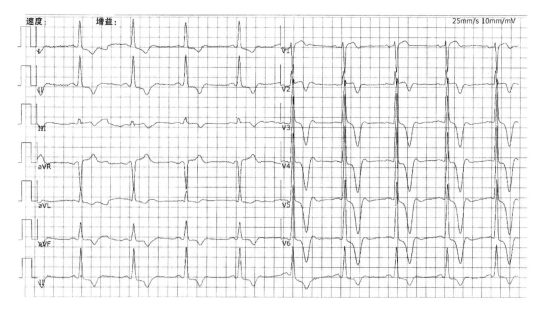

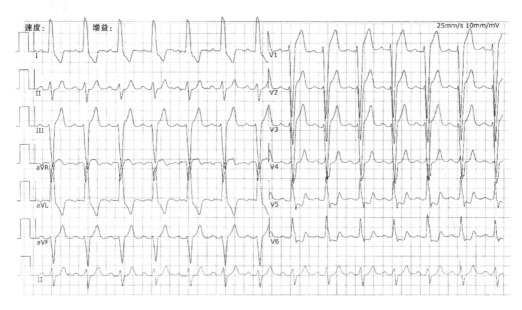

图 22-14 66岁,男性,肥厚型心肌病患者的心电图及心超表现。体表心电图显示窦性心动过缓,左心室高电压,ST-T波改变(Ⅰ、Ⅱ、Ⅲ、aVL、aVF、V2~V6导联T波倒置);心超提示: 左心室壁不均匀性增厚,以左心室前壁、前间隔乳头肌水平以下为著,最厚处约26 mm

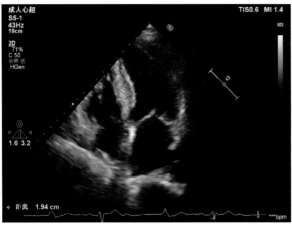
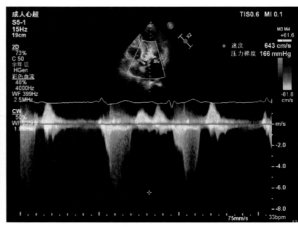

图 22-15 79岁,女性,肥厚型梗阻性心肌病患者的心电图及心超表现。体表心电图显示窦性心律,QRS电轴左偏,一度房室传导阻滞、完全性左束支传导阻滞。心超提示:左心室壁不均匀性增厚,以室间隔为著,最厚处约19 mm,收缩时室间隔与外侧乳头肌相靠近,致使左室流出道梗阻,彩色多普勒见该处收缩期湍流,连续多普勒测得该处峰值压差为166 mmHg

第三节　限制型心肌病

限制型心肌病(RCM)是较为少见一种心肌病类型,目前没有统一的诊断标准,需综合临床表现和心血管磁共振、心脏 CT 和超声心动图等影像学检查。主要标准包括:心房显著扩大,心室腔正常或缩小,舒张功能障碍而收缩功能正常或接近正常者,应考虑诊断 RCM,确诊依赖于心内膜心肌活检;RCM 的基本病理改变是心内膜和内层心肌的纤维化和附壁血栓形成,导致心内膜明显增厚,心壁变硬,导致心室腔缩小,心室的舒张和充盈受限,充盈压升高,心输出量降低和房室瓣关闭不全(图 22 - 16)。限制型心肌病大多继发于明确疾病,包括特发性、家族性和全身系统性疾病等,较常见的为心肌淀粉样变性,但有些病例无明显病因。

RCM 根据病理解剖可分为心肌疾病和心内膜疾病两大类,其中心肌疾病包括涉及浸润性和贮积性疾病,浸润性疾病包括淀粉样变性、肉瘤样变、Gaucher 病(戈谢病)、结节病等;贮积性疾病包括血色素沉淀症、Fabry 病(弥漫性体血管角质瘤)等。心内膜心肌病变包括心内膜心肌纤维化以及嗜酸性粒细胞增多性心内膜炎,又称为 Löffler 心内膜炎,是嗜酸性粒细胞增多综合征的主要并发症。

心电图是 RCM 的重要检查评估手段。在体表心电图上 RCM 常伴有非特异性 ST - T 波改变,绝大多数患者胸前导联可见 ST 段轻度倾斜型抬高,也有部分患者 ST 段可出现压低(图 22 - 17)。T 波异常大多数表现为胸前导联 T 波有切迹或双向 T 波,T 波高峰出现延迟,校正 QT 间期延长。P 波异常也是 RCM 较为常见的心电图改变,通常可见反映双心房增大的 P 波高尖和双相 P 波。此外,RCM 还可见到反映双心室肥厚的 QRS 波高电压,但 QRS 波一般是窄的。RCM 最常见的心律失常是心房颤动、室性期前收缩、房性期前收缩和室内阻滞等,病程中有时还可见房性心动过速、心房扑动、室性心动过速等。

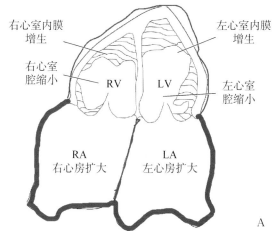
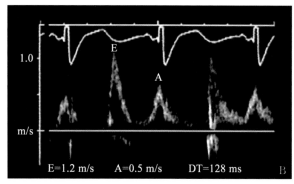

图 22 - 16　限制型心肌病患者的心脏表现。A.心房显著扩大,心室腔缩小;心内膜和内层心肌的纤维化使心内膜明显增厚,心壁变硬,从而导致心尖部闭塞,心室腔缩小,心室的舒张和充盈受限。B.多普勒超声心动图显示二尖瓣血流加速导致 E 峰高尖,但 E 峰减速时间(DT)缩短,由于舒张中晚期心室内径无继续扩大,A 峰减低

第四节　致心律失常型右室心肌病

致心律失常型右心室心肌病(ARVC)是一种以右心室心肌渐进性纤维脂肪化为特征的遗传性心肌病,是年轻人致心律失常性心脏骤停的主要原因之一。ARVC 总体发病率约为 1/5 000,一些欧洲国家的发病率更高。本病的临床表现多为心悸、晕厥与心脏骤停,其重要特征为恶性心律失常与心室重构

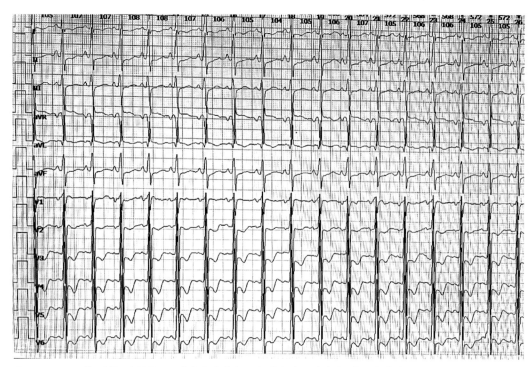

图 22 - 17　51 岁，男性，限制性心肌病患者的体表心电图窦性心动过速，左心室高电压及 ST - T 波改变（Ⅰ、aVL、Ⅱ、Ⅲ、aVF、V3～V6 导联 ST 段压低及部分导联 T 波倒置）

及功能障碍严重程度不一致。目前的研究表明，ARVC 主要是一种常染色体显性遗传疾病。桥粒蛋白基因突变引起桥粒蛋白功能异常，导致心肌细胞间黏附异常、信号传导障碍、细胞凋亡及心肌重塑，是 ARVC 发病的根本原因。因此，基因检测在诊断 ARVC 中占有重要地位（表 22 - 4）。在组织学特征方面 ARVC 的右室心肌脂肪浸润不具有特异性，也可见于健康人群，尤其是老年与肥胖人群。心内膜活检应着重关注心肌细胞损伤与纤维化的严重程度，但目前不作为 ARVC 常规诊断方法，仅可用于散发 ARVC 先证者与左心室明显受累的先证者；评估心肌闰盘间桥粒蛋白定位的免疫组化分析可能会提供更多诊断价值。

根据 2010 年专家组修订的 ARVC 诊断标准（包括主要标准和次要标准），ARVC 的诊断可分为 3 个级别。①明确的 ARVC 诊断包括：2 个主要标准，或者 1 个主要标准加 2 个次要标准，或者 4 个次要标准；②临界的 ARVC 诊断包括：1 个主要标准加 1 个次要标准，或者 3 个次要标准；③可能的 ARVC 诊断包括：1 个主要标准，或者 2 个次要标准。主要标准和次要标准见表 22 - 5。

ARVC 患者在体表心电图上可出现复极与除极异常，右胸前导联 T 波倒置是 ARVC 最常见表现，

表 22 - 4　与致心律失常性心肌病最常见遗传病因与相关表型

基因型	表型
桥粒 Desmosomal	ARVC/ALVC、头发/皮肤异常
核纤层蛋白 Lamin A/C	传导疾病、室性心律失常/猝死、DCM、脂肪营养不良、肌肉营养不良
SCN5A	Brugada 综合征、传导疾病、房颤、室速/室颤、DCM
PLN	心电图低电压、室速/室颤、DCM、HCM、ARVC
TMEM43	猝死，男＞女，DCM
FLNC	猝死，DCM
RBM20	DCM、房颤、室性心律失常/猝死很少作为早期特征
结蛋白 Desmin	骨骼肌肌病，DCM；心律失常很少作为早期特征

注：ALVC 为致心律失常性左室心肌病；ARVC 为致心律失常性右室心肌病；DCM 为扩张型心肌病；FLNC 为细丝蛋白-C；HCM 为肥厚型心肌病；PLN ＝ 受磷蛋白；RBM20 为 RNA 结合基序蛋白 20；SCN5A 为钠电压门控通道 α 亚单位 5；TMEM43 为跨膜蛋白 43。

肢体导联 QRS 波低电压（＜0.5 mV）可能是预测左心室受累的心电图标志。ARVC 由于右心室激动或

传导延缓,心电图上可表现右束支传导阻滞(RBBB)形态,碎裂 QRS 波,右胸前导联 QRS 波时限延长、S 波上升支延迟伴终末激动时限(TAD)≥55 ms 与 ε 波(V1～V3 导联 QRS 波群终末与 T 波起点之间可重复的低振幅偏折波,反映了右心室内

的延迟传导)。诊断 ARVC 的特殊心电图形态包括右胸前导联 QRS 波 S 波升支延迟伴 TAD≥55 ms 与 T 波倒置;不符合其他诊断标准的患者,仅 V1 和 V2 导联 T 波倒置应视为心电图正常变异(图 22-18～图 22-23)。

表 22-5　ARVC 诊断标准的专家共识(2010 年)

项目	主要标准	次要标准
2D 超声标准	右心室部分失去运动能力,运动障碍,或室壁瘤和心室舒张末期测量的下列参数之一:①胸骨旁长轴右心室流出道直径≥32 mm,(体表面积校正≥19 mm/m²);②胸骨旁短轴右心室流出道直径≥36 mm,(体表面积校正≥21 mm/m²);③区域变化率≤33%	右心室部分失去运动能力,运动障碍,或室壁瘤和心室舒张末期测量的下列参数之一:①胸骨旁长轴 29 mm≤右心室流出道直径<32 mm,(16 mm/m²≤体表面积校正<19 mm/m²);②胸骨旁短轴 32 mm≤右心室流出道直径<36 mm,(18 mm/m²≤体表面积校正<21 mm/m²);③33%<部分区域变化率≤40%
心脏磁共振成像	右心室部分失去运动能力或运动障碍或右心室收缩不同步和以下参数之一:①右心室舒张末容量/体表面积比≥110 ml/m²(男性)或≥100 ml/m²(女性);②右心室射血分数≤40%	右心室部分失去运动能力或运动障碍或右心室收缩不同步和以下参数之一:①右心室舒张末容量/体表面积比≥100 ml/m² 且<110 ml/m²(男性)或≥90 ml/m² 且<100 ml/m²(女性);②40%<右心室射血分数≤45%
右心室造影	右心室部分失去运动能力,运动障碍,或室壁瘤	
心内膜活检	残余心肌细胞<60% 或<50%,右心室游离壁心肌被纤维组织替代的样本≥1,伴或不伴心内膜活检心肌组织被脂肪替代	残余心肌细胞 60%～75% 或 50%～65%,右心室游离壁心肌被纤维组织替代的样本≥1,伴或不伴心内膜活检心肌组织被脂肪替代
心电图复极化异常	右胸前导联(V1、V2 和 V3)T 波倒置,或>14 岁(QRS≥120 ms 且无完全性右束支阻滞)	①>14 岁,V1 和 V2 导联 T 波倒置且无完全性右束支阻滞,或者 V4、V5 或 V6 导联 T 波倒置;②>14 岁,V1、V2、V3 和 V4 导联 T 波倒置,且完全性右束支阻滞
心电图去极化异常	右胸导联(V1～V3)中出现 ε 波(在 QRS 波群终末和 T 波起始之间反复出现的低振幅信号)	①如果在标准心电图上 QRS 间期<110 ms,信号平均心电图上晚电位至少满足下列 3 个参数之一:a. 滤过后 QRS 间期≥114 ms;b. 终末 QRS 幅度<40 V,间期≥38 ms;c. 终末 40 ms 的电压平方根≤20 μV;②从 S 波的最低点到最后去极化偏移所测量的终末激活间期≥55 ms
心律失常	非持续性或持续性室性心动过速,呈左束支阻滞形态,伴电轴极度左偏	①右心室流出道形态的非持续性或持续性室性心动过速,呈左束支传导阻滞形态,伴电轴右偏或电轴无明显;②室性期前收缩>500 次/24 h
家族史	①满足本诊断标准的 ARVC 一级亲属;②一级亲属尸检或手术中病理确诊是 ARVC;③在患者评估中,致病基因突变的识别与 ARVC 相关或可能相关	①一级亲属的 ARVC 家族史不能确定是否满足本诊断标准;②一级亲属有怀疑 ARVC 所致的过早猝死(<35 岁);③二级亲属有经病理确诊满足本诊断标准的 ARVC 患者

注:ARVC 为致心律失常型右心室心肌病

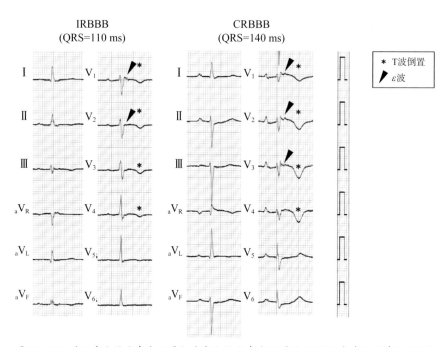

图 22 - 18　伴不完性右束支阻滞和伴完全性右束支阻滞的 ARVC 患者的代表性 12 导联心电图。不完全性右束支阻滞的 QRS 时限为 110 ms，完全性右束支阻滞的 QRS 时限为 140 ms。箭头所示为 ε 波，其定义为 V1～V3 导联在 QRS 终末至 T 波起点之间的低振幅的偏折波。星号指示伴不完全性右束支阻滞或完全性右束支阻滞 ARVC 患者的 V1～V4 导联记录的 T 波倒置

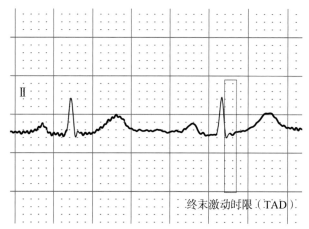

图 22 - 19　终末激动时限（TAD）从 S 波的最低点测量到全部除极波结束，在没有完全性右束支阻滞时，如果在 V1～V3 导联中任一导联的 TAD 值≥55 ms 则为终末激动时限延长

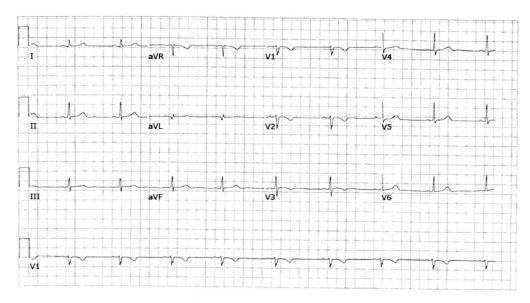

图 22 - 20　一例 ARVC 患者的心电图显示右心胸前导联 T 波倒置(V1，V2，V3)

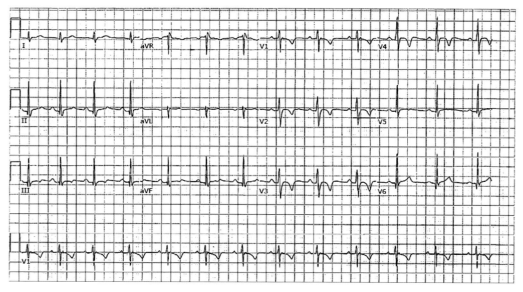

图 22 - 21　23 岁，PKP2 基因突变的 ARVC 患者的 12 导联心电图表现。V1～V4 导联可见 T 波倒置，同时可见终末激动时限(TAD)延迟

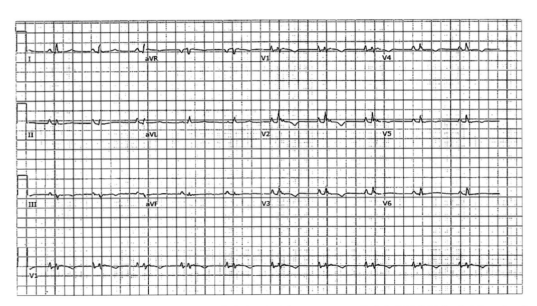

图 22-22　46 岁，*PKP2* 基因突变的 ARVC 患者的心电图表现。V1～V4 导联出现 T 波倒置，同时也可见 ε 波

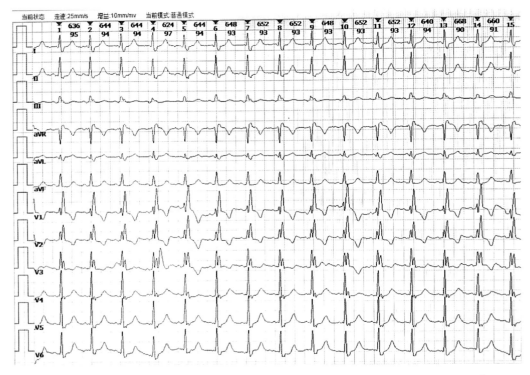

图 22-23　72 岁，ARVC 患者的心电图表现。完全性右束支传导阻滞，曾因发作室性心动过速植入单腔 ICD

会表现出来；③静脉药物激发试验：静脉应用肾上腺素等交感神经类药物，可观察到在药物使用后、病人 QTc 是否有不适当延长。

四、长 QT 间期综合征的诊断

LQTS 的诊断依据应包括家族史，不明原因的晕厥和心电图上 QTc 延长，以及近年来建立起来的基因测序筛查。2013 版最新的关于遗传性心律失常综合征诊断与治疗的专家共识中对 LQTS 诊断的专家共识推荐为：①12 导联心电图上 QTc ＞ 500 ms，并具备以下 1 种或多种情况，如表 23 - 2 所示，可确诊：a. 无 QT 间期延长的继发原因、Schwartz 风险评分≥3.5 分；b. 存在至少一个基因上的明确致病突变；c. 无 QT 间期延长的继发原因。②12 导联心电

表 23 - 2　LQTS 风险评分表

	临床发现		分数
心电图表现	QTc	≥480 ms	3
		= 460～479 ms	2
		= 450～459 ms（男性）	1
		平板负荷试验 4 分钟后仍≥480 ms	1
	尖端扭转型室性心动过速		2
	T 波电交替		1
	3 个以上导联 T 波切迹		1
	心率缓慢[a]		0.5
临床病史	晕厥[b]	应激诱发	2
		无应激诱发	1
家族史	家族成员被诊断为 LQTS		1
	直系亲属在 30 岁前发生不明原因心源性猝死		0.5

注：a. 心率缓慢的定义为低于同龄人 2% 百分位数的心率；b. 应激和无应激仅能二选一；c. 同一家庭成员不可同时选择两个选项

评分解读：≤1.0 分为 LQTS 低可能；1.5～3.0 分为中度可能；≥3.5 分为高度可能。

图上 QTc 在 480～499 ms，并具备以下情况时，可诊断：有晕厥史、无 QT 间期延长的继发原因、基因筛查未在已知基因上发现致病突变。对于 QTc 处于临界值的患者（0.44 s＜QTc＜0.47 s），需进一步做运动试验、24 小时动态心电图（Holter）以及基因筛查，以获得充分的诊断依据。

除了直接测量 QT 间期外，临床常用 Schwartz 危险积分来辅助诊断 LQTS。Schwartz 评分系统可以提高对临界或不典型 LQTS 患者的诊断水平，其具体项目见表，Schwartz 评分≤1 分，LQTS 可能性低；评分 1.5～3 分，LQTS 可能性较高；评分≥5 分，LQTS 可能性高。注意不能发现 QT 延长的原因及基因突变的证据也可诊断，TdP 不是诊断先天性 LQTS 的必备条件。

LQTS 需要和其他导致继发性 QT 间期延长的原因相鉴别。

（1）药物引起 QT 间期延长的药物，特别是 III 类抗心律失常药物，均可导致 QT 间期延长并促发 TdP。

（2）性别、年龄：女性住院患者发生 TdP 的危险比男性患者高出 2 倍，年龄大于 65 岁的患者比年轻患者更易发生 TdP。

（3）器质性心脏病：心肌缺血、心肌梗死、心肌炎、心衰等病理生理改变可引起复极异常。

（4）心动过缓心室周期延长：心室周期延长可见于窦性心动过缓、完全或高度房室传导阻滞，或突然发生长间歇，导致触发心律失常的 EAD。

（5）其他临床疾病伴 QT 间期延长：常见中枢神经系统疾病如脑卒中、蛛网膜下隙出血，代谢性疾病如高血糖、糖尿病、甲状腺功能低下，感染性疾病和肿瘤、发热、酗酒等。如合并延长 QT 间期的其他因素，也可引发获得性 LQTS。

（6）电解质紊乱：低血钾已确知为 TdP 的危险因素，慢性心衰使用利尿剂发生的 TdP 与低血钾和低血镁有关。

（7）潜在基因异常：基因突变所致亚临床遗传性 LQTS 是药物性 LQTS 的重要危险因素之一。

第二节　短 QT 间期综合征

短 QT 综合征（SQTS）是遗传性心脏离子通道病之一，与多种离子通道的改变相关，心电图上的主要表现为心电图 QT 间期的缩短，本疾病较少见，但可引起心源性猝死。

一、病因

目前已经发现有 8 种基因的 22 种突变型与 SQTS 相关（表 22 - 3）。

表 23-3 SQTS 的突变基因

变异基因	涉及离子
KCNQ1	K$^+$
KCNH2	K$^+$
CACNA1C	Ca^{2+}
CACNA2D1	Ca^{2+}
KCNJ2	K$^+$
SLC4A3	Cl$^-$，HCO$_3^-$
CACNB2b	Ca^{2+}
SCN5A	Na$^+$

二、临床表现

SQTS 的主要临床表现为晕厥，但单纯的晕厥很难诊断为 SQTS，部分 SQTS 的新生儿表现为房颤伴慢心室率，或儿童期即发作房颤。

三、心电图表现

SQTS 的主要心电图表现为 QT 间期缩短（常 <330 ms），ST 段缩短甚至消失，从 J 点到 T 波波峰的间期<120 ms，并可能伴有 T 波高尖似高钾血症表现，PQ 段的压低也提示可能为 SQTS（图 22-4）。不同基因型与短 QT 综合征心电图表现有关（图 22-5）。

图 23-4 短 QT 综合征心电图表现

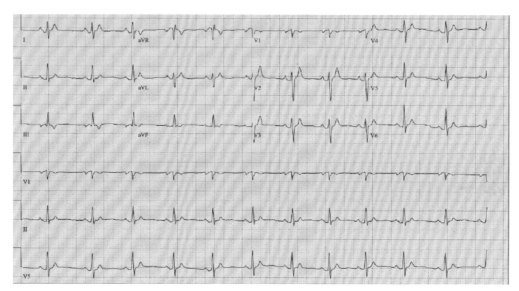

CACNA2D1	I$_{CaL}$	
CACNA1C	I$_{CaL}$	
CACNB2	I$_{CaL}$	
KCNQ1	I$_{ks}$	
KCNH2	I$_{kr}$	
KCNJ2	I$_{k1}$	
SLC4A3	Cl$^-$/HCO$_3^-$	
SCN5A	I$_{Na}$	

图 23-5 不同基因型与短 QT 综合征心电图表现的关系

四、诊断

SQTS的诊断需符合下列两项之一：

（1）QTc≤340 ms。

（2）QTc≤360 ms，且有下列至少一种情况。

1）已发现LQTS的基因变异。

2）SQTS家族史。

3）直系亲属在40岁前发生原因不明的猝死。

4）无器质性心脏病史，但既往发生室速、室颤。

第三节 儿茶酚胺敏感的多形性室速

儿茶酚胺敏感的多形性室速（CPVT）是一种罕见的先天性离子通道病，当运动或情绪激动后会产生多形性室速，主要发生于儿童和青年人。主要治疗方式包含β受体阻滞剂和ICD治疗。

一、病因

CPVT最常见的原因为心脏雷诺丁受体2（RyR2）和肌集钙蛋白同工型2（CASQ2）的基因突变。当体内儿茶酚胺释放后，结合至心脏β受体，突变的离子通道蛋白导致心肌细胞外和肌质网内过量的钙离子释放，激活钠钙交换，诱发延迟后除极，导致心律失常的发生。

二、临床表现

在室速发作较少时，患者临床症状可轻微，如头晕、心悸、乏力等。当室速负荷增加时，患者表现为晕厥、抽搐，意识丧失的时间可能持续几秒至数分钟；若未能及时诊治，症状进一步加重可能诱发心源性猝死。症状的发生一般有诱发因素，主要为体力活动、情绪激动；在安静时常无任何症状和体格检查、心电图、心超检查的异常。

三、心电图表现

静息心电图常无异常发现，可通过48 h以上Holter或平板负荷试验及异丙肾上腺素诱发试验发现心电图异常（图22-6），在诱发过程中引起多形性室性心动过速。

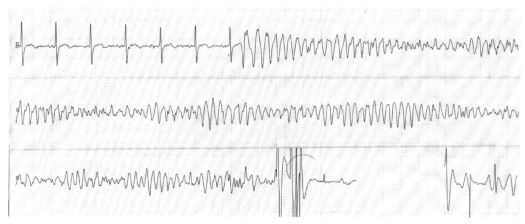

图23-6 CPVT的心电图表现。异丙肾静脉滴注过程中Ⅱ导联心电图连续记录，药物室速、诱发室颤，被200J非同步电除颤终止

四、诊断

CPVT的诊断需符合至少以下一项：

（1）年龄＜40岁，且/或明确携带致病基因，且排除器质性心脏病，静息心电图正常，运动或儿茶酚胺可诱发多形性室速。

（2）患者的直系亲属确诊CPVT，且患者表现出运动诱发的室速，排除器质性心脏病史。

（3）40岁以上患者，有原因不明的运动或儿茶酚胺诱发的室速，静息心电图正常，且排除器质性心脏病包括冠心病。

第四节　J波综合征

心电图上J点是指QRS波群终末与ST段起始交界处的连接点,标志着心室肌除极结束、复极开始。在某些生理和病理情况下,J点抬高振幅≥0.1 mV,时限≥20 ms,与ST段融合为圆顶状或驼峰状波形成J波,亦称Osborn波。J波综合征指心电图具有J波特征的临床症候群,临床上分为遗传性J波综合征和获得性J波综合征。遗传性J波综合征包括早期复极综合征和Brugada综合征;获得性J波综合征包括低温性J波、高钙性J波、神经源性J波、特发性J波和缺血性J波。

J波形成机制是心外膜细胞瞬时外向钾电流(Ito)显著增加,导致心室复极早期跨室壁电位差和复极离散度增大,心电图上表现为J波或J点抬高;ST段抬高主要机制是由Ito介导的心外膜动作电位穹窿部减少或丢失所致(图23-7)。J波综合征的

概念在2004年第一次提出,2015年在上海制订了J波综合征专家共识。目前普遍认为大多数患者预后良好,部分在2相平台期电压梯度显著增大而产生局部电流并引起折返激动,存在发生多形性室速和特发性室颤的倾向。

一、遗传性J波综合征

(一)早期复极综合征

1. 概述　早期复极综合征发病率1%～2.5%,常见于中青年男性,运动员发病率偏高,呈区域性分布,具有种族差异,黑种人发病率较高,其次为亚洲人。常无器质性心脏病征象,少数患者表现为不典型心悸、胸闷、胸痛症状,部分伴有自主神经功能紊乱的临床表现。绝大多数早期复极综合征为良性病程,但少数患者伴有反复晕厥史、心肺复苏史和猝死家族史。J波异常增大患者可能发生恶性致命性室性心律失常。

2. 心电图特点　心电图可表现为不同的类型,以J点抬高性变化,结合ST段改变,可以有上斜型、水平型、下斜型抬高等不同表现(图23-8～图23-12)。早期复极综合征常见受累部位为左心室侧壁(1型)、下侧壁(2型)和下侧壁＋前壁或右胸导联(3型),见图23-8。心电图特点:①R波降支与ST段连接部位出现J波,胸导联V3～V5显著;②ST段缩短,并在J点后呈凹面向上、弓背向下型ST段抬高;③T波在ST段抬高导联呈对称性增高,T波升支常与缩短的ST段融合;④胸导联R波升高,类似左室高电压或左室肥厚表现;⑤J波及伴随ST段抬高的心电图表现可持续存在,也可在较短时间内显著变化,运动后心率增快时可减轻或消失。

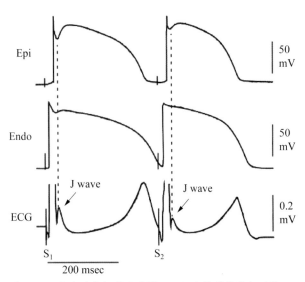

图23-7　J波形成机制示意图。心肌内外膜的复极不均一,产生电位差、形成J波

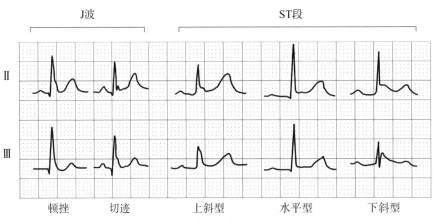

图23-8　早期复极综合征的心电图特征

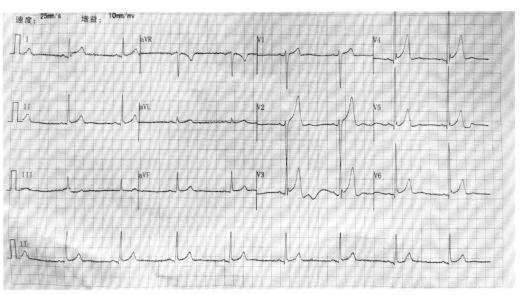

图 23-9 早期复极综合征心电图表现(J 波切迹,ST 段上斜型抬高)

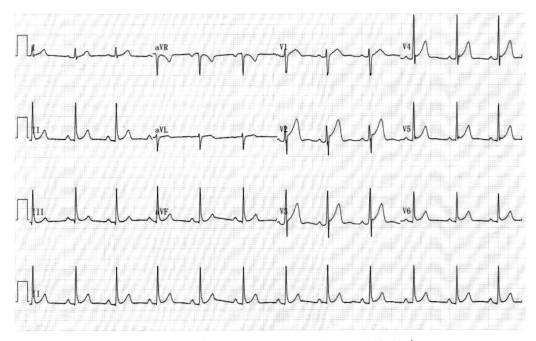

图 23-10 早期复极综合征心电图(J 波顿挫,ST 段上斜型抬高)

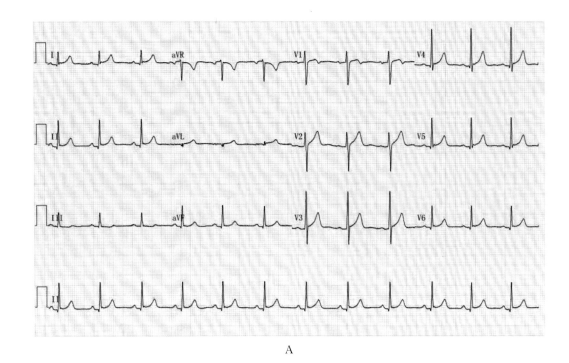

A

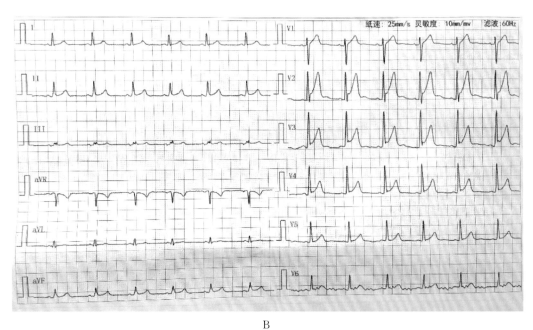

B

图 23-11　早期复极综合征心电图不同程度的 J 点抬高(J 波切迹,A 图、B 图示不同程度的 J 点、ST 段水平型抬高)

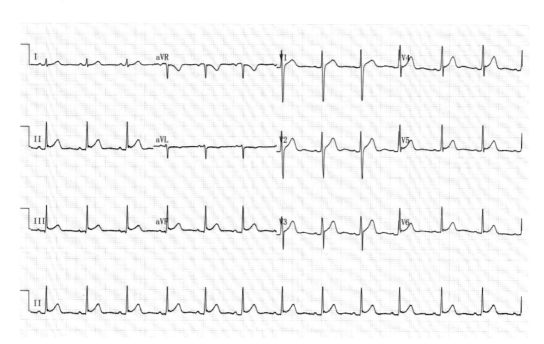

图 23 - 12　早期复极综合征心电图(J 波切迹,ST 段下斜型抬高)

(二) Brugada 综合征

1. 概述　Brugada 综合征发病率约 5/10 000,是一种离子通道病,为常染色体显性遗传疾病。东南亚人群发病率明显高于欧美人群,是 40 岁以下年轻人猝死的首要原因,亦称夜间猝死综合征,占心脏结构正常者猝死 20%,临床预后差。目前植入式心脏复律除颤器(ICD)是唯一已证实对 Brugada 综合征治疗有效的方法。

2. 心电图特点　Brugada 综合征最常见受累部位为右心室流出道前壁,存在结构性异常改变。心电图基本变化是 V1~V3 导联 J 点抬高,ST 段抬高

$\geqslant 0.2 mV$,T 波倒置、双向或直立,伴或不伴右束支阻滞的心电图改变(图 23 - 13~图 23 - 16);变异型 Brugada 综合征心电图 Ⅱ、Ⅲ、aVF 导联亦可见上述表现。

3. 诊断标准　Brugada 综合征诊断标准:①符合下列心电图特征可以考虑诊断 Brugada 综合征 1型:位于右胸导联,至少有 1 次记录到自发或由 Ⅰ类抗心律失常药物诱发 ST 段呈穹窿样抬高$\geqslant 0.2 mV$;②符合下列心电图特征可以考虑诊断 Brugada 综合征 2 型或 3 型:位于右胸导联,至少有 1 次记录到马鞍型 ST 段抬高,2 型 ST 段抬高$\geqslant 0.1 mV$, 3 型 ST

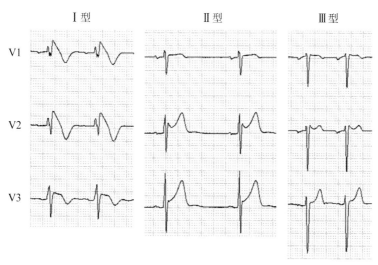

图 23 - 13　常见 Brugada 综合征心电图的 3 型表现

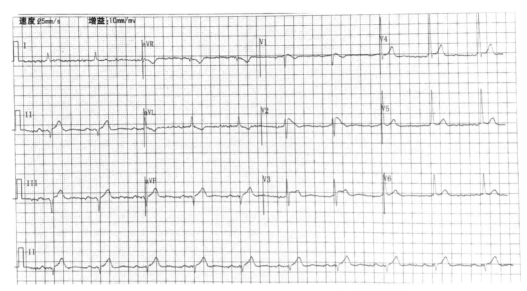

图 23-14　Ⅰ型 Brugada 综合征心电图,V1 导联斗篷样升高

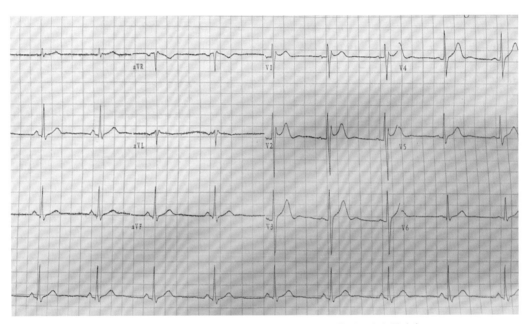

图 23-15　Ⅱ型 Brugada 综合征心电图,V1、V2 导联呈马鞍样升高

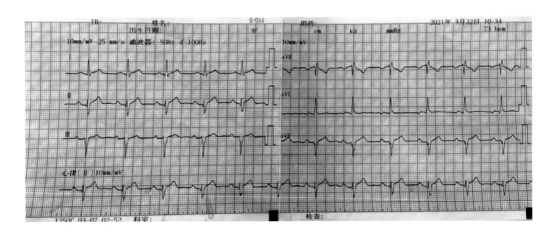

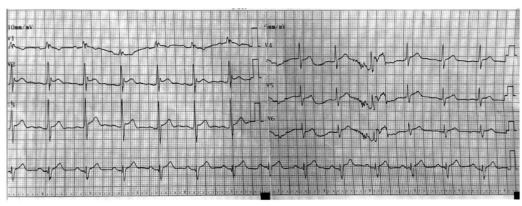

图 23-16　Ⅲ型 Brugada 综合征 12 导联心电图，V2 导联轻度马鞍状升高，V3 基本正常

段抬高<0.1 mV；③临床确诊 Brugada 综合征：除心电图特征外，记录到室颤或多形性室速或有猝死家族史。

4. 早期复极综合征和 Brugada 综合征的鉴别要点

（1）早期复极综合征：①ECG 变化的导联：胸导联 V3～V5；②J 点：不明显；③J 波：J 波与 ST 段的分界不明显；④ST 段形态：下斜型抬高最常见。

（2）Brugada 综合征：①ECG 变化的导联：胸导联 V1～V3；②J 点：明显，有顿挫；③J 波：J 波与 ST 段的分界明显；④ST 段形态：凹面向上抬高。

二、获得性 J 波综合征

（一）低温性 J 波

1. 概述　在低温患者及相应动物实验中观察到心电图 QRS 波终末和 ST 段之间存在一个驼峰状波称为低温性 J 波。1953 年，Osborn 在进行犬低温实验时，观察并描述了这个波，故又称为 Osborn 波。Osborn 推测 J 波是由损伤电流引起，20 世纪 80 年代后期，Litovsky 和 Antzelevitch 证实 J 波形成是由于心外膜细胞上存在较大的瞬时外向钾电流所致。

2. 心电图特点　低温性 J 波心电图特点：①不管主波方向如何，J 波均直立（aVR 导联除外）；②J 波振幅、持续时间、出现导联范围与低温程度相关；③低温伴有酸中毒时，J 波更易出现，过度通气使 pH 值转为正常后 J 波可消失；④常伴有窦缓，QT 间期延长，QRS 波增宽；⑤恶性室性心律失常、室速、室颤的发生率高；⑥与心室率有关，心率加快时 J 波可消失；⑦可出现在 12 导联的任何导联，最常发生在左胸导联，平均向量向左、向后，偶然向前，提示左心室左前部位的心肌对低温更敏感（图 23-17）。

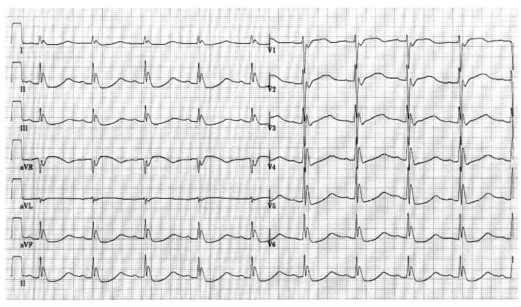

图 23-17　低温性 J 波心电图

（二）高钙性 J 波

1. 概述　血钙水平高于 2.75 mmol/L 称为高钙血症，是较常见的内分泌急症之一，轻者无症状，重者可以危及生命。高钙血症常见于原发性甲状旁腺功能亢进症和恶性肿瘤，可引起血压升高和各种心律失常。

2. 心电图特点　高钙血症时，心肌细胞缓慢复极期钙离子内流加速，导致 2 相平台期缩短，有效不应期和动作电位时程缩短，心电图出现高钙性 J 波。与低温性 J 波不同，高钙性 J 波呈尖峰状或驼峰状，而无圆顶形状，同时 ST 段缩短，T 波增高，QT 间期缩短（图 23-18）。

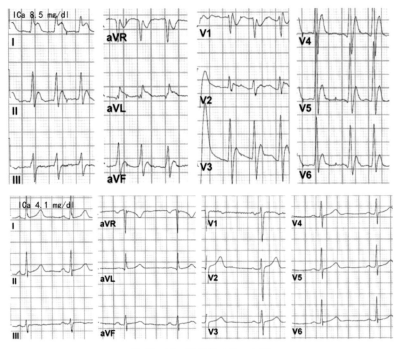

图 23-18　高钙性 J 波心电图

（三）神经源性 J 波

1. 概述　中枢或周围神经系统疾病均可引发心电图 J 波，这些疾病包括：颅脑外伤；蛛网膜下隙出血；右颈根部外科手术时交感神经损伤；过量麻醉药物引起心跳骤停成功复苏者；脑死亡。神经源性 J 波可能发生机制是脑实质受损，周围脑组织缺血、水肿，导致皮质-皮质下、丘脑下部-间脑自主神经中枢功能失调，反射性引起冠状动脉循环障碍和心电不均一性增大，心外膜细胞瞬时外向钾电流增强，形成病理性 J 波。

2. 心电图特点　神经源性 J 波心电图特点：①R 波降支与 ST 段连接部位出现 J 波，胸导联 V3～V5 显著；②ST 段缩短，在 J 点后呈凹面向上、弓背向下型抬高；③T 波升支常与缩短的 ST 段融合；④神经源性 J 波的心电图表现可在较短时间内动态变化，随着脑功能恢复而减轻或消失（图 23-19）。

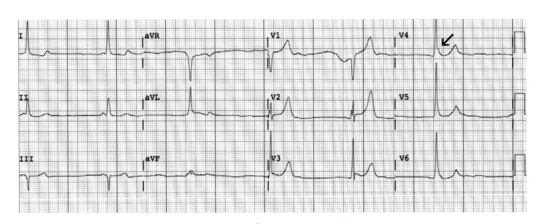

图 23-19　神经源性 J 波心电图

（四）特发性 J 波

1. 概述　特发性室颤患者心电图可以出现明显的 J 波,当无低体温、高钙血症及急性脑血管疾病存在时而出现异常 J 波称为特发性 J 波。特发性 J 波患者常伴有反复发作的不明原因的室速、室颤,可能导致心源性猝死。

2. 心电图特点　特发性 J 波心电图特点:

①QRS 波群终末可有明显的 J 波;②J 波在长间歇后 QRS 波群之后更显著;③J 波常出现在胸导联;④可出现右束支阻滞的心电图表现(图 23－20);⑤心内电生理检查示 HV 间期延长;⑥心率变异性(HRV)分析,白天 HRV 值升高表明迷走神经张力增高,夜间 HRV 值下降提示交感神经占优势。

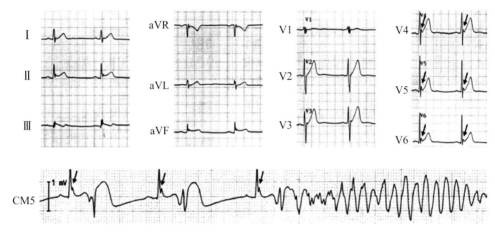

图 23－20　特发性 J 波心电图的表现及心律失常发作心电图

（五）缺血性 J 波

1. 概述　当冠状动脉因阻塞性病变或功能性痉挛引起心肌缺血时,心电图新出现 J 波或原来存在的 J 波振幅增高或时程延长时,形成缺血性 J 波。J 波出现导联与缺血部位有关,常见于急性心肌梗死、冠状动脉痉挛和经皮冠状动脉介入术中,是发生室速、室颤和猝死的预测指标。

2. 心电图特点　缺血性 J 波心电图特点:在急性心肌缺血发生同时或稍后出现,除 aVR 导联外,J 波在其他导联均直立,出现导联与缺血部位的解剖定位基本一致,可出现在 12 导联的任何相关导联,J 波持续时间较短,振幅变低或变窄,临床上容易漏诊(图 23－21)。

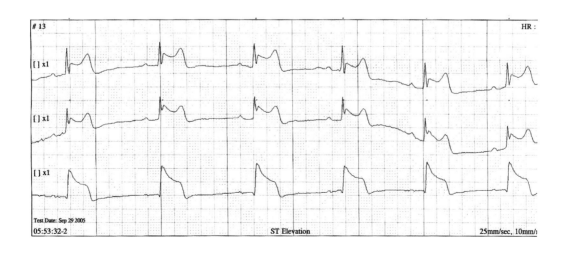

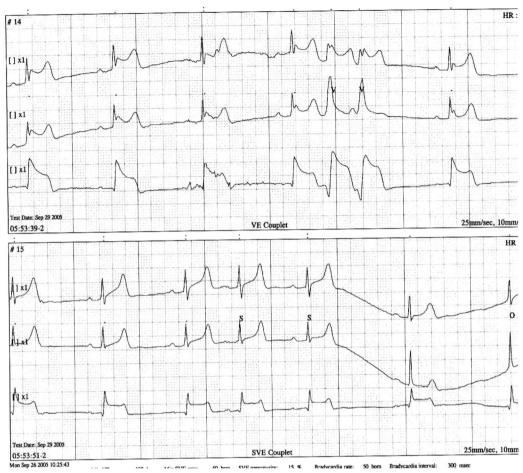

图 23-21　冠心病右冠状动脉病变、心肌缺血发作时出现心律失常及缺血性 J 波改变心电图。上条带为缺血发作,下条带为 J 波及 ST 段逐渐恢复

第二十四章

心脏瓣膜病的解剖与心电图改变

心脏瓣膜病（VHD）是指由于先天性发育异常或其他各种病变（如风湿性、退行性、感染、结缔组织病、创伤等）引起心脏瓣膜及其附属结构（包括瓣环、瓣叶、腱索、乳头肌等）发生解剖结构上的异常，造成单个或多个瓣膜急性或慢性狭窄和（或）关闭不全，导致心脏血流动力学变化，导致一系列的临床综合征。

VHD 的诊断主要依靠临床评价和心脏超声。心脏听诊发现杂音是诊断瓣膜病的第一步；任何有病理性杂音的患者都应进一步行心脏超声检查以明确或除外瓣膜病诊断。心电图对于 VHD 的诊断价值有限，但是各种瓣膜疾病导致的心肌肥厚、心律失常等可辅助诊断；对于瓣膜病的临床诊断以及并发症具有诊断价值，同时，对于手术方案制定也有参考意义。

一、二尖瓣狭窄

风湿性心脏病（RHD）是二尖瓣狭窄（MS）的主要病因。主要病理改变是瓣叶增厚，瓣膜交界粘连，瓣口变形和狭窄，腱索增粗、缩短、融合，病程后期可出现钙化点和（或）钙化结节，瓣叶活动受限。老年退行性改变也是一种重要的病因，主要病变为瓣环钙化，常合并高血压、动脉粥样硬化或主动脉瓣狭窄。

先天性 MS 较少见，如双孔二尖瓣、降落伞二尖瓣、拱形二尖瓣、二尖瓣瓣上环形狭窄等，由于瓣膜本身或附属结构发育异常导致二尖瓣叶开放受限。其他少见病因如结缔组织病（系统性红斑狼疮等）、浸润性疾病、心脏结节病、药物相关性瓣膜病等，表现为瓣叶增厚和活动受限，但一般狭窄程度较轻，极少有交界粘连。

正常二尖瓣瓣口面积约 $4\sim6\,cm^2$，减小至 $1.5\sim2.0\,cm^2$ 时为轻度狭窄、$1.0\sim1.5\,cm^2$ 时为中度狭窄、$<1.0\,cm^2$ 时为重度狭窄。狭窄使舒张期血流由左心房流入左心室受限，左心房压力增高，心电图可以表现出左心房扩大；跨二尖瓣血流增多或舒张期缩短（体力活动、情绪应激、感染、妊娠）可能出现心房颤动等心律失常的表现。二尖瓣狭窄导致的肺高压可以出现右心室肥厚或者高电压，可以和左心房、左心室扩大同时出现。

心电图特征有：P 波增宽且呈双峰形，提示 LA 增大；合并肺高压时，显示 RV 增大，电轴右偏；晚期常合并 AF（图 24 - 1，图 24 - 2）。

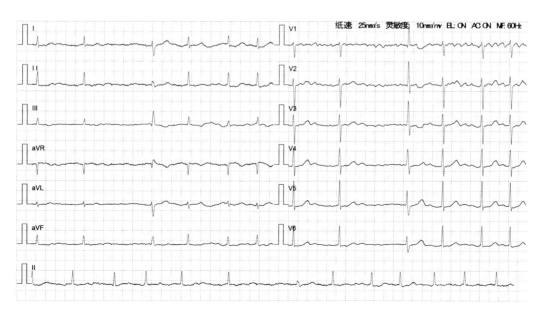

371

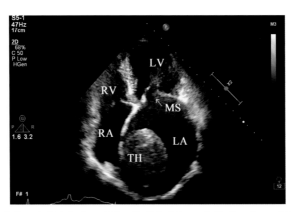

图 24-1 二尖瓣狭窄患者心电图及超声心动图。瓣膜性房颤,心律绝对不齐,心率约为 74 次/min,QRS 波前未见固定 P 波,P 波消失,代之以细小不规则的颤动波 f 波,在 V1 导联较明显且振幅大于 1 mV,为"粗颤"波。QRS 波形无明显异常。由于左心房压的增高及左心房增大,在心电图上 f 波振幅往往大于 0.1 mV,提示左心房肥大。心超示重度二尖瓣狭窄(MS),瓣口面积仅 0.4 cm²,开放明显受限,伴左心房(LA)明显增大,左心室(LV)大小正常,同时心腔内可见一附壁血栓(TH)

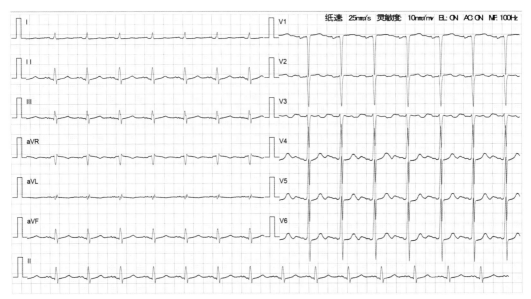

图 24-2 二尖瓣狭窄患者的心电图。窦性心律,心率 89 次/min,P 波时长 88 ms(未增宽),在 II 导联可见 P 波呈双峰,V1 导联 P 波终末负向波增大,提示二尖瓣型 P 波。QRS 波群形态及振幅度正常范围内,合并轻度 ST-T 波改变(V4、V5、V6 导联 ST 段压低 0.5~0.75 mm)。左心房大导致心电图中 P 波的变化有:P 波时程增宽(II 导联 P 波>0.12 s),由于左心房激动延迟,可导致 P 波振幅增大并出现切迹,V1 导联表现为 P 波的终末负向波增大。若二尖瓣狭窄的患者同时合并肺高压及右心室肥大,则心电图还可见到电轴右偏,右胸导联(V1、V2)R/S>1

二、二尖瓣关闭不全

二尖瓣由瓣叶、瓣环、腱索、乳头肌和相关左心室壁等成分组成。任何部分的缺陷均可导致二尖瓣关闭不全(MR)。MR 分为原发/器质性的(由于二尖瓣结构异常引起)和继发/功能性的(继发于 LV 扩张和功能减退)。根据病程,可分为急性 MR 和慢性 MR。

原发性的慢性 MR 在我国以风湿性最多见,常合并 MS,病理特点为瓣叶增厚,挛缩变形,交界粘连,以瓣叶游离缘为显著;腱索缩短、融合,导致瓣叶尤其后叶活动受限,而前叶呈假性脱垂样。瓣膜变性(Barlow 病、二尖瓣脱垂综合征、弹性纤维变性、马方综合征、Ehler-Danlos 综合征)和老年性瓣环钙化是欧美国家最常见的病因;其他病因还包括感染性心内膜炎、心肌梗死后乳头肌断裂、先天性畸形等。继发性 MR 的病因包括任何可引起左心室扩大、二尖瓣瓣环的扩张变形的疾病。

　　MR 的主要病理改变为心脏前负荷增加、左心室舒张末期容积扩大所带来的一系列改变。左心室舒张期容量增加时，早期心脏通过左心室扩大及离心性肥厚来代偿，临床可无症状。持续的容量过负荷最终导致心肌收缩受损，左心室从肥厚转向扩大，

肺静脉和肺毛细血管压力升高，发生肺淤血。

　　心电图检查可以发现左心室肥大和劳损的改变，例如胸前导联的 ST - T 波改变，但是这些改变往往是非特异性的；P 波增宽且呈双峰形，提示左心房增大；肺高压时还可以出现左、右心室肥大。长期慢性 MR 的患者，可出现各种房性心律失常，很多患者合并心房颤动（图 24 - 3，图 24 - 4）。

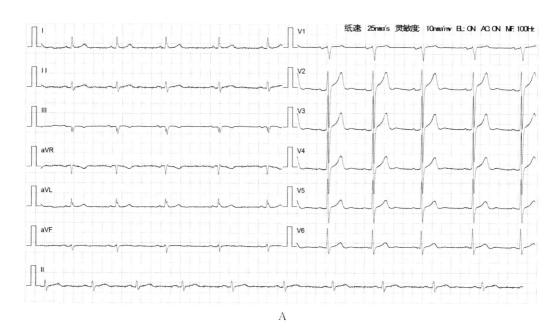

A

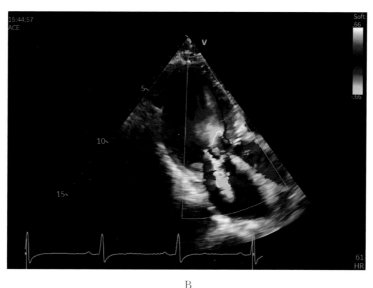

B

图 24 - 3　二尖瓣反流患者的心电图及心超图像。A. 心电图可见到左心房增大的表现，P 波在 II 导联呈双峰，V1 导联 P 波的 ptf 增加，但未见到左心室高电压以及继发胸前导联的 ST - T 改变。B. 心超提示二尖瓣前后叶脱垂，后叶 P1、P2 为甚，后叶腱索断裂，伴重度二尖瓣反流，左心房室增大，左心室壁增厚

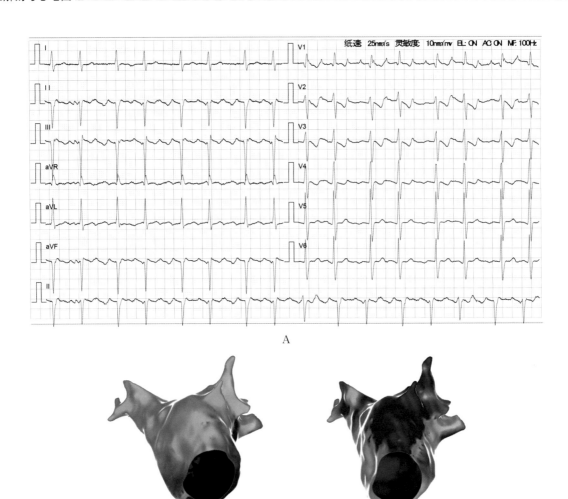

图 24 - 4　慢性二尖瓣反流患者的房扑心电图及三维电磁解剖标测图。患者的心超检查提示：重度二尖瓣反流，重度三尖瓣反流，轻度肺动脉高压，肺动脉扩张，少量心包积液。A. 心电图见心律绝对不齐，心室率约 93 次/min，P 波消失，代之以扑动波，提示心房扑动，合并不完全性右束支传导阻滞，继发 ST - T 波改变；B. 为三维电磁解剖图，图示左心房扩大，房扑围绕二尖瓣环折返

三、主动脉瓣狭窄

主动脉瓣狭窄（AS）最常见的病因是先天性主动脉瓣畸形、老年性主动脉瓣钙化和风湿性 AS，但是在我国以风湿性疾病多见。

单纯风湿性 AS 罕见，几乎都合并二尖瓣病变及主动脉瓣关闭不全。病理变化为瓣叶交界粘连，瓣膜增厚，纤维化钙化，以瓣叶游离缘尤为突出。

老年的退行性 AS 近年来发生率增加。发病机制可能与主动脉瓣应力和剪切力异常升高、湍流致血管内皮损伤、慢性炎症、RAS 系统激活、脂蛋白沉积、钙磷代谢紊乱、同型半胱氨酸水平、遗传等因素有关。

AS 早期表现为主动脉瓣增厚，不发生血流动力学改变。病变进一步发展可导致主动脉瓣口面积减少。

当瓣口面积减少至正常值的 1/4 以下（$<1.0\ \mathrm{cm}^2$）为重度狭窄，将出现左心室代偿性肥厚。肥厚的心肌以及收缩期末室壁张力升高增加了心肌氧耗，舒张期末压力升高还会增加冠脉灌注阻力，并导致心内膜下心肌灌注减少，出现心肌肥厚合并缺血样的心电图 ST - T 改变。

AS 继续进展，心肌肥厚和心肌收缩力不足以克服射血阻力，心输出量和 LVEF 减少，最终左心室扩大，收缩无力，跨瓣压差降低，LAP、肺动脉压、肺毛细血管楔压和右心室压上升。

心电图可见左心室肥厚合并劳损的 ST - T 改变，多同时合并左心房增大，因此存在 P 波改变，部分可见左前分支阻滞和其他各种程度的房室或束支传导阻滞及各种心律失常，尤其是室性心律失常（图 24 - 5）。

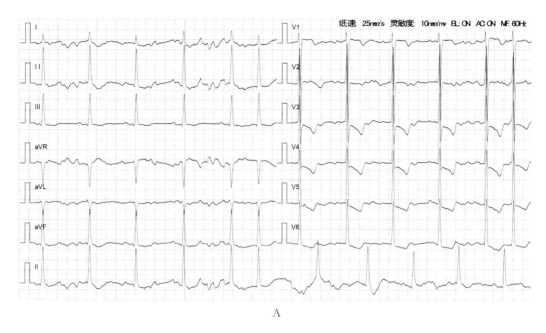

A

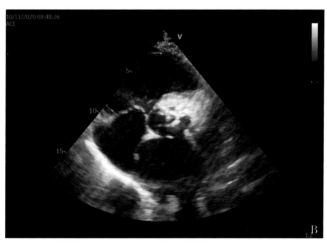

图 24-5　AS 患者心电图与心超。A. 心电图提示：窦性心律，心室率 62 次/min，频发房早。V5 导联 R 波 2.7 mV，V1 导联 S 波 2.6 mV，RV5＋SV1＞3.5 mV，提示左心室高电压，伴继发性 ST-T 波改变（Ⅱ、Ⅲ、aVF、V3～V6 导联 ST 段压低 0.5～2 mm，伴 T 波双向、倒置）；B. 心超示主动脉瓣增厚钙化，开放受限，连续多普勒测峰值主动脉瓣流速为 4.74 m/s，最大跨主动脉瓣压差为 89 mmHg，平均跨主动脉瓣压差为 45 mmHg，根据连续方程式估测主动脉瓣面积为 0.7 cm²；左心房增大

四、主动脉瓣关闭不全

主动脉瓣关闭不全（AR）的改变为主动脉瓣叶本身病变和（或）主动脉根部或升主动脉病变引起主动脉瓣无法良好关闭，导致血液反流。前者常见的原因有：老年性瓣叶钙化、风湿性心内膜炎、感染性心内膜炎、结缔组织疾病（如系统性红斑狼疮、类风湿关节炎）等。导致 AR 的主动脉方面的原因主要是主动脉根部扩张/瘤、马方综合征、主动脉夹层、胶原血管病及梅毒。

慢性 AR 导致 LV 舒张期容量负荷加重，早期左心室舒张末期容积代偿性增大伴心肌肥厚，心腔顺应性增加；然而心腔扩大导致心肌收缩期张力和左心室后负荷增加，加重左心室肥厚。

长期 AR 时，心肌肥厚不再能对抗左心室前后负荷的增加，进入失代偿期。后负荷的增加导致 LVEF 降低至正常低限；明显 AR 使主动脉舒张压下降，冠脉灌注压降低，加上肥厚的心肌本身耗氧量增加，心电图出现缺血样 ST-T 波改变。

AR 的心电图检查缺乏特异性，主要为左心室肥大和劳损的改变，胸前导联的 ST-T 波变化，电轴左偏；晚期左心房增大，常可合并束支传导阻滞和房性或室性期早搏（图 24-6）。

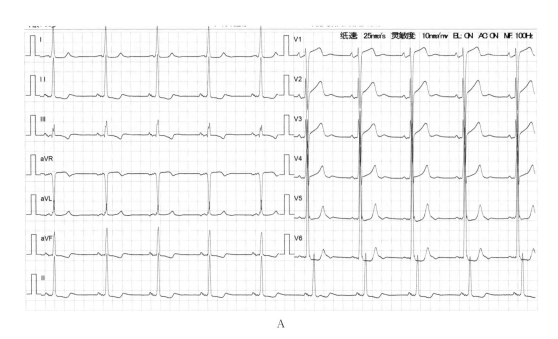

A

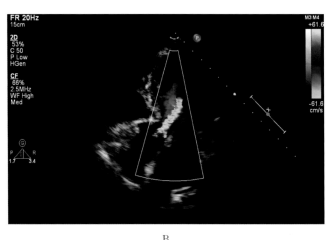

B

图 24-6 AR 患者心电图与心超。A. 心电图为：窦性心律,心室率 56 次/min,左心室高电压,伴继发性 ST-T 波改变(Ⅱ、Ⅲ、aVF、V6 导联 ST 段压低 0.5~0.75 mm,Ⅱ、Ⅲ、aVF 导联伴 T 波双向、倒置)。主动脉瓣反流患者的心电图通常反映左心室容量负荷增加的适应性改变,典型表现为左心室的离心性肥厚。传导性的改变不常见,在晚期合并重度左心室功能障碍时可出现。单发房早及室早较为常见,但持续性室上速及室速在不合并重度左心室功能障碍的患者中很少见;B. 心超提示主动脉根部增宽为 39 mm,升主动脉增宽为 44 mm,主动脉瓣不增厚,关闭时见缝隙,连续多普勒测其最大跨瓣压差为 16 mmHg,彩色多普勒测及重度反流;左心室肥大;左心房增大伴轻度二尖瓣反流。左心收缩功能正常;左心舒张功能轻度减退

五、三尖瓣病变

单纯的器质性的三尖瓣病变少见,常继发于右心室扩大,三尖瓣环扩张,多为功能性的三尖瓣关闭不全(TR)。常见于 MS、慢性肺源性心脏病、先天性心脏病、RV 心肌梗死及各种左心病变(如冠心病、心肌病、瓣膜病等)的晚期。

在我国,三尖瓣狭窄(TS)和 TR,几乎均伴二尖瓣病变,主要的病因为风湿性疾病。其病理改变为瓣叶增厚,交界融合,腱索融合挛缩。

TS 可导致右心房扩大,右心房压力(RAP)升高,右心室的大小和功能可正常。三尖瓣病变的患者可引起体静脉淤血,表现为颈静脉充盈、下腔静脉扩张、肝大、腹水和水肿等。严重 TS 可导致静息心输出量下降,运动时亦无增加。TR 可导致右心房和右心室扩大,晚期导致右心室衰竭。

在心电图表现上,TS 可见右心房肥大,Ⅱ 及 V₁ 导联 P 波高尖;无 RV 肥大的表现。TR 可见 RV 肥厚劳损,RA 肥大;并常有右束支传导阻滞(图 24-7,图 24-8)。

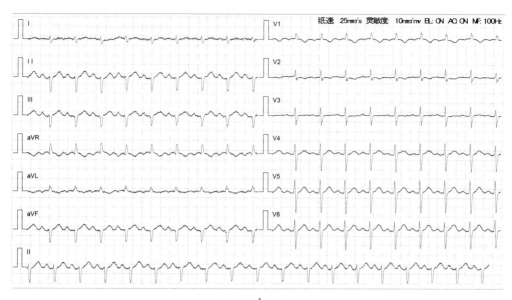

A

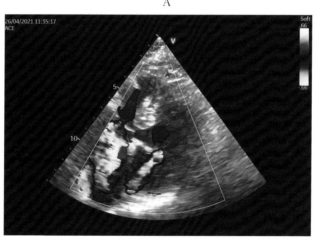

B

图 24-7　肺心病。A. 心电图提示窦性心动过速,电轴显著极度右偏,V1 导联 R/S>1,V5、V6 导联 R/S<1,提示右心室肥大;
　　　　B. 心超提示三尖瓣重度反流

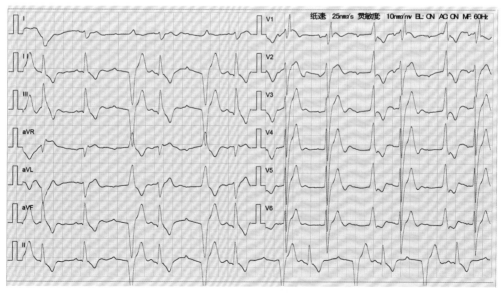

图 24-8　三尖瓣重度反流患者心电图。患者因风湿性心脏疾病,经过瓣膜置换以及起搏电极植入,心超
　　　　提示三尖瓣重度反流。心电图提示窦性心律,QRS 右偏,频发房性早搏,DDD 起搏器植入术后
　　　　呈 VAT 模式起搏。右心室高电压不能除外

六、肺动脉狭窄

肺动脉瓣狭窄(PS)几乎均为先天性,可为三叶、二叶、单叶或四叶式,可合并右心室流出道(RVOT)多水平的狭窄或发育不良(漏斗部、瓣下、肺动脉瓣环、瓣上、肺动脉主干及分支),其他病因有累及右心室的肥厚型梗阻性心肌病和糖原累积异常等也可以合并发生。

肺动脉瓣关闭不全(PR)多由肺动脉总干扩张所致,多见于肺高压以及手术之后。

PS导致右心室压力过负荷,跨瓣压差升高,右心室肥厚,甚至继发流出道梗阻,最终导致右心衰竭。PR导致右心容量过负荷,早期通常无临床症状,晚期右心室扩大、肥厚,最终右心衰竭。继发于严重肺高压、急性反流或严重反流,病情发展较快。

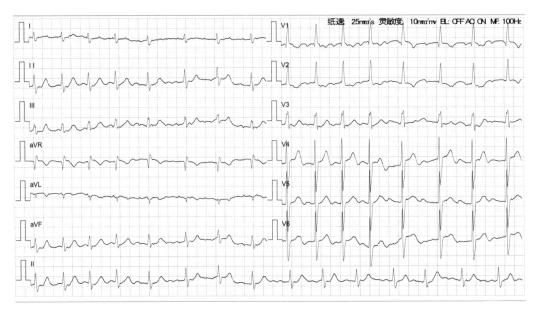

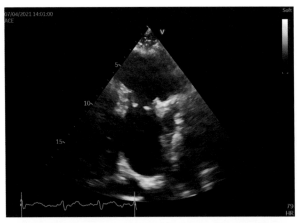

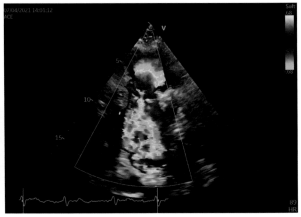

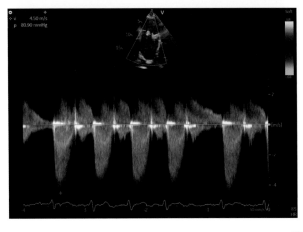

图24-9 肺动脉瓣狭窄患者心电图及心超图像。患者为先天性肺动脉瓣狭窄,心超连续多普勒测得最大跨肺动脉瓣压差约81mmHg,同时该患者合并Ⅱ孔型房间隔缺损(双向分流),卵圆孔未闭(双向分流),心电图见心室率绝对不齐,为房颤心率,QRS波时限108ms,V1导联呈qR型,V5、V6导联S波相对较深宽,为不完全右束支传导阻滞

单纯心电图检查缺乏特异性，仅示右心室肥厚劳损、右心房增大。常见右束支传导阻滞。严重的 PS 或 PR 患者发生心律失常的风险增加，包括房扑或房颤、室性期前收缩、室性心动过速等。

七、联合瓣膜病变/多瓣膜病变

联合瓣膜病变也称为多瓣膜病（MVD），是指两个或两个以上的瓣膜同时存在病变，常见于风湿性瓣膜病变和感染性心内膜炎及其他结缔组织病变、退行性瓣膜病。

MVD 的临床表现取决于各个瓣膜病变相对的严重程度。MVD 导致复杂的血流动力学改变，可掩盖或加重临床症状，改变瓣膜病变的典型杂音；给诊断带来困难。通常当各瓣膜病变的严重程度相似时，上游瓣膜病变会降低前向血流量，掩盖下游瓣膜的严重程度，如严重的右心瓣膜病变会导致低估左心瓣膜病变程度。

同一个瓣膜如同时存在狭窄与反流的复合病变，也会对血流动力学造成影响。MVD 的病情比单一瓣膜病变更重，预后更差。手术的决策主要取决于症状、血流动力学后果（LA 及 LV 大小、LVEF、PASP）以及介入治疗或瓣膜修复的可能性。严重的反流，由于经过瓣口的血流量增加，可高估瓣膜狭窄程度。由于多普勒测量血流速度、压差、PHT 等指标均受血流动力学的影响，因此定量 MVD 应更多地参考瓣膜的解剖异常和活动情况；尽可能选择较少受血流动力学影响的指标，如瓣口面积。怀疑 MVD 的患者术前应进行详细的临床评估和完整的多普勒超声评价，必要时还需行右心导管、左心导管和心室造影。

常见的联合/复合瓣膜病变包括：①AS + MS。约 1/3 的风湿性 MS 可同时累及主动脉瓣，可导致原发性瓣膜反流、狭窄、或两者并存。由于 MS 患者心搏出量降低，导致低流量低压差 AS 而低估 AS 程度；而 AS 可导致 LVEDP 增高，舒张期二尖瓣跨瓣压差缩小，可能低估 MS 程度。②AR + MS。AR 可导致 MS 的舒张晚期杂音减弱或消失，AR 患者如 S1 增强并存在 OS，提示 MS 的可能；严重 MS 会降低前向血流，导致低估 AR 程度，甚至漏诊明显的 AR。③AS + MR。AS 常与 MVP、瓣环钙化、风心等导致的 MR，或功能性 MR 共存。AS 导致 LV 压力升高可加重 MR。④AR + MR。这一病变组合可见于风湿性心脏病、黏液样退行性变同时累及主动脉瓣及二尖瓣导致双瓣膜脱垂或结缔组织疾病导致两个瓣环均显著扩张。LV 舒张期容量负荷大大加重，LV 扩张更加明显，易发生衰竭。⑤AS + AR。中度 AS 合并中度 AR 等同于重度联合瓣膜病。⑥MS + MR。MR 并不影响定量 MS，但不能用连续方程式法估测 MVA；合并轻度以上 MR 是 PBMC 的禁忌证之一。

心电图在联合瓣膜病变的诊断上价值有限，主要用于评估疾病的严重程度（图 24 - 10）。通过心电图，可以发现和诊断各种心律失常和心室肥厚，并找出可能存在的肺动脉压力升高，是术前评估不可或缺的一项检查。

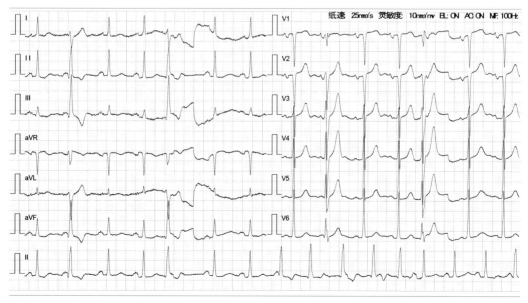

图 24 - 10　风湿性心脏病联合瓣膜病变心电图。该患者为风湿性心脏病患者，同时存在重度二尖瓣狭窄、重度主动脉瓣狭窄合并中度主动脉瓣反流，该患者心功能Ⅲ级，心电图见窦性心律基础上频发室性早搏，时呈短阵室速，同时存在左心室高电压（RV5 30.7 mm）

第二十五章

高血压病的心电图表现

高血压患者心电图可表现为正常,也可因为长期严重压力负荷导致左心室肥厚(LVH)和(或)左心房扩大进而影响心电图波形,并可出现房性或室性心律失常,部分继发性高血压患者因为合并低钾血症而导造成 QT 间期延长、T 波低平以及 U 波增高等表现。

高血压的定义和分类见表 25 - 1。

表 25 - 1 高血压的定义及分类

分类	收缩压(mmHg)	舒张压(mmHg)	分类	收缩压(mmHg)	舒张压(mmHg)
理想血压	<120	<80	2 级高血压(中度)	160~179	100~109
正常血压	<130	<85	3 级高血压(重度)	≥180	≥110
正常高值	130~139	85~89	单纯收缩期高血压	≥140	<90
1 级高血压(轻度)	140~159	90~99			
亚组:临界高血压	140~149	90~94			

注:当收缩压与舒张压属不同级别时,应该取较高的级别分类

第一节　高血压合并左心室肥厚心电图表现

LVH 是确定或临界高血压患者的常见表现,可经常规心电图或超声心动图诊断。因为不同的 ECG 诊断标准对轻度 LVH 的诊断敏感性可能低至 7%～35%,对中度至重度 LVH 的敏感性也仅为 10%～50%,所以超声心动图是诊断 LVH 的首选方法。高血压合并于 LVH 可产生 5 种主要的心电图表现:QRS 电压增高、QRS 时限延长、电轴左偏、复极化(ST - T)改变及左房异常。

一、心电图 QRS 电压振幅增加

持续的压力负荷所造成的左心室重量增加可能会增大心肌纤维产生的电压幅度,而这种效应又会增加左胸导联记录的正向向量(R 波)幅度,也会增加右胸导联记录的负向向量(S 波)幅度。LVH 时,记录这些正向向量投影的肢导联上 R 波幅度也会增加,通常为 I 导联和(或)aVL 导联,伴 QRS 电轴水平或左偏(图 25 - 1)。

二、心电图 QRS 时限延长

左心室重量增加通常伴有 QRS 时限延长,一般很轻微,或者伴有不完全性或完全性(极少见)左束支传导阻滞(LBBB)(图 25 - 2)。

三、心电图出现电轴左偏

额面导联上,高血压合并 LVH 通常伴有 QRS 电轴水平或明显左偏(≥ - 30°),尤其在合并室内传导阻滞时(图 25 - 2)。

四、心电图复极化异常

在部分未控制的高血压病程后期,由于长期严重压力负荷导致的 LVH,通常在 R 波相对高耸的导联中出现 ST 段压低及 T 波倒置(图 25 - 3)。以前将这种形态称为左心室"劳损",但最好称为"LVH 伴 ST - T 波异常",其原因可能是肥厚心肌复极化

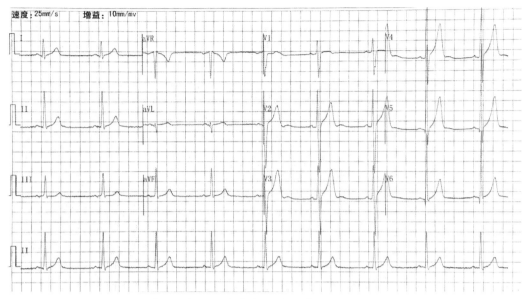

图 25-1　高血压病。左心室高电压心电图表现(SV1＋RV5＞3.5 mV)

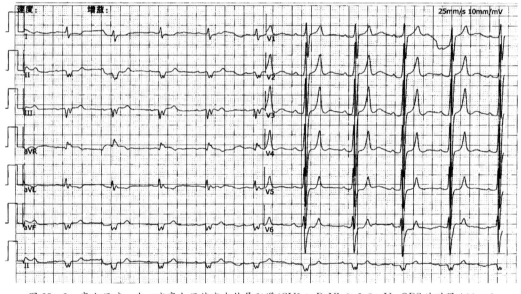

图 25-2　高血压病。左心室高电压伴室内传导阻滞(SV3＋ RaVL ＞2.8 mV，QRS 波时限 144 ms)

的主要改变或心内膜下相对缺血。一项回顾性研究纳入 886 例伴 LVH 的高血压患者,结果发现 15％的患者有符合"劳损"的 ST－T 波改变,更常见于冠心病患者(29％ vs 无冠心病患者 11％),并且与左心室重量增加有关。

五、左心房 P 波异常

　　大多数高血压合并 LVH 患者会因传导延迟或实际的心房增大而发生左房去极化异常。左心房异常的两个主要标志：肢体导联 P 波时限延长(≥120 ms),V1 导联双向 P 波伴突出的终末负向波(时限≥40 ms 和/或振幅≥1 mV)(图 25－4)。双相 P 波伴时限极长但振幅较低的负向波可能是严重异常的细微、重要线索,这些异常包括严重二尖瓣关闭不全或扩张型心肌病。非常宽的 P 波可能提示心房内传导延迟。在有 LBBB 的情况下,存在左心房异常可能特别有助于心电图识别 LVH。

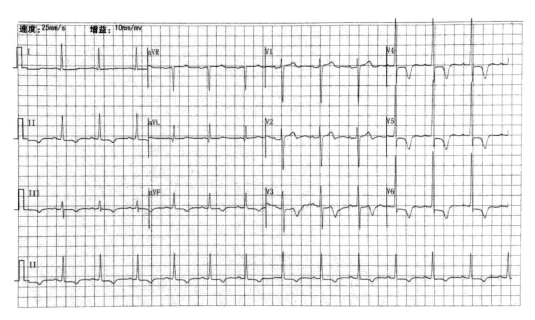

图 25-3 高血压病。心电图出现左心室高电压伴 ST-T 改变(SV_1 + RV5>3.5 mV，V4~V6 ST 水平压低 0.75~1 mm，V4~V6 T 波倒置)

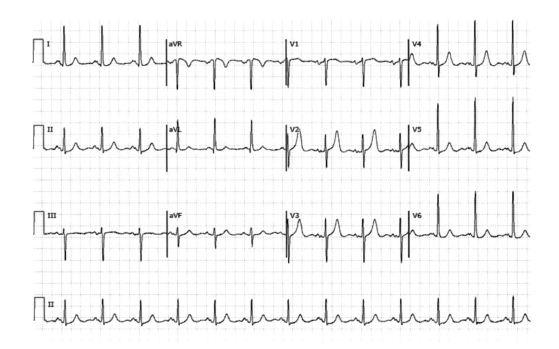

图 25-4 左心室高电压伴左房扩大(RaVL>1.1 mV，V1 导联 P 波双向，终末负向波时限≥40 ms)

六、左心室肥厚(LVH)的心电图诊断标准

如果高血压患者心电图显示电压非常高并有左心房与 ST-T 波异常、电轴左偏或 QRS 波增宽，则能非常可靠地诊断 LVH(表 25-2)。但通常只有部分表现。学者们提出了不同的 LVH 心电图诊断标准。由于心电图本身具有局限性，还有许多心脏因素外可影响 QRS 电压，如体型、肺功能状态、年龄等，所以大多数心电图诊断标准识别中老年患者的 LVH 都不敏感，但特异性尚可。

表 25-2　左心室肥大(LVH)常用诊断标准

测量方法	诊断标准
Sokolow-Lyon 电压标准	SV1 + RV5＞3.5 mV RaVL＞1.1 mV
Romhit-Estes 计分系统*	任一肢体导联 R 波或 S 波＞2.0 mV(3分) 或 SV1 或 SV2≥3.0 mV(3分) 或 RV5 至 RV6≥3.0 mV(3分) ST-T 异常,地高辛治疗(1分) 左房异常(3分) 电轴左偏≥-30°(2分) QRS 波时限≥90 ms(1分) V5 或 V6 导联类本位曲折≥50 ms(1分)
Cornell 电压标准	SV3 + RaVL＞2.8 mV(男性) SV3 + RaVL＞2.0 mV(女性)
Cornell 回归方程	LVH 风险 $= 1/(1 + e^{-exp})^{\dagger}$
Cornell 电压时限测量	QRS 波时限×Cornell 电压＞2 436 mm-s[‡] QRS 波时限×所有导联电压和＞1 742 mm-s

* 总分 4 分为可疑 LVH,大于 5 分为明确 LVH
† 对于窦性心律人群,exp = 4.558 - 0.092(SV3 + R aVL) - 0.306 TV1 - 0.212 QRS - 0.278 PTFV1 - 0.559(性别)。电压单位为 mV,QRS 时限单位为 ms,PTFV1 为 V1 导联 P 波终末电势下面积(单位:mm-s),性别:男性 1 分,女性 2 分。当 exp＜1.55 时,可诊断 LVH。‡ 女性加 8 mm。

心电图诊断中老年患者的 LVH 时,特异性相对较高但不敏感。假阳性结果更常见于年轻人或较瘦的个体,其电压可能超过常规阈值。假阴性结果可发生于右束支阻滞(right bundle branch block,RBBB)、肥胖或慢性阻塞性肺疾病患者。此外,电压增加是常见的正常变异,尤其是年轻成人男性和运动员中。根据研究人群、LVH 的严重程度,以及采用的"金标准"(通过超声心动图、MRI、尸检测定左心室重量或心腔直径)不同,心电图敏感性和特异性差异很大。不同标准诊断中至重度 LVH 的敏感性保守估计在 30%～60% 或更低,而特异性在 80%～90%。

虽然 ECG 诊断高血压合并 LVH 相对不敏感,但确实有预后意义。相对于没有预期 ECG 改变的患者,经超声心动图证实 LVH 同时也符合 ECG 标准的高血压患者左心室重量增加。ECG 呈"劳损"型的患者左室重量最高。连续监测 ECG 电压也可能有帮助,特别是随着时间变化的 ECG 电压可能反映左室重量的变化,并且与心血管风险相关。

第二节　高血压患者常见心律失常表现

高血压患者的心电图改变有两种临床情况:一是,高血压合并其他基础心脏病,患者出现相应的心电图改变。例如,高血压合并冠心病,陈旧性下壁心肌梗死,患者心电图就会出现 II、III、aVF 导联的病理性 Q 波;又如,高血压合并风湿性心脏病、二尖瓣狭窄,左心房扩大,心电图就可以出现房颤的心电图变化,这些心电图改变不具有特异性,请参考相应的章节。第二种情况是高血压造成的病理生理改变,影响心脏除极及复极过程,造成的心律失常,与高血压的病程、血压的控制程度、使用药物情况等密切相关,临床表现差异极大。高血压患者可因左心室肥厚和(或)左心房扩大而出现室性或房性心律失常,常见的有室性期前收缩(图 25-5)和房性期前收缩,其发生频率与左心室壁厚度和左心房大小密切相关,部分高血压心脏病患者可因为左心室舒张期顺应性下降和二尖瓣反流,造成左心房舒张期负荷显著增加,继而可导致左心房扩大、心房颤动、束支传导阻滞的发生(图 25-6)。

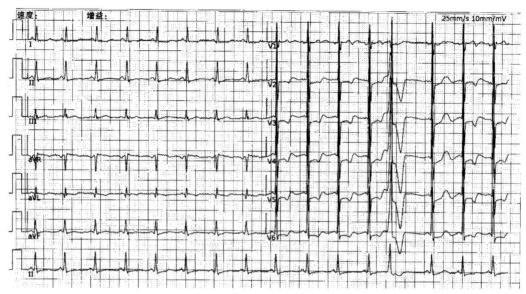

图25-5 高血压病。左心室高电压伴室性期前收缩(SV5>3.0mV)

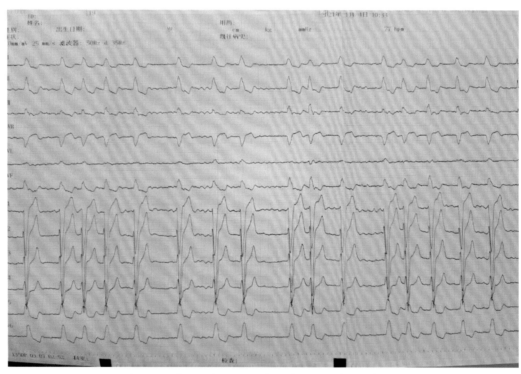

图25-6 高血压病。心肌肥厚,心房颤动,左束支传导阻滞

第三节 高血压合并靶器官损伤的心电图表现

高血压会显著增加不良心血管和肾脏疾病的风险,发生心血管事件的可能性也随血压升高而增加。纳入100多万例成人的一篇荟萃分析显示,所有年龄组个体在收缩压>115 mmHg或舒张压>75 mmHg时发生血管性死亡的风险均开始上升。收缩压每增加20 mmHg,舒张压每增加10 mmHg,心脏疾病或

脑卒中死亡风险就会增加一倍。

当高血压患者并发急性心脑肾等靶器官损伤时,心电图的改变可能对疾病的诊断及病情严重程度的评估有一定的帮助。例如,当高血压心脏病导致心衰急性发作时,由于左心房舒张期负荷显著增加,心电图在左心室高电压及 ST-T 异常的基础上可出现房扑或房颤(图 25-7);在高血压危象导致急

性肾功能损伤,继发无尿甚至高钾血症时,心电图在左心室高电压基础上可出现 T 波高尖(图 25-8);此外,重度高血压伴自发性脑出血(ICH)时,也常伴有心脏异常,最常伴心电图改变是 QT 间期延长和 ST-T 改变(图 25-9),这些改变可能反映了儿茶酚胺诱导的心脏损伤,原因很可能是颅内压升高或自主神经功能障碍导致的中枢介导性儿茶酚胺过量释放。

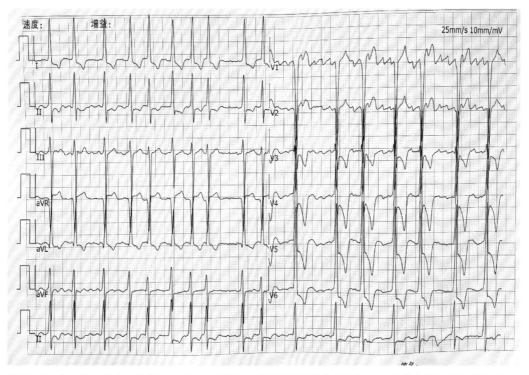

图 25-7　高血压心脏病合并急性心衰。心电图提示房扑伴不规则房室传导,左心室高电压及 ST-T 改变

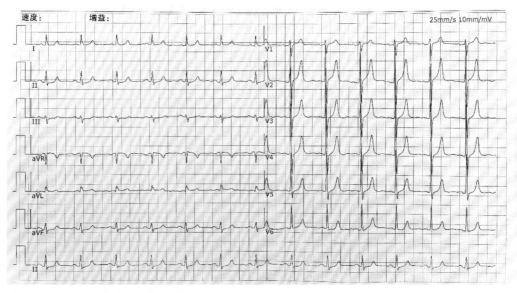

图 25-8　高血压危象伴急性肾功能损伤。血压:250/140 mmHg,血肌酐:468 μmol/L,血钾:6.5 mmol/L,心电图显示左心室高电压及胸前导联 T 波高尖

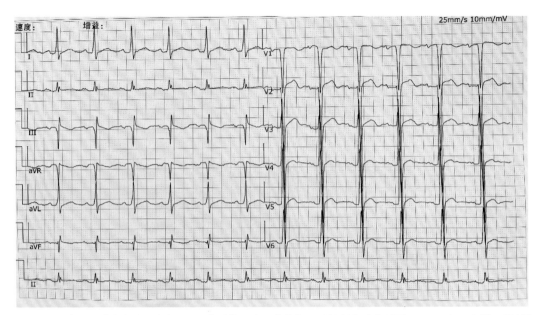

图 25-9　高血压伴自发性颅内出血。心电图提示左心室高电压、QT 间期延长（QTc：474 ms）以及 V4～V6 T
　　　　波低直立

第二十六章

妊娠期心电图表现

一、妊娠对心血管系统的影响

妊娠期妇女心脏负荷比较非妊娠期妇女显著增加，反映在心电图上可以出现诸多变化，不同妊娠时期心电图的变化也截然不同。

随着妊娠月份的增加，自第 6 周起母体血容量开始相应增加，心电图出现轻微变化，于 32～34 周到达高峰，较妊娠前增加约 30%～45%，心率平均增加 10 次/min 左右，心脏负担明显增加。妊娠晚期子宫显著增大，使膈肌上抬，心脏移位，左心房压力升高，交感神经兴奋，水钠潴留，可以出现 P 波电压的变化及 QRS 波低电压。

妊娠时心肌的应激性反应相对增高，常出现各类早搏及心律失常，其中以窦性心动过速最为常见。窦性心动过速主要是由于孕妇交感神经活动兴奋增加、新陈代谢旺盛、雌激素水平升高以及自身焦虑情绪等，另外，研究发现，生理性贫血也是一项重要原因。妊娠早期，迷走神经兴奋，可出现窦性心动过缓，加之早期呕吐，进食不足，容易引起电解质紊乱如低血钾。低血钾可以诱发室内传导阻滞等各种心律失常。

观察发现短 PR 间期发生于妊娠各个时期。目前关于孕妇妊娠期间出现短 PR 间期机制尚不清楚，有文献报道，妊娠期间出现短 PR 间期，产后逐渐恢复正常，主要原因可能为妊娠期间需氧量增加，机体对缺氧相对敏感，致使高能磷酸生成减少，自主神经功能紊乱，从而影响心肌电生理的不稳定性，使 PR 间期缩短。有研究认为妊娠期出现短 PR 间期，只要 QRS 波时限正常，并无室上性心动过速的发生，一般预后良好。

二、妊娠期心电图改变的类型

妊娠期的心电图改变受多种因素的影响。第一，是否存在基础心脏病。如果孕妇既往有心血管疾病史，例如有室性早搏、预激综合征等，心电图就会出现基础疾病的表现。第二，妊娠期是否并发心血管疾病。如果孕妇既往身体健康，但在妊娠期发生高血压、急性心肌炎、心力衰竭等，也会导致相应的心电图改变。第三，妊娠期生理性血流动力学改变对心电图的影响。如血液循环加快，导致交感神经兴奋，出现窦性心动过速等。

为了客观说明妊娠期心电图的具体变化种类，下面引用一组资料进行说明。选取 2019 年某一医院妊娠期门诊及住院就诊的孕妇 2969 例，按妊娠时间分三组，妊娠早期（6～12 周）1053 例，年龄 17～43 岁；妊娠中期（13～34 周）567 例，年龄 15～46 岁；妊娠晚期（35～41 周）1349 例，年龄 17～45 岁。所有检查者均详细询问无相关心血管疾病及其他相关慢性疾病，孕期体检发现的心电图变化见表 26 - 1。

表 26 - 1 2969 例孕妇心电图的表现

心电图表现	妊娠早期（6～12 周）		妊娠中期（13～34 周）		妊娠晚期（35～41 周）	
	例数	%	例数	%	例数	%
P 波振幅增大	0	0	0	0	2	0.15
QRS 波低电压	14	1.33	3	0.53	21	1.56
窦性心律不齐	108	10.26	42	7.41	42	3.11
短 PR 间期	56	5.32	31	5.47	57	4.23
非特异性 ST - T 改变	79	7.50	51	8.99	90	6.67
窦性心动过速	31	2.94	44	7.76	166	12.31

(续表)

心电图表现	妊娠早期(6~12周)		妊娠中期(13~34周)		妊娠晚期(35~41周)	
	例数	%	例数	%	例数	%
窦性心动过缓	21	1.99	4	0.71	3	0.22
各类早搏	10	0.95	6	1.06	13	0.96
室上性心动过速	0	0	0	0	2	0.15
完全性右束支传导阻滞	4	0.38	1	0.18	3	0.22

从表 26-1 可以看出,随着妊娠月份的增加,孕妇发生窦性心动过速,P 波振幅的变化(心房负荷),QRS 波电压变化及心律失常的比例在增加;窦性心动过缓,室内传导阻滞的比例减少;短 PR 间期,ST-T 的改变及早搏的变化在各妊娠期变化不大,但于妊娠中期(34 周)比例最高。

三、妊娠期常见的心电图改变

下面选取一些病例对妊娠期心电图的具体改变进行说明。

(一)妊娠期心电图的演变

见图 26-1~图 26-3。

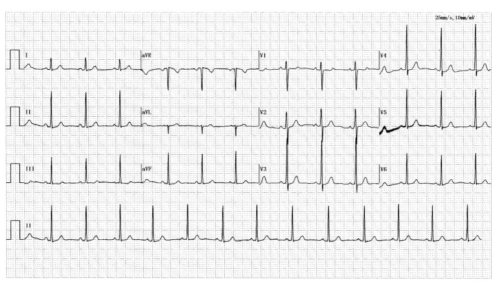

图 26-1　23 岁妊娠早期(12 周)患者的正常心电图

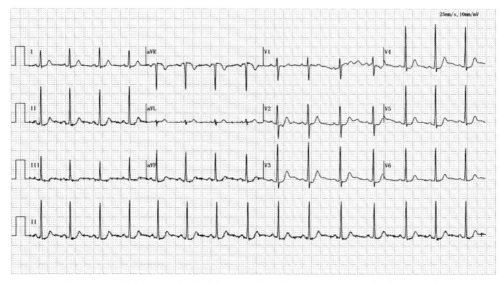

图 26-2　妊娠中期(28 周)ST 段出现变化(Ⅱ、Ⅲ、aVF、V4~V6 导联 ST 段压低)

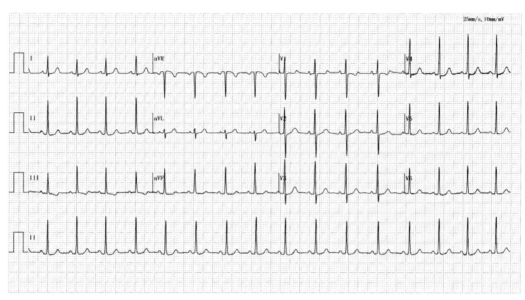

图 26-3　妊娠晚期(37 周),ST 段(Ⅱ、Ⅲ、aVF、V4~V6 导联 ST 段)改变无缓解

(二) 妊娠期窦性心动过速

见图 26-4、图 26-5。

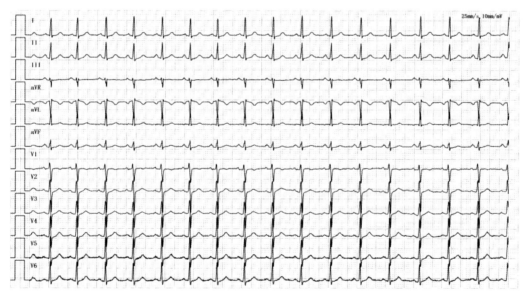

图 26-4　妊娠早期(34 岁,孕 11 周),心电图示窦性心动过速

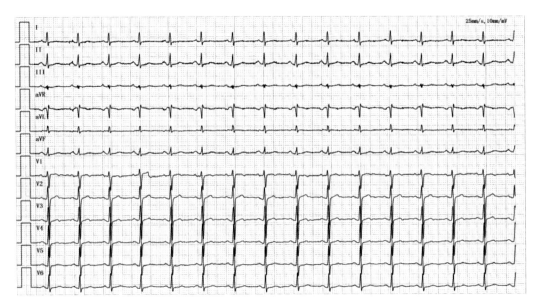

图 26-5　该例患者妊娠中期(孕 34 周),T 波改变(V4~V6 导联 T 波低平)

(三) 妊娠期房性早搏的心电图改变

见图 26-6、图 26-7。

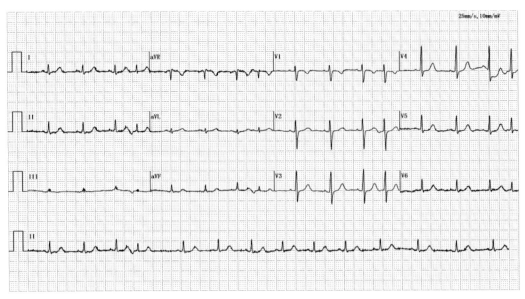

图 26-6　妊娠早期(28 岁孕 12 周+),心悸体检出现房性早搏

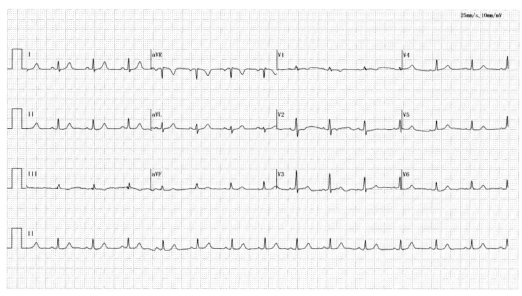

图 26-7　妊娠晚期(孕 40 周),早搏减少,胸导联 QRS 波低电压

(四) 妊娠期发生室性早搏

见图 26-8、图 26-9。

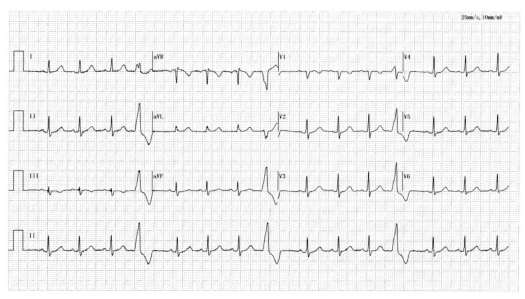

图 26-8　妊娠早期(36 岁孕 12 周),出现频发室性早搏呈三联律

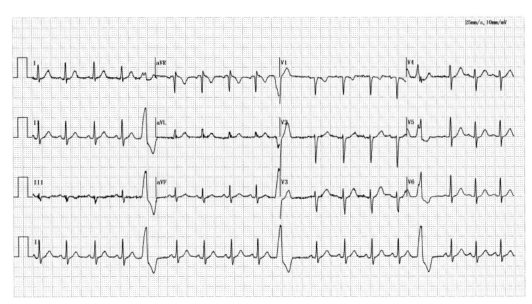

图 26-9　该例患者妊娠晚期(孕 40 周),仍旧出现频发室性早搏呈四联律

(五) 妊娠期发生异位心动过速

见图 26-10、图 26-11。

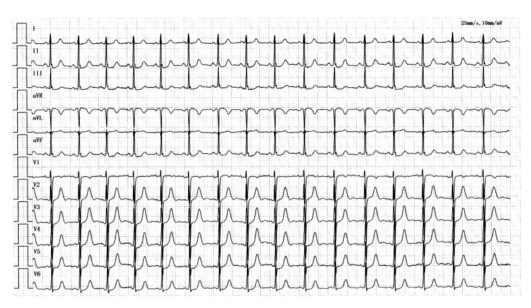

图 26-10　妊娠中期(38 岁,孕 19 周),出现 ST 段变化(Ⅱ、Ⅲ、aVF、V4~V6 导联压低)

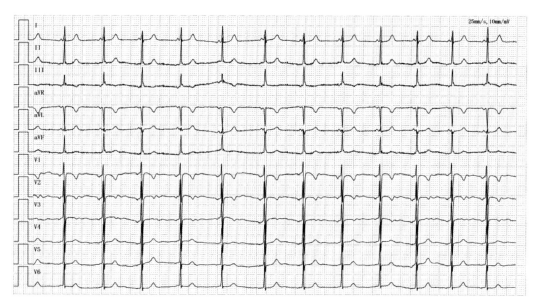

图 26-11　妊娠晚期(孕 39 周),出现加速的交界性逸搏心律

(六) 妊娠期心电轴改变

见图 26-12、图 26-13。

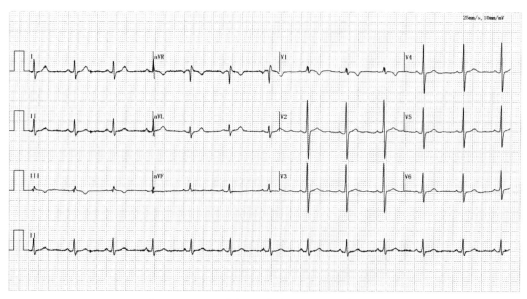

图 26-12　妊娠早期(33 岁孕 11 周＋),正常心电图

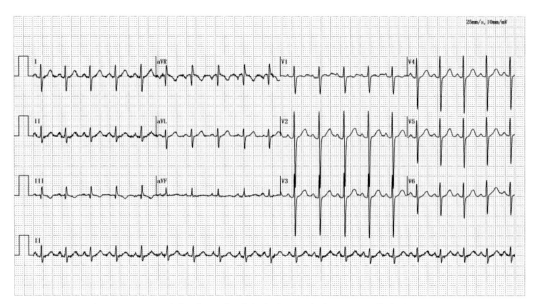

图 26-13　妊娠晚期(孕 36 周),电轴右偏+112°,出现心脏顺钟向转位心电图

参 考 文 献

1. 王吉云,胡大一主译. Marschall S. Runge，E. Magnus Ohman 主编. 奈特心脏病学彩色图谱[M]. 北京：人民卫生出版社,2007.

2. 于彦铮,左焕琛主编. 心脏冠状动脉解剖[M]. 上海：上海科学技术出版社,1992.

3. 陈新主编. 黄宛临床心电图学[M]. 6 版. 北京：人民卫生出版社,2009.

4. 郭继鸿主编. 心电图学[M]. 北京：人民卫生出版社,2014.

5. 刘霞主编. 经典心电图图谱[M]. 上海：上海科学技术出版社,2011.

6. 陈清启主编. 心电图学[M]. 2 版. 济南：山东科学技术出版社,2012.

7. 吕聪敏,汤建民主编. 临床实用心电图学[M]. 北京：科学出版社,2020.

8. 罗心平,施海明主编. 实用心血管内科医师手册[M]. 上海：上海科学技术出版社,2018.

9. Chen S，Hoss S，Zeniou V. Electrocardiographic Predictors of Morbidity and Mortality in Patients With Acute Myocarditis：The Importance of QRS-T Angle[J]. J Card Fail, 2018,24(1)：3－8.

10. Le Winter M. Clinical practice. Acute pericarditis[J]. The New England Journal of Medicine, 2014,371：2410－2416.

11. Rando J，Bonaventura A，Vecchié A，et al. Management of Acute and Recurrent Pericarditis：JACC State-of-the-Art Review[J]. Journal of the American College of Cardiology, 2020,75：76－92.

12. Birnbaum Y，Riera ARP，Nikus K. PR depression with multi lead ST elevation and ST depression in aVR：Is it always acute pericarditis?[J]. J Electrocardiol, 2019,54：13－17.

13. Kady F，Maximilian M，Anselm WS，et al. Association of ECG parameters with late gadolinium enhancement and outcome in patients with clinical suspicion of acute or subacute myocarditis referred for CMR imaging[J]. PLoS One, 2020,15(1)：e0227134.

14. 李剑,罗心平主编. 实用心律失常诊疗手册[M]. 上海：上海科学技术出版社,2018.

15. Hindricks G，Potpara T，Dagres N，et al. 2020 ESC Guidelines for the diagnosis and management of atrial fibrillation developed in collaboration with the European Association for Cardio-Thoracic Surgery (EACTS)：The Task Force for the diagnosis and management of atrial fibrillation of the European Society of Cardiology (ESC) Developed with the special contribution of the European Heart Rhythm Association (EHRA) of the ESC[J]. European Heart Journal, 2021,42(5)：373－498.

16. Collet JP，Thiele H，Barbato E，et al. 2020 ESC Guidelines for the management of acute coronary syndromes in patients presenting without persistent ST-segment elevation：The Task Force for the management of acute coronary syndromes in patients presenting without persistent ST-segment elevation of the European Society of Cardiology (ESC)[J]. European Heart Journal, 2021,42(14)：1289－1367.

17. Knuuti J，Wijns W，Saraste A，et al. 2019 ESC Guidelines for the diagnosis and management of chronic coronary syndromes：The Task Force for the diagnosis and management of chronic coronary syndromes of the European Society of Cardiology (ESC)[J]. European Heart Journal, 2020,41(3)：407－477.

18. Brugada J, Katritsis DG, Arbelo E, et al. 2019 ESC Guidelines for the management of patients with supraventricular tachycardia. The Task Force for the management of patients with supraventricular tachycardia of the European Society of Cardiology (ESC)：Developed in collaboration with the Association for European Paediatric and Congenital Cardiology (AEPC). European Heart Journal, 2020,41(5)：655 - 720.

19. Ibanez B, James S, Agewall S, et al. 2017 ESC Guidelines for the management of acute myocardial infarction in patients presenting with ST-segment elevation：The Task Force for the management of acute myocardial infarction in patients presenting with ST-segment elevation of the European Society of Cardiology (ESC) [J]. European Heart Journal, 2018,39(2)：119 - 177.

20. Abelmann WH. Classification and natural history of primary myocardial disease [J]. Prog Cardiovasc Dis, 1984,27：73.

21. Richardson P, McKenna W, Bristow M, et al. Report of the 1995 world health organization/international society and federation of cardiology task force on the definition and classification of cardiomyopathies [J]. Circulation, 1996,93(5)：841 - 842.

22. 许原. 心肌病心电图 2008[J]. 临床心电学杂志,2008,17(4)：249 - 253.

23. 中华医学会心血管病学分会、中国心肌炎心肌病协作组. 中国扩张型心肌病诊断和治疗指南[J]. 临床心血管病杂志,2018,34(5)：421 - 434.

24. Finocchiaro G, Merlo M, Sheikh N, et al. The electrocardiogram in the diagnosis and management of patients with dilated cardiomyopathy [J]. Eur J Heart Fail, 2020,22(7)：1097 - 1107.

25. 中国医师协会心力衰竭专业委员会、中华心力衰竭和心肌病杂志编辑委员会. 中国肥厚型心肌病管理指南[J]. 中华心力衰竭和心肌病杂志,2017,1(2)：65 - 86.

26. 中华医学会心血管病学分会中国成人肥厚型心肌病诊断与治疗指南编写组、中华心血管病杂志编辑委员会. 中国成人肥厚型心肌病诊断与治疗指南[J]. 中华心血管病杂志,2017,45(12)：1015 - 1032.

27. Ommen SR, Mital S, Burke MA, et al. 2020 AHA/ACC guideline for the diagnosis and treatment of patients with hypertrophic cardiomyopathy：a report of the American College of Cardiology/American Heart Association Joint Committee on Clinical Practice Guidelines [J]. Circulation, 2020,142(25)：e533 - e557.

28. Finocchiaro G, Sheikh N, Biagini E, et al. The electrocardiogram in the diagnosis and management of patients with hypertrophic cardiomyopathy [J]. Heart Rhythm, 2020,17(1)：142 - 151.

29. Savino K, Bagliani G, Crusco F, et al. Electrocardiogram and Imaging：An Integrated Approach to Arrhythmogenic Cardiomyopathies [J]. Card Electrophysiol Clin, 2018,10(2)：413 - 429.

30. 中华医学会超声医学分会超声心动图学组、中国医师协会心血管内科分会超声心动图委员. 超声心动图诊断心肌病临床应用指南[J]. 中华超声影像学杂志,2020,29(10)：829 - 844.

31. 华伟,蔡迟. 2019 HRS 致心律失常性心肌病共识的解读[J]. 中国循环杂志,2019,34(增刊)：44 - 48.

32. Corrado D, Link MS, Calkins H. Arrhythmogenic right ventricular cardiomyopathy [J]. N Engl J Med, 2017,376(15)：1489 - 1490.

33. Towbin JA, McKenna WJ, Abrams DJ, et al. 2019 HRS expert consensus statement on evaluation, risk stratification, and management of arrhythmogenic cardiomyopathy [J]. Heart Rhythm, 2019,16(11)：e301 - e372.